国家出版基金项目
NATIONAL PUBLICATION FOUNDATION

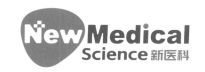

New Medical
Science 新医科

医学数据科学

MEDICAL
DATA
SCIENCE

张 伟 主编

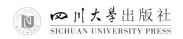

四川大学出版社
SICHUAN UNIVERSITY PRESS

图书在版编目（CIP）数据

医学数据科学 / 张伟主编 . 一 成都 ： 四川大学出
版社， 2024.5
（新医科丛书 / 张伟总主编）
ISBN 978-7-5690-6562-6

Ⅰ．①医… Ⅱ．①张… Ⅲ．①医学—科学研究 Ⅳ.
① R-3

中国国家版本馆 CIP 数据核字（2024）第 029827 号

书　　名：医学数据科学
　　　　　Yixue Shuju Kexue
主　　编：张　伟
丛 书 名：新医科丛书
总 主 编：张　伟

出 版 人：侯宏虹
总 策 划：张宏辉
丛书策划：侯宏虹　张宏辉
选题策划：侯宏虹　周　艳　张　澄
责任编辑：周　艳
责任校对：倪德君　周维彬
装帧设计：叶　茂
责任印制：王　炜

出版发行：四川大学出版社有限责任公司
　　　　　地址：成都市一环路南一段 24 号（610065）
　　　　　电话：（028）85408311（发行部）、85400276（总编室）
　　　　　电子邮箱：scupress@vip.163.com
　　　　　网址：https://press.scu.edu.cn
印前制作：成都墨之创文化传播有限公司
印刷装订：四川宏丰印务有限公司

成品尺寸：210mm×285mm
印　　张：29
字　　数：711 千字

版　　次：2024 年 5 月 第 1 版
印　　次：2024 年 5 月 第 1 次印刷
定　　价：168.00 元

扫码获取数字资源

四川大学出版社
微信公众号

主 编　张　伟

副主编　宋　欢　赵　屹　丁俊军　曾筱茜　杨晓妍

编　委（以姓氏笔画升序排列）：
于浩澎　左泽锦　江　宁　阮树骅　孙怀强　孙　麟
李春漾　李　秋　李祥云　李　康　邱甲军　何顺民
沈百荣　陈洛南　罗　利　周小波　段　磊　滕　飞

秘　书　孙雅婧　辜永红　苏泽灏

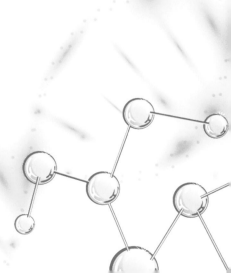

近年来，随着信息技术的迅猛发展和医学数据的快速积累，医学数据科学正成为推动医疗进步和创新的重要力量。在这个充满挑战和机遇的时代，作为生物信息领域的一位科研工作者，我对医学数据科学的发展充满期待，非常荣幸为这本关于医学数据科学的书写序。

这本著作是联合了多位国内顶尖的相关领域专家共同完成的，涵盖了生物信息学、医疗电子病历大数据处理以及医学影像数据处理等关键概念和前沿方法。它不仅仅是一本介绍基本概念的书，更是汇集了专家们的前沿学术观点，为读者提供了深入了解医学数据科学的机会。

首先，本书系统地介绍了生物信息学在医学领域中的应用。生物信息学作为一门交叉学科，将计算机科学、统计学和生物学等领域的知识与医学相结合，为研究人员提供了强大的工具和有力的方法。通过本书，读者将深入了解基因组学、转录组学和蛋白质组学等领域中生物信息学的应用，了解如何利用大规模生物数据来揭示疾病机制，发现新的治疗方法，并推动个体化医疗的发展。

其次，本书还详细介绍了医疗电子病历数据处理的概念和方法。随着医疗信息化的推进，电子病历成为医疗数据的重要组成部分。如何高效地处理和分析这些海量的电子病历数据，成为提高临床决策质量和优化医疗流程的关键。本书将介绍电子病历数据的采集、存储、管理和分析等方面的技术和方法，帮助专业人员掌握处理电子病历数据的核心能力。

此外，本书还深入探讨了医学影像数据处理的前沿技术。随着医学影像技术的不断发展，大量的医学影像数据被生成和积累。如何从这些海量的影像数据中提取有用信息，对疾病进行准确诊断和治疗评估，是医学影像学领域面临的重要挑战。本书将介绍医学影像数据处理的基本原理和方法，包括图像重建、分割、特征提取和机器学习等技术，帮助读者理解和应用医学影像数据处理的最新进展。

这本书不仅仅是一个传授知识的工具，更是一种激发思考和创新的引导。通过介绍基本概念和方法，并结合专家们的前沿观点，读者能深入了解医学数据科学领域的现状和未来发展趋势。我相信，这本书将对培养医学数据科学人才、推动医疗技术创新和提高医疗质量起到重要作用。

希望这本关于医学数据科学的著作能够对广大读者有所启发，并成为推动医学数据科学发展的重要参考。让我们一起迈向医学数据科学新的里程碑！

（陈润生）

中国科学院院士

近年来,基于医学的多学科交叉融合实践已取得一系列突破性成果,医数融合、医工融合的高速发展与探索使得医学研究深度有了质的飞跃。大数据的汇聚,人工智能的驱动,更好地支撑个体化疾病精准防诊治;基于深度学习的快速磁共振成像、自动化影像智能解决方案、超级计算辅助药物制备等,在临床实践中崭露头角。医疗健康大数据资源建设、临床诊疗决策支持、数据驱动的医疗模式服务变革等,无不彰显数学与医学相互交叉、融合、渗透的必要性,医学数据科学应运而生,将极大地提升研究生命本质和提高医疗服务水平的能力。

在医学与其他众多学科交叉融合的实践过程中,交叉融合人才培养在学科内容、方法论、认识论及科研价值观等四个方面均存在明显的差别。所以,医学与理工科的融合既是机遇也是挑战。例如,数据的医学基础问题、医学数据规模大维度高模态多的问题、医学数据样本小的问题、医学数据不整齐的问题等。大数据统计学基础方面涉及样本偏差、超高维、伪相关、内生性等问题。大数据计算基础算法方面,传统的计算方法已不适配当前大数据背景下的数据生成、存储、处理方式,构建大数据计算的基础算法及分析处理算法在当前环境下弥足重要。其中的主要科学挑战包括大数据算法设计方法学、大数据计算基础算法、大数据分析处理核心算法、大数据算法的理论可证明正确性与可扩展性等。例如,基于深度学习的医学解决方案方面,当下新一轮的人工智能是以深度学习为基本模型的。它的成功预示着深度学习的强大能力与合理性,但它在医学应用的局限性(如大样本依赖、可解释性差等)同样预示着尚需要使用数学基础方法,结合生物医学应用场景和数据特点,解决一些常用的人工智能算法面临的因果推断、小样本计算、可解释性等问题。另外，"举一反三"是人的基本智能，模拟这一智能的迁移学习导致对两个不同分布数据间规律的转移。什么样的规律能转移？在多大差异性上的数据集间可转移？如何实现这样的转移？本书希望读者通过学习医学数据科学，从而具备继续研究医学问题、攻克当前科学挑战的基本能力。

基于此目的，本书聚焦于医学数据科学交叉人才培养，多方位地打开医工交叉教学和人才培养通道，将现有的医学数据科学优势资源及前沿知识进行整合，希望激发学生的科研潜能，在深化教学的同时提升科研水平，促进医、工、理等多学科的交叉融合，使这个领域逐渐发展壮大。

本书以"医学数据"为主题，由临床医学、预防医学、计算机科学、生物信息学、生物医学工程、工业工程等多学科学者共同编写，从不同学科角度解析生物医学中的数据问题，旨在培养数据科学、人工智能等方法与医学交叉融合的科研能力与前瞻性思路，内容涵盖医学数据科学在医学领域交叉融合的主要板块，希望通过本书的学习，使读者掌握医学数据科学的整体研究脉络，具备交叉学科科研能力，最终促进理工医交叉的深度融合和共赢发展。

本书不仅有助于理解医工结合的重要科研思想，亦有助于感受和体会交叉学科领域之美。学无老少，达者为先。若书中和此序中有错谬之处，还望读者不吝指正，将不胜感激。

（江松）

中国科学院院士

20 世纪 90 年代，我读研究生时导师希望我做一个专家系统来评定精神障碍患者发生违法或犯罪行为时的责任能力。除了数据收集，统计和模型建立是我的短板，尤其当时计算机没有普及，大多数人在使用计算器，计算力的匮乏可想而知，仅进行 Logistic 回归分析就需要很长的时间。当今科技的发展拓宽了我们认知的边界，并提升了我们的工作效率。

2013 年，我们在四川大学华西临床医学院／华西医院成立生物医学大数据研究院，愿景是把理科、工科的理论和技术运用于医学，从而解析从人体和社会环境中收集的各种信息和数据，帮助我们认识人体内部运行规律和关系、异常变化的特征与转归。工业革命时代的科技发展拓展了我们医务人员的感知觉能力，信息化时代大数据和人工智能技术的发展可协助我们医务人员的记忆和信息的逻辑推理与整合归纳能力发展。由于数据中心属于超前部署，国内关于普遍性认识的共识还没有形成，所以一度成长艰难。目前，大数据与人工智能（Artificial Intelligence，AI）的运用给人们带来的认识拓展和知识获得的便利已众人皆知。我们作为先行者，在目标和方向决定后，坚持下来，就一定会有很好的发展。

"医学 +"理科、工科或者文科，是跨一级学科和跨行业的融合，预示着这项事业的困难与挑战。涉及的几个学科理论基础不同、思维模式有别、对一个问题描述的语境有异，又要一同来解决问题，这促成了本书的诞生。通过这本书，我希望向研究生（硕士、博士）和医学研究人员展示其他学科或者专业的科学家们解决医学问题的工科或理科思维，看问题的方式，对医学问题的理科、工科思考和未来展望。我们一改传统教科书的书写范式，采用模块化布局，针对同一个问题，由不同学科的专家各自发表观点，特别是各学科专家对解决问题的独到见解和展望，希望让研究生和医学研究人员拓宽视野，从不同的视角打开"脑洞"、激发潜能。

（张伟）

2024 年 4 月于华西坝

专题五   医学伦理与医学数据科学   **161**

专题六　生物信息数据 　193

专题九 多源时空健康大数据 323

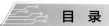

专题十二　临床诊疗经济学决策　　379

专题十三 数智化医院管理 417

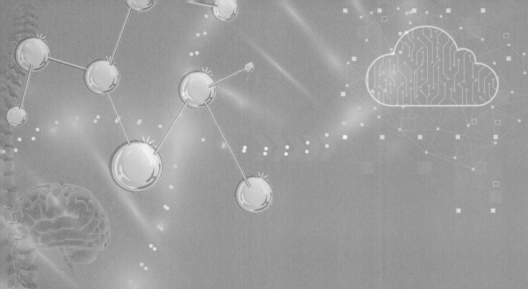

专题一

概论

01

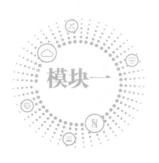

模块一 概论（一）

一、新医学发展历程

当今世界，科技进步日益加速，移动电话、个人计算机、互联网、数码科技、基因测序和社交网络等科技进步促使医学发生重大变革。

医学经历传统医学到新医学的发展历程。新医学，也被称为个人化医学，是在传统医学基础上，将诸多要素，如网络、信息系统、传感器与感应器、计算能力、新能源、新材料等进行超级融合并创造性变革的一种产物。由于科技的进步，生物空间、网络空间、物理空间三者得以融合，生物、心理、社会和环境等数据剧增，再加上时间序列的演进，使得我们比以往任何时候都能更接近真实地去探索人的整体规律和疾病规律，重塑改善人类健康的新路径。

将相关前沿技术（计算机与软件、人工智能、传感器与感应器、新材料与新能源等）应用于医学，处理医学相关的数据，改变我们对人、对医学知识的认识，是当前重大现实需求。在这样的背景下，医学数据科学应运而生，并快速发展起来，成为新医学所依赖的重要学科之一。

在技术方面，数字技术、物理技术和生物技术有机融合，为数据科学提供了强大的技术手段。智能化和信息化则正是第四次工业革命的特征。以助力医学数据科学发展的人工智能为例，其以 1956 年达特茅斯会议为诞生标志，至今已有 60 余年的发展历程，经历了计算智能、感知智能、认知智能等不同发展阶段。继 1957 年提出神经网络感知机、1986 年提出反向传播（Back Propagation，BP）算法两个发展高峰之后，2016 年又以 AlphaGo 征服围棋世界冠军为标志，人工智能迎来了发展的第三个高峰。

在医学应用方面，20 世纪 50 年代，临床中应用人工智能的"医学专家系统"开始出现。随着神经网络在影像等医学领域的技术突破、深度学习与视觉成像等技术的发展，医学专家系统越来越成熟。科技与医学的结合正在改变着医学和医疗的未来。

在认知方面，人工智能、生命科学、物联网、机器人、新能源、智能制造等一系列创新，带来了物理空间、网络空间和生物空间三者的融合，为医疗服务带来全新的发展机遇，构建人类个体的"全生命周期"健康档案成为现实。全程全方位的数据积累，将会促使"开放共建、共治共赢"的围绕人或人的健康促进的新型生态的诞生。研究、运用、生产和服务均将发生变革，有的生产方式或服务将发生颠覆性的变革。

在医疗服务方面，智能化与信息化背景下的可植入技术、数字化身份、物联网、3D打印、人工智能、机器人、区块链、大数据、智慧城市等技术变革，正在颠覆人类对传统生命及健康的认知，使人们对自身构造和功能的认知更加精细，进而带来医学、医疗服务行为、医院管理和卫生政策的变革。

在数据方面，随着检验检查项目的丰富，可穿戴设备、非接触式设备的使用，以及存储设备的支撑，从宏观到微观的数据加速积累。医学大数据的爆炸式增长为医学大数据的处理和知识发现带来了巨大的机遇和挑战。医学大数据处理是指对与人相关的生物、心理、社会和环境的信息数据的采集、收集、存储、分析和计算。这些数据过于庞大、复杂或者冗余，无法通过经典的医学统计处理方法来进行处理。医学大数据包括电子病历（Electronic Medical Record，EMR）、电子健康记录（Electronic Health Record，EHR）、组学和图像数据等，具体内容包括患者的病史、诊断、药物、治疗计划、过敏反应、实验室和测试结果、基因组测序、医学成像、医保与财务支付、生活方式与社会、环境、气象等方面的数据。这些全生命周期、全方位、多模态医学大数据使对数据存储、挖掘、算力等方面的需求激增，同时也成为支撑新医学发展的重要资源，为我们认识人或者构建医学的可泛化、可推广的人工智能辅助决策体系提供了可能。

建设可泛化、可推广的人工智能辅助决策体系，将有助于提升医疗服务质量、提高医疗服务效率、改善患者就医体验、增进基层服务能力、推进国家分级诊疗模式的建立。该体系具有两个内核："全生命周期"和"全方位"，前者涵盖孕期与出生、健康期、亚健康期、临床诊疗期、康复期、老年康养全时间轴的健康管理与促进；后者需要整合包括公共卫生预防、预测干预行为、疾病个性化精准诊疗、政策分析评价等在内的新型健康服务信息，以及生物心理信息、生活方式信息、社会文化和自然环境信息。

二、预测预防与诊疗决策支撑

（一）预测干预医学

四川大学华西生物医学大数据研究院张伟教授研究团队与美国加州大学河滨分校（University of California，Riverside）廖嘉渝教授合作，于2017年提出"预测干预医学"的概念，得到了国内外学者的认同。预测干预医学是运用现代科学技术手段（器官与系统医学、系统生物学、微生物组学、环境科学、人类学和社会科学等），结合电子病历数据、多组学数据等大规模数据分析，对个体疾病发生及其进展过程（如图1-1-1所示的疾病前期、疾病期及并发症期）进行精准预测，采取精准、可重复的积极干预方法（如图 1-1-1 所示的干预过程），延缓、阻止疾病或并发症发生发展（如图 1-1-1 所示，通过干预可推迟疾病的发生与恶化过程）的新型医学学科。

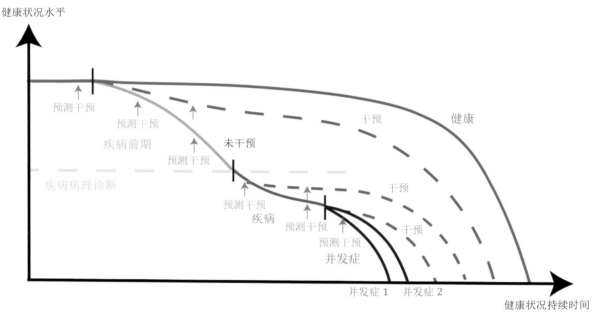

图 1-1-1　预测干预医学核心含义

除个体因素外，还强调关注衣、食、住、行及闲暇时间利用等日常生活和活动方式，以及气象、污染物、卫星遥感、水体、土壤及农作物等外部环境数据对健康状态的影响；强调用群体队列标准及个体历史数据变化趋势的个性化标准代替传统的基于小样本抽样的统计学正常值标准，有助于个体健康与疾病状态的准确刻画，尽可能在疾病发生不可逆病变前就进行早期预测，实施饮食、运动等生活方式与医学（包括心理、中药等）相结合的有效干预。

近年预测干预医学方向有很好的研究产出，下面举两个例子：

美国谷歌公司研究团队使用深度学习技术从视网膜眼底图像中发现了新知识，基于 284335 名患者的数据训练模型，并分别在两个独立数据集上进行验证（患者数分别为 12026 名和 999 名），通过将视网膜图像与年龄、性别、吸烟状态、收缩压及主要心脏不良事件等结合，量化心血管危险因素，展示了使用解剖学特征（如视盘或血管）构建深度学习模型来生成每个个体心血管问题的预测过程。该研究从全新的视角展示了深度利用图像数据进行预测的范例。

美国斯坦福大学的研究团队整合个体基因组数据和电子病历数据，并开发了一个机器学习框架，使用该框架研究一种常见但病因不明且无法逆转的心血管疾病——腹主动脉瘤（Abdominal Aortic Aneurysms，AAA）。通过对腹主动脉瘤患者和对照组进行全基因组测序，与电子病历数据一起进行机器学习建模，并定量评估给定个体基因组背景下校正生活方式的有效性。研究发现，基于基因组数据和电子病历数据建立的预测模型有良好的预测效果，预测出的高危结果与实际基于影像学的诊断结果一致。这个新框架所确定的与腹主动脉瘤相关的遗传因素在其后的人类主动脉组织和小鼠模型中得到了验证。该研究为疾病基因组分析提供了一个新的框架，不仅可用于健康管理，还可用来理解复杂疾病的生物学结构。

（二）人工智能辅助疾病诊疗决策

众所周知，医生的培养和成长周期很长，要成为一名能独立工作的医生，需要近 10 年的临床培养，如此才能积累和掌握必要的知识和技能，才能有充足的经验面对每一名独立的患者。医学大数据和人工智能技术可以帮助医生获取知识，提升知识和经验的量与面，可用于辅助医生对疾病诊疗进行决策，减少经验不足造成的误诊、误判，提高诊断、治疗、康复质量。

下面举几个例子。

1. 智慧医疗——诊断预判与预后预测

海量数据的积累、人工智能技术的飞速发展，促进了精准诊疗领域的发展。在患者到达医院时，就可采集包含电子病历、医保与财务支付、医学成像和来自组织或血液的生物组学等数据，利用数据挖掘和知识发现方法，通过整合异构数据并将患者分为不同的亚组可预测潜在的最佳药物、药物组合和其他治疗方案。在这一过程中，临床医生可以将新患者的各种数据输入模型中，为患者推荐最佳治疗策略。

人们对乳腺癌的致命性系统转移率与转移路径知之甚少，因缺乏具有明显分子特征人群的长期、详尽随访数据，尤其是雌激素受体阳性患者，这类患者可出现长达 20 年之后的复发。英国剑桥大学和美国斯坦福大学的联合研究按照免疫组化、PAM50（基于基因表达模式）和整合 IntClust 模型（基于基因拷贝数和表达模式）三种策略，根据分子信息对乳腺癌进行分型，用统计框架对四个迥异疾病阶段（即局部复发、远处复发、乳腺癌相关死亡和其他原因死亡）与乳腺癌死亡的竞争风险进行建模，以预测个体复发风险，并将该模型应用于 3240 名乳腺癌患者的预测中，其中有 1980 名患者具有分子数据。研究发现，四种晚期复发的整合亚型患者数，共占雌激素受体阳性且人类表皮生长因子受体 2 阴性患者数的 25%，每名患者在诊断后 20 年都有特征性肿瘤驱动基因拷贝数变异和高复发风险（中位数 42% ～ 55%）。研究同时定义了三阴性乳腺癌（雌激素受体、孕激素受体、人类表皮生长因子受体 2 均为阴性的一类乳腺癌）患者亚组——该组患者 5 年后很少复发，以及定义了持续存在风险的一个患者亚组。研究表明，与其他临床指标（淋巴结状态、肿瘤大小、肿瘤分级及免疫组化亚型）相比，使用整合亚型能更准确地预测晚期远处复发。

美国华盛顿大学的研究团队研发了一套基于机器学习的报警系统，该系统可对低氧血症风险进行预测，并在全身麻醉期间提供实时的风险因素解释。训练该系统所用的数据是 5 万多例手术患者每分钟的电子病历数据。该系统通过提供可解释的低氧血症风险与贡献因素来提高麻醉师的工作效率。对预测因素的解释与文献和麻醉师的先验知识大体一致。研究结果表明，若麻醉师目前可预测 15% 的低氧血症事件，在该系统的帮助下则可预测 30% 的低氧血症事件，并对其进行早期干预。通过对患者或手术过程某些特定特征所引起风险的准确变化的综合观察发现，该系统有助于提高麻醉护理期间低氧血症风险的临床理解。

四川大学华西医院消化内科内镜中心开发了基于人工智能的消化内镜图像辅助诊断系统，采集 1 万余张消化内镜图像并进行人工标注，利用该数据集训练出深度学习模型与硬件相结合，可实时反馈当前视野中存在的病变是否为早癌。

2. 智慧医疗——手术时机预测与手术方式预判

四川大学华西生物医学大数据研究院研究团队基于患者特异的主动脉 CT 影像、血压及血液流速等，对法洛四联症合并升主动脉扩张成人患者构建了生物力学模型，结果显示利用主动脉压能够有效区分主动脉扩张者和非扩张者，提示计算机建模与升主动脉生物力学因素可作为潜在工具用于识别并分析主动脉对扩张的响应，但该结果还有待大样本临床研究的进一步验证。

针对心脏病专家需要花时间去考量扩张型心肌病相关参数以诊断该病的现状，四川大学华西生物医学大数据研究院研究团队研究了一种心室应变分析算法，在完成自动心室分割、心动周期相关参数提取后进行建模，以实现扩张型心肌病的有效自动识别与诊断。

研究团队还提出基于生成对抗网络的方法来优化法洛四联症患者手术扩大狭窄肺动脉所用补片的大小、形状和位置，结果显示该模型在寻找补片优化最佳平衡点方面具有明显优势，在降低术中误判率从而提供患者详细手术计划方面具有潜力。

临床通常建议坏死性胰腺炎手术时机尽可能延迟，且无针对个体的建议，基于此，四川大学华西生物医学大数据研究院研究团队利用循环神经网络中时间感知阶段衰减长短期记忆网络来预测个体化的手术干预时机。用 15813 例数据进行模型开发，并用 142650 例外部数据进行模型验证，结果显示该模型可监测从急性胰腺炎发作到出院的特定手术过程，并提取坏死性胰腺炎患者临床特征随时间的贡献模式，为临床个体化手术治疗时机选择提供依据。

3. 智慧医疗——大数据人工智能帮助对疾病机理的再认识

基于多模态数据对疾病再认识的研究：四川大学华西生物医学大数据研究院将住院抑郁症患者的电子病历、心理量表、电生理和影像数据与健康对照组数据运用人工智能技术进行处理，建立了抑郁症诊断分类器，进而开发了抑郁症亚型自动分类软件，刻画抑郁症演变轨迹，建立疾病严重程度客观评价指标，分析不同抑郁症亚型所对应的有效治疗方法。研究发现，抑郁症患者的诊断与分类中，生理生化指标起到了关键的作用。抑郁症患者的临床表现和生理生化指标是相关联的，说明抑郁症既是精神心理疾病也是生理疾病。

（三）智慧健康——基于多源多模态数据的健康促进

身心健康是我们的生存目标之一。人是一个终身成长的个体，人的健康管理需要从父母准备孕育小宝宝开始，到孕期、新生儿期等，直到老年期，贯穿全过程。每个阶段都有其任务和注意事项。人是一个整体，身心一体，并且与环境有很好的适应与互动。人的身心和谐性，内稳态协调性，人与自然和谐性，环境是否支撑人的发展，特别是人对自己、对环境的感知与评价，直接影响人的身心状态。

青少年学生身心健康促进就通过学生的心理健康状态评估、身体发育现状、生活学习情况和饮食、睡眠、运动表现等数据来进行综合的预测、预防和干预，达到促进学生健康成长和减少或避免不良事件发生的目的。青少年学生"五育并举"的身心发育和健康促进，还可以预防性阻断或延缓身心疾病的发生。

对糖尿病和高血压患者的研究发现，多模态数据融合处理后，可以将患者人群分得更细。有些糖尿病患者进行心理调整和生活方式改变就可以恢复血糖水平，并且停用控制血糖的药物。

（四）大数据及人工智能技术在流行病、传染病防治领域的应用

众所周知，许多传染性流行病病毒具有快速重组的特点。利用生物信息学分析方法，可以从流行病学调查、发病机制、进化和重组等方面比较和分析不同的病毒，预测其潜在威胁。可以利用流行病学模型模拟疾病传播机制和规律，进一步了解疾病的发展、传播轨迹并采取相应的干预措施。开发基于人工智能模型的疫苗分发模型，有助于疫苗注射计划的顺利实施。四川大学与国防科技大学、电子科技大学的研究团队合作，在新型冠状病毒感染疫情暴发后，运用人群动态定位大数据平台、多种时空网络、动力学模型等，在预测、预防、追踪、干预等方面开展了疫情传播及流行趋势评估与预测研究。通过对新型冠状病毒的传播动力学、传播途径等进行大数据分析，预测疾病流行规律，研判防控时间和重点区域，为疫情防控工作提供决策参考。基于人口统计、流行病学、核酸检测、影像检查、生理生化检验及诊疗等数据，开展新型冠状病毒感染临床诊疗研究，为患者临床诊疗提供参考。

三、基于信息技术的医学教育模式变革

信息技术的飞速发展重塑了临床推理模式。随着医疗收费结构、质量改进体系和电子病历的进一步应用与改进，"问题导向型病历记录"将会受医生构建数据时的思维模式影响，从而影响诊疗模式的转变。

2022 年 11 月 30 日，美国 OpenAI 公司发布新一代人工智能语言模型 ChatGPT，它可以基于互联网资源获得大量数据输入来理解和生成类似人类的文本，是一种生成式预训练变换模型，其中 G 指生成式（Generative）、P 指预训练（Pre-trained）、T 指变换模型（Transformer）。ChatGPT 本质是一种大

型语言模型，是可以在预训练后使用自然语言和人类进行交互的一种人工智能聊天机器人。

ChatGPT 的问世，将对社会发展、医学研究、医学教育产生深远的影响。在促进医学发展方面，ChatGPT 将进一步提升人工智能在医学领域应用的深度和广度，包括应用于疾病辅助诊疗系统开发和新药研发；将医疗保健应用场景从院内转移到院外，在家庭和社区的场景下开展更广泛的健康管理；对个人健康进行实时监测和预警提示，并根据个人疾病风险状况和行为模式提供有针对性的健康建议。

在医学教育领域，ChatGPT 的飞速发展将会使医学院校面临双重挑战，一方面需要教会学生在临床工作中应用人工智能，另一方面需要教会学生和老师将人工智能应用于学术。人工智能的应用可以帮助学生参与解决现实世界的问题，帮助学生理解医学基础知识，生成患者案例测试场景帮助学生提高临床问诊技能，生成个性化学习场景帮助学生深入理解教学内容，扩展医学知识边界，更广泛地打破时间和地域的限制。在人工智能时代成长起来的医生更需要为将来做好准备，要明白将来人工智能会是行医时不可或缺的组成部分，不仅要适应与人工智能共事，更要了解其能力和局限性，不断提升自己的临床技能，适应时代的发展。

我们正在见证科学技术飞速发展背景下信息技术、机器学习和人工智能的巨大飞跃。人工智能将给人类社会发展带来深刻变革，也给新医科医学人才培养带来机会和挑战。我们应以开放的心态看待和采纳这些变化，主动适应科技发展的新时代，积极学习和审视人工智能的优势与局限性，以充分利用它们改变医疗服务及医学教育模式。①对人的认识更加深入（如脑科学发展），对疾病机理机制也将会有新认识；②医务人员，特别是医生的能力培养模式也将变化，如四川大学率先开始培养医学复合型人才、医学人工智能微专业的医学生；③诊断、治疗及康复等体系、模式、技术发生变革，传统医生的认知也会发生变化。

四、基于信息技术的医疗服务和医院管理模式创新

医疗物联网是对传统医疗服务和医院管理模式的一种颠覆，特别是当把医院各方面的数据全部整合起来以后，人们对传统医疗服务和医院管理模式的认知将会改变。

在早期智慧医院的建设过程中，主要将智慧监测用于医院后勤管理，通过远程监测来监控医院能源消耗及其他后勤保障设施设备、水电气的运行。后期，为了提高重症监护病房（Intensive Care Unit，ICU）的医疗服务质量，通过智能输液全闭环管理系统观察液体调控或药物注入，并根据躯体健康状况进行自动调节。特别是移动互联下的医疗服务模式发生巨大变革，对医疗服务体系造成冲击。比如远程可视设备的普及，以及可穿戴设备和大型检查设备的小型化、精细化，使之进入家庭，以后通过网络连接，就可赋能社区医生和全科医生，形成新型医疗服务模式和体系。

在新型全生命周期健康服务体系建立方面，过去全生命周期健康服务体系分为预防医学、临床医学和养老服务三个阶段。新技术革命后，特别是第四次工业革命后，随着新技术的发展，全生命周期健康

服务体系由三个阶段变为四个阶段，分别是健康管理、临床医学、慢性疾病管理和养老服务，使得我们可以从孕前、出生直至生命的终点对全生命周期进行管理。在这个过程中，临床医学要支撑健康管理、慢性疾病管理和养老服务的发展；同时，健康管理、慢性疾病管理和养老服务所获得的信息、数据和新知识又会促进临床医学的变革。

在新型健康医疗服务体系构建方面，大数据和全生命周期信息的积累将促使医疗和医学服务从治疗疾病驱动发展转换到健康促进引领发展，将重新分布疾病医疗过程，使真正到医院就诊的患者越来越少；另外，也会促进医院建设发生改变，如未来可能需要进行手术介入、疑难危重疾病的患者才会到医院就诊，促使医院在数据建设、智能化发展、手术室改造等方面改革创新。关于健康促进，公共卫生管理、健康管理、慢性疾病管理等都可以在社区、家庭中完成，这是医学的一个大变革，会促使新的医疗服务体系和对应的健康服务新业态形成。当这种基于数据和人工智能的医疗服务体系建立后，也会促进医学教育和医学研究的改变。医学教育将更需要培养复合型人才；而医学研究方面，医院过去单靠医务人员进行研究的模式已不再适用，而是需要以开放的胸怀，与社会其他高校、研究机构及企业等进行合作。当医疗服务、医学教育、医学研究都发生改变时，会进一步促进医院管理的变革，这就是一个全新的体系的不断转化与进步。

在医疗服务执业模式方面，当完成每一个体的全方位、基层、个体化的医疗健康服务后，全科医生、家庭医生或护士网络组织等可以照顾并治疗某些典型的慢性疾病患者，再加上更前端的疾病预防和预测干预，今后真正要到医院就医的患者会越来越少。当基层医疗服务发挥真正的"守门人"作用后，医院的发展模式与方向就会发生改变，大型医院今后可能就会出现空床的现象，或者医院的服务内容将发生改变。这也是为什么国家出台政策要求一些城市二级医院转型做护理院或养老院的原因之一。

急性期疾病特征往往不清晰，需要定制化地进行诊疗，一旦明确诊断为慢性疾病，就需要进行慢性疾病管理，这时就需要家庭医生和社区医疗服务机构的参与，再配合使用传感器和远程设备，同时收集数据，并利用技术对采集的数据进行处理，对基层医生或者患者赋能。这将会改变医疗服务体系，使得慢性疾病的诊疗可以不用在医院进行。

通过大数据和人工智能、网络的方法，优质医疗资源可以下沉到社区。这里的优质医疗资源指优质的医疗知识，是大医院所积累的"医生智慧"，通过网络平台服务于基层医疗机构。大医院的病例管理人员和基层的流动团队一起服务于家庭和社区，形成一个闭环，即大医院医生、基层医疗机构和家庭医生结合的模式。可以认为，大数据、人工智能、网络的飞速发展，使得基层医疗服务能力得到大力提升，人们的健康知识水平和健康意识逐渐提高，全民健康状态得以改善。

以四川大学华西生物医学大数据研究院研究团队实际研发的健康管理模型为例，该模型已在社区部署应用，患者可通过可穿戴设备将数据上传给社区，同时也上传到大医院的云数据中心，云端数据分析后，将疾病管理知识赋能于基层医生，服务于患者。该模型同时也可以对一些特殊的疾病进行预警，将预警结果反馈给基层医生与患者。如可通过可穿戴设备和智能算法对包括冠心病在内的突发性疾病进行预警，使得保健医生、全科医生可以预防性地进行干预治疗。这样，很多疾病就可以得到提前诊治。同时，结合信息化的手段，可以构建智能药物配送系统，将药物从药店直接配送至患者，从而产生新型服务模式。

除此以外，还有医疗健康大数据应用于医院管理其他方面的案例，如医院感染的预警监测系统、医院危急值的智能报警系统、药物使用安全审核系统，以及在医院医保管理领域广泛应用的疾病诊断相关分组（Diagnosis Related Groups，DRGs），其可对每一个疾病或每一类疾病，以及每一个科室或每一个治疗组的情况进行精细化和个性化的分析、评价和绩效考核。

延伸阅读

四川大学华西生物医学大数据研究院最早成立于 2013 年，早期名称为"华西生物统计与成本效益研究中心"，2016 年更名为"四川大学华西生物医学大数据中心"，2024 年进一步更名为"四川大学华西生物医学大数据研究院"。研究院坚持"创新、开放、协同、共赢"原则，围绕预测干预医学与临床决策、生物信息与系统医学、人工智能与医学机器人、健康数据科学应用和临床信息学等前沿方向，集合了四川大学各学院的能力，同时也对社会开放，与其他大学、研究机构和企业等开展联合研究。研究院根据不同的科研需求，搭建了一套比较先进的数据平台架构，特别是在全基因组数据分析方面，在全球范围内，首次将人类全基因组分析时间从 24 小时缩短至 7 分钟。同时，研究院也收集并整合了各方面数据供研究人员包括学生使用。2017 年成立四川大学医学大数据中心，赋予职责：超前部署学科。2018 年赋予新的职责：四川大学"医学 + 信息"中心，承担四川大学医工结合的使命。研究院有整合汇聚四川大学医学的所有数据和社会数据、环境数据的职责，供开展"医工交叉"研究使用，并用项目和医学数据驱动医理工科的融合发展。

（张伟　李春漾）

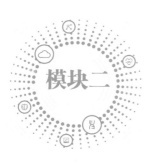

模块二 概论（二）

一、生物医学大数据及其前沿应用

个性化和精准医学（Personalized and Precision Medicine，PPM）大数据科学的一般流程图如图 1-2-1 所示，它包括两个模块：其一是基于云平台的学习模块，其二是 PPM 预测模块。在学习模块中，患者数据在到达医院时经过采集并存入数据仓库，包括电子病历、电子健康记录、生物医学影像数据（如 CT/MRI）和来自组织或血液的生物组学数据（如 OMICS）。这些类型的数据需要应用该领域的数据挖掘和知识发现方法来进行质量控制、数据插补、预处理、归一化，以及消除批次效应。如图 1-2-1 所示，可以将每种类型的处理数据投影到特征空间，然后整合异构数据，并将患者分为不同的亚组来预测潜在的最佳药物、药物组合和其他治疗策略。在 PPM 预测模块中，临床医生可以将新患者的各种数据注入经过训练的 PPM 预测模块中，为患者推荐最佳治疗策略。

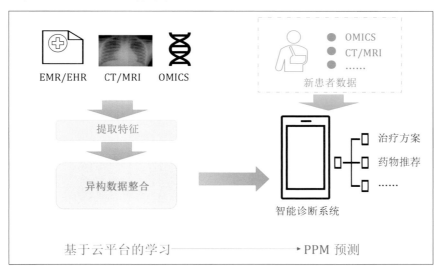

图 1-2-1 PPM 大数据科学流程图

接下来，我们主要讨论以下与 PPM 大数据科学相关的主题：

（1）数据仓库和数据管理。

（2）临床决策和医学信息学中的电子病历。

（3）生物医学大数据安全和数据质量。

（4）用于转化研究、临床诊断与治疗的生物医学影像信息学。

（5）人工智能辅助手术设计和手术优化。

（6）多组学数据在精准医学中的生物信息学应用。

（7）医学知识图谱和基因注释。

（8）公共卫生信息学。

（9）医保数据及其分析。

（10）医院管理实践。

（一）数据仓库和数据管理

当临床医生和数据科学家在决定研究特定的疾病时，经常会研究从医院数据库中提取数据的地址和方式。因此，我们需要理解不同表格中的结构化数据和文本格式的非结构化数据，如临床笔记。在医疗行业，数据的来源包括医院和制药企业记录、患者病历、体检结果、医疗成本和医保记录等。医学数据管理系统的核心是基于集成生物学和床边信息学（Informatics for Integrating Biology & the Bedside）i2b2 核心技术的转换数据仓库（Translational Data Warehouse，TDW）。转换数据仓库是一个集中的数据库，它聚合了临床前和临床数据源。临床前数据源包括临床前中心、临床前成像和共享资源核心的数据；临床数据源包括临床电子病历、公共卫生科学的研究数据库、临床成像、临床登记和来自各个临床中心的数据。i2b2 框架和开源工具集可用于系统地构建这些不同的数据源，并将其集成到转换数据仓库中。

研究界使用不同的模式以不同的格式生成大量数字数据。这些数据应该是可查找的、可访问的、可互相操作的和可重用的，因此，研究人员可以充分利用它们。数字数据资产的管理对所有研究人员都至关重要。随着管理数字数据的成本不断提升，人们越来越认识到，生物医学研究数据的管理过程必须变得更加高效。生物医学数据集的生成和管理可以视为一个单一的过程，涉及不同步骤和级别的人员，包括所有职业级别的科学家、技术支持人员、IT 专家、管理人员和图书管理员。因此，迫切需要先进的方法和工具来监控和评估整个数据生命周期中策展过程的准确性、完整性、质量和效率。

（二）临床决策和医学信息学中的电子病历

电子病历数据的快速增多，导致大规模临床数据集的可用性空前增长。然而，电子病历数据的非结构化和多数据源异构性导致其难以直接用于分析。因此，我们需要整合这些数据，以确保能进行下一步的深入分析。以下是几个电子病历的应用方向。

1. 电子病历与临床决策支持

临床决策支持是电子病历的核心价值之一。通过设计适当的人工智能诊断模型，可以获得相对准确甚至优于临床医生的诊断结果。虽然人工智能的临床诊断不能保证完全正确的结果，也不能完全取代临床医生，但对于肺炎、脑膜炎、鼻窦炎、水痘等相当数量的疾病，其准确率可以达到90%以上，甚至超过临床医生的平均诊断水平。

电子病历有助于改进和完善临床指南或临床路径。临床指南是基于"循证医学"的医学标准化标准，用于帮助临床医生在特定情况下提供适当的医疗和保健服务。基于电子病历的临床实践对传统的临床指南有很好的促进作用。通过对不同来源的患者数据进行研究和分析，形成一个统一的知识库，为临床指南或临床路径的改进和完善提供新的证据。另外，诊断和治疗行为及电子病历的知识共享有助于实现更安全高效的医疗服务。

电子病历还可以用于风险分析。风险分析是识别潜在危险并分析危险发生时可能会出现的情况的过程。风险因素是与疾病或感染风险增加相关的变量，我们通常使用线性回归、逻辑回归及深度学习等方法来进行风险分析，研究相关风险因素对于疾病或感染的重要性，通常适用于各种临床研究。

2. 电子病历与医疗质量评估

医疗质量是衡量医务人员专业水平的标准，也是衡量医疗机构综合实力和治疗效果的重要指标。传统的医疗质量评估通常是基于专家判断或同行评审，主观性强，不能客观反映医疗质量的真实水平。随着电子病历的广泛应用，各种疾病的诊断和治疗过程都得到了完整的记录和存储，为医疗质量评估提供了良好的依据。电子病历的优点是，它可以将分散在不同医疗信息系统中的患者信息整合到一起，使得数据分析员可以快速调用和分析不同来源的各种患者信息，从而更好地进行医疗质量评估。

3. 电子病历和医疗卫生系统绩效

基于电子病历的健康信息共享平台可以及时提供各种病历，并进行良好的管理和共享。因此，电子病历在提高医疗卫生系统绩效方面发挥着关键的作用。电子病历可以利用健康信息来改善整个医疗卫生系统的性能。此外，为了加强医疗机构的信息化水平，建设智慧医院，许多国家都将电子病历系统的应用水平作为医院绩效考核的重要指标。在我国，电子病历的应用水平已被分级和评估，并作为三级公立医院和二级公立医院绩效评估的信息化要求。这也表明电子病历在医院信息化建设中已处于核心地位。

（三）生物医学大数据安全和数据质量

在美国，健康信息信任联盟（Health Information Trust Alliance，HITRUST）是负责创建公共安全框架（Common Security Framework，CSF）的组织。CSF 提供了一个灵活和可扩展的"纵深防御"战略，使我们能够保持最新的网络安全技术和标准，并应对新出现的威胁。

HITRUST 框架推荐的深度防御策略包括：

（1）边界防御和程序，如防火墙、入侵检测系统等。

（2）严格的身份验证和访问控制机制。

（3）安全监控网络和系统活动，检测并响应威胁。

（4）加密和保护敏感数据。

（5）保护终端设备的安全，使其免受恶意软件的攻击。

（6）员工和相关利益相关者的安全意识培训。

（7）完善的业务连续性和灾难恢复计划。

（8）审查和管理供应商和合作伙伴，确保供应链安全。

数据控制代理（Data Control Agents，DCA）可以促进集中、安全和优化的流程，用于管理研究人员在各个医院提出的研究数据请求和后续数据集。DCA 的主要功能是验证研究人员从研究人员门户请求的临床数据是否经过机构审查委员会（Institutional Review Board，IRB）批准，以及为研究人员生成的数据集在发布之前仅包含 IRB 批准的数据元素。

（四）用于转化研究、临床诊断与治疗的生物医学影像信息学

与传统医学中图像仅用于视觉解释不同，人工智能算法在图像识别任务方面取得了显著进展，尤其是在识别图像数据中的复杂模式和自动定量评估方面。下面，将从放射组学、医学影像分析两个方面进行阐述。

1. 放射组学

快速发展的放射遗传学为许多不太典型的恶性肿瘤的预测与治疗提供了巨大的应用前景，并代表着"放射学－病理学"相关研究正在经历从"解剖学－组织学"水平到"遗传学"水平的演变。为了改善临床决策，放射组学专注于通过以非侵入、可重复的方式提供诊断、预后和预测数据，提取和分析瘤内和瘤间异质性的定量影像特征。如为了获得图 1-2-2 中的放射特征，需进行图像处理的跟踪、配准、分割、量化和分类等上游分析，其对于一系列如疾病诊断、疾病分期诊断、治疗方案评估与优化等下游分析是至关重要的。人工智能的出现有助于提高效率、减少错误和以最少的手动输入实现目标，从而实现

无缝影像工作流。由于计算能力呈指数级增长，人工智能算法用于构建预测模型时，这些模型可以从现有数据集中学习，并可以在新的数据集上进行分析和预测。

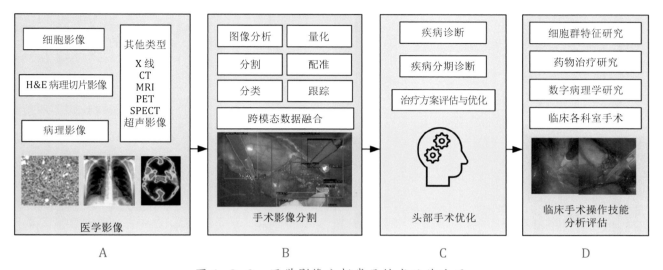

图 1-2-2　医学影像分析常见技术及其应用
A. 数据源；B. 上游分析任务；C. 下游分析任务；D. 临床应用

2. 医学影像分析

医学影像包括细胞影像及病理影像等，医学影像分析包括针对医学影像存档与通信系统（Picture Archiving and Communication System，PACS）的 X 线、CT、MRI、正电子发射型断层成像（PET）、单光子发射计算机断层成像（SPECT）、超声影像等分析。

传统的医学影像分析包括预处理、配准、对齐、分割、量化、跟踪和分类等基本步骤，而以深度学习为代表的人工智能算法直接将原始医学影像数据输入不同的网络并输出分类标签，取得了飞速发展和广泛应用。近年来，深度学习算法，包括卷积网络、基于变压器的网络和基于图的神经网络，已迅速成为分析医学影像的重要热门方法。深度学习算法广泛应用于医学影像的分割、分类、主动学习和跟踪等研究领域，其成果已应用在神经、视网膜、肺部、乳腺、心脏、腹部、肌肉骨骼等案例中，具有广泛的应用前景。

基于大数据和人工智能算法的医学影像分析过程中，数据标签质量、数据多样性和数据量是影响性能的主要因素，而收集高质量标注的医学影像数据是十分大的挑战，相关的标准规范也有待进一步建立和完善。当前基于深度学习算法的医学影像分析仍然面临一些关键挑战，如数据不平衡、模型鲁棒性与可解释性较低、有稀疏和噪声标签，以及不确定性等问题。针对这些挑战，已经取得了一些关键技术进展。随着这些挑战逐步被克服，下一代人工智能医学影像分析时代将到来，并将给临床应用带来巨大变革。

对于医学影像分析而言，单图像源有其自身的局限性，因此，虽然当前很多研究都基于单模态数据进行，但通过多模态数据融合技术实现不同模态图像优势互补，有效提高研究人员影像分析下游任务性能，也是当前医学影像分析研究的一大热点。

（五）人工智能辅助手术设计和手术优化

面向医学的人工智能辅助手术可以应用于手术过程建模、预测、规划、设计和优化，以及手术可视化辅助、手术训练和手术质量评估、手术准确性和手术效果提升等。

1. 手术规划、设计和优化

综合应用医学影像和电子病历数据进行精确手术规划、设计和优化是医学信息临床转化研究的最新方向。应用影像信息学可辅助进行精准手术规划、设计和优化，研究或模拟不同治疗和手术方案中的医学、物理学和生物力学等特性，建立不同临床因素对不同临床结果的影响模型，然后优化医疗方案，从而指导临床手术实现精准治疗。相关研究包括但不限于：

（1）基于图像特征、人口统计学、诊断特征和物理特征的医学图像分割、配准、量化和患者诊断。

（2）基于有限元模型的不同行为患者不同组织和器官的生物力学特性分析与应用。

（3）基于临床因素、图像特征、生物力学特征和机器学习方法，以及系统的优化医疗设备参数，开展精准手术，改善临床结果。

（4）医疗设备优化和精确治疗在临床的应用。

2. 手术训练和手术质量评估

将虚拟和增强现实技术（VR 和 AR）应用于手术训练和手术模拟，可提高手术的安全性和准确性，减少并发症和成本。事实证明，VR 对住院医生培训和术前规划都是有效的。在 AR 的帮助下，外科医生可以更快、更准确地进行手术，提高手术整体安全性。人工智能辅助的 VR 手术训练和术前规划已成功应用于矫形外科、颌面外科和神经外科。由于该领域对算法的准确性和实时性要求极高，目前大多数应用集中在术前阶段。将这些有前途的技术应用于手术中仍然具有挑战性，尤其是在腹腔镜手术中，因术中软组织发生严重变形会影响配置精度，相关技术要进入临床手术，实现实时辅助还需要提高实时性和准确性。

随着人工智能技术的快速发展，目前已经可以开展手术过程视频的自动分析，分析内容主要包括从手术视频中识别手术器械、手术场景、手术动作、手术阶段，以及对手术场景中的组织进行识别、分割或跟踪，进而建立手术过程模型。手术过程模型可用于评估手术过程质量和风险，如果出现一些异常情况，系统可以进行预警提示，避免手术事故的发生。

3. 机器人辅助手术

机器人可以在外科医生的控制下充当替代手。一个热门的临床研究趋势是利用人工智能提高机器人辅助手术的质量。目前广泛应用于临床的达芬奇手术机器人并不能提供力感知和力反馈技术，医生只能依靠经验用手术中的操作力进行估计，增加了手术的难度和精细操控的难度。外科医生之间的技能差异

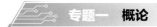

也会影响外科手术质量。

通过医学大数据技术，可能的解决方案包括：

（1）综合利用组织生物力学建模技术、实时图像分析技术和人工智能算法实现手术视频中的高精度力估计。

（2）通过触觉装置的鲁棒力反馈，利用人工智能算法辅助开展基于真实手术案例的手术训练。

（3）将人工智能算法识别信息适当地引入实时手术过程，以便提供更有用的指导，简化复杂的手术操作，并在出现异常或需要的时候发出紧急警告或适当干预。

（六）多组学数据在精准医学中的生物信息学应用

随着高通量测序技术的发展，近几年，基因组学、转录组学、表观遗传组学、蛋白质组学、代谢组学和微生物组学等高通量测序数据呈爆炸式增长。结合人工智能技术，这些数据被广泛地用于了解疾病的潜在发病机制和治疗方法。

1. 破译疾病中的细胞和基因组异质性

经典遗传学将疾病分为孟德尔遗传疾病和复杂性状疾病两大类。孟德尔遗传疾病的发生通常归因于具有某种简单遗传模式的单基因突变，而复杂性状疾病的发生则归因于多个基因的突变及其相互作用。这些特征为人们理解复杂性状疾病潜在的发病机制带来了更大的挑战。异质性是理解复杂性状疾病病因的主要障碍之一。例如，癌症是一种具有高度异质性的疾病，癌细胞通常具有多个突变组成的亚克隆细胞群，从而导致肿瘤进展和肿瘤耐药性。单细胞和空间转录组测序技术能够用于估计细胞类群的异质性，很大程度上弥补了混池测序在异质性研究上的不足。

2. 利用多组学数据提升免疫治疗效果

近些年，癌症患者的免疫治疗取得了巨大进步。程序性死亡蛋白1（PD-1）及其配体（PD-L1）和细胞毒性T淋巴细胞相关蛋白4（CTLA-4）等免疫检查点抑制剂（Immune-checkpoint Inhibitors，ICI）已被美国食品药品监督管理局（Food and Drug Administration，FDA）批准，广泛用于治疗多种癌症类型。研究证明，这些ICI提高了患者的生存率。然而，ICI治疗仍具有局限性。通过研究数据资源和人工智能算法，ICI可用于加速免疫治疗的临床转化研究。

3. 多组学数据助力药物重定位的治疗策略

药物设计与研发是一个耗时、昂贵且具有高风险的过程。统计显示，开发一种新药通常需要10年到15年的时间，其平均成功率仅为2.01%。药物重定位（Drug Repositioning）即老药新用，具有研发成本低、开发时间短的特点，因此，药物重定位研究逐渐成为研究的热点。例如，使用机器学习方法将细胞系与临床样本进行映射，通过细胞系药物实验，预测患者可能的药物反应。图 1-2-3 总结了目前药物重定位研究使用的主要基因特征类型、相关的生物医学大数据资源与应用领域。药物 - 基因相互作用数据库（DGIdb）和开放靶点（Open Targets）数据库，都在药物重定位研究中发挥着重要的作用。

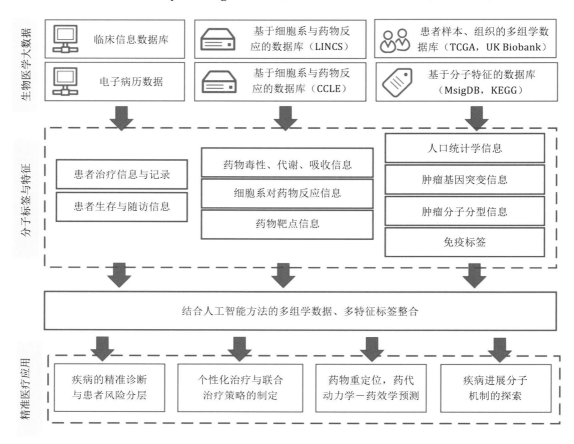

图 1-2-3 分子标签的来源、类型与应用领域

4. 药代动力学—药效学模型

临床不良反应是传统药物研发面临的主要风险之一。因此，通过系统有效的方法预测药理、毒理，用以了解药代动力和药效是十分必要的。药代动力学–药效学（Pharmacokinetics - pharmacodynamics，PKPD）系统涉及纳米颗粒递送和释放等多个主题，本部分着重讨论计算机辅助的药代动力学–药效学模型。通过多组学、多尺度建模，预测从细胞水平到组织水平药物靶点的药物吸收速率、药物分布、药物代谢和药物相互作用。其中，药代动力学模型可以描述或预测不同身体部位（如血液和心脏）药物浓度随时间变化的过程。相比之下，药效学模型侧重于药物作用于组织的过程。这两种模型在当代药物研究中都发挥着越来越重要的作用。但是，如果将它们视为两个独立的过程，可能无法完全发挥其作用。目前，一些知名药物公司致力于开发联合药代动力学–药效学模型来协助药物研发工作。Tang 等人开发了改进的药代动力学–药效学模型，首次系统地整合分子成像、生物物理模型和分子信号通路来研究药物和靶点的相互作用。

通常来说，复杂性状疾病的病因很难用单一的理论全面概括。多组学技术能够整合生物系统或疾病中复杂的相互作用与联系，从而为更加深刻地了解疾病的病因机制提供可能。自 2015 年起，各国相继启动"精准医学研究计划"，旨在利用人工智能方法与多组学大数据，破解个体疾病的遗传密码，用于指导个性化临床治疗。目前，人们对于人类基因组的了解仍然处于初期阶段，对疾病的研究仍然困难重重，但爆发式增长的生物医学组学数据与蓬勃发展的人工智能技术，已经以前所未有的速度推动着人们对于疾病的认知。在未来，计算机辅助下的大数据驱动模型仍然可能是促进医学研究、提升诊断治疗水平的有力工具。

（七）医学知识图谱和基因注释

医学知识图谱是一个特定的知识库，它从医疗文本数据中提取医学实体和各医学实体之间的关系，进而用于查询和处理数据。

大多数现有的药物推荐系统主要基于电子病历，有助于医生做出更好的临床决策。电子病历中的内容可能会在反映医疗实体相关的医疗事实上有所限制。包含药物相互作用的医学知识图谱，可能会给药物推荐系统带来希望。药物银行（DrugBank）是一个丰富的医疗信息来源，它包含广泛的实体（药物、药物靶点、化学等）和关系（酶途径、药物相互作用等）。在基于电子病历的药物推荐系统中利用构建良好的医学知识图谱，可以使改造后的系统为特定的患者提供特定的处方，并提醒可能的不良反应和严重的药物相互作用。

然而，其可能面临以下挑战：

（1）计算效率。传统的图查询算法在处理医疗实体及其关系时，面临可移植性和可扩展性方面的挑战。特别是当涉及异构图谱且规模较大时，算法的计算复杂性也会随之增加。

（2）数据不完整。与其他类型的大型知识库一样，医学知识图谱也遵循长尾分布。其中，数据不完整是这种长尾分布中的一个严重问题。另外，药物推荐也会随之受到影响。

（3）冷启动。由于传统系统通常根据历史记录推荐药物，推荐变化的速度无法跟上医疗实践中新疗法的更新速度，使得基于证据的推荐模型很难支持存在大量更新信息的推荐任务。

随着医学知识图谱应用的不断扩展，许多研究人员从医学数据库中提取信息，构建关于药物和疾病的异构知识图谱。其中，在基于电子病历的药物推荐系统中使用医学知识图谱可以使推荐系统为特定患者提供更准确的医疗服务。

基因图谱是医学知识图谱在生物信息学中的一个重要应用。基因图谱是对生物的基因进行鉴定，以此测定它在染色体上的特定位置，然后通过基因注释进行表示。通常基因图谱包含各种类型和不同概念层次的特征。对于给定的基因注释类型，每个注释在本质上是一组特征。基因图谱不仅有助于人类更清晰地了解自身，还可以为人类在预防和治疗疾病方面提供重要的、更高效的技术手段。

2020 年，美国麻省理工学院科研团队在广泛地比较基因组学研究之后，通过基因注释并以知识图谱为呈现方式，绘制出了新型冠状病毒当时最精确完整的基因注释图谱。该基因注释图谱有利于研究病毒不同毒株的突变，并评估毒株突变的不同影响。

（八）公共卫生信息学

公共卫生信息学（Public Health Informatics，PHI）是信息、计算机技术在公共卫生系统中的应用，包括监测、预防、准备和健康促进。PHI 的主要应用目标是预防疾病和伤害，促进个人健康状况的改善，最终促进人口健康。使用全球监测和数据收集系统，可以帮助实行人口层面的监测，有助于避免广泛的全球流行病的负面影响。

传染病预警是预防和控制传染病大流行的重要措施。准确及时地了解传染病的传播风险和情况是控制其传播和大流行的重要组成部分。2019 年暴发的新型冠状病毒感染的隐性传播不容忽视，并带来严重后果。在疫情常态化防控阶段，出现了许多隐性传播事件，给疫情防控带来了严峻挑战。目前，需要从互联网上挖掘大量与健康相关的数据，更好地整合和利用网络大数据，提高传染病预警系统的灵敏度和及时性。其中，应用网络检索数据、人口迁移数据和网络媒体数据来预警传染病的隐性传播和发展也是一个热门话题。

（九）医保数据及其分析

医保数据的来源包括医疗机构、个人参保信息系统和医保系统等。它的重要意义体现在政策制定、费用管理、欺诈防范、健康管理和医疗质量评估等方面。通过对医保数据的分析和利用，可以优化医疗保障政策、提高医疗服务质量、降低医疗成本及改善患者健康状况。

隐私规则使得电子病历数据难以在不同机构之间共享。此外，电子病历数据缺乏有关医疗支出的信息，因此难以用于评估护理管理的成本－效益。由于患者经常访问多个诊所，因此获取和分析患者在不同机构的医疗记录可以更全面地了解患者的健康状况，而跨机构的就诊信息可以在医保数据中找到。医保数据包含关键的临床诊断、治疗记录和成本详细信息，以指定的形式存储，可用于医疗报销。然而，仅使用医保数据无法阐明疾病的发病机制，因为只能从这些数据中获得部分关键临床因素，尤其是与医疗费用相关的因素。将电子病历关联到医保数据可以克服单独数据形式的局限性。

（十）医院管理实践

医院管理是一门集医学、信息、管理、计算机等学科为一体的科学。它是现代医院运营所必需的。

医疗大数据在医院管理中的应用主要有两个方向。一是优化医疗资源配置：通过人工智能技术，根据医院情况制定实时工作安排，优化医院的服务流程，充分利用现有的医疗资源。二是弥补医院管理漏洞：通过大数据分析总结医院存在的问题，提出降低医院成本、增加医院收入的解决方案。

随着医院运营管理大数据、人工智能等新兴技术的推广应用，各级政府部门纷纷出台政策鼓励，大力推动和发展大数据和人工智能相关技术在医院运营管理领域的应用。它已成为改善医院运营管理、提高患者获得感、改善居民健康、充分授权智能医院运营管理和促进医疗保健发展的不可忽视的力量。最好的管理方式是整合数据和平衡管理，帮助医院建立智能运营的大脑。

二、结论与展望

随着大数据相关技术在医疗领域的不断发展和应用，医疗卫生事业中的许多领域都从中受益。然而，面对日益复杂的大规模数据，要想进行更有效的管理、分析和解释，迫切需要进一步开发与大数据相关的分析工具和技术，实现多学科的融合和进步，使生物医学能够更好地服务于人类，促进社会的发展。

（周小波）

参考文献

1. 埃里克·托普. 颠覆医疗：大数据时代的个人健康革命 [M]. 张南，魏薇，何雨师，译. 北京：电子工业出版社，2014.

2. Hasin Y，Seldin M，Lusis A. Multi-omics approaches to disease[J].Genome Biology，2017，18（1）：83.

3. Barabási AL，Gulbahce N，Loscalzo J. Network medicine:a network-based approach to human disease[J].Nature Reviews Genetics，2011，12（1）：56-68.

4. Poplin R，Varadarajan AV，Blumer K，et al. Prediction of cardiovascular risk factors from retinal fundus photographs via deep learning[J]. Nature Biomedical Engineering，2018，2（3）：158-164.

5. Li J，Pan C，Zhang S，et al. Decoding the genomics of abdominal aortic aneurysm[J]. Cell，2018，174（6）：1361-1372.

6. Rueda OM，Sammut SJ，Seoane JA，et al. Dynamics of breast-cancer relapse reveal late-recurring ER-positive genomic subgroups[J]. Nature，2019，567（7748）：399-404.

7. Lundberg SM，Nair B，Vavilala MS，et al. Explainable machine-learning predictions for the prevention of hypoxaemia during surgery[J]. Nature Biomedical Engineering，2018，2（10）：749-760.

8. Zuo H，Ling Y，Li P，et al. Patient-specific CT-based fluid-structure-interaction aorta model to quantify mechanical conditions for the investigation of ascending aortic dilation in TOF patients[J]. Computational and Mathematical Methods in Medicine，2020，2020：4568509.

9. Li M，Chen Y，Mao Y，et al. Diagnostic classification of patients with dilated cardiomyopathy using ventricular strain analysis algorithm[J].Computational and Mathematical Methods in Medicine，2021，2021：4186648.

10. Zhang G，Mao Y，Li M，et al.The optimal tetralogy of fallot repair using generative adversarial networks[J].Frontiers in Physiology，2021，12：613330.

11. Luo J，Lan L，Li P，et al. Predicting timing of surgical intervention using recurrent neural network for necrotizing pancreatitis[J].IEEE Access，2020，8：207905-207913.

12. Zhu T，Jiang J，Hu Y，et al. Individualized prediction of psychiatric readmissions for patients with major depressive disorder：a 10-year retrospective cohort study[J].Translational Psychiatry，2022，12（1）：170.

13. Su S, Wong G, Shi W, et al. Epidemiology, genetic recombination, and pathogenesis of coronaviruses[J].Trends in Microbiology, 2016, 24（6）：490-502.

14. Eclipse Foundation Inc. Ebola Models[EB/OL].（2016-12-12）[2023-04-12].http://wiki. eclipse.org/Ebola_Models.

15. Maxmen A. COVID boosters for wealthy nations spark outrage[EB/OL].（2021-07-30）[2023-04-12]. https://www.nature.com/articles/d41586-021-02109-1.

16. NPR Online.Stanford apologizes after vaccine allocation leaves out nearly all medical residents[EB/OL].[2023-04-12].https://www.npr.org/ps/coronavirus-live-updates/2020/12/18/948176807/stanford-apologizes-after-vaccine-allocation-leaves-out-nearly-all-medical-resid.

17. Cooper A, Rodman A. AI and medical education-a 21st-century Pandora's box[J]. The New England Journal of Medicine, 2023, 389（5）：385-387.

18. 瞿星，杨金铭，陈滔，等．ChatGPT 对医学教育模式改变的思考 [J].四川大学学报（医学版），2023，54（5）：937-940.

19. Whetzel PL, Noy NF, Shah NH, et al. BioPortal: enhanced functionality via new web services from the National Center for Biomedical Ontology to access and use ontologies in software applications[J]. Nucleic Acids Research, 2011, 39：W541-W545.

20. Schadt EE, Linderman MD, Sorenson J, et al. Computational solutions to large-scale data management and analysis[J].Nature Reviews Genetics, 2010, 11（9）：647-657.

21. Rosenthal A, Mork P, Li MH, et al. Cloud computing: a new business paradigm for biomedical information sharing[J].Journal of Biomedical Informatics, 2010, 43（2）：342-353.

22. Shea S, Hripcsak G. Accelerating the use of electronic health records in physician practices[J]. The New England Journal of Medicine, 2010, 362（3）：192-195.

23. 张燕，高非，游伟程．电子病历——基于病人全集的循证医学临床证据 [J].循证医学，2010，10（5）：286-289.

24. 杨振华．指南与循证医学 [J].中国循证医学杂志，2004，4（11）：747-749.

25. 刘丹红，罗小楠，徐勇勇．电子病历及其应用概述 [J].中国卫生质量管理，2010，17（4）：1-5.

26. Segal E, Sirlin CB, Ooi C, et al.Decoding global gene expression programs in liver cancer by noninvasive imaging[J]. Nature Biotechnology, 2007, 25（6）：675-680.

27. Longo UG, De Salvatore S, Candela V, et al. Augmented reality, virtual reality and artificial intelligence in orthopedic surgery：a systematic review[J]. Applied Sciences, 2021, 11（7）：3253.

28. Lungu AJ, Swinkels W, Claesen L, et al. A review on the applications of virtual reality, augmented reality and mixed reality in surgical simulation：an extension to different kinds of

surgery[J]. Expert Review of Medical Devices, 2021, 18 (1): 47-62.

29. Nazari AA, Janabi-Sharifi F, Zareinia K. Image-based force estimation in medical applications: a review[J]. IEEE Sensors Journal, 2021, 21 (7): 8805-8830.

30. Aviles AI, Alsaleh SM, Hahn JK, et al. Towards retrieving force feedback in robotic-assisted surgery: a supervised neuro-recurrent-vision approach[J]. IEEE Transactions on Haptics, 2017, 10 (3): 431-443.

31. Zhou XY, Guo Y, Shen M, et al. Application of artificial intelligence in surgery[J]. Frontiers in Medicine, 2020, 14 (4): 417-430.

32. Frazer KA, Murray SS, Schork NJ, et al. Human genetic variation and its contribution to complex traits[J]. Nature Reviews Genetics, 2009, 10 (4): 241-251.

33. Hargadon KM, Johnson CE, Williams CJ. Immune checkpoint blockade therapy for cancer: an overview of FDA-approved immune checkpoint inhibitors[J]. International Immunopharmacology, 2018, 62: 29-39.

34. 宋映龙, 彭昱忠. 基于 Laplacian 正则化与双向随机游走的药物重定位方法 [J]. 计算机应用与软件, 2018, 35 (7): 200-204.

35. Carvalho-Silva D, Pierleoni A, Pignatelli M, et al.Open targets platform: new developments and updates two years on[J]. Nucleic Acids Research, 2019, 47 (D1): D1056-D1065.

36. Freshour SL, Kiwala S, Cotto KC, et al. Integration of the Drug-Gene Interaction Database (DGIdb 4.0) with open crowdsource efforts[J]. Nucleic Acids Research, 2021, 49 (D1): D1144-D1151.

37. 王广基, 刘晓东, 柳晓泉. 药物代谢动力学 [M]. 北京: 化学工业出版社, 2005.

38. 魏敏吉, 李耘, 吕媛. 药代－药效学建模分析金黄色葡萄球菌在不同喹诺酮类抗菌药物浓度下的生长曲线 [J]. 中国抗生素杂志, 2020, 45 (1): 69-72.

39. Dickinson GL, Rezaee S, Proctor NJ, et al. Incorporating in vitro information on drug metabolism into clinical trial simulations to assess the effect of CYP2D6 polymorphism on pharmacokinetics and pharmacodynamics: dextromethorphan as a model application[J]. The Journal of Clinical Pharmacology, 2007, 47 (2): 175-186.

40. Bangs A. Predictive biosimulation and virtual patients in pharmaceutical R and D[J]. Studies in Health Technology and Informatics, 2005, 111: 37-42.

41. Tang L, Su J, Huang DS, et al. An integrated multiscale mechanistic model for cancer drug therapy[J]. International Scholarly Research Network, 2012, 2012: 818492.

42. Wishart DS, Knox C, Guo AC, et al. DrugBank: a knowledgebase for drugs, drug actions

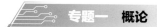

and drug targets[J]. Nucleic Acids Research，2008，36：D901-D906.

43. Kejriwal M. Domain-specific knowledge graph construction[M]. Berlin：Springer，2019.

44. Gurawa P，Nickles M. Drug similarity and link prediction using graph embeddings on medical knowledge graphs[J]. ArXiv，2021：2110.13047.

45. Rankinen T，Zuberi A，Chagnon YC，et al.The human obesity gene map：the 2005 update[J]. Obesity（Silver Spring），2006，14（4）：529-644.

46. Jungreis I，Sealfon R，Kellis M. SARS-CoV-2 gene content and COVID-19 mutation impact by comparing 44 Sarbecovirus genomes[J]. Nature Communications，2021，12（1）：2642.

47. Lee CH，Yoon HJ. Medical big data：promise and challenges[J]. Kidney Research and Clinical Practice，2017，36（1）：3-11.

48.Yang X，Huang KX，Yang DW，et al. Biomedical big data technologies, applications, and challenges for precision medicine: a review[J]. Global Challenges，2024，8（1）：2300163.

专题二

医学数据管理

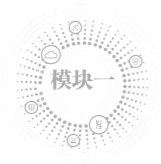

模块一　医学数据分类

　　医学数据是医学数据库中存储的基本对象，用于描述各种医学事物的符号记录。根据不同的分类标准，医学数据可分为多种类型。其中，医学数据按照数据结构，可分为结构化数据、半结构化数据和非结构化数据；按照数据信息，可分为社会人口学数据、临床数据、生命体征数据、实验室检查数据、遗传数据和药物数据等；按照数据来源，可分为电子病历数据、生物信息数据和医学影像数据等；按照数据监管限制，可以分为未脱敏数据、半脱敏数据和全脱敏数据等。对医学数据进行分类有助于研究人员更好地理解和利用这些数据，为医学研究和临床实践提供更准确、可靠的数据支持。此外，医学数据共享也是当今医学研究和临床实践中的一个重要议题。通过共享医学数据，可以促进医学研究、加速新知识的发现和治疗方法的发展。为了实现医学数据的共享，需要制定适当的数据共享政策和标准，同时注重数据隐私保护和安全性。不断提高医学数据质量、扩大医学数据共享，同时很好地挖掘利用医学数据，可以改善医学实践，提高医疗服务质量和效率，最终服务人群健康。

一、电子病历数据

　　电子病历数据是医学数据中最主要的数据资源，主要是医疗机构记录的患者就诊的各种信息，包含患者的人口学信息（姓名、年龄、性别等）、病史（既往史、现病史等）、诊断（主要诊断、次要诊断等）、治疗方案（药物治疗、手术治疗、康复治疗等）、医疗记录（查房记录、检查记录、检验记录等）等临床信息，采用数据库或文件系统进行存储，是医学分析研究中使用率较高的数据资源之一。

　　我国电子病历的发展和应用相对较晚，主要始于 21 世纪初，国家出台了一系列电子病历标准规范、有法律效力等支持文件，极大促进了电子病历在我国的发展和应用。

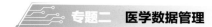

电子病历数据的发展主要可以分为以下几个时期。

（一）20世纪60年代至80年代——早期电子病历系统出现

这一时期，美国开始出现早期的电子病历系统。这些系统主要由医院和医学中心自行开发和维护，用于存储和管理患者的电子病历数据，缺乏标准化和互操作性。

（二）20世纪90年代至21世纪初——电子病历的蓬勃发展时期

计算机和互联网技术的发展对电子病历产生了深远影响，这一时期，电子病历开始采用客户端／服务器架构和标准化语言。1997年IHE（Integration Healthcare Enterprise）成立并致力于异构信息系统间互操作性标准的协调和定义。2000年，HL7（Health Level Seven）组织发布了用于医疗文档交换的电子病历重要标准CDA 1.0（Clinical Document Architecture 1.0）。

（三）21世纪初至今——云计算和人工智能助力电子病历发展

2009年，《医疗信息技术促进经济和临床健康法案》（*Health Information Technology for Economic and Clinical Health Act*，HITECH）的颁布对提升电子医疗记录的质量和使用率发挥了关键作用。2015年，电子病历在美国医院门诊的采用率达到了92%，在美国医疗卫生体系中几乎无处不在。2018年，国家卫生健康委发布《关于进一步推进以电子病历为核心的医疗机构信息化建设工作的通知》，进一步明确了我国电子病历的建设标准和规范。2020年，我国有86.14%的医院将电子病历系统作为重要的临床应用信息系统。同时，云计算和人工智能技术发展开始为电子病历助力，提高了电子病历数据的规范化和安全性，也显著降低了医疗成本，提高了医疗质量和效率。

二、生物信息数据

随着高通量测序技术和组学技术的不断发展和普及，生物信息数据已成为一种重要的医学数据类型。生物信息数据大致可分为基因组学数据、转录组学数据、蛋白质组学数据、代谢组学数据和DNA甲基化组学数据等。

基因组学数据是指个体所携带的完整DNA片段信息，通过对基因组学数据的分析，可以发现各个疾病中关键的单核苷酸变异、短片段的插入和缺失、拷贝数变异和结构变异，找到疾病和病理生理过程中关键的生物标志物、驱动突变及潜在的治疗靶点。

转录组学数据是生物样本在某一时刻转录出来的所有 RNA 总和，包括信使 RNA（mRNA）和非编码 RNA，其中非编码 RNA 指微小 RNA（miRNA）、长非编码 RNA（lncRNA）和环状 RNA（cirRNA）等。针对转录组学数据进行研究可以提供特定条件下某些基因的表达信息，如通过对疾病组和健康对照组之间的差异表达分析，可以确定该疾病中基因的变化，获得其核心的调控关系。

蛋白质组学数据是指蛋白质的组成、丰度、差异和功能，以及与其他生物大分子（如其他蛋白质、DNA、RNA）相互作用的数据。对蛋白质组学数据进行深入研究，可以为全面了解疾病的分子机制、研究疾病早期诊断标志物和开发新的治疗方案奠定基础。

代谢组学数据是对细胞、体液、组织或生物体内的小分子代谢产物进行定性和定量测定得到的数据信息。代谢组学数据与其他组学数据能够相互补充，为疾病的诊断提供新的研究思路。

DNA 甲基化是一种关键的表观遗传修饰，DNA 甲基化过程会使 DNA 链中的一个碱基上添加一个甲基基团，其可能会使基因发生沉默进而失去功能。DNA 甲基化组学数据是指个体局部或整体的甲基化信息，DNA 异常甲基化可能与一些疾病的发生、发展密切相关，DNA 甲基化的检测结果可以作为疾病早期检测和风险评估的一个生物指标。

生物信息数据的发展主要可以分为以下几个时期。

（一）20 世纪 50 年代至 60 年代

DNA 和 RNA 的结构发现使得科学家们开始利用计算机技术研究 DNA 和 RNA 序列的结构和功能。当时的数据规模非常小，只有一些简单的序列信息。比如，1965 年，Margaret Dayhoff 创建了第一个蛋白质序列和结构图谱（Atlas of Protein Sequence and Structure），该数据库包含 65 种蛋白质序列。

（二）20 世纪 70 年代至 80 年代

Sanger 等人发明了一种快速测序方法，使得 DNA 序列数据的规模得以扩大。1982 年，GenBank 数据库成立，该数据库由美国国家生物技术信息中心（National Center for Biotechnology Information, NCBI）维护，包含了全球各地的 DNA 序列数据。此外，1980 年和 1984 年，欧洲的欧洲分子生物学实验室（European Molecular Biology Laboratory，EMBL）和日本 DNA 数据银行（DNA Data Bank of Japan，DDBJ）也分别成立了 DNA 序列数据库。

（三）20 世纪 90 年代

人类基因组计划（Human Genome Project）开始启动，这是一个旨在测序人类基因组的国际合作计划。为了完成这项任务，科学家们采用了高通量测序技术，数据规模得以进一步扩大。同时，由于生物信息学技术的不断发展，科学家们开始利用计算机技术对这些数据进行分析和解读。

（四）21 世纪初至今

2001 年，人类基因组计划完成，人类基因组数据被公开发布在多个数据库中，如 GenBank、DDBJ 和 EMBL-EBI 等。高通量测序技术得到进一步发展，NGS（Next-generation Sequencing）技术的出现使得数据规模大幅增加，数据质量也得到提高。同时，生物信息学技术也得到快速发展，更多的分析工具和算法被开发出来。现在，各种生物信息数据都得到了广泛的应用，比如，通过基因组学数据可以对生物进化和人类健康进行研究。

三、医学影像数据

医学影像数据提供了人体内部结构和功能的非侵入性可视化展示，为医生制订治疗方案提供了定量测量，是医学研究和诊疗中不可或缺的数据来源之一。医学影像包括 X 线、CT、MRI、超声、PET、数字减影血管造影（DSA）等影像。医学影像中普遍应用的 CT 图像与 MRI 图像是断层扫描成像，且都是通过不同阶段（比如基于造影剂注入时间）的断层扫描形成若干图像序列，CT 与 MRI 可针对人体几乎所有部位进行检查，在临床中具有非常重要的地位。

医学影像数据的发展主要可以分为以下几个时期。

（一）19 世纪 90 年代

1895 年，德国物理学家 Wilhelm Conrad Röntgen 发现了 X 线，这一发现为医学诊断提供了一种全新的方法。他的第一张 X 线照片是一张人手照片。其后几年里，X 线成为一种诊断工具，可以用来检测骨折、肺炎等疾病。

（二）20 世纪 70 年代

CT 是一种将 X 线扫描器与计算机相结合的技术。它基于 X 线的间接成像，以螺旋断层扫描方式为主，用来生成具有多个平面图像的三维图像。20 世纪 70 年代，CT 扫描技术开始出现，革命性地改变了医学影像学。CT 主要应用于腹部成像检查，亦可用于身体其他部位的检查（全身扫描）。

MRI 是一种使用磁场和无线电波来制造医学影像的技术。它基于原子核在强磁场内发生共振的基本原理，以断层扫描方式为主，比 X 线更精确。MRI 于 20 世纪 70 年代开始出现，主要用于头部与腹部的成像，亦可用于身体其他部位（如盆腔、四肢、脊柱、胸部等）的检查，目前已成为医学诊断中的重要工具。

（三）现在

DSA、分子成像、光成像、PET、SPECT 等新技术陆续出现。PET 与 SPECT 是基于 X 线的断层扫描成像，都属于发射型的 CT 扫描技术。PET 可应用于肿瘤、神经系统疾病及心血管疾病等的评估；SPECT主要用在骨骼、心脏灌注断层、甲状腺、局部脑血流断层、肾动态、肾图等的显像中。DSA 主要应用于脑部、胸部、腹部、四肢等的血管系统检查。

四、其他类型数据

（一）问卷调查数据

医学问卷调查数据是通过设计和分发问卷收集的有关健康和医疗问题的信息。这些数据可提供关于人们健康状况、医疗行为和对医疗服务评价等方面的信息。问卷调查数据通常包括定量和定性两部分数据。定量数据包括各种定量的统计数字，这些数据通常用于描述健康问题发生、严重程度和影响因素等方面的定量测量。定性数据包括医疗服务评价、疾病症状描述等，这些数据通常用于深入了解被调查者如患者的经验和观点。问卷调查的历史可追溯到 19 世纪末，19 世纪末 20 世纪初问卷调查开始得到广泛应用，主要收集有关公共健康和教育问题的信息。20 世纪 20 年代至 30 年代，社会学家和心理学家开始使用问卷调查来收集个体和群体的心理和行为数据。20 世纪 40 年代至 50 年代，问卷调查的分析随着计算机的发展变得更加容易，这促进了问卷调查的使用和发展。20 世纪 60 年代，随着社会科学研究的增加，问卷调查的应用范围扩大到了政治和商业领域。20 世纪 70 年代，研究人员开始使用计算机辅助电话调查系统（Computer-Assisted Telephone Interviewing System），这是一种可以将问卷数据直接输入计算机的方法。20 世纪 90 年代，随着互联网的普及，电子邮件和在线问卷成为收集数据的主要方法。至今，随着移动设备的普及，移动问卷调查变得越来越流行。另外，社交媒体和大数据分析技术也为问卷调查带来了新的机遇和挑战。

（二）移动健康数据

移动健康数据是指通过移动设备采集的健康数据。随着移动互联网的飞速发展和智能手环、智能手表等可穿戴设备的普及，各种健康设备通过云端的方式收集用户的生命体征信息，如心电数据、血氧浓度、血压、体温、脉搏等。移动健康数据的历史可追溯到 20 世纪 70 年代的计步器。这些早期的可穿戴设备主要用于记录步数和跑步距离，帮助人们了解自己的日常运动量。21 世纪初，可穿戴技术迎来爆发式发展。2007 年，苹果公司发布了第一代 iPhone，引领了智能手机革命，同时也推动了可穿戴技术的发展。2011 年，Jawbone 公司发布了第一款智能手环 Jawbone UP，标志着可穿戴设备进入了智能化时代。如今，可穿戴设备已涵盖多种类型，包括智能手表、智能手环、智能眼镜、智能耳机等。这些设备不仅能采集运动数据、心率数据等，还能监测睡眠质量、脑波、血糖等生理参数，为医疗、健康、娱乐等领域提供了更多的可能性。

（杨晓妍　朱亭西　刘忠禹）

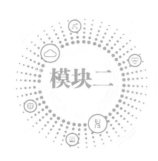

模块二　医学数据处理

一、医学数据集成

医学数据集成指将来自不同数据源的医学数据汇聚到一个统一的数据仓库或数据平台，以便进行医学分析和决策。随着医学技术的发展和医疗信息化的推广，国内大部分三甲医院已建立起医院信息系统（Hospital Information System，HIS）、实验室信息管理系统（Laboratory Information Management System，LIS）、PACS 等，并积累了大量的临床数据，但存在系统各异、缺乏集成、元数据不统一、标准不统一等问题。医学数据集成的意义变得越来越重要。

医学数据集成的过程包括数据收集、数据清洗、数据整合、数据存储等步骤。数据收集是医学数据集成的基础，需要收集来自不同医疗机构、医学研究机构、医学设备等不同数据源的数据，包括电子病历、医学图像、实验室检查数据等；数据清洗是为了确保数据的准确性和一致性，对收集的数据进行清洗和处理，包括数据规范化、数据去重、数据填充、数据验证等；数据整合是将清洗后的不同源的数据合并成一个统一的数据集，规范数据关联规则，消除合并后的冗余数据；数据存储则是将整合后的数据存储在一个安全的、可靠的数据存储系统，确保数据的安全性和可靠性。

在医学数据集成过程中，必须考虑数据隐私和安全性等问题，因为医学数据属于敏感信息；同时也需要确保数据的质量和一致性，可进行数据清洗和数据整合来确保数据的质量和一致性。医学数据集成是一个长期的过程，需要不断地更新和优化数据处理和分析的方法与技术，以获得有价值的医学信息和知识，为医学研究和临床实践提供有力支持。

医学数据集成的意义在于为医学研究和临床实践提供有力的支持和帮助。通过医学数据集成，可以将不同源的医学数据整合到一个统一的数据仓库或数据平台（图 2-2-1）。目前，大多数医疗机构开展了科研数据库（Research Data Repository，RDR）建设，将 HIS、LIS、PACS 等多个临床业务系统中的数据进行集成整合。将临床业务系统数据定时批量地抽取、转换、标准化、归一后先加载至临床数据库（Clinical Data Repository，CDR），再汇聚医保、随访等其他非临床业务系统数据，通过数据规范化等治理工作，最终形成 RDR，用于支持各类医学研究。可见，RDR 也是科研专病数据库的数据源。

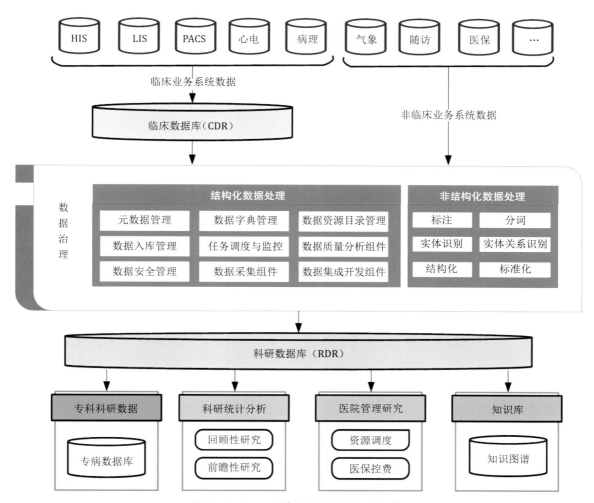

图 2-2-1　医学数据集成平台架构

由于医院级别、管理理念、信息化基础等实际情况不同，数据集成平台的实施各有差异。部分医院优先构建 CDR 平台，将不同临床业务系统的数据以一定规则进行集中管理并提供数据应用服务。为开展面向患者医疗过程的临床诊疗、管理和教研等活动，CDR 以患者为主索引构建数据存储结构。CDR 的主要作用是为医院各类信息化应用提供一个统一的、面向医生的临床诊疗数据整合与集中展现的视图界面，辅助临床改善医疗服务质量，支持临床决策分析；在 CDR 基础上开展 RDR 建设，采用 ETL（Extract-Transform-Load）数据清洗方式，将 CDR 中的数据加工后抽取到 RDR，同时集成非业务医学科研相关数据；与临床业务系统建立实时数据采集接口，能实时动态采集队列数据。RDR 旨在提供临床科研数据平台，与面向临床应用的 CDR 物理隔离，互不影响。但也有部分医院不区分 CDR 和 RDR，建设统一的数据集成平台，同时支撑临床和科研工作。

此外，医院建设 RDR 平台的主体可根据职能部门分工情况而定。部分医院大数据中心属于信息中心的子科室，由大数据中心统一筹划建设 RDR 平台；部分医院大数据中心和信息中心定位不同，信息中心以信息系统建设和运维为主要职能，而大数据中心的职能是提供数据服务，二者紧密配合建设 RDR：信息中心提供原始数据，大数据中心负责开展数据集成、治理及 RDR 平台建设工作，对外提供数据服务。

二、医学数据治理

大量医学数据的集成只是第一步，能从数据中发现"价值"才是核心，而数据是否有价值的关键在于数据质量。目前，各类医学数据（如临床数据、生物医学数据、健康数据等）在准确性、完整性、一致性、可靠性、安全性等方面普遍存在数据质量不高的问题。例如，存在医学数据错误、重复、缺失、遗漏、误差等准确性低的问题，医院之间、科室之间、系统之间的数据格式各异、无统一标准等一致性差的问题，医学数据中包含大量患者个人信息、疾病诊断敏感信息等隐私安全风险高的问题。以上问题极大地降低了数据可用性，导致虽有海量数据，却难以分析出有价值的结果（医学大数据特征之"低价值密度"）。数据可用性低制约了健康医疗大数据的智能分析和应用，需要采取有效措施进行医学数据治理，以提高数据的可用性，支持医学研究与实践。

医学数据治理指对医学数据进行清理和预处理，以确保医学数据的准确性和一致性，从而保证后续医学分析和决策的正确性。在医学数据治理过程中，需要对医学数据有深入的了解和认识，同时需要掌握数据处理和分析的技能与工具。医学数据治理的过程包括以下几个方面。

（一）数据质量检查

对医学数据进行全面检查，包括数据的准确性、完整性、一致性和合法性等，发现数据质量问题并标记。

（二）数据去重

去除医学数据中的重复记录和重复信息，避免重复计算和分析。

（三）数据填充

对医学数据中的缺失值进行填充，通过插值、估算等方法填补缺失数据，或删除缺失数据所在的记录。需对数据填充方法进行记录以便在后续阶段查阅。

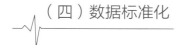

（四）数据标准化

对医学数据进行标准化处理，包括统一数据命名、统一数据格式、统一数据编码等，以确保数据的一致性和可比性。

（五）异常值检测和处理

检测医学数据中的异常值，如错误的数据、大幅偏离主体分布范围（如95%正常值范围）的数据等，并进行处理，如剔除错误数据或重新计算异常值等。需对异常值处理方法进行记录以便在后续阶段查阅。

（六）数据验证

对清洗后的医学数据进行验证，以确保数据符合医学模型和数据质量标准，比如数据的准确性、一致性、完整性等。

医学数据清洗是一个迭代的过程，需要多次检查和验证数据，以确保数据质量符合要求。表 2-2-1 为医学数据治理示例。

表 2-2-1　医学数据治理示例

清洗规则分类	描述	举例
数据字典编码	国家、婚姻状态、患者身份、付费方式、患者来源等	婚姻状态：未婚、已婚、初婚、再婚、复婚、丧偶
关键信息脱敏	姓名、地址、电话、身份证号等	张三姓名脱敏为张＊
文本类字段脏数据清洗	婚姻、民族、职业、籍贯等脏数据处理，几乎 80% 的文本类字段都需要进行脏数据清洗	婚姻状态字段中除了婚姻状态，可能还有人名和其他字符
文本类字段不可见字符清洗	部分文本类字段存在非法不可见字符	文本"否认外伤史（不可见字符）"改为"否认外伤史"
日期类字段脏数据清洗	各种日期类字段的脏数据清洗	确诊日期字段中存在文字信息
文本类字段格式统一	部分文本类字段内容需要统一格式	"＊＊＊无类似记载"改为"无类似记载"，"3--4"统一为"3-4"
数值类字段格式统一	部分数值类字段内容需要统一格式	年龄"３９"（全角）统一为"39"（半角）
日期类字段格式统一	部分日期类字段需要统一格式	统一为 yyyy-mm-dd
文本类字段内容拆分	对部分比较规范文本内容按规则进行拆分	月经生育史的"妊娠４次，顺产１胎，流产３胎，早产０胎"按数据集模型拆到对应字段

续表

清洗规则分类	描述	举例
格式转换	文本类字段转其他格式	文本转日期、文本转数字
空值内容格式统一	对一些明显是空值的字段需要统一格式	内容为"NUL"和字符串"NULL"的全部转为"null"

三、医学数据质量

（一）医学数据质量关键内容

医学数据质量通常从多个角度进行考虑。常见的数据质量评价标准包括数据的完整性、一致性、准确性、及时性、有效性和唯一性等基本要素。完整性指数据是否包含所有必要信息，如数据表格或数据库中每个字段是否都有数据。一致性指针对相同信息收集的数据是否在所有位置上保持一致，如数据库中同一患者或样本的某一信息在不同表格中是否具有相同的数据，或问卷中同一问题或选项的回答是否一致。准确性指数据是否与实际情况相符。及时性指数据收集和记录的时间与其相关事件发生时间的接近程度。有效性通常指数据是否准确、完整、合法和一致。唯一性指数据是否独一无二，没有重复或冲突。

在精准医学范式下，医学数据质量不仅取决于测量和收集的准确度、记录的真实性等，还取决于数据描述的深度和广度。数据的深度指数据所包含的详细程度，数据越深入，包含的信息越详细和精细。在医学研究和临床实践中，数据的深度通常指病历记录的详细程度，如患者本身的临床表型、各种分子表型、生理特征、生活习惯数据等的收集程度，是对患者描述的深度。数据的广度指数据的覆盖范围，数据越广泛，其涉及的主题和领域就越广泛。在医学研究和临床实践中，数据的广度通常指病历记录的覆盖范围，如患者与外界的关系信息，如社交、家族、环境等，是对患者描述的广度。因此，数据的深度和广度同样是数据质量的重要方面，通过提高数据的深度和广度，可以提高数据的完整性和可靠性，有助于医学研究和临床实践的发展。对于患者的疾病演化，有多层次的"块数据"，才会有更高的价值和转化应用意义。

（二）医学数据质量评价

1. 数据来源

检查原始数据获取渠道，尽量使用临床试验研究、人群队列数据库、医院电子病历、卫生行政数据库等可靠来源的数据。

2. 样本量

检查数据的样本量。样本量要足够大，应按相应研究和应用问题进行科学计算和评估，以确保结果的可靠性。医学数据的样本量应当从多个角度进行考虑，如研究问题的复杂性、数据的变异性、效应大小等。在设计研究方案时，应该进行样本量计算，以确定适当的样本量。

3. 数据错误

数据中是否有错误数据。错误数据指与实际情况不符的数据。例如，某个人的身高记录为负数，这显然是错误数据。可以使用数据分析软件来检查数据集中的数据范围，如发现错误数据，需进行修正或删除。

4. 数据缺失

检查数据集中是否有缺失值，可以使用数据分析软件，如 R、SPSS、EXCEL 等来查看每个变量的缺失值数量及其占比。如缺失值较多或占比较高，需要进一步分析其原因，并考虑是否需要进行删除、插补或重新收集数据。若需要插补，可以使用均值、中位数、众数或其他方式进行插补。

5. 数据异常值

检查数据集中是否有异常值（离群值）。异常值指与其他值明显偏离的数据。可通过使用数据分析软件来绘制散点图或箱线图等传统方式检查异常值，也可使用 K 最近邻（K-Nearest Neighbor，KNN）、单类支持向量机（One-class SVM）等机器学习工具来寻找异常值。如发现异常值，需要分析其原因，并考虑是否需要进行删除或修正。

6. 数据类型

首先检查数据库中的数据存储类型是否合理，如年龄、身高等应当存储为数值型变量，性别、分组信息等应当存储为字符型变量或分类变量。其次检查数据类型是否符合分析需要，如对体重指数（Body Mass Index，BMI）等连续型变量进行 COX 回归分析时，通常会按照给定的阈值将其转换为多分类变量来进行分析。

（杨晓妍　朱亭西　应志野）

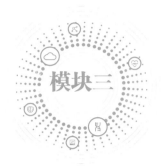

模块三 医学数据库

医学数据库指收集、存储、管理和提供医学信息的数据库系统。它包括各种类型的医学信息，如病例记录、药品信息、医学图像、疾病信息、研究数据、文献数据等。医学数据库应用范围非常广泛，可以支持医学研究、临床实践、药品开发、医学教育等方面的工作。但由于专科、病种的差异，各临床科研工作收集整理的数据项不同，期望数据库设计的结构也不一样，因此医学数据库多以专病数据库的形式进行建设。本模块将详细介绍数据库相关基础内容及专病数据库的设计。

一、数据库基础

（一）数据库基本概念

数据是数据库的主体，在数据库中存储的基本对象统称为数据，是用来描述事物的符号记录，包括数值、图像、声音、语言等结构化的数据集合组成记录。医学数据库存储、管理的对象即医学数据，如一条患者记录存储了患者的姓名、性别、居住地、检查及诊断等信息。

1. 数据库

数据库是在计算机中长期存储，有组织、可共享的数据集合。从管理信息的角度，对人类行为产生影响的数据就是信息，那么本质上讲，数据库就是信息的集合。

2. 数据库管理系统

用于管理数据库的系统软件称为数据库管理系统（Database Management System，DBMS）。顾名思义，数据库管理系统就是用来创建、管理、维护数据库的，具体功能包括数据定义、数据操作、数据控制、数据查询等。我们经常使用的 Oracle、MySQL、SQL Server 都是数据库管理系统。

3.数据库系统

数据库系统指带有数据库的计算机系统，包括数据库、数据库管理系统、应用系统和相关人员。可见，数据库系统是一个涉及数据、软件、硬件、人员的综合体，我们所要构建的医学数据库就属于数据库系统。

从功能上讲，数据库系统应能够管理长期应用数据，并高效存取大量数据。简单地讲，就是"存""取"数据，"存"要长期地存、"取"要高效地取。这是数据库系统基本且最重要的功能。因此，需要研究解决两个关键问题：如何科学地组织和存储数据？如何高效地获取和处理数据？科学地组织和存储数据是高效地获取和处理数据的前提条件，高效地获取和处理数据是科学地组织和存储数据的目的。

构建数据库系统是高效管理数据的最佳途径。相较于文件系统，数据库系统中的数据是高度结构化的，具有冗余小、易扩充、独立性高的优势。通过数据库管理系统，能实现对数据的统一管理和控制，保障数据的安全性、完整性、并发控制、故障恢复。

（二）数据模型

数据模型是对现实世界的数据特征的抽象。一个好的数据模型应当是对现实世界的真实模拟，容易被人理解，且便于在计算机上实现。如果只用一种数据模型，将很难同时满足这三方面的要求。为了解决这些问题，可以运用"分而治之"的策略，在数据库系统中针对不同的使用对象和应用目的，采用不同的数据模型。

1.数据模型的分类

根据数据建模的出发点，数据模型可分为两类：第一类是概念模型，从用户观点出发对数据建模，主要用于数据库设计。第二类包括逻辑模型与物理模型，其中逻辑模型是按计算机系统的观点对数据建模，用于数据库管理系统的实现；物理模型则是数据最底层的抽象，具体实现由数据库管理系统来完成。各类模型的关系如图 2-3-1 所示，数据模型是数据库系统的核心和基础。

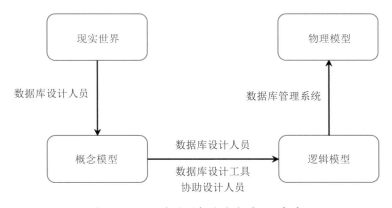

图 2-3-1　数据模型的分类及关系

数据模型包含三要素，即数据结构、数据操作和完整性约束，它们是数据模型的共性。其中，数据结构定义了数据库组成对象及其之间的联系，数据结构所描述的对象类型集合，是对数据库系统静态特性的描述；数据操作是对数据库中各种对象和实例允许执行的操作的集合，是对数据库系统动态特性的描述；完整性约束是一组由数据库管理系统支持的完整性规则的集合。

2. 概念模型

概念模型是现实世界到机器世界的中间层次。在数据库建设过程中，我们常用 ER（Entity-Relationship）模型，即实体－联系模型来表示概念模型。为建模现实世界，在信息世界中，引入如下基本概念。

（1）实体：客观存在并可相互区别的事物。实体可以是具体的人、事、物，也可以是抽象的概念和联系，实体通过若干属性来刻画。

（2）属性：也称为变量、特征。唯一标识实体的属性集称为码。属性的取值范围称为属性域，不同的属性可以有相同的域。

（3）联系：联系表达了不同实体集之间的语义关系。具有相同属性实体的集合称为实体集。在一个特定联系中一个实体可参与的联系数存在基数约束，包括一对一、一对多和多对多。

3. ER 图

ER 图是概念模型的图形化表示方法，在 ER 图中，实体集用矩形表示，属性用椭圆形表示，联系用菱形表示。具体图例如图 2-3-2、图 2-3-3 所示。

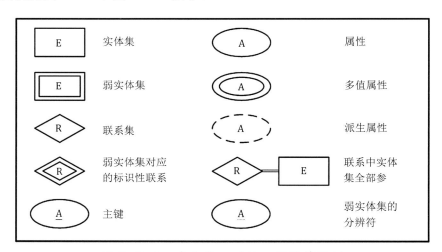

图 2-3-2 实体集、属性、联系等图例

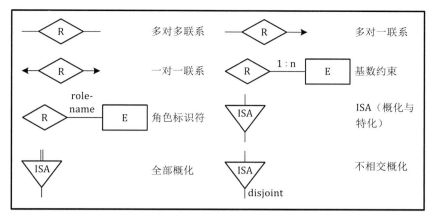

图 2-3-3 各类型联系图例

从数据库建设流程来讲，ER 图是完成概念模型设计的标志成果。

例如，在现实医院活动中，患者可以作为一个实体，包含患者 id、性别、出生日期、民族等信息，这些信息即为患者实体的属性，患者 id 作为患者的唯一标识是该实体的主键；同理，医生也是实体，包含医生 id、科室、职称等级等属性，医生 id 是主键。医生和患者两个实体之间存在就诊联系，一个医生接诊过多名患者，一个患者也可能问诊过多名医生，两者是多对多的联系。就诊联系也存在属性，记录此次就诊相关的信息：就诊 id、诊断时间、患者 id、医生 id、诊断类型、诊断名称、医嘱等。因此患者就医的概念模型可通过绘制 ER 图表示（图 2-3-4）。

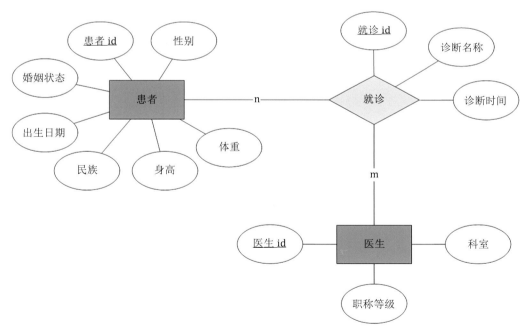

图 2-3-4 患者就医 ER 图示例

（三）关系型数据库

1. 关系模型

在数据库发展历史上，先后出现了层次模型、网状模型、关系模型、对象－关系模型等技术。其中，1970 年提出的关系模型对数据库发展的影响最为显著，至今仍然有着重要意义和实用价值。

引申阅读

数据库技术发展的历史上有几个具有代表意义的事件：1969 年，IBM 的 IMS 层次模型；20 世纪 60 年代末到 70 年代初，CODASYL 的 DBTG 网状模型；1970 年，E. F. Codd 提出了关系模型；20 世纪 80 年代中期以后，对象－关系模型；2004 年，大数据分布式存储与并行计算技术诞生。

1970 年是数据库发展历史上发生重大转折的一年。这一年的 6 月，IBM 公司圣何塞研究室的高级研究员 E. F. Codd 在 *Communications of the ACM* 上发表了 *A Relational Model of Data for Large Shared Data Banks* 一文。这篇论文首次明确而清晰地为数据库系统提出了一种崭新的模型，即关系模型。关系模型既简单又有坚实的数学基础，对后续数据库技术的发展产生了重要而深远的影响。ACM 在 1983 年把这篇论文列为 1958 年以来的 25 年中最具有里程碑意义的 25 篇论文之一。1981 年的图灵奖也很自然地授予给这位"关系数据库之父"。

关系模型由关系数据结构、关系操作集合和关系完整性约束三部分组成。在关系模型中，只有一种数据结构——关系。前面讲到，在概念模型中，通过实体和联系来建模现实世界；在关系模型中，实体和实体之间的联系都用关系描述。

例如，患者实体可以用关系"患者"来表示，"患者 id"可以确认唯一的患者，是候选码，可做主码；其他列之间无直接关系，可以任意交换，分别有各自的域，患者（行）之间也无关系，顺序可以任意交换（表 2-3-1）。

表 2-3-1　患者示例

患者 id	性别	出生日期	民族	婚姻状态	身高（cm）	体重（kg）
1	男	2011/1/19	汉族	未婚	170	60
2	女	1966/2/25	汉族	已婚	165	55
3	男	1983/2/5	满族	已婚	175	90

2. 完整性约束

关系模型的完整性规则是对关系的某种约束条件。关系模型有三类完整性约束条件：实体完整性、参照完整性、用户定义完整性。

（1）实体完整性：每一关系必有一主码，构成主码的各属性值均不能取空值。

（2）参照完整性：若属性（一个或一组属性）F 是基本关系 R 的外码，它与基本关系 S 的主码相对应（R 和 S 有可能是相同的关系），则对于 R 中每个元组在 F 上的值必须满足：取空值，或者等于 S 中某个元组的主码值。

（3）用户定义完整性：就是针对某一具体关系数据库的约束条件，它反映某一具体应用所涉及的数据必须满足的语义要求。

实体完整性和参照完整性必须得到满足，其被称为关系的两个不变性。此外，还有根据应用领域语义的用户定义完整性。值得注意的是，用户定义完整性一旦定义，由数据库管理系统来保证，而非应用程序来保证。这样可以极大地降低程序员的负担和发生错误的可能性。

在给定应用领域，用于描述所有实体和实体间联系的关系的集合构成一个关系数据库。对关系数据库的描述称为关系模型，也可以理解为关系模型是对关系数据库的定义。

3. 关系数据库标准语言 SQL

SQL 集数据查询、数据操作、数据定义和数据控制于一体。其综合、强大、简洁的特点使其成为国际标准。SQL 有以下特点：

（1）综合统一。它集数据定义语言、数据操作语言、数据控制语言的功能于一体，能灵活地对数据库进行查询、插入、删除、修改。

（2）高度非过程化。通过 SQL 进行数据操作，只要提出"What to do"，无需告诉系统"How to do"。SQL 充分体现了关系模型的特点和优势，也有利于提高数据的独立性。

（3）面向集合的操作方式。这与关系运算"一次一集合"的方式相一致。SQL 既是自含式语言，又是嵌入式语言。

（4）语言简捷，易学易用。SQL 设计巧妙，核心功能只需 9 个动词，在语言上接近英语。

用户可根据需求使用 SQL 对模式、基本表、视图、索引进行定义或删除，对基本表还可以进行修改。这些操作可以实现数据清洗、数据筛选、统计分析等。下面我们用案例展示如何用 SQL 满足医学数据管理中会遇到的功能需求。

采用患者就诊的例子，患者数据表的表名是"patient"，表内数据内容见表 2-3-2，其中体重单位为千克（kg），身高单位为米（m）。就诊关系对应数据表的表名为"diagnose"，表内数据内容见表 2-3-3。默认数据库中两个表中所有字段均存储了有效数据。

表 2-3-2 患者数据表（patient）字段列表

中文字段	英文字段	类型
患者 id	patient_id	varchar
民族	nation	varchar
性别	gender	varchar
出生日期	birth_date	date
婚姻状态	marital_status	text
体重	weight	numeric
身高	height	numeric

表 2-3-3 就诊关系对应数据表（diagnose）字段列表

中文字段	英文字段	类型
就诊 id	med_id	varchar
患者 id	patient_id	varchar
医生 id	doctor_id	varchar
诊断时间	diag_time	time
诊断名称	diag_name	varchar

表 2-3-4 列举了几个常见的需求及对应 SQL 语句实例。

表 2-3-4 常见需求及对应 SQL 语句实例

需求	SQL 语句
查询医院患者数量	SELECT COUNT（*）FROM patient;
查看性别为男的所有患者数据	SELECT * FROM patient WHERE gender＝'男';
在表里新增一列，列名为 bmi，类型是数值型	ALTER TABLE patient ADD COLUMN bmi NUMERIC;
为新增的 bmi 赋值	UPDATE patient SET bmi= weight/（height * height）;
删除 id 为空的数据	DELETE FROM patient WHERE patient_id IS NULL;
查询诊断为慢性肾脏病（"诊断名称"包含"慢性肾"或者"CKD"字眼）的就诊信息	SELECT * FROM diagnose WHERE diag_name LIKE '%慢性肾%' or diag_name LIKE '%CKD%';
查询诊断为慢性肾脏病（"诊断名称"包含"慢性肾"或者"CKD"字眼）的患者信息	SELECT * FROM patient WHERE paitent_id IN （SELECT paitent_id FROM diagnose WHERE diag_name LIKE'%慢性肾%' or diag_name LIKE '%CKD%'）;
统计慢性肾脏病患者的数量	SELECT patient_id, COUNT（*）FROM diagnose WHERE diag_name LIKE'%慢性肾%'or diag_name LIKE '%CKD%'GROUP BY patient_id;
统计每个诊断出现了多少次	SELECT diag_name, COUNT（*）FROM diagnose;

常用的关系型数据库产品

1.MySQL

MySQL 是一个关系型数据库管理系统，由瑞典 MySQL AB 公司开发，目前属于 Oracle 公司旗下产品。MySQL 是最流行的关系型数据库管理系统之一。在 Web 应用方面，MySQL 是应用最广的关系型数据库管理系统之一。

2.Oracle

Oracle Database，又名 Oracle RDBMS，简称 Oracle，是由 Oracle 公司开发的，在数据库领域一直处于领先地位。可以说，Oracle 是全世界范围流行的关系型数据库管理系统，可移植性好、使用方便、功能强、适用广，是一种高效率的、可靠性好的、适应高吞吐量的数据库方案。

3.SQL Server

SQL Server 是由 Microsoft 公司开发的一种关系型数据库管理系统。SQL Server 是一个可扩展的、高性能的、为分布式客户机/服务器计算所设计的数据库管理系统，实现了与 WindowsNT 的有机结合，提供基于事务的企业级信息管理系统方案。

4.PostgreSQL

PostgreSQL 是一种特性非常齐全的自由软件的对象－关系型数据库管理系统（ORDBMS），支持大部分的 SQL 标准并且提供了很多其他现代特性，如复杂查询、外键、触发器、视图、事务完整性、多版本并发控制等。

5.GaussDB

GaussDB 是华为公司研发的分布式关系型数据库，具备高可用、高性能、高安全、高弹性、高智能、易部署、易迁移等关键能力，能够支持 PB 级海量存储和管理的企业级数据库。

二、专病数据库设计

数据库设计是在数据库管理系统支持下进行数据库应用系统（如管理信息系统）设计的过程，是以概念结构设计、逻辑结构设计和物理结构设计为核心的规范化设计。医学数据库的出发点是临床数据科研工作，本部分以慢性肾脏病部分样例数据为例介绍医学数据库的设计。这里的设计主体是慢性肾脏病科研数据库表，不涉及系统应用等业务库表；侧重阐述表格设计，数据库实施及维护部分仅供了解；样例数据为人工制造的数据，不含真实患者信息。

数据库设计一般分为需求分析、概念结构设计、逻辑结构设计、物理结构设计和数据库实施几个阶段。

（一）需求分析

在设计医学数据库之前，必须清楚了解数据库的需求和目的。例如，数据库是为医学研究、临床实践还是药品管理等应用而设计。

医学数据库的应用目的是提升临床科研人员的科研体验，深入持续积累科研数据、方法和成果，提高临床科研核心竞争力。由于医学领域临床学科多、分散发展，且需同时供不同医学学科背景的临床科研人员使用，现阶段医学大数据多以专病数据库的形式推进，主要满足专科临床科研开展需求。专病数据库的设计需要深度结合临床专科医生的科研数据需求。

慢性肾脏病数据库的功能需要覆盖数据获取、处理使用及后续科研管理等阶段，包括数据纳入和排除条件、数据纳入类型、规范化处理、专病数据模型、数据字典等数据内容的管理；以及专病数据库相关完整应用流程，实现科研项目的智能化高效管理，包括数据挖掘、分析、应用、立项管理、数据资源申请管理、科研项目数据采集应用、成果管理等流程。

经过肾内科研究团队调研，确定需求如下。

1. 建设目的

供慢性肾脏病临床科研使用，为科研选题、方案设计、方案验证、病例检索、CRF 表单配置、统计分析等提供支撑。

2. 数据来源和纳入条件

RDR 中诊断为慢性肾脏病的患者。

3. 数据范围

HIS 临床数据及检验数据。

4. 数据处理

表单重新设计，字段内容符合临床要求。

5. 主要功能

多维度数据检索、字段初步统计分析。

（二）概念结构设计

设计 ER 图，ER 图是医学数据库设计的基础。在设计 ER 图时，需要明确各个实体的属性和它们之间的关系。

产生整体数据库的概念结构（概念模型），是整个组织各个用户关心的信息结构，也是数据库设计的关键。概念结构是各种数据模型的共同基础，比数据模型更独立于机器、更抽象，从而更加稳定。概念结构设计的方法是实体-联系方法。该方法用 ER 图来描述现实世界的概念模型，是建立概念模型的有用工具。

概念结构设计的第一步是利用抽象机制对需求分析阶段收集的数据进行分类、组织形成实体、属性、标识实体的码，确定实体之间的联系类型，设计分 ER 图。

设计分 ER 图的步骤：

（1）选择局部应用，一般以中层的数据流图作为分 ER 图的依据。

（2）逐一设计分 ER 图（利用抽象机制形成实体、属性，确定联系等）。

以专病数据库为例，存在患者、医生、手术、检查、医嘱、药品这几个实体，首先来确定每个实体的属性，如图 2-3-5 所示。

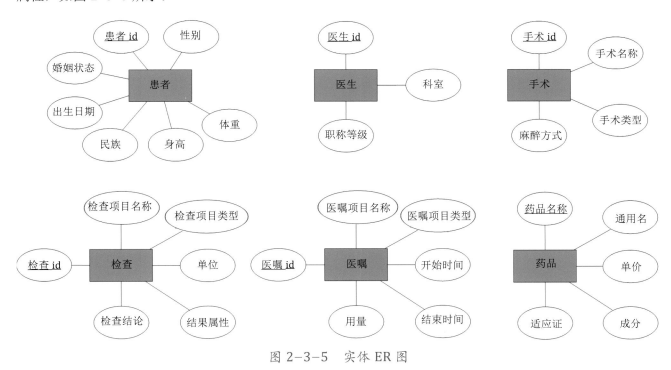

图 2-3-5　实体 ER 图

然后根据实际就医行为，依次构建局部实体间的联系，如医生开具医嘱、患者购买药品等，如图 2-3-6 所示。

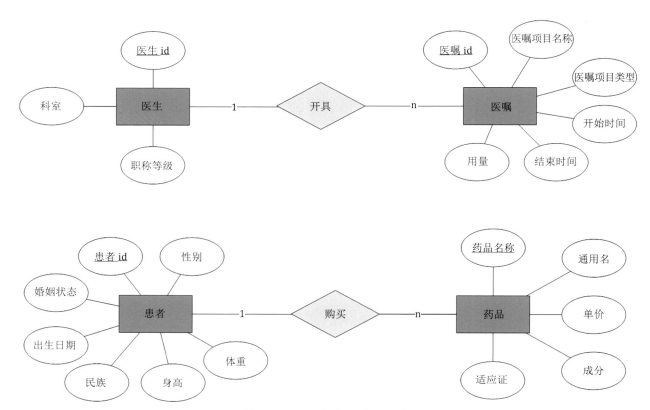

图 2-3-6　医疗行为 ER 图

接着，集成局部设计，生成全局概念结构，进行修改和重构，消除不必要的冗余，生成基本 ER 图，如图 2-3-7 所示。

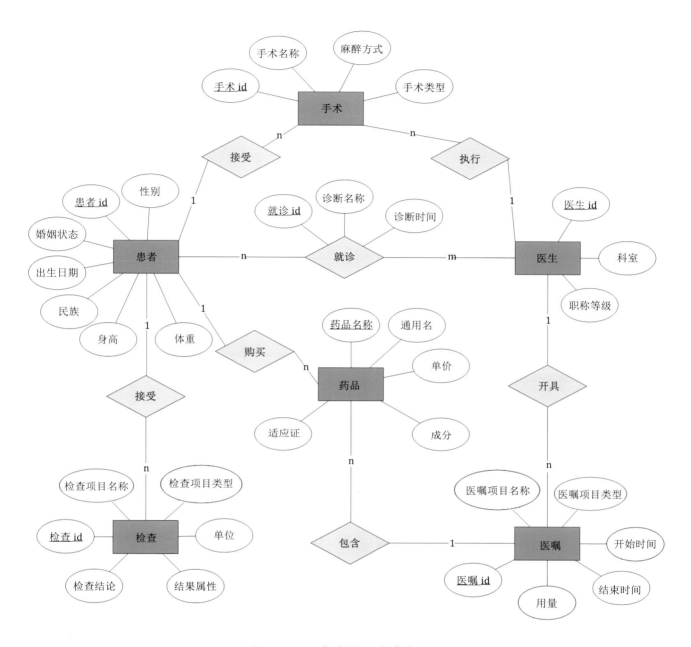

图 2-3-7　专病数据库基本 ER 图

（三）逻辑结构设计

　　生成一组关系模式。每个实体对应一张表，实体的每个属性对应表中的一列。在设计关系模式时，要确定主键、外键等关键字段。

　　逻辑结构设计包括数据模型设计、关系模型设计、数据表设计、数据字段设计、数据类型设计、数据完整性设计等方面。需要完成两个任务：

　　（1）把概念结构设计阶段设计好的基本 ER 图转换为与选用数据库管理系统产品所支持的数据模型相符合的逻辑结构。

（2）完成后应得到系统的关系模型和各个关系的模式结构及各种完整性约束条件（主要反应为主键、外键约束）。

将 ER 图转换为关系模型的原则如下：

（1）一个实体转换为一个关系模型：实体的属性就是关系的属性，实体的键就是关系的键。

（2）一个联系转换为一个关系模型：与该联系相连的各实体的键及联系的属性转换为该关系的属性。该关系的键分情况确定，具体情况如下。

①若联系是 1 : 1：则每个实体的键均是该关系的候选键。

②若联系是 1 : n：则关系的码是 n 端实体的码。

③若联系是 m : n：则关系的码是参加联系的诸实体的码的集合。

④若联系是三个或三个以上实体的一个多元联系，可以转换为一个关系模型，与该多元联系相连的各实体的键及联系本身的属性均转换为一个关系模型，而关系的键是各实体码的组合。

（3）具有相同码的关系模型可以合并。

基于图 2-3-7 所示 ER 图，转换逻辑结构设计如图 2-3-8 所示。

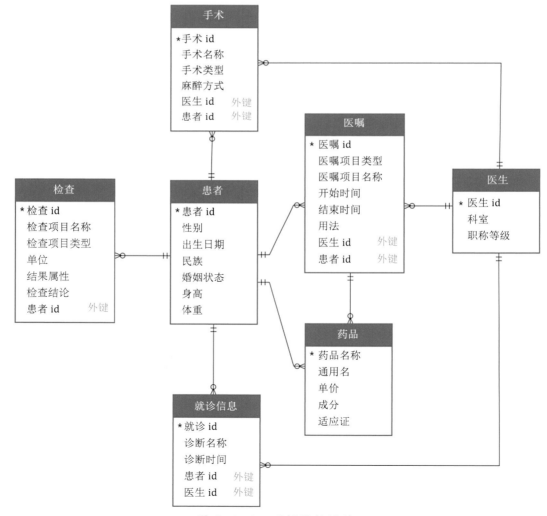

图 2-3-8　逻辑结构设计

（四）物理结构设计

设计数据库管理系统中数据库的表、视图、索引。

数据库物理结构设计指在数据库设计过程中，根据逻辑结构设计的结果，将数据库结构转化为计算机可理解和可处理的物理存储结构，以便于实现数据库的功能和维护。

物理结构设计过程中需要对时间效率、空间效率、维护代价和各种用户需求进行权衡，其可以产生多种方案。数据库设计人员必须对这些候选方案进行细致评价，从中选择较优的方案。

物理结构设计如图 2-3-9 所示。

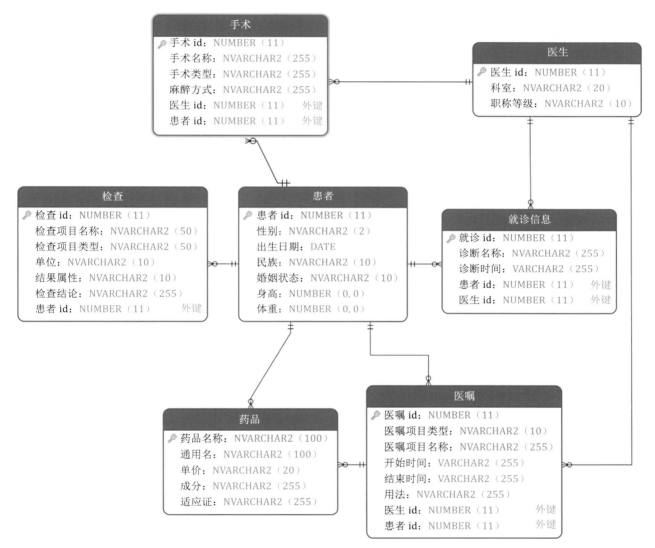

图 2-3-9　物理结构设计

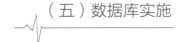

（五）数据库实施

在完成设计后，需要实施和测试数据库。实施时需要创建表格、索引、视图等数据库对象。

数据库的实施包括以下工作：

1. 用数据定义语言，定义数据库结构

用选用的数据库管理系统提供的数据定义语言来严格描述数据库结构，如 SQL。

2. 组织数据入库

组织数据入库是数据库实施阶段的主要工作，可以用人工方法组织数据入库，也可以设计一个数据输入子系统，由计算机辅助数据入库。

3. 编制与调试应用程序

应用程序的设计应该与数据设计并行，当数据库结构建立好后，就可以开始编制并调试数据库的应用程序。数据未入库前可以使用模拟数据。

4. 数据库试运行

应用程序编制并调试完毕，并且有一部分数据入库后，就可以开始数据库的试运行，也称为调试，目的是实际测量系统的各种性能指标，及时修正前阶段的错误。同时必须做好数据库的转储和恢复工作，尽量减少对数据库的破坏。

5. 数据库维护

定期进行数据库的备份、优化和修复，以保证数据库的性能和可靠性。

在实际实施中，还需要考虑数据的安全性、一致性和可维护性等方面，以保证数据库的质量和可靠性。

（段磊　应志野）

参考文献

1. 中国医院协会信息专业委员会.中国医院信息化状况调查报告（2019-2020 年度）[R]. 2021.

2. Mertz L. Medical imaging: just what the doctor（and the researcher）ordered：new applications for medical imaging technology[J]. IEEE Pulse，2013，4（1）：12-17.

3. 陈文.医学影像技术研究进展及其发展趋势 [J].实用医学影像杂志，2016，17（3）：254-257.

4. Nurk S，Koren S，Rhie A，et al. The complete sequence of a human genome[J]. Science，2022，376（6588）：44-53.

5. Metzker ML. Sequencing technologies—the next generation[J]. Nature Reviews Genetics，2010，11（1）：31-46.

6. Kleinbaum DG，Kupper LL，Nizam A，et al. Applied regression analysis and other multivariable methods[M]. Boston MA：Cengage Learning，2013.

7. Silberschatz A，Korth HF，Sudarshan S，et al. 数据库系统概念（第 6 版）[M]. 杨冬青，李红燕，唐世渭，等译.北京：机械工业出版社，2012.

8. 王珊，萨师煊.数据库系统概论（第 5 版）[M].北京：高等教育出版社，2014.

9. Ullman JD，Jennifer W. 数据库系统基础教程（第 3 版）[M].岳丽华，金培全，万寿红，等译.北京：机械工业出版社，2009.

10. Date CJ.数据库系统导论（第 8 版）[M].孟小峰，王珊，姜芳苊，等译.北京：机械工业出版社，2007.

11. 罗辉，薛万国，乔屾.大数据环境下医院科研专病数据库建设 [J].解放军医学院学报，2019，40（8）：6.

12. 赵前前.基于大数据科研平台的专病数据库建设及应用 [J].中国数字医学，2020，15（12）：89-92.

专题三

医学数据分析

03

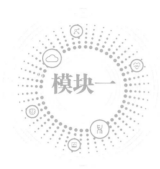

统计学基础

模块一

统计学是数学的一个分支，是收集、分析、解释与表达数据的科学，旨在求得可靠的结果；或者说，是对含有随机变异数据的收集、整理与分析的科学，是处理数据中变异性的科学与艺术。维基百科对统计学的定义：统计学主要涉及数字事实的收集、分类、分析和解释，并根据数据可量化的可能性（即概率）得出推论。统计学在医学领域得到广泛应用，并延伸出几个分支学科，即卫生统计学、医学统计学和生物统计学，主要是应用统计学原理和方法来研究医学（含群体和个体）和卫生事业管理中数据收集、整理和分析的应用学科，特点是数据性、数学性（包括内容的抽象性、逻辑的严密性和应用的广泛性）及概率性。

通常，统计学对数据的处理需要用到统计模型。统计模型是以概率论和统计学理论为基础，用以描述不同随机变量之间关系的一种数学模型。统计模型有三个主要目的：描述、估计和预测。通过构建统计模型，能够实现对数据信息的提炼、对随机结构的描述，以及对未知数据的初步预测。

一、基本概念

统计学基本概念可参见《卫生统计学》《医学统计学》等相关书籍。这里特别强调要把其中几对概念（包括总体与样本、抽样与抽样误差、参数与统计量、概率与频率、偏倚与机遇、Ⅰ类错误与Ⅱ类错误、设计与分析，以及因果与联系等）进行对照学习，准确把握。这些概念贯穿研究设计和数据分析过程，对其理解是否准确及是否深入将直接影响到基本方法的准确、合理应用。

（一）总体与样本

　　总体指根据研究目的确定的全体同质观察对象，确切地说，是同质所有观察对象某项变量值的集合。但是，在实际研究中，研究人员想要获得总体的全部数据往往是非常困难和昂贵的，通常也没有必要。此时，需要从总体中按一定方式抽取部分观察对象，其某项变量值的集合便称为样本。

　　例如在一项针对某地区成年男性身高的研究中，某地区所有成年男性的身高值构成一个总体，而随机抽取该地区 10% 的成年男性测得的身高值就构成一个样本。

（二）抽样与抽样误差

　　抽样是指从总体中选取一部分观察对象作为样本的过程，即通过抽取的方式获得总体的一个子集作为样本。由于样本的结构不可能和总体完全一致，样本指标与总体指标之间存在一定的差异。这种由抽样过程引起的差异，在统计学上称为抽样误差。

　　为了尽可能使样本反映总体特征，减少抽样误差的发生，在进行抽样时应选择合适的抽样方法。抽样方法包括随机抽样与非随机抽样。随机抽样的核心思想是总体中每个个体都有同等的机会被抽取。常见的随机抽样方法包括简单随机抽样、系统抽样、分层抽样、整群抽样等。通过随机抽样获得的样本对总体的代表性较强，抽样误差较小。非随机抽样是指不依照随机原则选择样本，总体中每个个体被抽取的机会不均等。常见的非随机抽样方法包括方便抽样、配额抽样、判断抽样、滚雪球抽样等。非随机抽样通常方便快捷，适用性广，但获得的样本对总体的代表性较差，抽样误差较大。在实际研究中，应当尽可能选择随机抽样，仅在难以使用随机抽样的研究中才使用非随机抽样。

（三）偏倚与机遇

　　医学研究受到某些因素的影响，使最终观察结果一致向真实结果的某一方向偏离的现象，称为偏倚，常见的偏倚类型包含选择偏倚、测量偏倚、混杂偏倚和失访偏倚等。机遇又称概率，指某一事件发生的可能性大小。对于一个假定完全避免了偏倚的样本进行观察时，所得结果仍会与真实结果存在一定差异。这是测量过程本身或生物学变异所产生的随机变异造成的。这种单纯由机会引起的差异称为机遇，包括抽样误差和随机测量误差。偏倚与机遇的共性：在任何类型研究的任何阶段都存在，都是影响研究质量（结果真实性）的重要因素。偏倚的本质是系统误差，有方向性，可以通过完善设计、选择合适的分析手段及进行客观测量等手段来避免；而机遇本质是随机误差，无方向性，无法完全避免，但可以通过扩大样本量来尽量减少，也可通过设定检验水准 α 来限制受机遇影响而做出错误推断的可能性。偏倚与机遇的关系可以用图 3-1-1 来形象地展示：偏倚使测量值系统性地偏离真实值，而机遇使测量值围绕真实值随机波动。

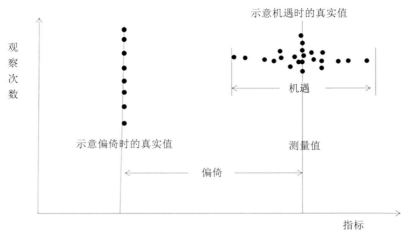

图 3-1-1　偏倚与机遇的关系示意图

（四）两类错误

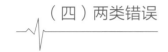

1. Ⅰ类错误

Ⅰ类错误又称弃真错误或假阳性错误，指拒绝了实际上成立的零假设（Null Hypothesis，或无效假设，或原假设，用 H_0 表示）。以两个样本均数的假设检验为例，本来 H_0 所关注的两组对象即两个样本均数没有差异，即都源于同一个总体，也就是说 H_0 为真，但得到的统计推断结论是"拒绝 H_0，接受 H_1，尚不能认为二者相同"，这一表述中的 H_1 为备择假设（Alternative Hypothesis，也称对立假设），该例 H_1 即两个样本均数有差异。这种情况下，犯此类错误即Ⅰ类错误的概率为检验水准 α，α 是人为规定的，为拒绝实际上成立的 H_0 的最大允许概率。

2. Ⅱ类错误

Ⅱ类错误又称存伪错误或假阴性错误，指不拒绝实际上不成立的 H_0。仍以两个样本均数的假设检验为例，本来 H_0 所关注的两组对象即两个样本均数有差异，即源于不同的总体，也就是说 H_1 为真，但得到的统计推断结论是"不拒绝 H_0，可以认为二者相同"。犯此类错误即Ⅱ类错误的概率常用 β 来表示。Ⅰ类错误与Ⅱ类错误示意图如图 3-1-2 所示。

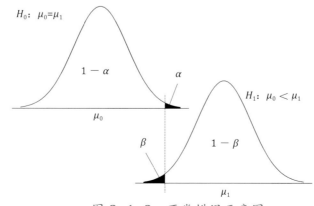

图 3-1-2　两类错误示意图

二、统计推断基础

科学研究常面临这样的现实：由于人力、物力、财力的限制，通常只能从总体中进行抽样，然后基于样本信息来推测总体。统计推断即基于样本信息计算样本统计量来推断总体特征（总体参数）的过程。在统计推断中，有一组重要的基础知识：参数估计和假设检验。其中，参数估计是利用已知的样本统计量来推断未知的总体参数；假设检验是先对总体参数作出某种假设，再利用样本判断所作假设是否成立的过程。参数估计与假设检验相互依存、密切联系。

（一）参数估计

参数估计的基本思想：考虑误差的影响，以一定的概率或置信度（或称把握度）估计总体参数的分布范围，包括点估计和区间估计。

1. 点估计

点估计，即用样本统计量这一个数值估计总体参数，未考虑抽样误差的大小。比如，用对某校某年级随机抽取的 10% 的男生进行测量得到的身高均数（样本统计量）来估计该校该年级所有男生的身高均数（总体参数）。

2. 区间估计

根据抽样分布与抽样误差，以一定的置信度来估计的一个范围。这个范围"套住"总体参数的概率为置信度的具体数值，如最常用的置信度为 95%，即 95% 置信区间（Confidence Interval，CI），简记为 95%CI。其含义是，在预先设定检验水准为 0.05 的条件下，我们通过抽样所得到的一个区间范围"套住"总体参数的概率为 95%。换句话说，就是只有 5% 犯错误的概率，即总体参数未包含于所估计置信区间的概率为 5%（小概率事件）。

（二）假设检验

假设检验，即对所估计的总体首先提出一个零假设（H_0），同时，提出一个与零假设对立的备择假设（H_1），然后通过样本数据推断是否拒绝零假设，即在预先设定的检验水准 α 下，以一定的置信度对提出的零假设进行推断。

假设检验的基本步骤分三步。

1.建立假设和确定检验水准

假设检验，首先需要确立零假设 H_0 和备择假设 H_1。其中 H_0 通常与要验证的结论相反，是计算检验统计量和 P 值的依据；H_1 是 H_0 成立证据不足时将被接受的假设。

建立检验假设的同时，还必须给出检验水准 α。检验水准亦称显著性水准（Significant Level），是预先规定拒绝域的概率，实际中一般取 α=0.05 或 α=0.01。

2.选择检验方法和计算统计量

根据资料类型、研究设计方案和统计推断目的，选择适当的检验方法和计算统计量公式。

3.根据 P 值做出统计推断

查相应的假设检验方法所对应的统计附表，可以得到相关统计量的临界值，然后，将基于 H_0 从样本数据计算得到的检验统计量与拒绝域的临界值做比较，确定 P 值。如 $P \leqslant \alpha$，按检验水准 α，则拒绝 H_0，接受 H_1，结论是：可以认为……（H_1）；若 $P > \alpha$，则不拒绝 H_0，结论是：尚不能认为……（H_1）。需要注意的是，不拒绝 H_0 不等于支持 H_0 成立，仅表示现有样本信息不足以拒绝 H_0，所以结论是：尚不能认为……（H_1）。以某大学某年级两个班男生身高比较的假设检验为例（假设每个班各抽取了 25% 的对象构成样本），H_0：两个班男生身高相同；H_1：两个班男生身高不同。当最后结果为 $P \leqslant \alpha$ 时，结论为：拒绝 H_0，接受 H_1，可以认为两个班男生身高不同；当最后结果为 $P > \alpha$ 时，结论为：不拒绝 H_0，尚不能认为两个班男生身高不同。

常用的假设检验见表 3-1-1：

表 3-1-1　假设检验

名称	应用场景	举例
t 检验	比较两组计量资料的均数是否有统计学差异	比较使用药物治疗与使用安慰剂治疗患者的疼痛评分是否有差异
方差分析	比较三组或三组以上计量资料的均数是否有统计学差异	比较 BMI 正常、超重和肥胖的患者服用降糖药物后血糖水平是否有差异
卡方检验	比较两个或多个总体率或构成比之间是否有统计学差异	比较使用两种或多种不同药物的患者的并发症发生率是否有差异
非参数检验（如秩和检验）	当两组或两组以上计量资料的总体分布类型未知，或不符合参数检验的使用条件时，比较均数是否有统计学差异	比较两组或多组接受不同治疗方法的肿瘤患者的生存时间是否有差异

三、统计模型

（一）统计模型的概念化表示

基于不同的研究目的，研究人员通常会采集大量的数据，并构建不同的统计模型。在统计模型中，常用 Y 表示因变量，代表想要研究或者预测的目标变量，X 表示自变量，代表能独立变化并影响因变量的变量，f 表示 X 到 Y 的映射关系，公式的最简化表示如下：

$$Y=f(X)$$

统计模型的基本目的就是探索一个或多个 X 与 Y 之间的数学关系。这些统计模型将数据和概率分布相结合以对总体的特征进行推断或对未知的数据进行预测。

（二）统计模型的应用

模型效果与模型选择、研究设计密切相关。David Cox 曾说，"统计分析中最关键的部分就是从研究问题到统计模型的转换"，而一个科学严谨的研究设计是这个模型获得可靠结果的基础。当研究有一个非常优秀的设计时，即便是简单的统计模型也能得出令人信服的结果。因此，我们在收集数据、进一步分析数据前，一定要有科学合理的设计。研究设计相关内容可参照《流行病学》（詹思延主编）、《临床流行病学》（黄悦勤主编）等教材。

通常我们会通过变量间相关性分析来了解变量相关程度，然后通过拟合自变量与因变量的回归模型或机器学习模型来构建自变量与因变量之间的数学关系（数学模型）。

1. 相关性分析

相关性分析是通过计算两个变量（用 X_1、X_2 表示）的相关系数来表示二者间相关关系的统计学方法，如用 Pearson 相关系数（r）表征两个变量的线性相关关系，其是用两个变量的协方差除以它们标准差的乘积，计算公式如下：

$$r = \frac{\mathrm{cov}(X_1,\ X_2)}{\sigma_{X_1}\sigma_{X_2}} = \frac{E[(X_1 - \mu_{X_1})(X_2 - \mu_{X_2})]}{\sigma_{X_1}\sigma_{X_2}}$$

Pearson 相关系数（r）的值介于 -1 到 1，表示 X_1 与 X_2 的线性相关关系。当 $r < 0$ 时，两个变量存在负相关：当一个变量的值上升时，另一个变量的值会下降（图3-1-3B），$r=-1$ 表示两个变量完全负相关；当 $r > 0$ 时，两个变量存在正相关：当一个变量的值上升时，另一个变量的值也会上升（图3-1-3A），$r=1$ 表示两个变量完全正相关；$r=0$ 表示两个变量无相关关系（图3-1-3C）。根据 Pearson 相关系数（r）的绝对值还可以将相关关系进一步细分：

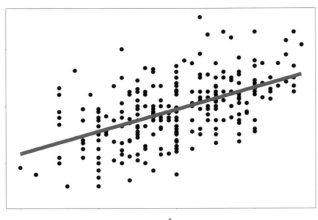
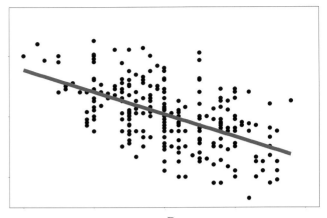

A   B

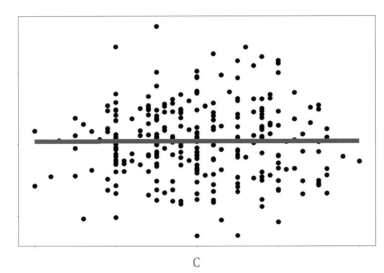

C

图 3-1-3　正相关、负相关与无相关示例
A.正相关；B.负相关；C.无相关

若 $|r| < 0.3$，变量之间的相关性为弱相关（Weak Correlation）。

若 $0.3 \leqslant |r| < 0.7$，变量之间的相关性为中度相关（Moderate Correlation）。

若 $|r| \geqslant 0.7$，变量之间的相关性为强相关（Strong Correlation）。

除 Pearson 相关系数（r）外，当两个变量中存在分类变量时可选择使用 Spearman 相关系数。

2.回归模型

回归模型是一类注重可解释性的模型，目的在于尝试找出一条尽可能好的代表所有观测数据的函数曲线，并用此函数来描述 X 与 Y 之间的关系，记作：

$$Y=f(X, \beta)+\varepsilon$$

其中 β 代表回归系数，表示每一个 X 对 Y 的影响程度大小，ε 代表残差、误差（Error），表示每一个 Y 的真实值与预测值之间的差。换言之，回归模型的主要目的就是在残差尽可能小的情况下寻找最佳的回归系数，以建立一个能够表示 X 与 Y 之间关系的数学模型。常用的计算回归系数的方法包括最小二乘法、最大似然估计等。由于 β 可以定量展示 X 对 Y 的影响程度，故回归模型的可解释性通常较强，且可以基于 β 的绝对值大小对统计模型中不同 X 对 Y 的影响程度进行比较。

对每一个 X，需要估计回归系数 β 和其 95% 置信区间（95%CI）。95%CI 能够提供真实值的范围估计，即 β 的真实值有 95% 的概率落在该区间内。在使用 β 进行模型解释时，应当同时考虑点估计值与 95%CI：若 X_i 的回归系数 β 的 95%CI 的最小值大于 0，表示 X_i 与 Y 之间存在正向的数量依存关系；若 X_i 的回归系数 β 的 95%CI 的最大值小于 0，表示 X_i 与 Y 之间存在负向的数量依存关系；若 X_i 的回归系数 β 的 95%CI 的最小值小于或等于 0，最大值大于或等于 0，表示 X_i 与 Y 之间不存在数量依存关系。

在选择具体模型时，首先需要注意两对矛盾：第一对矛盾即预测准确性与数据精度，第二对矛盾即模型可解释性与模型复杂性。我们总是基于样本（或训练集）来建模，进而用构建的模型对总体（或测试集）做出推断或预测，并且希望推断犯错误的概率越小越好，或预测的准确性越高越好。而现实情况是，对数据拟合好（即数据精确度高或内部真实性好）的模型，其推断的正确性或预测的准确性不一定好或外部真实性不一定好，因为样本（或训练集）并没有完全涵盖所要预测的对象即总体（或测试集）的所有特征，即其代表性不可能达到百分之百，还存在偏倚或随机误差（或数据噪声）的影响。数据精确度高的模型，一般比较复杂（即模型的复杂性高），因为它尽可能地逼近了用于建模的所有数据的特征，包括噪声数据的特征，因此在用于推断或预测时效果不好，这就是常被提到的模型过拟合的问题，在机器学习领域尤其值得注意。相对的现象即模型欠拟合，模型的数据精确度很低，基本未反映用于建模数据的信息。

在不同的回归模型中，需要权衡模型的可解释性与模型的复杂性：回归模型的可解释性往往会随着其复杂性的上升而下降。最简单的回归模型假设 X 与 Y 仅存在简单的线性关系，这样的模型虽然与数据的拟合程度较差，但是由于需要估计的参数较少，可解释性很强；而复杂性高的模型，虽然与数据的拟合程度较好，但是对模型参数的估计会变得更加困难，且使用模型进行预测时准确性会受影响（图 3-1-4）。

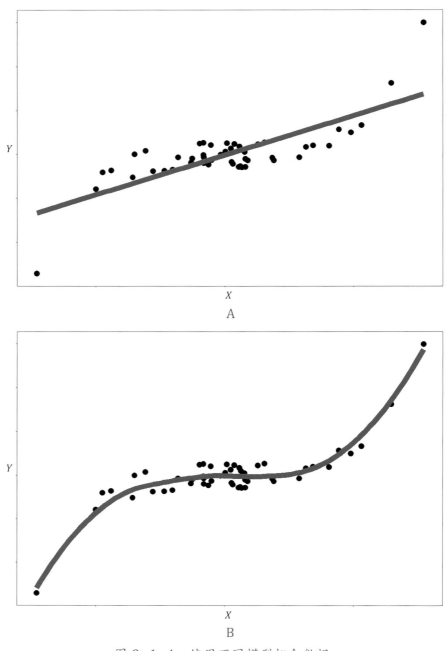

图 3-1-4　使用不同模型拟合数据
A.低复杂性模型；B.高复杂性模型

（1）欠拟合、拟合良好与过拟合。

图 3-1-5 中的三幅图分别示意分类模型的欠拟合（图 3-1-5A）、拟合良好（图 3-1-5B）和过拟合（图 3-1-5C）。这三种情况下模型对样本（或训练集）的分类效果越来越好，即对数据信息的表征性能越来越好：当欠拟合时，拟合曲线（在此为一条近似直线）比较简单地将数据点分为两类，其中有比较多的错误分类；拟合良好时，拟合曲线比较完整地对数据点进行划分，错误分类较少；而过拟合时，拟合曲线蜿蜒曲折地穿过靠近两种类别分界线的各数据点，完全没有错误分类。

可以看到，如果目的是将模型用于预测，过拟合现象的发生意味着模型的内部真实性即对样本（或训练集）的代表性很好，而外部真实性即将模型应用于外部数据总体（或测试集）的外推性不好或预测性能不好，也就是说，数据的任何扰动（包括脏数据清理不好等）都可能带来模型预测性能的很大波动，这是因为模型过度地学习了样本（或训练集）的信息，这和目的相悖。机器学习领域的建模多是用来预测，此时避免过拟合就显得尤为重要。

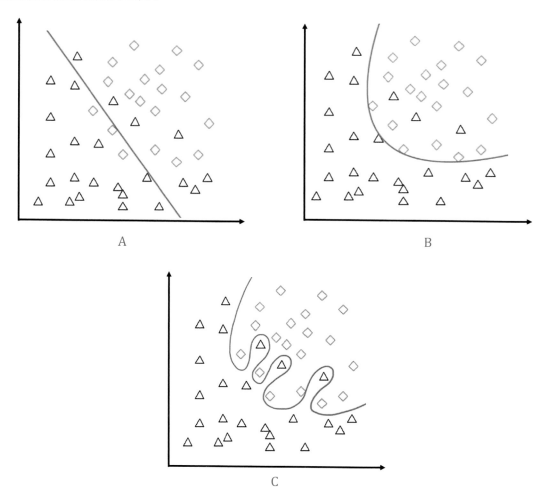

图 3-1-5　模型欠拟合、拟合良好与过拟合示例
A. 欠拟合；B. 拟合良好；C. 过拟合

（2）几种常见的回归模型。

①线性回归模型：最常用的一种回归模型，主要应用于研究结局是连续性变量的研究，一般可以通过如下函数表示：

$$f(x_i) = \omega^T x_i + b$$

其中，ω 和 b 是线性回归模型的参数，x_i 是第 i 个输入数据的特征。该模型的目的是希望通过 ω 和 b 的学习，对于每一个输入数据 x_i，得到的回归结果 $f(x_i)$ 都能约等于数据需要拟合的真实的 y。比如在探索最佳药物剂量问题中，想要线性回归模型通过学习患者的年龄、性别、BMI、肝肾功能等特征来拟合患者的最佳药物剂量。

线性回归模型形式简单、易于建模、可解释性强,但由于仅能解释线性关系,图像简单,通常与原始数据的拟合程度不高。

②广义线性回归模型:当简单的线性关系不能很好地解释变量关系时,可以引入一种更加复杂的模型——广义线性回归模型。与普通线性回归模型相比,广义线性回归模型能适应更多的数据分布类型,具有更灵活的参数估计方式、更广泛的应用范围。同时,由于连接函数的引入,广义线性回归模型可以将预测结果转化为概率值,从而更直观地解释模型的预测结果。

Logistic 回归模型:一类常用的广义线性回归模型,也是一种分类算法,主要用于研究结局是二分类或多分类的研究。在 Logistic 回归模型中,使用一个 Sigmoid 函数(Logistic 函数)将线性函数的输出值映射到 0 和 1 之间的概率值,从而使模型能够预测输出变量的概率。Logistic 回归模型整体公式如下:

$$h(x) = g(\omega^T x + b) = \frac{1}{1 + e^{-(\omega^T x + b)}}$$

其中,$g(z)$ 就是 Sigmoid 函数,其图像如图 3-1-6 所示。

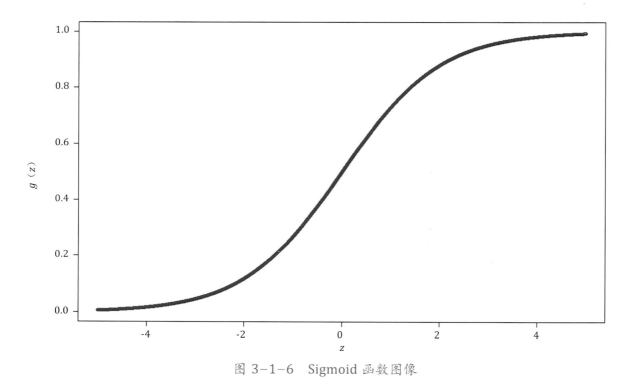

图 3-1-6　Sigmoid 函数图像

Logistic 回归模型的优点在于:直接对分类可能性进行建模,无需实现假设数据分布,从而避免了假设分布不准确带来的问题;同时,它不是仅预测出"类别",而是可以得到近似概率预测,这对许多需利用概率辅助决策的任务很有用。

3. 机器学习分类模型

尽管回归模型已经能展示 X 与 Y 之间的关系,但由于其过分注重可解释性,常常导致模型的预测效能不足。当研究人员想要追求更好的预测准确性时，可以选择更加复杂的机器学习分类模型。机器学习是一种基于数据构建模型、通过训练提高模型性能并用于预测或决策的技术。与回归模型相比，机器学习分类模型能够使用更高维的数据和更复杂的数据，并且可以通过不断地调整模型参数和结构提高模型的预测能力和准确性。这些特点使得机器学习分类模型通常具有较高的预测效能。常见的机器学习分类模型包括支持向量机（Support Vector Machine，SVM）、随机森林（Random Forest，RF）、人工神经网络（Artificial Neural Network，ANN）等，具体可参见本书"机器学习"部分。

四、模型的评价

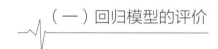

（一）回归模型的评价

在回归模型中，通常会用回归模型与原始数据的匹配程度来对模型进行评价，其中最常用的方法是计算均方误差（MSE）、平均绝对误差、决定系数（R^2）等。

1. 均方误差

均方误差是用来衡量回归模型的预测值与真实值之间差异的统计量。假设模型中一共有 n 个研究对象，Y_i 表示第 i 个 Y 的真实值，$\hat{Y}_i$ 表示第 i 个 Y 的预测值，则均方误差的计算公式如下：

$$MSE = \frac{1}{n}\sum_{i=1}^{n}(Y_i - \hat{Y}_i)^2$$

均方误差值越小，说明模型的预测结果越接近真实值，模型拟合程度越好。均方误差可以用来比较不同模型的预测性能，以确定哪个模型更适用于拟合数据并预测。需要注意的是，数据中的异常值会对均方误差产生较大影响，此时应选择其他方法来评价模型，如平均绝对误差（MAE）等。

2. 平均绝对误差

平均绝对误差反映了模型对样本进行回归后，其预测值与真实值的差值绝对值的平均数。假设模型中一共有 n 个研究对象，Y_i 表示第 i 个 Y 的真实值，$\hat{Y}_i$ 表示第 i 个 Y 的预测值，则平均绝对误差的计算公式如下：

$$MAE = \frac{1}{n}\sum_{i=1}^{n}|Y_i - \hat{Y}_i|$$

3. 决定系数

决定系数指模型的解释方差占总方差的比例。假设模型中一共有 n 个研究对象，Y_i 表示第 i 个 Y 的真实值，$\hat{Y}_i$ 表示第 i 个 Y 的预测值，$\overline{Y}$ 表示 Y 的均值，则决定系数的计算公式如下：

$$R^2 = \frac{\sum\left(\hat{Y}_i - \bar{Y}\right)^2}{\sum\left(Y_i - \bar{Y}\right)^2}$$

决定系数的取值范围为 0 到 1，数值越大表示模型的拟合程度越好。决定系数表示模型能在多大程度上解释因变量的变异性，即因为回归模型（或自变量）的引入，使得因变量变异性减少的部分占其总变异性的比例。当决定系数等于 1 时，表示模型能完美地解释因变量的所有变异性；而当决定系数等于 0 时，则表示模型无法解释因变量的变异性，即引入的自变量未对因变量变异性做出任何解释（即未构建出有价值的模型）。

（二）分类模型的评价

分类模型的主要目的是进行预测。以二分类问题为例，可用二分类模型将研究对象预测性地分为阳性（或异常）和阴性（或正常）两类，而这些对象事先有实际标签（阳性或阴性），就可以得到如表 3-1-2 所示的四格表。表中横标目是真实情况（实际的标签），纵标目是预测结果。

表 3-1-2　二分类问题真实值与预测值对应表

		预测		合计
		1	0	
实	1	a（真阳性，TP）	b（假阴性，FN）	a+b（实际阳性，TP+FN）
际	0	c（假阳性，FP）	d（真阴性，TN）	c+d（实际阴性，FP+TN）
合计		a+c（预测阳性，TP+FP）	b+d（预测阴性，FN+TN）	a+b+c+d（TP+FN+FP+TN）

也就是说，TP 和 TN 是模型预测正确的样本，而 FN 和 FP 是模型预测错误的样本。那么按照以上分类标准，就可以计算以下评价指标来评价分类模型与原始数据的拟合程度。

1. 准确率（Accuracy）

准确率主要用来衡量样本标签预测正确的比例，其计算公式如下：

$$accuracy = \frac{TP + TN}{TP + FN + FP + TN}$$

2. 精确率（Precision）

精确率又叫阳性预测值（Positive Predictive Value，PPV）、查准率，反映所有预测标签为阳性的样本中，实际标签为阳性的样本所占的比例，其计算公式如下：

$$precision = \frac{TP}{TP + FP}$$

3. 灵敏度（Sensitivity）

灵敏度又叫召回率（Recall）、查全率，反映所有实际标签为阳性的样本中，预测标签为阳性的样本所占的比例，即识别真阳性的能力，其计算公式如下：

$$sensitivity = \frac{TP}{TP + FN}$$

4. 特异度（Specificity）

该指标反映所有实际标签为阴性的样本中，预测标签为阴性的样本所占的比例，即识别真阴性的能力，其计算公式如下：

$$specificity = \frac{TN}{FP + TN}$$

5.ROC 曲线与 AUC

ROC 曲线即接受者操作特征（Receiver Operating Characteristic）曲线，是将模型对总体（或测试集）中样本按照其预测为阳性的可能性排序，逐个将样本预测为阳性并每次计算真阳性率（True Positive Rate，TPR）（即灵敏度）和假阳性率（False Positive Rate，FPR）（即 1 −特异度）两个指标，将两个指标分别作为 y 轴、x 轴绘制而成（图 3-1-7）。TPR 和 FPR 计算公式如下：

$$TPR = \frac{TP}{TP + FN}$$

$$FPR = \frac{FP}{FP + TN}$$

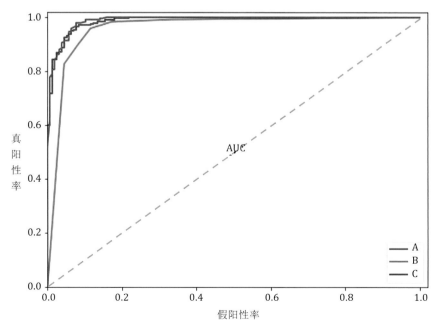

图 3-1-7 ROC 曲线与 AUC 示例

通常通过 ROC 曲线下面积（Area under ROC Curve，*AUC*）来评价模型性能：*AUC* 越高，模型性能越好。

6.P-R 图

P-R 图也称 P-R 曲线（图 3-1-8），其构建方法是将总体（或测试集）中每个样本按照模型预测为阳性的可能性进行排序，排在最前面的为最可能是阳性的样本，排在最后面的是最不可能是阳性的样本。按此顺序逐个将样本作为阳性进行预测，并计算每次预测的灵敏度和精确率，并以灵敏度为 x 轴、精确率为 y 轴做图，从而得到 P-R 图。

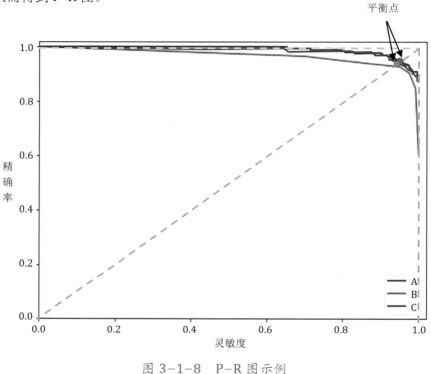

图 3-1-8　P-R 图示例

P-R 图可较直观地显示出模型在样本上的灵敏度和精确率。在进行比较时，若一个模型的 P-R 图被另一个模型完全"包住"，则可以断定后者的性能优于前者，比如图 3-1-8 中，模型 A 和模型 C 均优于模型 B。若两个模型的 P-R 图交叉，则难以直接断定两个模型性能的高低，如图 3-1-8 中模型 A 与模型 C。此时可以通过比较模型 A 与模型 C 两个曲线下的面积，或者通过"平衡点"（图 3-1-8 中绿色和蓝色的点，是表示模型灵敏度和精确率相等的点）来度量模型 A 和模型 C 的性能，在图 3-1-8 中模型 A 略优于模型 C。

7.F_1 和 F_β 度量

比 P-R 图更常用的是 F_1 度量（F_1-score），其是灵敏度和精确率的调和平均，计算公式如下：

$$F_1 = \frac{2 \times precision \times sensitivity}{precision + sensitivity}$$

在某些应用中，可能对于灵敏度或精确率有不同的重视程度，比如在诊断某些病症时，认为查得全

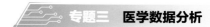

比查得准重要，而某些时候又会认为查得准更重要，此时可以引入参数 β，将 F_1 度量转换成其一般形式 F_β 度量，公式如下：

$$F_\beta = \frac{(1 + \beta^2) \times precision \times sensitivity}{(\beta^2 \times precision) + sensitivity}$$

其中，$\beta > 0$ 是对灵敏度和精确率的相对重要性度量：当 $\beta=1$ 时，F_β 度量就是 F_1 度量，表明灵敏度和精确率同等重要；当 $\beta > 1$ 时，表明灵敏度影响更大；当 $\beta < 1$ 时，表明精确率影响更大。

五、小结与展望

本模块简要介绍了统计分析相关基本概念与方法。这是进行数据分析的重要基础，很好地掌握这些基础知识，并拥有较高的数据分析能力是未来医生需要具备的基本素养。

医学是一个非常注重因果及可解释性的领域，因此，不可忽视统计模型在医学数据分析方面的重要作用。统计建模可以解决医学领域面临的大多数问题。另外，随着存储媒介、规模、计算能力及数据实时性需求的发展，统计分析在大数据时代所面临的瓶颈也越来越多地暴露出来，主要表现在以下几个方面。

（一）受限于数据体量

数据体量太小，无法达到足够的检验效能；数据体量太大，超出常规分析软件的处理能力，此时就需要用到机器学习相关技术。

（二）受限于数据形式

需要标准化数据（如结构化数据），难以处理文本、音频、视频等数据，此时就需要自然语言处理、图像分析和音频、视频处理技术等来对非标准化的数据进行处理。

（三）受限于数据与模型条件的匹配

对于分布模型如离散型变量的二项分布、连续型变量的正态分布、t 分布等，数据情况需要满足模型使用条件（如正态、方差齐）。图 3-1-9 是不同自由度下的 t 分布，数据、统计量（方法）需要与分布模型及模型使用条件等匹配。

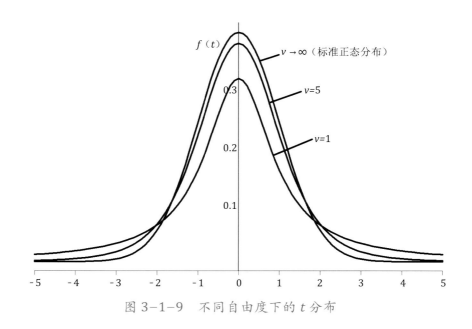

$f(t)$

$v \to \infty$（标准正态分布）

$v=5$

$v=1$

图 3-1-9　不同自由度下的 t 分布

（四）群体水平复杂数据用于个体化决策的挑战

由于个体千差万别，在提倡精准医学的今天，基于大群体的结论不一定适用于小群体或个体。研究人员可以尝试将所收集到的数据进一步按重要混杂因素分成亚组（小群体），然后在亚组（小群体）内分别进行统计建模。一方面，可减少某些未识别混杂因素影响而导致的假阴性错误，或减少总体分析与按重要混杂因素分层分析所得结论的矛盾；另一方面，有助于研究结果指导下的疾病精准防治。另一种应对策略是采用正则化方法，在此不作阐述。

统计模型本身需要基于实践需求不断发展完善。与传统统计分析方法相比，机器学习在处理大规模数据、多样化数据、自动化特征提取、非线性建模、可扩展性与适应性、实时预测与决策，以及数据驱动的决策等方面具有明显优势。随着大数据的快速积累及计算能力的不断提升，机器学习在数据分析领域崭露头角，并成为一个快速发展的分支，且近年来呈现出飞速发展的趋势。

综上，为了更好地服务于临床诊疗和健康管理，医疗卫生领域的数据分析方法还需要基于实际需求不断发展完善。

（杨晓妍　朱亭西　朱婷　刘忠禹）

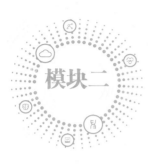

模块二 机器学习

一、机器学习简介

机器学习是人工智能的一个分支，主要研究、设计和分析可以让计算机进行自动"学习"的算法。利用这些算法可以通过已有数据自动学习分析并获取其中规律，然后利用学习到的规律对未知数据进行预测。机器学习算法涉及大量的统计学理论，因此机器学习与统计学的联系尤为密切。图 3-2-1 展示了使用机器学习进行预测的典型工作流程。本模块将对重点技术细节进行讨论。

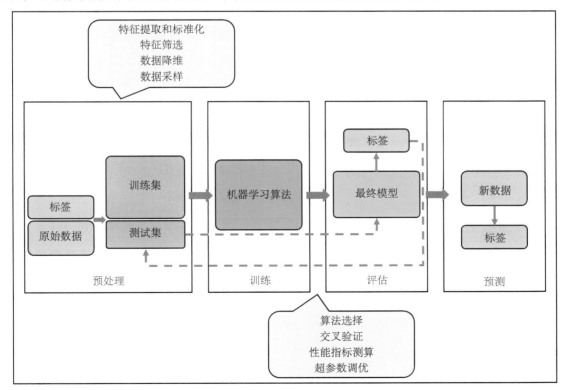

图 3-2-1 典型机器学习工作流程图

目前，机器学习（特别是深度学习）在医学领域的研究和应用中有着重要的作用，已经被广泛用于医学影像诊断、个性化医疗、医疗管理与决策、药物发现与研发及个体健康监测和疾病预防等多个方面。因此，学会机器学习，就拥有了遨游于医学数据科学世界的利器。

二、机器学习基本概念

（一）模型和数据集

模型和数据集是机器学习的核心概念。模型可以被狭义地理解为函数，而数据集可以被理解为承载数据的集合。数据集和模型在机器学习中密不可分、相互作用，通过数据集的输入，模型进行学习并产生相应的输出。

（二）样本、特征及标签

与统计学中"样本"的概念稍有不同，机器学习领域数据集中的数据被称为样本，"一条数据"被称为"一个样本"。特征通常被用来描述数据的属性。数据的标签提供了数据的标记信息，包括分类标记（比如预测手术是否成功）和数值标记（比如预测手术成功率）。我们希望机器学习模型通过对已有的数据样本特征进行学习，并对没有标签的数据样本通过形如 $Y=f(X)$ 函数来输出 Y，从而得到预测结果。在此，机器学习要学习的数据样本可以是有标签的、无标签的或部分有标签的，我们分别将这三种学习过程称为有监督学习（Supervised Learning）、无监督学习（Unsupervised Learning）和半监督学习（Semi-supervised Learning）。

机器学习所需的数据集通常以二维表形式（表 3-2-1）表示，其中每一行就是一个数据样本。"年龄""身高"等样本信息是样本的特征；"是否患病"是机器学习模型要学习和预测的信息，可以作为样本的标签。

表 3-2-1　数据集示例

样本 id	年龄（岁）	身高（cm）	体重（kg）	BMI（kg/m^2）	是否患病
001	34	177	67	21.4	否
002	29	163	52	19.6	否
003	48	182	87	26.3	是
...	...	...	...	...	...

（三）向量、矩阵

向量（Vector）和矩阵（Matrix）两个概念都来自线性代数，是机器学习模型输入数据的两种基本形式（图 3-2-2）。一个向量可以看作一个一维数组，如表 3-2-1 中的一行即一个样本的特征值，可以被看作一个向量。一个矩阵可以被看作一个二维数组，如表 3-2-1 中的二维表形式，通常以"一行一样本，一列一特征"的形式构建。

-4.8	-5	6.3	1.1	-2	0
2	7.2	-2	0	-8	5.9
-3	0	4.5	-9	2.2	-1.7
2.3	-6	0.5	-1.3	1.1	7.8

| 2.3 | -6 | 0.5 | -1.3 | 1.1 | 7.8 |

A

B

图 3-2-2　向量、矩阵示意图

A. 向量；B. 矩阵

实际操作中，Python、R、MATLAB 等软件可用于数据处理和机器学习。以 Python 为例，通常使用 NumPy 包来实现多维数据的存储。例如，图 3-2-3 中，将表 3-2-1 中的前三个数据样本特征值存进名为"data"的 NumPy 数组对象中，"data"就是一个三行四列的二维数据矩阵。通过 data[0] 访问 data 的第一行，从而得到一个数据向量，这个数据向量就是"data"中的第一个样本数据。

```
import numpy as np

data = np.array([[34, 177, 67, 21.4],
                 [29, 163, 52, 19.6],
                 [48, 182, 87, 26.3]])
print(data)
```
```
[1]  ✓ 0.1s
···  [[ 34. 177.  67.  21.4]
      [ 29. 163.  52.  19.6]
      [ 48. 182.  87.  26.3]]
```
```
▷ ⌄        data[0]
[2]  ✓ 0.0s
···  array([ 34., 177.,  67.,  21.4])
```

图 3-2-3　NumPy 操作多维数据示例

（四）假设函数、损失函数与优化方法

假设函数（Hypothesis Function）、损失函数（Loss Function）与优化方法三者的关系如图3-2-4所示。假设函数可理解为$\hat{Y} = f(X)$，该函数将数据X作为输入，输出预测值$\hat{Y}$。损失函数$L(\hat{Y}, Y)$主要用于计算预测值$\hat{Y}$与真实值Y之间存在的偏差l。优化方法$O(l)$（亦可理解为优化函数）则通过调节假设函数$f(X)$的参数不断减小预测值与真实值的偏差，直至假设函数的预测达到预期。由此可见，机器学习模型内部不断迭代优化。

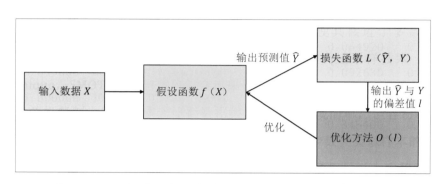

图3-2-4　假设函数、损失函数与优化方法三者的关系

（五）训练集、测试集与交叉验证

训练集是机器学习模型用来学习分析、总结规律的数据集。测试集是用来评估机器学习模型学到的规律是否准确有效的数据集。交叉验证指的是在构建机器学习模型的时候，将原始数据集进行分组，一部分作为训练集对机器学习模型进行训练，一部分作为测试集对模型进行性能评估。构建模型时通常采用K折交叉验证（K-fold Cross Validation）方法，K一般取3，5，10，等等，视数据集大小等实际情况而定。以5折交叉验证为例（图3-2-5），5折交叉验证表示将原始数据集均分为5份对模型进行5次训练，每次取其中4份作为训练集，剩下的1份作为测试集，5次训练结束后综合考虑模型的性能效果。采用交叉验证方法可降低抽样随机性造成的模型性能偏差。

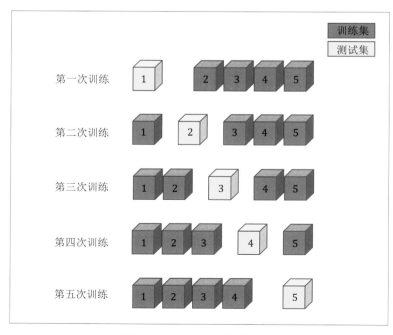

图3-2-5　5折交叉验证

需要注意的是，在实际的机器学习模型构建过程中，除了用 K 折交叉验证方法，也可以在训练集内部再分出一个验证集（Validation Set）（当数据集样本量足够大时），用验证集评估训练后的模型并进行模型超参数调整，然后将调整后的模型在测试集上进行模型性能指标的测算。某些研究（特别是多中心的研究）中，在评测利用某一个中心（比如某一家医院）的数据训练完成的机器学习模型时，常常引入另一个中心（比如另一家医院）的数据作为外部测试集来计算模型性能指标，从而确保机器学习模型的可靠性及良好的泛化能力。

三、机器学习实施过程

机器学习或数据科学实施主要包括目标寻找和确定、数据收集和存储、数据处理和清洗、数据分析、数据建模、结果展示、实际部署与过程监督 7 个步骤。

（一）目标寻找和确定

了解业务问题非常重要，特别是在医学领域，大多数时候需要医学领域专家和机器学习（或数据科学）专家共同确定要解决的问题及预期达成的目标。比如，开始整个机器学习工作之前，我们要确定目标是对患者的病症进行类别划分，或是对患者的预后情况进行预测，等等。总体目标的确定往往关系到后面数据收集、模型选择、模型性能评估等工作的开展。

（二）数据收集和存储

确定目标之后需要进行建模相关数据的收集和存储。医院患者诊疗真实数据是机器学习研究的重要数据来源之一，具有敏感和隐私信息，获取数据前一定要通过相关伦理审查，并在使用过程中遵守数据安全制度。有时候也使用从公开数据库下载的数据，尽管这部分数据获取相对容易且使用比较自由，但仍需注意按规则妥善保存和处理。不论以哪种方式获取数据，一定要保证数据的全面性以覆盖确定的研究目标，必要时可以从多个源头进行收集或抓取。值得注意的是，原始数据存储一定要备份，以免数据丢失导致后续分析或后期验证工作无法进行。

（三）数据处理和清洗

无论采用哪种机器学习算法，都无法从包含过多噪音的数据中获得有效信息。为了使整个项目顺利实施，采集数据后，需要处理和清洗获取的数据。此阶段包括数据清理和数据转换，数据清理是最耗时的过程，因为它涉及许多复杂的场景处理。

（四）数据分析

了解数据本身特点对于医学领域专家和机器学习（或数据科学）专家而言都非常重要，因此需要对数据本身进行研究分析。通过探索性数据分析，能够确定并优化用于下一步的变量选择。

（五）数据建模

数据建模是机器学习实施过程中的核心处理环节。处理过程中选择一个或多个潜在模型和算法，并选择模型性能的指标，然后将统计和机器学习方法应用于数据，以确定最能满足实际需求和业务任务的模型（可以是简单的启发式）。接着，从可用数据中训练模型，并对其进行测试以选择最有效的模型。这是一个迭代的过程，直到得到一个好的结果。

（六）结果展示

机器学习模型或数据分析模型的构建还包括可视化和交流。当需要再次与问题或项目发起人员及其他合作者探讨工作成果或其中的问题时，以简单有效的方法来展示成果是必要的。

（七）实际部署与过程监督

从本质上讲，机器学习活动后续的正常开发过程包括优化模型、检查所有边缘情况、创建模型构件的生命周期、在生产环境中部署前预测试模型等。归根结底，机器学习最终将以软件、系统等形式来应用于实际。

四、机器学习相关工具

掌握了机器学习实施过程的理论知识以后，需要选择一门合适的计算机编程语言来进行实践，比如常用的 R 语言或 Python 语言等。以 Python 语言为例，Python 语言为机器学习实施中的数据存储转换、算法模型构建及评测、模型效果展示等方面提供了很多有效且有趣的程序包，以下简要介绍部分常用的程序包。

（一）NumPy

NumPy 是 Python 语言的一个第三方库，其支持大量高维度数组和矩阵运算（二位数组）。此外，NumPy 也针对数组运算提供了大量的数学函数。机器学习涉及大量对数组的变换和运算，NumPy 就成了常用工具之一。NumPy 是使用 Python 语言进行科学计算的基础库，主要有高性能的 N 维数组计算能力。

（二）Pandas

Pandas 纳入了大量数据库和一些标准的数据类型，可提供高效地操作大型数据集所需的工具。Pandas 提供大量能帮助我们快捷处理数据的函数和方法。与 NumPy 对比：NumPy 能够处理数值；Pandas 除了处理数值，还能处理其他类型数据。

（三）Scikit-learn

Scikit-learn 常简称 Sklearn，是 Python 语言中常用的免费机器学习模型算法库之一，可提供多种用于分类、回归和聚类的算法接口（API）。Sklearn 极大地提高了机器学习的效率，使用户无需关注机器学习中数学层面的公式、计算过程，可以更多专注于业务层面解决实际问题的应用。

（四）Matplotlib

Matplotlib 是 Python 语言中常用的绘图库，提供了散点图、直方图、曲线图、箱形图等多种类型统计图的 API 接口，用于展示数据分析结果、模型性能可视化等。

（五）TensorFlow

TensorFlow 最初由 Google 开发，是一个使用数据流图进行高性能数值计算的开源库。它实际上是一个用于创建和运行涉及 Tensor 计算的框架。TensorFlow 的主要应用是在神经网络中，尤其是在广泛使用的深度学习中。这使其成为用于机器学习的重要的 Python 程序包之一。

（六）PyTorch

PyTorch 是基于 Torch 的流行 Python 机器学习库，是用 C 语言实现并包装在 Lua 中的库。它最初是由 Facebook 开发的，现在已被 Twitter、Salesforce 和许多其他主要组织作为行业统一标准使用。

（七）Hugging Face

Hugging Face 原本是 2016 年创立的专注开发面向青少年聊天机器人应用软件的公司，后面逐渐发展为一个面向全球的机器学习开源社区。Hugging Face 开发了名为 Transformers 的 Python 库，其中包含应用于文本、图像及音频等任务的许多深度学习模型，并与 TensorFlow、PyTorch 等深度学习框架兼容。除此之外，Hugging Face 还开发了用于机器学习数据处理的"Datasets"、用于模型评估的"Evaluate"，以及用于智能体强化学习等任务的"Simulate"等多种 Python 库。Hugging Face 还搭建了名为 Hugging Face Hub 的平台，为机器学习数据集、预训练模型共享及用户代码协作等提供了巨大帮助。

五、机器学习模型构建

（一）数据表示与特征工程

数据表示与特征工程是机器学习中非常重要的环节，主要涉及如何把现实世界的数据转换为机器学习算法可以处理的形式，同时又很好地对需要研究的问题进行表征，以便进行机器学习算法的训练和预测。

1. 数据表示

数据表示指将现实世界的数据转换为计算机可以理解的数字形式。机器学习中常见的数据类型有数值型、分类型和文本型。数值型数据包括连续型数据和离散型数据，如温度、年龄等；分类型数据包括二元型数据和多元型数据，如性别、血型等；文本型数据是一种特殊的数据类型，通常需要利用自然语言处理技术进行结构化处理，再进行特征工程。

2. 特征工程

特征工程指通过将原始数据结合目标问题所在的特定领域知识或者自动化的方法来生成、提取、删减或组合变化得到特征，以更好地表示机器学习模型处理的实际问题，提升模型对于未知数据的准确性。特征工程通常包括以下步骤。

1）数据预处理：在机器学习中，通常需要对原始数据进行一系列的预处理，以确保数据质量和可用性。常见的数据预处理包括数据清洗、数据变换、数据归一化等。

2）特征选择：从原始特征中选择对预测目标有重要作用的特征，可以使用统计方法、机器学习方法、领域知识方法等进行选择。

3）特征提取：在机器学习中，通常需要对数据进行特征提取，以便将其转化为机器学习算法所能处理的形式。特征提取可以通过一系列的数学函数来完成，比如图像和信号处理领域常用的小波变换、自然语言处理常用的语言模型等。

4）数据降维：在机器学习中，数据维度往往非常庞大，因此需要进行数据降维，以便减少数据处理的时间和资源消耗，并使其适用于相应算法模型。常见的数据降维方法包括主成分分析（Principal Component Analysis，PCA）、因子分析（Factor Analysis，FA）等。

数据表示和特征工程是非常重要的环节，会直接影响机器学习模型的效果。优质的数据表征和特征选取往往可描述数据的固有结构，具有灵活性强的特点，可以让分析人员使用简单的模型运算得更快，让人更容易理解、更容易维护。同时，即使在不是最优的模型或最优模型参数的情况下，优质的数据表征和特征选取也可以得到不错的效果。

（二）模型选择

实际的模型构建中，首先要根据研究目标确定机器学习分类和问题类型，然后寻找合适的算法模型。

1. 确定机器学习分类

一般通过输入数据对此次机器学习分类进行确认。机器学习主要包括有监督学习、半监督学习、无监督学习及强化学习等。

1）有监督学习：如果输入数据的每个数据点是有标签的，或者说与一个类别或感兴趣的值相关联，比如一组患者的CT影像被标记为"有肺炎"或"无肺炎"，或者患者的检验指标数据与医生处方开具某种药的用药量相关联，那么用特征来针对这些标签建模的机器学习过程是有监督学习。有监督学习的目标是研究许多这样的标记示例，进而能够对未来的数据点进行预测。比如，用CT影像特征（自变量）对患者"有无肺炎"（因变量）进行预测，或者用患者检验指标数据（自变量）对用药量（因变量）进行预测等。

2）半监督学习：如果输入数据的数据点是部分有标签的，同时也有大量无标签的数据点，想要机器学习模型自动地利用这部分未标注数据来提升学习性能，这样的机器学习过程就是半监督学习。半监督学习在医学领域很常见，比如在用计算机辅助医学影像分析时，从医院中获取大量未标注的医学影像数据，由于医学专家时间和精力有限，由他们把影像中的病灶全部标识出来往往是不现实的，可以让医学专家在人力成本相对少的前提下标识出部分影像，并利用半监督学习技术将其他未标注样本联合起来构建机器学习模型。

3）无监督学习：如果输入数据的数据点都是没有标签的，想要利用机器学习模型以某种方式组织数据或者表述数据内在的结构（比如将数据自动分组到不同的集群内部，或者寻找不同的方式查看复杂数据，使其看起来更简单），就会用到无监督学习。

4）强化学习：强化学习也是一种常见的机器学习方法，主要用于描述机器与环境的交互。在强化学习中，每一个时间点机器读取一个数据点并选择下一个动作。该动作作用于环境后，由学习算法判断当前的状态及接受环境反馈给机器的回报信号，并判断此次决定到底好不好。基于此，算法修改其策略以获取更高的回报，如图 3-2-6 所示。

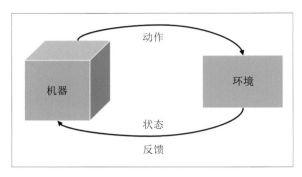

图 3-2-6　强化学习示意图

2. 确定问题类型

可以根据期望得到的目标输出确定问题的类型。主要问题包括分类问题、回归问题、聚类问题及异常检测问题等。

1）分类问题：当机器学习模型的目标输出是一个离散型变量，或者一个类别时，它是一个分类问题。比如上文提到的根据患者 CT 影像判断患者"有肺炎"或"无肺炎"，就是分类中的二分类问题；而判断患者是"大叶肺炎""支气管肺炎""间质性肺炎"或"毛细支气管炎"这样多于两个分类的，就是多分类问题。

2）回归问题：当机器学习模型的目标输出是一个连续型变量，或者某一个实数数值时，它是一个回归问题。比如预测患者的用药量，或者预测患者生存时间等，都可以归入回归问题的范畴。

3）聚类问题：当机器学习模型的目标输出是对输入组进行集合划分时，它是一个聚类问题，在无监督学习中最为常见。聚类是将输入数据划分为若干个通常不相交的子集，每个子集称为一个簇（Cluster）。同一个簇中的对象在某个或某些尺度上相对于其他簇的对象更加相似。比如根据人口学特征，结合检验结果对无标签的病例进行群组划分，就是一个聚类问题。需要说明的是，在聚类过程中机器仅能自动形成簇结构（或者说给数据进行分组），但是无法显式地展示出每个簇形成的标准或簇内数据之间的联系，往往在对医学相关数据进行聚类之后需要对应的医学领域专家来对每个簇的概念语义进行解读和判断。比如，将在专题八介绍的使用电子病历数据建立老年患者医院衰弱风险评分的案例，作者基于患者诊断、总住院时间和住院费用等自变量进行无监督学习（聚类分析），即不预设因变量而对样本进行分类。在完成无监督学习后，再概括各个簇的临床特征。

4）异常检测问题：当机器学习模型的目标输出是输入数据中不寻常的数据点时，它是一个异常检测问题。异常检测问题主要采用的方法是了解正常数据内在的规律或趋势，并确定明显异常的数据。比如让机器学习模型学会观察心电图数据，并筛选出其中不规律的样本点，从而确定心脏哪些区域存在异常电活动。

3. 找到可用的算法

确定了机器学习分类和问题类型之后，就可以寻找可用的机器学习算法来构建模型。以下介绍回归问题、分类问题、聚类问题、异常检测问题中常用的机器学习算法，同时也对深度学习常用的算法进行简要介绍。深度学习算法可以适配回归、聚类、异常检测等多种任务类型。

1）回归。机器学习回归任务中最常用的模型是线性回归模型。除线性回归模型外，还有贝叶斯线性回归（Bayesian Linear Regression）模型、梯度提升决策树回归（Gradient Boosting Decision Tree Regression）模型等。

（1）贝叶斯线性回归模型：贝叶斯线性回归模型是一种基于贝叶斯统计的线性回归模型。它是在给定数据的情况下通过贝叶斯公式计算模型参数的后验分布，从而得到模型的预测结果。

相对于传统的线性回归方法，贝叶斯线性回归模型对模型参数引入了先验分布，可以控制模型复杂度，从而避免过拟合，同时也可以较好地处理缺失数据。并且，贝叶斯线性回归模型可以通过递归贝叶斯公式进行在线学习，动态更新模型参数。但是，贝叶斯线性回归模型也存在着计算复杂度较高、先验分布选取具有一定主观性及对于非线性关系的建模效果可能不佳等缺点。

（2）梯度提升决策树回归模型：梯度提升决策树回归模型是一种集成学习（Ensemble Learning）方法，将多棵决策树组合成一个强大的集成学习器。其主要原理是：

①训练一个简单的决策树模型作为初始模型。

②计算模型回归误差，将其作为目标变量，再训练一个决策树模型，使模型可以更好地预测这些误差。

③重复第二步，直至预测误差无法继续降低为止。

④将多个决策树组合起来，形成一个强大的集成学习器。

梯度提升决策树回归模型通过组合多棵决策树来学习非线性关系，因此学习性能较强，同时不容易过拟合，并对异常值也不敏感。但是，该算法需要迭代优化模型，因此训练时间较长，并且对于高维稀疏数据也不太适用。

2）分类。机器学习分类任务中最基础的模型是 Logistic 回归模型。除 Logistic 回归模型外，常用的分类模型还有支持向量机、随机森林、人工神经网络，等等。

（1）支持向量机：支持向量机是机器学习中非常好用的监督学习算法之一。支持向量机的基本思想是将数据点映射到高维空间，并在该空间中寻找最优的超平面来分离不同类别的数据点。在这个过程中，支持向量机主要利用核函数（Kernel Function）来实现数据点的映射，并通过最大化两个类别之间的间隔来确定最优的超平面。

具体来说,在处理二分类问题时,支持向量机会首先将数据点映射到高维空间,然后找到能够将不同类别的数据点分隔开来的最优超平面(最大间隔超平面)。对于多分类问题,支持向量机采用一些扩展方法,如一对多和一对一等。

支持向量机的优点在于可以在高维空间中对复杂数据集进行高效的分类和回归,并且可以通过调整核函数的选择来适应不同类型的数据。同时,支持向量机可以避免过拟合问题,并且具有良好的泛化能力。需要注意的是,支持向量机在处理大规模数据集时,需要消耗大量的时间和内存资源,因此在实际应用中需要谨慎选择。

(2)随机森林:随机森林是一种集成学习方法,由多个决策树组成,每个决策树使用随机的子集特征和样本来训练,其基本原理如下。

①随机选择样本集:从数据集中随机选择一部分样本,用于训练每个决策树。

②随机选择特征集:从所有特征中随机选择一部分特征,用于训练每个决策树。

③构建决策树:使用选定的特征集和样本集,构建决策树。

④重复:重复步骤①~③,构建多个决策树。

⑤预测:将测试集放入多个决策树中,得到每个决策树的分类或回归结果,并根据结果进行投票或平均,得到最终结果。

随机森林相比于单一决策树具有更高的准确性和泛化能力,而且不容易发生过拟合。

(3)人工神经网络:人工神经网络是一种基于生物神经系统结构和功能的数学模型,由大量相互连接的神经元单元组成,通过多层的非线性变换,实现对输入数据进行复杂的模式识别和分类。

人工神经网络的基本组成部分是神经元,也称感知器(Perceptron)。每个神经元接收其他神经元传递过来的信号,对它们进行加权求和并施加一个非线性变换,得到一个输出。神经元之间的连接强度(或权重)是根据数据的学习调整的。

人工神经网络的学习过程一般分为训练和测试两个阶段。在训练阶段,人工神经网络通过反向传播算法(Back Propagation),根据样本数据对网络的权重进行调整,不断优化网络性能,直至达到一定的学习效果。在测试阶段,人工神经网络对新的输入数据进行分类或预测,通过比对预测结果和实际结果,评估模型的准确性。

3)聚类。

(1)K均值聚类(K-means Clustering):K均值聚类是一个经典的无监督学习聚类算法。在该算法中,K是一个参数,表示要分成的簇的个数。例如在图3-2-7所示的例子中,我们给定$K=2$,目标是将这些圆点所示的样本分到两个簇中。

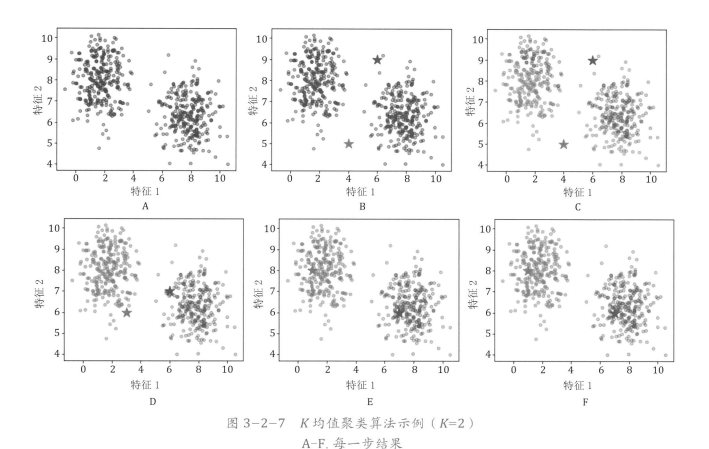

图 3-2-7 K 均值聚类算法示例（$K=2$）

A-F. 每一步结果

K 均值聚类可以简单描述如下：

①对于一组数据样本，首先随机给定 K 个聚类中心（Cluster Centroids），如图 3-2-7B 给定了红、绿两个聚类中心。

②分别计算每个数据样本到这 K 个聚类中心的距离，并将每个样本分配到距离最近的聚类中心所属的类别中，如图 3-2-7C。

③按照每个样本的新分类重新计算每个分类的聚类中心位置，如图 3-2-7D。

④迭代运行②③两步，直至每个聚类中心位置不再变化，得到最终的簇划分，如图 3-2-7F。

K 均值聚类是一种简单高效的聚类算法，对较大规模的数据集通常也有较好的效率和可扩展性。但该算法需要预先设定聚类数量 K 值，且对 K 值比较敏感。同时，对于数据分布密集或差异较大的数据集，聚类效果可能会较差。

（2）层次聚类（Hierarchical Clustering）：层次聚类是一种能够在不同层次上对数据集进行划分的聚类算法，可形成树形的聚类结构。在层次聚类中，数据集的划分可以采用"自底向上"和"自顶向下"两种策略。

比如，层次聚类中的 AGNES（AGglomerative NESting）算法就是一种采用"自底向上"策略的层次聚类。其算法原理主要是先将原始数据集中的每一个样本看作一个初始聚类簇，然后在算法的每一步中找出距离最近的两个聚类簇并合并，然后不断重复该过程直至达到预设的聚类簇个数。例如，图 3-2-8

所示是一个简单的层次聚类结果，形成了一个树状的结构。可以看到，如果设置不同的距离阈值，这些数据样本聚类形成的簇的个数也不同（比如当距离阈值 $d=10$ 时，簇个数 $k=7$；当 $d=30$ 时，$k=4$）。

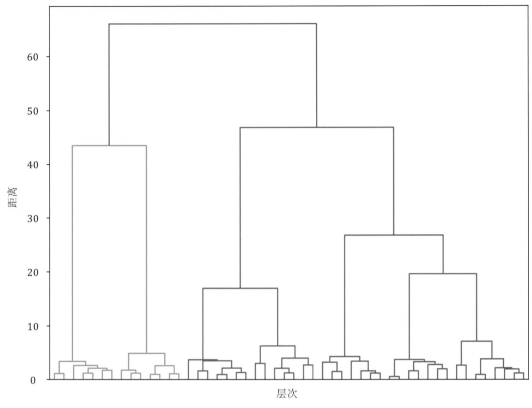

图 3-2-8　层次聚类结果示例

层次聚类可以直观地表示数据点之间的相似性和差异性，以及聚类簇之间的关系，同时也不需要像 K 均值聚类一样预先设定聚类数量。但是，层次聚类的计算时间较长、复杂度较高，需要考虑所有数据点之间的距离或相似度；同时，层次聚类的结果无法动态调整，效果可能受到噪声、异常值或离群值的影响。

（3）密度聚类：密度聚类也称"基于密度的聚类"（Density-based Clustering），其基本思想是将数据空间中高密度的区域看作"类簇"，并在数据空间中寻找局部密度相对较大的区域，形成"类簇"。

例如，DBSCAN（Density-based Spatial Clustering of Applications with Noise）是一种经典的密度聚类，其算法原理主要是先任选数据集中的一个核心对象为"种子"（Seed），由此出发确定相应的聚类簇，找出簇中所有的核心对象；再以任一新对象为出发点，找出由其密度可达的样本生成聚类簇，直至所有核心对象均被访问为止。

密度聚类不需要预先设定聚类个数，同时也可以处理各种形状的数据分布，对于噪声和异常值的容错能力也较强。但密度聚类在数据密度变化较大时，易出现错误的聚类结果，并且算法复杂度较高，在处理大数据集时比较困难。

DBSCAN 与 K 均值聚类及层次聚类的比较如图 3-2-9 所示。

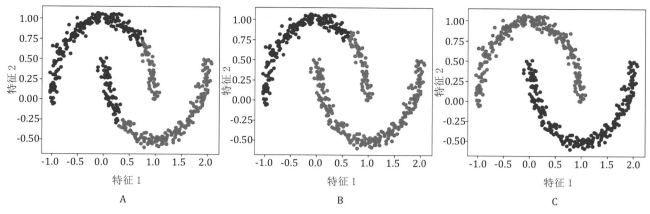

图 3-2-9 DBSCAN 与 *K* 均值聚类及层次聚类的比较
A.*K* 均值聚类；B.AGNES；C.DBSCAN

4）异常检测。

（1）K 最近邻（K-nearest Neighbors，KNN）：K 最近邻是一种用于分类的非参数方法，也经常用于异常检测问题。K 最近邻是基于距离的方法，它假设离一个数据点最近的 k 个邻居点是该数据点所在区域的代表。因此，对于一个数据点来说，如果它距离它的 k 个邻居点的平均距离比较大，那么它很可能是一个异常点。

K 最近邻的优点是简单易懂，易于实现，并且可以处理高维数据；缺点是当数据量很大时，计算距离矩阵会变得非常耗时，并且需要手动设置 k 值和距离度量方式。此外，当数据集的密度变化很大时，算法的表现可能会变得很差。

（2）单类支持向量机（One-class SVM）：单类支持向量机是支持向量机的一种，主要用于异常检测问题。相比于传统的基于统计方法的异常检测算法，单类支持向量机不需要任何的先验信息和特定的分布假设，因此在一些复杂的异常检测问题中具有很好的适用性。

在异常检测问题中，单类支持向量机只通过一类样本，即正常样本进行训练。单类支持向量机可以寻找一个超平面，将所有正常样本包含在超平面的内部，超平面外部的样本就识别为异常样本。

单类支持向量机不需要大量异常样本作为训练数据，能适用于大多数异常检测问题，同时适用于高维数据，对非线性问题具有很好的处理能力。但是该方法同支持向量机一样在处理大规模数据集时效率较低，并且对于参数的选择比较敏感，需要仔细调整参数。

5）深度学习。深度学习是在人工神经网络基础上发展起来的一种机器学习方法，目前已经成为现代人工智能领域的重要技术之一。本部分主要介绍前馈神经网络（Feedforward Neural Network，FNN）、卷积神经网络（Convolutional Neural Network，CNN）及循环神经网络（Recurrent Neural Network，RNN）。

（1）前馈神经网络：前馈神经网络是较为传统和基础的深度学习模型，也常被称为多层感知机（Multilayer Perceptron，MLP）。前馈神经网络的结构包括输入层、隐藏层和输出层，其中输入层接受输入数据；隐藏层是模型的中间层，可以有多个，并且每个隐藏层都包含多个神经元；输出层则输出模型的预测结果。图 3-2-10 为单隐层前馈神经网络和双隐层前馈神经网络的结构示意图。

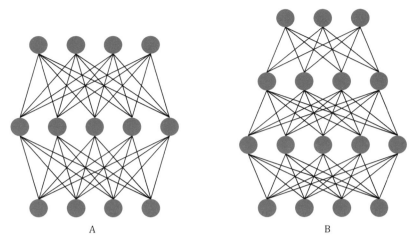

图 3-2-10　前馈神经网络结构示意图
A. 单隐层前馈神经网络；B. 双隐层前馈神经网络

前馈神经网络在训练过程中通常使用反向传播算法来不断更新神经网络中的权重、偏置及每个功能神经元的阈值，使模型得到的预测结果不断拟合目标输出。经过训练，神经网络在训练数据中"学"到的东西都蕴含在链接权重、偏置和阈值之中。

（2）卷积神经网络：卷积神经网络是常用于计算机视觉和图像处理领域的深度学习模型。卷积神经网络的核心是卷积层。卷积层使用一组可学习的滤波器对输入数据进行卷积运算，提取出数据中的局部特征，从而实现对输入数据的特征提取。卷积层在提取特征的同时，也进行了特征的降维和压缩。这样可以减少后续网络层次的计算量和参数量，提高模型的训练速度和泛化能力。

卷积神经网络中包含池化层（Pooling Layer），用于对卷积层输出的特征图进行降采样，减少特征图中的冗余信息，同时还可以提高特征的鲁棒性。另外，卷积神经网络还包含全连接层和激活函数层，用于进行最终的分类或者回归等任务。

图 3-2-11 是一个卷积神经网络对于手写数字识别的例子。在这个例子中，卷积神经网络通过多次卷积和采样（即池化），将输入为 32 像素乘以 32 像素的手写图片通过特征映射，与 10 维目标输出（即数字 0 到 9）进行对应。通过反向传播算法不断更新网络参数，使网络"学习"到输入的图片与目标输出数字之间的规律，从而可以实现对手写数字的识别。

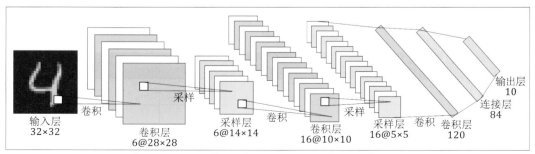

图 3-2-11　卷积神经网络用于手写数字识别

（3）循环神经网络：循环神经网络是常用于处理自然语言、时序数据等序列数据的深度学习模型。与前馈神经网络不同，循环神经网络不仅接受当前输入的数据，还将前一时刻的输出结果作为当前时刻的输入数据，这种循环的结构使得循环神经网络可以处理任意长度的序列数据，并且可以将过去的信息传递到未来的计算中。这种特性使得循环神经网络在自然语言处理、语音识别、视频分析等任务中非常有效。

图 3-2-12 是一个循环神经网络示意图。可以看到，对于 t 时刻输出的预测 O_t，不仅依赖于当前时刻的输入 x_t，还依赖于前一时刻的输出 S_{t-1}。

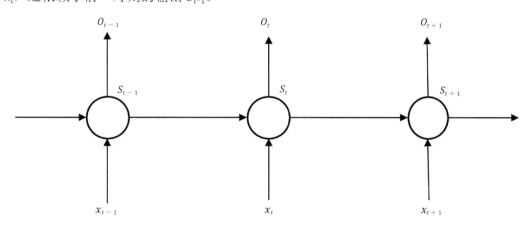

图 3-2-12　循环神经网络示意图

循环神经网络的一个重要变体是长短时记忆网络（Long Short-Term Memory，LSTM）。长短时记忆网络使用了门控机制（Gating Mechanism）技术，可以有效处理梯度消失和梯度爆炸问题，同时也可以更好地捕捉序列中的长期依赖关系。因此在实际的应用中，我们常用长短时记忆网络而不是传统的循环神经网络。

除了前馈神经网络、卷积神经网络和循环神经网络，深度学习领域还有许多其他的算法模型，比如自注意力（Self-Attention）机制、自编码器（Auto Encoder）及生成对抗网络（Generative Adversarial Networks，GAN）等，都在医疗领域具有广泛和深远的应用。

六、机器学习模型评估与改进

机器学习模型训练完成之后，需要通过合适的方法、选择合适的评价指标对模型性能进行评估，并针对评估之后存在的问题加以改进。以下是一些常用的模型评估方法和指标，以及对一些问题的改进方法。

（一）评估方法

通常评估模型是在测试集上进行，测试集和训练模型的训练集互斥，即测试集中的数据样本一般不在训练集中出现。通常训练集和测试集数据都来自原始数据集，测试集是在原始数据集中通过随机采样或分层采样（即在采样后的数据集中保持原数据集的样本类别比例）而来，剩下的数据集就是训练集，这种数据拆分方法叫作"留出法"（Hold-Out）。

在样本数量有限或者为了降低模型过拟合程度的前提下，大多数时候构建模型会采用前文提到的"K折交叉验证"方法，将模型进行 K 次训练和验证以调整模型超参数（评估神经网络的模型结构）。模型超参数（模型结构）确定后再基于整个训练集训练一个模型，以降低模型过拟合的程度、提升模型鲁棒性。

（二）评估指标

异常检测任务可以看作二分类问题，其评估指标与分类任务基本相同。这里简单介绍机器学习特有的聚类任务常用的评估指标，主要包括轮廓系数（Silhouette Coefficient）和 CH（Calinski-Harabasz）指数。

1. 轮廓系数

轮廓系数可用于衡量每个数据点的内聚度（每个数据点与其所在簇内其他数据点的紧密程度）和分离度（每个数据点与其所在簇外每个数据点的紧密程度）。轮廓系数取值范围为 -1 到 1，值越接近 1，聚类效果越好。

2.CH 指数

CH 指数是通过计算聚类的簇间分离度和簇内内聚度，并计算分离度与内聚度的比值得到的。CH 指数越大，代表聚类簇自身越紧密、簇间越分散，聚类效果越好。

（三）模型改进

通常情况下，如果模型在测试数据方面的评估指标得分较低，这可能意味着模型存在一定的问题，需要通过一些技术方法加以改进和优化。这里主要讲从三个方面对模型进行调整，首先是模型超参数调优（Hyperparameter Optimization），其次是解决数据集不平衡问题，最后是解决欠拟合和过拟合问题。

1. 超参数调优

通常使用机器学习工具包（如 Sklearn）中算法的默认超参数进行模型构建，在数据处理和特征工程都没问题的情况下就可以得到一个还不错的效果。如果想要在这个基础上进行模型性能的提升，则可以通过超参数调优来实现。常用的超参数调优方法有网格搜索（Grid Search）、随机搜索（Random Search）和贝叶斯优化（Bayes Optimization）三种。

图 3-2-13 是三种调优方法的示意图，图中 w_1 和 w_2 是两个待调优的模型超参数，那么 w_1、w_2 两个向量组成的平面就是需要进行搜索的超参数空间，红色和绿色两条波浪线分别表示模型在当前 w_1 或 w_2 超参数取值下的性能，在峰值时模型性能最优，红绿两个色块交叠的地方是模型全局最优出现的超参数空间。

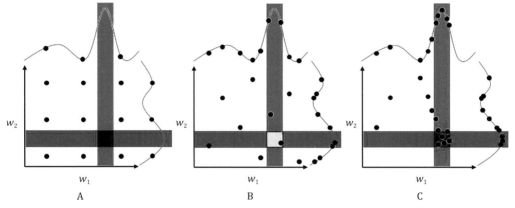

图 3-2-13　网格搜索、随机搜索和贝叶斯优化示意图
A.网格搜索；B.随机搜索；C.贝叶斯优化

1）网格搜索：网格搜索是应用较广泛的超参数调优方法之一，采用在超参数空间均匀采样的方法寻找最优的超参数取值。这种搜索方法耗费计算资源，适用于需要调优的超参数数量不太多的情况（三四个或更少）。通常使用网格搜索的时候，我们会先使用较广的搜索范围和较大的步长来搜索最优超参数可能出现的大致范围，再在这个范围内设置较小的步长来逐渐逼近最优超参数空间。

2）随机搜索：随机搜索也是较为常用的超参数调优方法，其原理是在超参数空间中随机取样来估计最优超参数值，理论上只要随机采样的样本点足够，是可以得到全局最优参数值或其近似值的。实践中随机搜索的效率一般会高于网格搜索，然而应该在超参数空间的什么区域以何种方式引入随机方法，很多时候还缺乏有效的理论基础。

3）贝叶斯优化：在贝叶斯优化中，每一次超参数的搜索都是建立在前面搜索的基础上的，充分利用已知数据点的信息来进行，这与网格搜索和随机搜索的每一次搜索是独立的不同。贝叶斯优化可以看作在前面搜索的基础上进行纠偏，保证每一次搜索的方向是按照最优结果的方向进行，是一种具有较好收敛性理论基础的超参数调优方法。

以上三种超参数调优方法中，网格搜索和随机搜索实现起来相对简单，并且由于每次搜索相对独立，因此算法并行度高，但两种方法都容易错过最优参数值或陷入局部最优，适用于超参数空间比较小的情况；贝叶斯优化实现相对难一些，同时算法并行度较低，计算代价更高，但贝叶斯优化同时考虑了多个超参数之间的相互影响，更容易收敛到最优超参数所在的参数空间，适用于参数空间较大、复杂度较高的情况。实际中面对较复杂的超参数搜索情况时，往往联用两种以上调优方法以更快地搜索到最优超参数,比如先用网格搜索或随机搜索找到最优超参数可能存在的某个或某几个参数空间范围,再用贝叶斯优化寻找可能的全局最优超参数。

2. 解决数据集不平衡问题

机器学习中数据集不平衡主要指数据集中各个类别的样本量差距较大。在这种情况下,机器学习模型会倾向于预测数量较多的类别,而忽略数量较少的类别。此时模型的性能指标可能还不错,但这样的模型却不是我们想要的。为了解决数据集不平衡的问题,可采用过采样、欠采样、混合采样或阈值调整等方式。

1)过采样(Over-Sampling):过采样指增加少数类样本,使其接近于多数类的样本量,以便让模型进行学习。常用的过采样方法包括随机过采样、合成少数类过采样技术(Synthetic Minority Oversampling Technique,SMOTE)和自适应综合过采样(Adaptive synthetic sampling,ADASYN)。其中随机过采样就是随机复制少数类样本来平衡数据集,该方法实现简单,但容易导致模型对复制样本的依赖,造成过拟合。而 SMOTE 和 ADASYN 采用在样本空间中合成少数类类似样本的方法来平衡数据集。

2)欠采样(Under-Sampling):与过采样相反,欠采样是从多数类样本中移除一部分样本来平衡数据集。常用的欠采样方法有随机欠采样、NearMiss 等。随机欠采样与随机过采样对应,就是随机删除多数类样本中的数据来平衡数据集,该方法简单易实现。NearMiss 则综合考虑每个多数类样本到少数类样本的距离关系来进行样本选取和删除。欠采样方法由于都造成了原始数据集的损失,可能因为丢失重要信息而导致模型性能下降。

3)混合采样(Combination Sampling):混合采样是过采样和欠采样的结合,通常的做法是先进行欠采样以生成新的样本集,然后再通过过采样的方式增加少数类样本。

4)阈值调整(Threshold Adjustment):以二分类为例,模型对于样本类别的预测往往是基于一个输出的概率,此概率大于 0.5,模型就认为需要预测的样本是正样本,反之则为负样本。此时,0.5 就是模型进行判断的阈值。阈值调整就是在数据集不平衡的情况下,如果正样本为多数,则提高模型阈值;如果正样本为少数,则降低模型阈值。建议设置该阈值为正样本数与样本总数的比值。

3. 解决欠拟合和过拟合问题

此处主要讲欠拟合和过拟合的原因及解决方法。

1)欠拟合:欠拟合指模型在测试集和训练集上性能都较差,此时可能的原因和解决方法如下。

(1)模型过于简单:模型复杂度不足以捕捉数据中的关键特征,无法对数据进行有效的拟合。解决方法是提高模型复杂度,如将线性模型换成树模型,或者增加线性模型的参数等,以更好地拟合数据。

(2)特征表征力度不够:现有特征无法对数据进行表征,模型学到的特征对数据拟合作用不够大。解决方法是检查特征处理是否无误,以及增加特征维度等。

(3)模型训练迭代次数不够:模型训练迭代次数不够导致还没有完全收敛,此时应增加模型训练

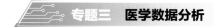

时间。

（4）训练数据不足：训练数据太少，导致模型无法对数据进行全面学习，此时应增加数据量。

2）过拟合：过拟合指模型在训练集上表现良好，但在测试集上表现较差，此时模型的泛化能力不足，此时主要的原因和解决方法如下。

（1）模型过于复杂：当模型的复杂度过高时，可能会过度拟合训练集中的噪声点，而无法很好地适应新的测试集数据。解决方法是降低模型复杂度，如使用简单模型或减少模型参数等。

（2）特征维度过高：高维特征可能导致过拟合问题，因为模型难以捕捉到真正的特征和模式。解决方法是采用特征筛选或降维等方法，去除数据中的冗余特征，从而减少特征维度。

还可以通过增加数据样本、增大正则化系数、采用早停（Early-stopping）策略来解决过拟合问题。

七、小结与展望

本模块主要介绍了机器学习的一些基础知识，但在很多知识点上没有详尽或展开讲解，读者可自行查阅《机器学习》等相关书籍或文献进行学习。总的来说，目前机器学习在医学数据的处理和分析领域已经有很广泛和深远的应用，特别是深度学习掀起的浪潮引领了医学数据科学迈向人工智能时代。相较于传统的统计学模型，机器学习模型在处理和分析大数据、高维数据、多模态数据及先验分布不明确的数据时具有独特的优势。但是相对于传统的统计学模型，机器学习模型也存在着模型可解释性不足、参数调整困难及模型训练所需计算开销大、时间成本高等问题。

可以预见，随着大数据、分布式存储及并行计算和高性能计算等技术领域的不断发展，未来机器学习模型训练困难及开销大的问题将得到解决。我们预测，未来医学机器学习领域的热点将主要集中于以下几个方面。

（1）构建透明和可解释的机器学习模型：这是算法模型在医学领域实现应用的重要依据。

（2）基于图像、文字、语音等非结构化数据分析及多模态数据融合进行医学辅助诊疗决策：这将成为机器学习在医学领域的重要应用方向。

（3）机器学习和生命科学技术（如基因组学、蛋白质组学及代谢组学等）等先进技术交叉应用：有望助力未来医学知识发现和服务模式的创新性变革。

（4）开发适宜的数据隐私保护和数据安全共享技术：将在制度逐步完善的基础上更好地帮助机器学习技术应用于医学领域。

（赵屹　赵连鹤　王胜　刘忠禹　曾筱茜）

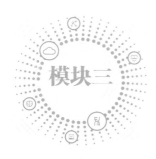

模块三 医学自然语言处理

一、简介

自然语言处理（Natural Language Processing，NLP）是用机器处理人类语言的理论和技术，让计算机学会理解、转换和生成人类沟通交流所用的自然语言，是一门融合了计算机科学、人工智能及语言学的交叉学科。医学自然语言处理是将自然语言处理技术应用于医学领域，旨在对医学数据中以自然语言形式存在的字段、篇章或文本（如患者主诉、病理或超声报告正文、出院小结等）数据进行处理、转换、组织、理解和分析，以提高这类医学自然语言数据的可访问性和可用性，并帮助医务人员更好地利用医学自然语言数据。

医学自然语言数据不仅具备自然语言的多样性和歧义性，还同时具备不完整性、冗余性和时序性等特征。因此，在进行医学自然语言处理分析时应结合具体的医学应用场景，以发挥医学自然语言处理在医学研究、临床实践和医疗管理等领域的重要作用。

二、基本概念

（一）语言模型

语言模型（Language Model，LM）是一种描述语言的概率模型，用于计算一个给定的句子在该语言中出现的概率。在自然语言处理中，语言模型是很重要的基础模型，有着广泛的应用，包括机器翻译、语音识别、自动文摘、文本生成等。

（二）分词

分词（Tokenization）指将一段连续的文本切分成一系列词或者词组，是进行自然语言处理的基础步骤。由于中文文本不像英文文本，词与词之间没有显式的边界标识，因此中文文本的分词比英文文本更难，存在着分词不规范、歧义切分和未登录词识别等几大问题。同时，中文的医学文本由于医学专业术语较多、术语含义模糊及多义词的问题，比普通中文文本的分词具有更高的难度。

（三）词性标注

词性标注（Part-of-speech Tagging）是将文本中的每个词汇及其词性（名词、动词、形容词等）进行标注。

（四）句法分析

句法分析（Syntactic Parsing）指分析句子的语法结构，包括句子的成分、句子的结构和成分之间的关系。

（五）语义分析

语义分析（Semantic Analysis）指理解句子的意思，将句子转换为计算机可处理的表示形式，如语义角色标注和实体识别等。

（六）文本分类

文本分类（Text Classification）指将文本分类到预定义的类别中，如垃圾邮件过滤和情感分析等。

三、相关工具

Python 是自然语言处理常用的编程语言，以下是一些 Python 中常用的自然语言处理工具包。

（一）NLTK

NLTK 全称为 Natural Language Toolkit，是 Python 中常用的一个自然语言处理开源包。该开源包由宾夕法尼亚大学的研究团队开发和维护，提供了丰富的文本数据集及面向自然语言处理各种任务的处理接口，包括语料库构建、分词、词干词元提取、词性标注、句法分析等。

（二）Jieba

Jieba 是较常用的中文自然语言处理工具，主要用于中文文本的切分词及词性标注等任务。在分词方面，Jieba 提供全模式、精准模式及搜索引擎模式三种切分词方式，可以满足不同的分词应用场景。同时 Jieba 支持载入自定义词典，通过使用者的先验知识避免一些词的切分错误。

（三）LAC

LAC 全称为 Lexical Analysis of Chinese，是百度自然语言处理部研发的一款联合的词法分析工具，采用深度学习模型实现中文分词、词性标注、专名识别等功能，也融入了用户定制化功能来解决一些特定词的切分或解析错误问题。

（四）Gensim

Gensim 是 Python 中用于挖掘文本语义结构的开源包，常配合 NLTK、Jieba 等分词工具使用，可以将分词后的文本进行词袋模型（Bag of Words，BOW）构建，之后利用内置的无监督学习，如 TFIDF、Word2Vec 等进行词向量计算，并应用于下游的词、句及篇章相似度分析等任务。另外，Gensim 中的潜在语义分析（Latent Semantic Analysis，LSA）、潜在狄利克雷分布（Latent Dirichlet Allocation，LDA）等算法可以用于文本的主题模型构建等任务。

四、医学自然语言处理基本任务及应用场景

（一）医学自然语言处理基本任务

医学自然语言处理旨在从电子病历、临床试验报告、医学指南、医学产品说明书、医学文献等医疗文本记录中抽取信息和知识，并进行信息检索、智能问答、临床决策支持等。这些上层的应用技术需要

基本任务支撑，主要包括词法分析、信息抽取和语义匹配等。

1. 词法分析

词法分析是自然语言处理中基础的任务，包括自动分词、自动断句、词性标注等子任务。目前，许多自然语言处理常用工具都具备词法分析的功能，如 NLTK、CoreNLP、LTP、HanLP、OpenNLP 等，使用这些工具可以为后续的更多自然语言处理任务带来更大的便利。

2. 信息抽取

信息抽取的主要功能是从文本中抽取出特定的事实信息，这些文本可以是结构化、半结构化或非结构化的数据。这些抽取出的特定信息将保存到结构化的数据库，以便后续具体应用开发。

3. 语义匹配

语义匹配主要用于分析和判断两个不同的文本之间的语义是否相似。该任务在医学领域中应用广泛，常用于医学术语标准化、医学问答、相似病历检索、医学文献推荐等。

（二）医学自然语言处理应用场景

随着自然语言处理技术的发展，各类医疗应用不断推出，为推动医疗行业发展、扩宽医疗健康场景做出巨大贡献，如电子病历搜索、预问诊、辅助决策、病案质控、新药研发等。

1. 电子病历搜索

电子病历搜索可以帮助医务人员快速匹配到符合特定疾病特征的诊疗典型案例，不仅可以为疾病诊治提供参考，还能够帮助科研人员开展治疗方案回顾性研究，提高临床和科研水平。

2. 预问诊

预问诊在患者候诊环节通过交互式问答的方式采集患者基本疾病信息，输出标准化预问诊病历，可以帮助医生在第一时间了解患者病情概况，还可以节省医生输入基本信息的时间，提高医患沟通的效率。

3. 辅助决策

辅助决策可在临床诊断环节为医务人员提供诊断辅助信息，并用于评估现诊疗方案。辅助决策系统可以根据临床患者症状描述、既往病史和常规检查等数据智能评估病情、推荐诊疗方案，还能进一步分析医生给出的诊疗方案，减少诊疗错误甚至避免误诊。

4. 病案质控

病案质控可用于对医院门诊、住院环节等病案数据质量进行实时监测与干预，不仅可以在医生填写时进行形式校验和修改提示，还可以在填写完成后进行病案质量自动评分，大大提高了医务人员的管理效率，从数据源头上对病案质量进行把控，具有重要意义。

5. 新药研发

新药研发中可以利用医学自然语言处理技术挖掘海量文献（包括论文、专利、临床试验结果）中的医药知识，帮助研发人员更高效地选择靶点，进而大大缩短研发周期，降低新药研发的总成本。

五、医学自然语言处理技术方案

（一）词法分析技术方案

词法分析指将文本分隔为有意义的词语，并判断每个词语的结构和类别。经过词法分析后，文本数据由一个很长的字符串变为更小的语言单元组成的单词列表。尤其对中文而言，分词是词法分析至关重要的第一步，目前常用的方法是基于词典匹配的分词方法和基于统计语言模型的分词方法。

1. 基于词典匹配的分词方法

词典匹配是简单和常见的分词方法，这类方法按照一定策略将待分词的文本与词典中的词条进行匹配，若在词典中找到某个具体词条，则视为匹配成功，标识为分词。分词过程实际上是一个确定的检索与输出的规则系统。词典匹配按规则又分为正向最大匹配法、逆向最大匹配法和双向最大匹配法。

正向最大匹配法指把一个句子从前往后进行扫描，然后选择词典匹配到的最长字段作为其中一个分词。选择最长的字段是因为越长的单词表达的意义越丰富，故单词越长优先级越高。如图 3-3-1 所示，"就诊于中国人民大学医院"这句话按照从前往后的顺序，选择一个长度为 6（词典中最长的词的长度）的跨度"就诊于中国人"进行判断，并逐渐减少跨度长度，依次判断"就诊于中国""就诊于中""…"是否存在于词典当中，当找到在词典中的词，即"就诊"或者长度减少为 1 时，则向后滑动，重复上述步骤直至分词结束。

就诊于中国人民大学医院	判断	在词典中	当前最长单词	分词列表
就 诊 于 中 国 人 民 大 学 医 院	就诊于中国人	否	[]	[]
就 诊 于 中 国 人 民 大 学 医 院	就诊于中国	否	[]	[]
就 诊 于 中 国 人 民 大 学 医 院	就诊于中	否	[]	[]
就 诊 于 中 国 人 民 大 学 医 院	就诊于	否	[]	[]
就 诊 于 中 国 人 民 大 学 医 院	就诊	是	[就诊]	[就诊]
就 诊 于 中 国 人 民 大 学 医 院	于中国人民大	否	[]	[就诊]
……	……	……	……	……
就 诊 于 中 国 人 民 大 学 医 院	于	是	[于]	[就诊、于]
就 诊 于 中 国 人 民 大 学 医 院	中国人民大学	是	[中国人民大学]	[就诊、于、中国人民大学]
就 诊 于 中 国 人 民 大 学 医 院	医院	是	[医院]	[就诊、于、中国人民大学、医院]

图 3-3-1 正向最大匹配法示例

逆向最大匹配法指把一个句子从后往前进行扫描，其与正向最大匹配法唯一的区别在于匹配方向相反。双向最大匹配法指同时进行正向最大匹配和逆向最大匹配，优先选择两种方法中分词总词数少的方法结果作为分词结果。相关的调查和统计表明，无论采用正向最大匹配法还是逆向最大匹配法，两者的分词结果是相近的，90%的中文使用正向最大匹配法分词和逆向最大匹配法分词能得到相同的结果，而且保证分词正确，不到1%的中文使用正向最大匹配法和逆向最大匹配法都得出错误结果。因此，在实际应用时，双向最大匹配法几乎能够应用于全部场景。

基于词典匹配的分词方法简单、快速、容易实现，但医学领域的相关概念和名称专业性极高，同时又不断出现新的专有名词及数量较多的缩写词，存在词典无法覆盖新词和词典爆炸的问题。这时，可以采用另一种常用的分词方法——基于统计语言模型的分词方法。

2. 基于统计语言模型的分词方法

统计语言模型是获取给定词序列在语料库中出现概率的函数，描述了该语言基于统计的生成规则。统计语言模型中，句子出现概率描述如下，设 S 表示将许多词按照某种特定顺序排列的连续词序列，w_1，w_2，$\cdots$，w_n 表示单词，如以下公式所示：

$$S=w_1, w_2, w_3, …, w_n$$

接着用 $P(S)$ 表示词序列 S 出现的概率，等同于词序列中每个词共同出现的联合概率，如以下公式所示：

$$P(S) =P(w_1w_2w_3\cdots w_n)$$

给定词序列的出现概率 $P(S)$ 越大，则越接近真实自然语言，由该词序列组成的语句就越合理。例如"心肺听诊无明显异常"序列就比"心肺睡觉听诊明显"序列更符合日常语言习惯，所以利用统计语言模型计算两个句子出现的概率，前者的概率就比后者更大。

基于统计语言模型的分词方法是先对目标字符串进行多种方式的切分，然后利用统计语言模型计算出每种切分方式下的句子出现的概率，概率最大的句子对应的切分方式结果就是最终分词结果。假定 S 是一个可以由许多种不同的词序列组合方式构成的句子，每种组合方式对应一种分词方式，句子 S 具有 A、B、C 三种不同的切分方式，且 A_i、B_i、C_i 都代表组成自然语言的单词。上述假设如以下公式所示：

$$A=（A_1A_2A_3\cdots A_k），\quad B=（B_1B_2B_3\cdots B_m），\quad C=（C_1C_2C_3\cdots C_n）$$

在这三种不同的切分方式中，最优的分词方式应该保证对应的句子出现概率最大，因此假设方式 B 是最优分词方式，那么计算得到的对应概率应该满足以下公式条件，即：

$$P（B）=P（B_1B_2B_3\cdots B_m）> P（A）=P（A_1A_2A_3\cdots A_k）> P（C）=P（C_1C_2C_3\cdots C_n）$$

其中，$P（A）$、$P（B）$、$P（C）$ 分别代表 A、B、C 三个序列组合出现的概率，需要使用统计语言模型进行计算。

一般来说，任何一种自然语言的单词量都非常大且句法复杂，由其不同排列组合构成的句子的数量也非常大，从空间复杂性看，要表示出所有可能句子的概率是不可能的。所以统计语言模型的计算实质是将句子的联合概率分解为各个单词的条件概率的乘积，如以下公式所示：

$$P（S）=P（w_1w_2w_3\cdots w_n）=P（w_1）P（w_2|w_1）P（w_3|w_1w_2）\cdots P（w_n|w_1w_2\cdots w_{n-1}）$$

其中，$P（w_1）$ 表示第一个词 w_1 出现的概率，$P（w_2｜w_1）$ 是在已知第一个词的前提下第二个词出现的概率，以此类推。当计算某个词出现的概率时，该词出现的概率取决于前面所有 n-1 个词出现时的条件概率，此时各种组合的可能性太多导致难以计算。此外，在实际计算过程中，通过统计计数的方法来计算概率还会遇到稀疏性问题，即存在某些词序列组合在语料库中出现频次很小或不存在的情况，此时计算出的概率会越来越低甚至为零。上述几种情况会导致计算句子概率面临很大困难，故引入马尔可夫假设来解决这个问题。

马尔可夫假设指一句话中当前一个词的出现和距离这个词最近 n 个词有关。当 n=1 时，每个词是独立的，其出现不受周围词的影响，叫作一元语言模型。当 n=2 时，当前词的出现与这个词前面一个词有关，比如前面的词是"上呼吸道"，那么当前词是"感染"的概率就会比较高，这种模型叫作二元语言模型。此处采用常用的二元语言模型进行计算，简化后的概率计算公式如以下公式所示。

$$P（S）=P（w_1w_2w_3\cdots w_n）=P（w_1）P（w_2|w_1）P（w_3|w_2）\cdots P（w_n|w_{n-1}）$$

其中，计算 $P（w_i｜w_{i-1}）$ 时只需统计这对词（w_{i-1}, w_i）在统计的文本中共同出现的次数和 w_{i-1} 本身单独在同样的文本中出现的次数，将两数相除即可得到计算结果。最后求出 $P（S）$ 的大小便能反映出这句话的合理程度。

可以看出，这种基于统计语言模型的分词方法遵循的原则很简单，而实质上得益于统计语言模型对于词之间的关联进行了很好的学习，故可以在中文分词中取得不错的效果。

随着机器学习、深度学习技术的发展，长短时记忆网络和卷积神经网络等方法进一步提升了分词准确率，对于后续任务，如信息抽取、语义匹配等起到了推动作用。在实际应用中，词法分析任务还面临分词规范性、歧义切分、新词识别等方面的困难和挑战，需要根据具体场景选用合适方法，开展更深入的研究。

（二）信息抽取技术方案

信息抽取旨在从结构化、半结构化或非结构化的文本抽取出指定类型的实体、关系、事件等信息，形成结构化数据，进而对海量信息进行自动分类、提取和重构，提高信息的利用率。根据获取对象不同，信息抽取可以分为四类，即命名实体识别、关系抽取、事件抽取、属性抽取，其中命名实体识别和关系抽取是其他抽取任务的基础。

1. 命名实体识别

命名实体识别指从医学文本中自动抽取特定医学实体，如疾病、症状、部位、检查、治疗等。如图 3-3-2 所示的出院小结文本，命名实体识别技术可以从中抽取出诸如“支气管扩张症”“肺炎链球菌肺炎”等疾病实体和“慢性咳嗽”“咯血”等症状实体。

常见的支气管扩张症（bronchiectasis）多见于儿童和青年。临床表现主要为慢性咳嗽、咯大量脓痰和（或）反复咯血。肺炎链球菌肺炎（streptococcus pneumoniae）是由肺炎链球菌（streptococcus pneumoniae，SP）或称肺炎球菌（pneumococcus）所引起的肺炎，约占 CAP 的半数。通常急骤起病，以高热、寒战、咳嗽、血痰及胸痛为特征。X 线影像呈肺段或肺叶急性炎性实变。

疾病
症状
影像检查

图 3-3-2 命名实体识别示例

常用的命名实体识别方法有基于规则的方法和基于序列标注的方法。基于规则的方法通常依赖于人工制定的规则模板，实体词典可以从结构化 / 半结构化数据中挖掘，如医学词典、医学百科等。基于规则的方法可以获得高准确率的实体抽取结果，但泛化能力不足，仅仅使用词典或规则无法很好地处理复杂语句和非标准实体。因此目前学术界主要采用基于序列标注的方法。基于序列标注的方法又可进一步分为统计机器学习模型和深度学习模型，这些模型预测具备较好的泛化能力。

序列标注是给定一个输入序列，采用算法对这个序列的每一个位置输出一个对应的标签，这是一个序列到序列的过程。一般来说，一个序列指的是一个句子，而一个位置指的是句子中的一个词。如图 3-3-3 所示是命名实体标注的一个具体实例，其采用 BIO 标注法（B 表示实体开始，I 表示实体内部，O 表示非实体），命名实体“高血压”的开始单词是“高”，则标注为“B”，而“血”和“压”则标注为“I”，命名实体“心脏病”类似。通过该标注过程，可以抽取医学实体“高血压”和“心脏病”。

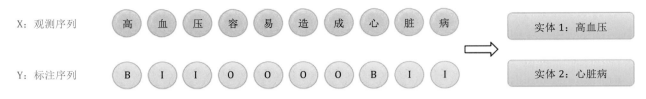

图 3-3-3　命名实体标注示例

条件随机场（Conditional Random Field，CRF）是一种统计机器学习模型，常用于解决序列标注问题。条件随机场在处理序列标注问题时，对标注的序列进行某种限制，即标记当前数据会考虑前面数据的标记信息，这种限制对于解析句子语法结构、保证标注序列顺序具有很好的合理性。图 3-3-3 展示的实体标注过程就是将命名实体识别建模成序列标注问题，进而使用条件随机场求解。

条件随机场中，X 与 Y 是随机变量，$P(Y \mid X)$ 是给定输入序列 X 时输出序列 Y 的条件概率分布，若随机变量 Y 构成的是一个马尔可夫随机场，则称条件概率分布 $P(Y \mid X)$ 是条件随机场，如图 3-3-4 所示。

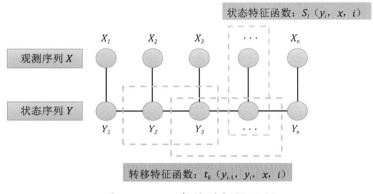

图 3-3-4　条件随机场示例

在条件概率模型 $P(Y \mid X)$ 中，X 是输入变量，表示需要标注的观测序列，Y 是输出变量，表示状态序列（标记序列）。在随机变量 X 取值为某个具体的值如"x"的条件下，随机变量 Y 取值为"y"的条件概率的表达式如以下公式所示：

$$P(y \mid x) = \frac{1}{Z(x)} \exp\left(\sum_{i,k} \lambda_k t_k(y_{i-1}, y_i, x, i) + \sum_{i,l} u_l s_l(y_i, x, i)\right)$$

上式被称为条件随机场的参数化形式，其中，$Z(x) = \sum_y \exp\left(\sum_{i,k} \lambda_k t_k(y_{i-1}, y_i, x, i) + \sum_{i,l} u_l s_l(y_i, x, i)\right)$，是归一化因子；$t_k(y_{i-1}, y_i, x, i)$ 表示转移特征函数，不仅依赖于当前位置，还与前一个位置有关；$s_l(y_i, x, i)$ 表示状态特征函数，依赖于当前位置；λ_k、u_l 表示对应的权值，权值代表对应特征的重要程度。这两个特征函数都依赖于位置，是局部特征函数，通常取值为 1 和 0，当满足特征条件时取值为 1，否则取值为 0。两个特征函数的表达式分别如以下公式所示：

$$t_k(y_{i-1}, y_i, x, i) = \begin{cases} 1, & \text{条件} \\ 0, & \text{其他} \end{cases}$$

$$s_l(y_i, x, i) = \begin{cases} 1，条件 \\ 0，其他 \end{cases}$$

条件随机场训练时通过极大似然估计或正则化的极大似然估计得到条件概率模型 $P(y \mid x)$。在得到训练好的条件概率模型 $P(y \mid x)$ 之后，条件随机场利用该训练好的模型进行预测，预测的过程是对于给定的输入序列（观测序列）x，求出 $P(y \mid x)$ 使得条件概率最大的输出序列（状态序列）y，即对观测序列进行标注，这个过程可以用以下公式来表示：

$$y^{*}=\mathrm{argm}_{y}axP(y \mid x)$$

其中，$P(y \mid x)$ 表示条件概率模型，$\mathrm{argm}_{y}ax$ 表示使得 $P(y \mid x)$ 达到最大值时变量 y 的取值。

目前，随着深度学习的不断发展，循环神经网络、门控循环单元（Gated Recurrent Unit，GRU）、长短时记忆网络等模型在序列数据建模方面取得了显著成绩。条件随机场可以与各种深度学习模型结合用于命名实体识别，比如双向长短时记忆网络结合条件随机场（BiLSTM-CRF）、卷积神经网络结合条件随机场（CNN-CRF）等。同时，条件随机场还可以与注意力机制相结合，衍生出许多新模型，如 Transformer-CRF、ALBERT-BiLSTM-CRF 等。这些将条件随机场与深度学习模型相结合的方法可以有效提升命名实体识别的准确度，为下游任务如关系抽取任务等提供更好的支持。

2. 关系抽取

关系抽取指在命名实体识别的基础上挖掘医疗实体对之间的语义关系，比如疾病表现为某些症状，细菌引发疾病等由实体与关系组成的三元组〈头实体，对应关系，尾实体〉。如图 3-3-5 所示的出院小结文本，利用关系抽取技术可以从中提取到头实体“支气管扩张症”、尾实体“慢性咳嗽、咯大量脓痰、咯血”以及它们之间的关系“表现为”。

常见的支气管扩张症（bronchiectasis）多见于儿童和青年。临床表现主要为慢性咳嗽、咯大量脓痰和（或）反复咯血。肺炎链球菌肺炎（streptococcus pneumoniae）是由肺炎链球菌（streptococcus pneumoniae，SP）或称肺炎球菌（pneumococcus）所引起的肺炎，约占 CAP 的半数。通常急骤起病，以高热、寒战、咳嗽、血痰及胸痛为特征。X 线影像呈肺段或肺叶急性炎性实变。	疾病 症状 细菌 影像检查

支气管扩张症　表现为　慢性咳嗽、咯大量脓痰、咯血

肺炎球菌　引起　肺炎链球菌肺炎

图 3-3-5　关系抽取示例

关系抽取方法分为基于流水线的方法和基于联合抽取的方法。基于流水线的方法包含两个步骤，第一步是命名实体识别，第二步是对实体间的关系进行分类。命名实体识别可利用条件随机场及其改进方法，将句子当中所有的候选实体识别出来，然后再识别每一个候选实体对之间的关系类型，其中也包含了实体对之间不存在某种特定关系的情况。基于流水线的方法容易理解，但存在错误传播、实体冗余、交互缺失等缺点。

基于联合抽取的方法不像基于流水线的方法那样先进行命名实体识别，然后再进行关系抽取，而是将命名实体识别和关系抽取统一建模，并充分利用实体与关系两者的交互信息，减少基于流水线方法中的错误传播问题。但是，基于联合抽取的方法也存在级联模型暴露偏差、表格填充模型效率低等问题，还需开展更加深入的研究。

（三）语义匹配技术方案

语义匹配是自然语言处理的基础技术之一，旨在分析和判断两个文本之间的语义关联。根据文本长度，语义匹配分为"短文本-短文本语义匹配""短文本-长文本语义匹配"和"长文本-长文本语义匹配"，其中"短文本-短文本语义匹配"常用于医学术语标准化和医学问答，"短文本-长文本语义匹配"常用于相似病历检索，"长文本-长文本语义匹配"常用于医学文献推荐。

1.语义匹配方法

语义匹配方法本质上是计算两个文本向量表示之间的相似度，根据相似度的大小判断两个文本之间是否有关联。它主要包含两个步骤，第一步是将文本转化为向量表示，第二步是计算向量表示之间的相似度。相似度越高，语义越相关，相似度越低，语义越不相关。（图 3-3-6 所示）

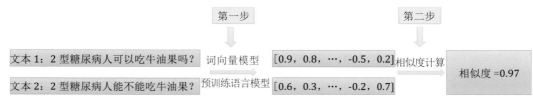

图 3-3-6　文本语义匹配示例

将文本转化为向量表示的方法有词向量模型、预训练语言模型等。词向量模型中最简单的编码方式是独热编码，用于把自然语言词语转换为向量表示。独热编码与某个具体的词在词汇表中的位置有关，其编码策略见表 3-3-1，某一个词在词汇表中的位置对应独热编码的位置编码为1，其他位置编码为0。独热编码能够简单、清晰地表示每一个词，但如果词汇表很大，词向量组成的矩阵会存在数据稀疏的问题，造成维度爆炸。此外，独热编码仅根据词汇表中词的位置进行 0 和 1 的简单编码，无法体现不同词语之间的语义关系。

表 3-3-1　独热编码示例

单词	序号	编码
感冒	0	[1, 0, 0, 0, ……, 0]
咳嗽	1	[0, 1, 0, 0, ……, 0]
发热	2	[0, 0, 1, 0, ……, 0]

续表

单词	序号	编码
……	……	……
支气管扩张症	14901	[0, 0, 0, 0, ……, 1]

目前学术界和工业界使用更多的是分布式表示方法，将词表示成一个定长的连续的稠密向量，如连续词袋模型（CBOW）、跳词模型（Skip-gram）、全局向量的词表示（Glove）等。词向量模型通过大量的语料库进行训练之后，可以将高维稀疏向量表示转化为低维稠密向量表示（维度少、数值小且数值之间的差较小），使得语义相近的词在向量空间上具有相似的位置，从而达到表示单词语义的目的。分布式表示中词之间存在相似关系，词之间存在"距离"概念，这对很多自然语言处理的任务非常有帮助。图 3-3-7 表示四个单词"queen""king""man""woman"的词向量位置，"king"和"man"的夹角比"king"和"woman"的夹角更小，这种向量之间的距离就体现出了词之间的语义相似性。

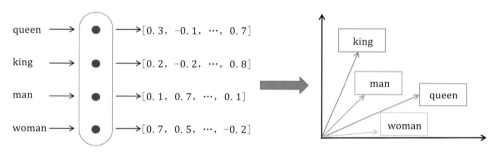

图 3-3-7　词向量示例

近年来，深度学习模型在文本表示领域取得了更进一步的突破，尤其是谷歌发布 BERT 预训练语言模型以来，文本表示的水平迈向了全新的高度。目前文本表示一般都是采用各种大规模的预训练语言模型，如 BERT、ALBERT、RoBERTa 等。这些大规模预训练语言模型利用大规模的语料库进行训练，在具体使用时只需在特定的任务上进行参数的微调就可以达到很好的效果。医疗领域也不断地推出各种预训练语言模型，如 BioBERT、ClinicalBERT、Med-BERT、MC-BERT、GBERT 等。这些模型为医疗领域的文本表示提供了更好的方式，使得许多医疗自然语言处理下游任务的效果都有大幅度的提升。

语义匹配的第二个步骤是计算向量表示之间的相似度，常用方法有余弦相似度、杰卡德相似性系数、皮尔逊相关系数、欧氏距离、曼哈顿距离等。以余弦相似度方法为例，余弦相似度是 n 维空间中两个 n 维向量之间角度的余弦值。余弦相似度等于两个向量的点积（向量积）除以两个向量长度（或大小）的乘积，值的范围为 $[-1, 1]$，-1 表示两个向量完全不相似，1 表示两个向量完全相似。设有两个向量 A 和 B，其余弦相似度的计算公式如下所示：

$$\cos(\theta) = \frac{A \cdot B}{\|A\| \|B\|}$$

其中，A 和 B 分别表示两个文本的向量，$\|A\|$ 和 $\|B\|$ 分别表示向量 A 和向量 B 的长度。

其他方法在文本语义匹配中也有不同程度的应用，需要综合考虑具体的匹配任务、应用特点、文本特点等多方面的因素，选择最合适的计算相似度的方法。

2. 医学术语标准化

文本语义匹配在医学领域的一个典型应用是医学术语标准化，通常会使用文本匹配的方法来计算医学术语之间的语义相似度。临床上，由于医疗人员的记录风格存在差异，关于同一种诊断、手术、药品、检查、化验、症状等会有多达几十到上百种不同的写法。这些不一致的医学术语表述方式给医疗信息的整合、交换和共享等工作带来了诸多障碍。因此，开展医学术语标准化的相关研究对于利用和整合规模庞大的、非结构化的、混乱无序的、分散的医学信息数据有重大助益。

与标准的语义匹配不同，医学术语标准化面临"一对多"和"多对一"的问题，即每一个待标准的术语可能对应标准词表中的多个标准词，如手术原词"经皮肾镜碎石取石术（左侧）"对应的手术标准词为"经皮肾镜碎石术（PCNL）"和"经皮肾镜取石术"，这时从中选择一个标准词作为最后的标准词是解决该问题的关键所在。由于原词表述方式和标准词词表的规模通常比较大，模型设计时常在匹配之前添加额外的筛选匹配候选词模块，为每个待标准术语筛选若干候选标准词，再将＜待标准术语，候选标准词＞对输入到文本匹配模型进行匹配。

目前，国际上有许多与医学术语标准化相关的评测任务，比如"CLEF""eHealth"中的多语言信息抽取任务，"SMM4H"中的药物副作用抽取及标准化任务，"BioNLP"中的药品和化学实体标准化子任务。与国外相比，国内的医疗信息化技术发展相对较晚，目前中文医学领域有 CBLUE 术语标准化评测任务。这些标准数据集和公开评测任务对算法技术的发展有着良好的推动作用。

除了临床术语标准化，还有健康医疗信息抽取、分析与知识挖掘，健康知识图谱构建，健康、生物领域的问答会话，医疗辅助决策支持等，推动了中文医学自然语言社区的建设和发展。

六、小结与展望

医学自然语言处理技术可以实现从海量医学文本数据中提炼出医学关键信息，并合理高效地对其进行管理、共享及应用，同时还可以帮助构建各类医学应用，如电子病历检索、医学智能问答、临床决策支持等。这些医学应用为广大医务人员和患者提供了极大的便利，能够有效提升医院的工作效率和医疗质量，这对当今的医疗行业而言具有重要意义，也是很多企业和研究机构的研究热点。本模块介绍了医学自然语言处理中的关键概念，围绕自然语言处理领域的三个关键技术（词法分析技术、信息抽取技术和语义匹配技术）展开。这些技术在自然语言处理中都是基础且重要的，但是它们仍然存在着诸多未解决的问题和难点。随着后续医学自然语言处理领域的工作者不断增多，研究和探索的不断深入，这些问题都将逐渐得到解决。

只有所有行业相关工作者持之以恒地付出时间和精力，不断地了解行业前沿动态和学习最新的技术，才能够推动医学自然语言处理的发展，促进医疗行业的信息化、智能化、数字化。

延 伸 阅 读 一

利用数据科学和机器学习处理分析乳腺癌数据

在这里，我们基于一个开源的乳腺癌小数据集来讲解如何利用数据科学和机器学习方法一步步进行医学相关数据的处理及分析。

一、初识乳腺癌数据集

该乳腺癌数据集共有 569 个样本，每个样本包含 30 维特征，每一维特征都是肿瘤相关的指标信息，比如"mean radius""mean perimeter""mean area"等。同时每一维特征都是浮点数类型并且无数据缺失。569 个样本的标签即结局变量是"良性"或者"恶性"，其中"良性"样本共 357 个，"恶性"样本共 212 个。

这里需要提到的是，往往在实际的医学数据处理和分析任务中，要将真实的医学业务数据处理成规整且无数据缺失的数据集，还需要经过收集和存储数据，以及数据处理、清洗和转换等步骤。这些数据前处理工作往往较为繁琐且占据整个数据处理和分析任务的大半时间。但是这些工作又是极其重要的，因为高质量的数据处理可以真实地反映业务数据的情况和趋势，可以让后续的数据分析结果更加真实且可信。在该案例中，我们主要是为了展示医学数据分析常用的方法和技巧，所以采用了处理得较为规整的数据集进行演示，真实的医学数据前处理方法读者可自行在实践中进行探索。

二、简单的特征统计及相关性分析

通过对数据集特征的简单统计，可以计算出每一维特征的计数（count）、平均值（mean）、标准差（Std）、最大最小值（max、min）、四分位数（25%、75%）及中位数（50%）等指标，见表 3-3-2。

表 3-3-2　数据集特征统计数据框

	mean radius	mean texture	mean perimeter	mean area	mean smoothness	mean compactness	mean concavity	mean concave points
count	569.000000	569.000000	569.000000	569.000000	569.000000	569.000000	569.000000	569.000000
mean	14.127292	19.289649	91.969033	654.889104	0.096360	0.104341	0.088799	0.048919
Std	3.524049	4.301036	24.298981	351.914129	0.014064	0.052813	0.079720	0.038803
min	6.981000	9.710000	43.790000	143.500000	0.052630	0.019380	0.000000	0.000000
25%	11.700000	16.170000	75.170000	420.300000	0.086370	0.064920	0.029560	0.020310
50%	13.370000	18.840000	86.240000	551.100000	0.095870	0.092630	0.061540	0.033500
75%	15.780000	21.800000	104.100000	782.700000	0.105300	0.130400	0.130700	0.074000
max	28.110000	39.280000	188.500000	2501.000000	0.163400	0.345400	0.426800	0.201200
8 rows × 30 columns								

　　在此，为了方便演示，取原始特征的前 10 维即肿瘤相关指标平均值的特征进行后续分析，其他特征读者可以自行尝试和实践。

　　通过计算各个特征的相关性矩阵并进行可视化，可以简单地通过散点图的趋势看出 "mean radius" 与 "mean perimeter"、"mean area" 与 "mean perimeter" 等几对特征呈较强的线性相关，如图 3-3-8 所示。

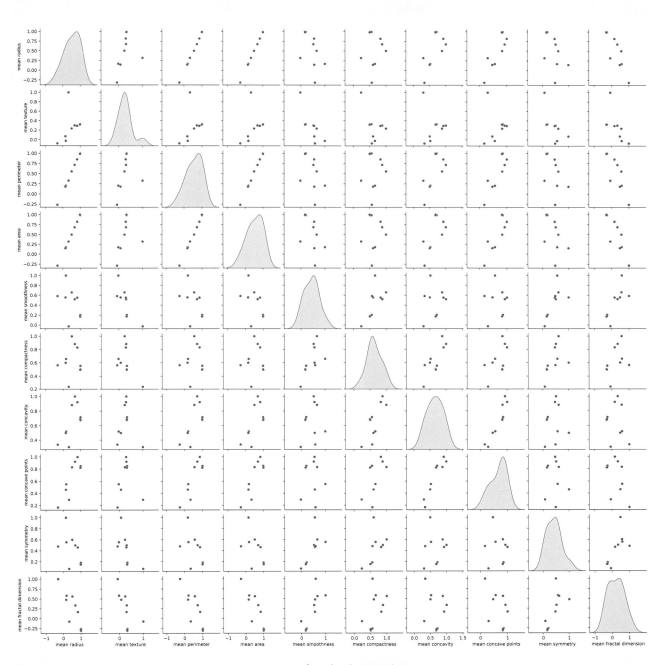

图 3-3-8　特征相关性矩阵可视化

　　由于散点图不够直观，我们接着采用热力图对特征相关性进行可视化展示（图 3-3-9），可以从热力图色块中的相关性数值及色块颜色与红色的接近程度看出特征的相关性大小，其中多对特征都有较强的相关性（相关系数＞ 0.7）。

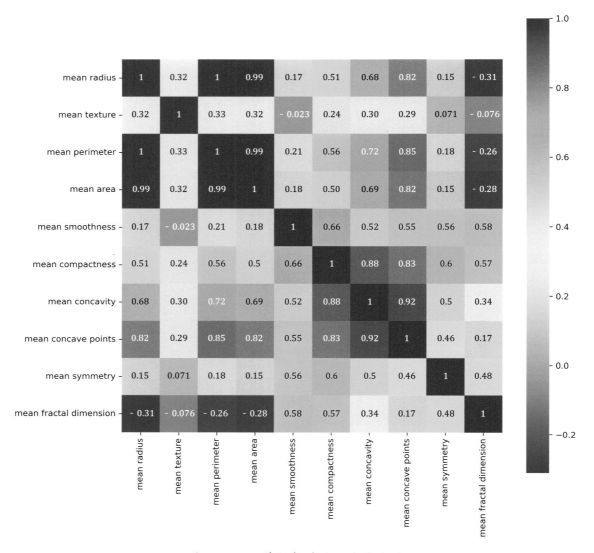

图 3-3-9 特征相关性矩阵热力图

接下来通过绘制直方图查看数据集前 6 维特征与结局变量的相关性（图 3-3-10），其中绿色代表标签为"良性"的样本，红色代表标签为"恶性"的样本。可见良性样本和恶性样本在"mean radius""mean texture""mean perimeter""mean area"和"mean compactness"这五个特征上都有较为明显的差异。

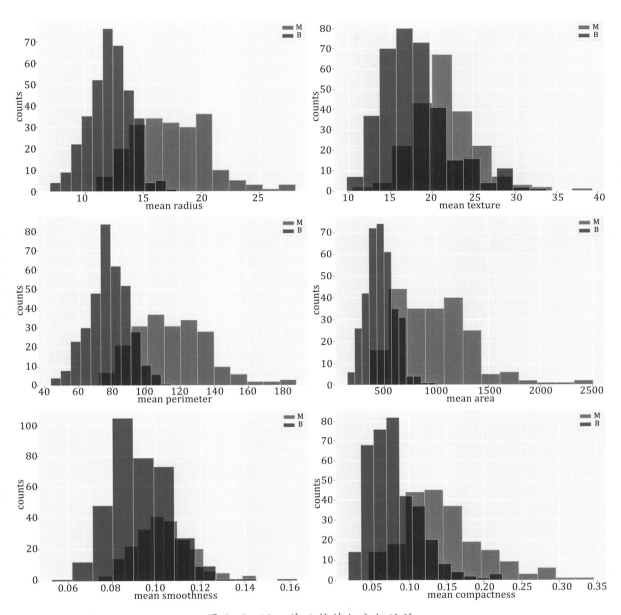

图 3-3-10　前 6 维特征分组统计

三、主成分分析及可视化

主成分分析是一种重要且常用的数据降维方法,其作用是将高维特征映射到低维特征,方便探究数据特征之间的相关程度,同时使高维数据更易处理、分析和可视化展示。这里将原始 10 维特征降维至 2 维并进行散点图展示,其中红色代表标签为"恶性"的样本,绿色代表标签为"良性"的样本(图 3-3-11),可以看到样本在第一个维度上已经分得比较开。

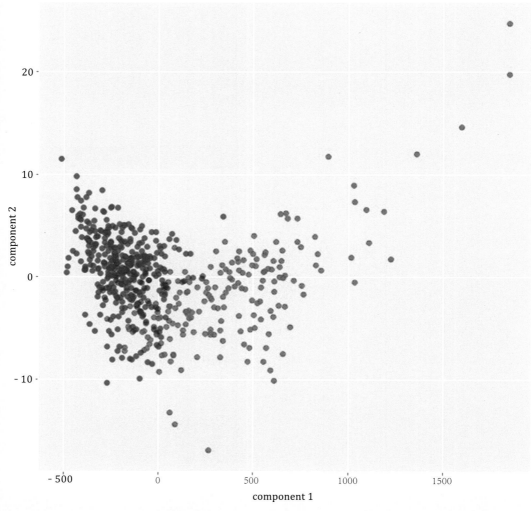

图 3-3-11 主成分分析结果可视化

四、利用机器学习方法进行分类模型构建

接下来我们就使用机器学习方法来为乳腺癌数据构建模型。通过分析数据可以发现，该乳腺癌数据为有标签（即结局变量）的数据，并且标签为离散型，因此该机器学习任务为有监督学习并且为分类任务。以 Logistic 回归算法为例为该乳腺癌数据构建机器学习分类模型。将原始数据集按 4 ∶ 1 的比例拆分为训练集和测试集，在训练集上训练 Logistic 分类模型，然后在测试集上计算各种模型评价指标，进行模型性能评估（表 3-3-3）。可以看到模型总体精确率（Precision）、灵敏度（Sensitivity）及 F_1 度量（F_1-score）多在 0.93、0.94 左右，模型分类效果很不错。

表 3-3-3　模型在测试集上的性能指标

标签／指标	精确率（Precision）	灵敏度（Sensitivity）	F_1 度量（F_1-score）	样本量（个）
0	0.95	0.88	0.92	43
1	0.93	0.97	0.95	71
准确率（Accuracy）	–	–	0.94	114
宏平均值（Macro avg.）	0.94	0.93	0.93	114
加权平均值（Weighted avg.）	0.94	0.94	0.94	114

　　进一步，还可以通过计算模型的真阳性率（TPR）、假阳性率（FPR）绘制 ROC 曲线，以及计算曲线下面积 AUC（图 3-3-12）。通过计算得知该模型 AUC 值为 0.98，是一个比较优秀的分类模型。

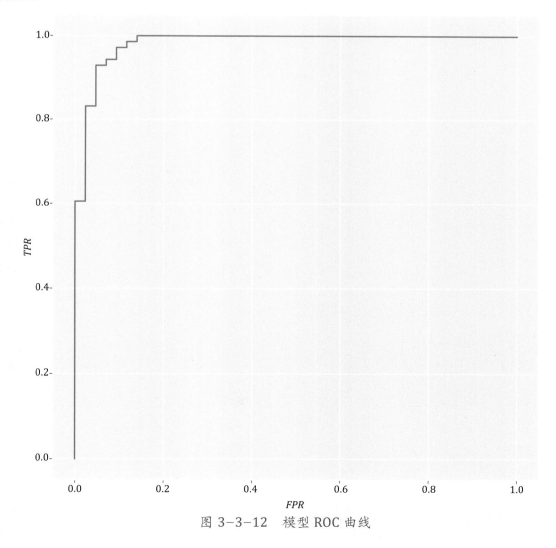

图 3-3-12　模型 ROC 曲线

五、Python 代码

在此，附上整个分析流程的 **Python** 代码，感兴趣的读者可以按照注释一步步复现上述的分析流程。

```python
# step 1: 初识乳腺癌数据集
## 载入原始数据集到 X，y 两个数据框
from sklearn.datasets import load_breast_cancer
X, y = load_breast_cancer(return_X_y=True, as_frame=True)
## 查看特征数据
X.info()
X.head()
## 查看数据标签统计
y.value_counts()
# step 2: 简单的特征统计及相关性分析
## 查看特征数据基本统计信息
X.describe()
## 取前 10 维特征到新数据框
X2 = X.iloc[:, :10]
print(X2.columns)
## 特征相关性可视化展示
import seaborn as sns
cor_mat = X2.corr()
sns.pairplot(cor_mat, diag_kind='kde', size=2);
## 特征相关性热力图绘制
import matplotlib.pyplot as plt
plt.figure(figsize=(10,10))
sns.heatmap(cor_mat, annot=True, square=True, cmap='coolwarm')
plt.show()
## 前 6 维特征与标签相关性可视化
plt.style.use('ggplot')
bins = 12
```

```
plt.figure(figsize=(15,15))
plt.subplot(3, 2, 1)
sns.histplot(X2[y==0]['mean radius'], bins=bins, color='red', label='M')
sns.histplot(X2[y==1]['mean radius'], bins=bins, color='green', label='B')
plt.legend(loc='upper right')
plt.subplot(3, 2, 2)
sns.histplot(X2[y==0]['mean texture'], bins=bins, color='red', label='M')
sns.histplot(X2[y==1]['mean texture'], bins=bins, color='green', label='B')
plt.legend(loc='upper right')
plt.subplot(3, 2, 3)
sns.histplot(X2[y==0]['mean perimeter'], bins=bins, color='red', label='M')
sns.histplot(X2[y==1]['mean perimeter'], bins=bins, color='green', label='B')
plt.legend(loc='upper right')
plt.subplot(3, 2, 4)
sns.histplot(X2[y==0]['mean area'], bins=bins, color='red', label='M')
sns.histplot(X2[y==1]['mean area'], bins=bins, color='green', label='B')
plt.legend(loc='upper right')
plt.subplot(3, 2, 5)
sns.histplot(X2[y==0]['mean smoothness'], bins=bins, color='red', label='M')
sns.histplot(X2[y==1]['mean smoothness'], bins=bins, color='green', label='B')
plt.legend(loc='upper right')
plt.subplot(3, 2, 6)
sns.histplot(X2[y==0]['mean compactness'], bins=bins, color='red', label='M')
sns.histplot(X2[y==1]['mean compactness'], bins=bins, color='green', label='B')
plt.legend(loc='upper right')
plt.tight_layout()
plt.show()
# step 3: 主成分分析及可视化
from sklearn.decomposition import PCA
pca = PCA(n_components=2)
```

```
newX2 = pca.fit_transform(X2.values)
print(pca.explained_variance_ratio_)
plt.figure(figsize=(10,10))
plt.scatter(newX2[y==0][:, 0], newX2[y==0][:, 1], c="red", alpha=0.7)
plt.scatter(newX2[y==1][:, 0], newX2[y==1][:, 1], c="green", alpha=0.7)
plt.show()
# step 4: 利用机器学习方法进行分类模型构建
from sklearn.model_selection import train_test_split
from sklearn.linear_model import LogisticRegression
from sklearn.metrics import classification_report
## 训练集、测试集拆分
X_train, X_test, y_train, y_test = train_test_split(X2.values, y.values, test_size=0.2, random_state=2023)
## Logistic 回归模型训练及测试
lr = LogisticRegression(max_iter=2000)
lr.fit(X_train, y_train)
y_pred = lr.predict(X_test)
print(classification_report(y_test, y_pred))
## ROC 曲线绘制及 AUC 计算
from sklearn.metrics import roc_curve, roc_auc_score
y_score = lr.predict_proba(X_test)[:, 1]
print(roc_auc_score(y_test, y_score))
fpr, tpr, _ = roc_curve(y_test, y_score)
plt.figure(figsize=(10,10))
plt.plot(fpr, tpr)
plt.show()
```

在这里我们通过一个简单的案例展示了以基本的医学数据科学分析方法及机器学习技术来实现对乳腺癌小数据集的处理和分析。当然，在实际的分析和建模过程中，我们可能还要加入更多较为复杂的步骤来保证我们分析的可靠性及将模型进行实际应用，比如统计分析、模型超参数调优、交叉验证、更为复杂机器学习算法的使用，以及模型训练完成后的部署、调试和维护等，在这里不作深入说明，读者可自行进行实践和探究。

延伸阅读（二）

大语言模型

大语言模型（Large Language Model，LLM）是一种人工智能模型，旨在帮助计算机理解和生成人类语言。与语言模型相比，大语言模型的参数量通常超过千亿，其通过在大量的文本数据上进行训练，学习数据中的复杂模式，获得通用性更高的模型，从而完成更加广泛的任务。大语言模型通常基于如变换器（Transformer）架构，并衍生出了如 BERT、GPT（Generative Pre-trained Transformer）等优秀的大语言模型。

当前的大语言模型已经具备了给整个医疗保健行业带来更加深远、广泛变革的潜力，可以帮助医务人员减少工作量、提高工作效率，如提升智能化远程问诊准确率和效率、自动总结医疗文档、分析医疗记录等。目前已有许多研究将大语言模型拓展到了医疗领域，如谷歌在医疗领域的大语言模型 Med-PaLM 2 通过利用医学领域数据集的微调，提升了模型对医学知识获取和推理的能力，该模型在临床效用的答案评估中获得了医生的高度认可。

Transformer 的出现是深度学习在自然语言处理领域的一个关键性突破，此后的深度学习模型，尤其是大语言模型，研究重心逐渐向基于 Transformer 的架构转移，取得了多项出色的成果。Transformer 由编码器和解码器两部分组成。Transformer 的编-解码器在工作时将分别对输入句子中每个词的文本表示向量进行处理。其中，编码器获取单词表示向量的矩阵，经过六个编码器块处理后获得句子中所有单词的编码信息矩阵，解码器将根据编码信息矩阵预测出最可能出现的下一个词。此外，在 Transformer 中还使用了掩码机制保证输出的预测文本序列的正确性。这种机制在 Transformer 中的主要作用有两方面，一是减少编码器在进行编码时受到未来输出元素的影响，二是避免 Transformer 在生成序列时提前使用未来的元素。

BERT 是谷歌于 2018 年提出的一个无监督学习预训练语言模型，它可以从大量无标记数据集中训练得到基础模型，用于提高各项自然语言处理任务的性能。在此之前，语言模型已经能在与特定任务相关的大量标注数据上进行精确训练，但无法完成训练集之外的任务。为了解决此类问题，BERT 采用了"预训练—微调"范式。在预训练时，BERT 的训练集基于来自书籍、维基的语料库，通过掩码建模（Masked Language Model，MLM）和下一句预测（Next Sentence Prediction，NSP）两个预训练任务充分学习文本句子内部及句子之间的语义信息。在微调时，通过在下游任务的小数据集上的简单训练，就能够快速适应下游任务的语义环境，从而在任务的应用中达到比较好的预测效果。BERT 仅使用了 Transformer 的编码器部分来生成文本向量，同时通过随机掩码一定比例的输入 token 来达到双向训练语言模型的目的。BERT 采用深层的双向 Transformer 组件来构建整个模型，最终生成能融合上下文信息的深层双向语言表征。

GPT 也是基于预训练的语言模型，并且同样采用了基于 Transformer 的架构。与 BERT 不同的是，GPT 只使用了解码器部分，采用单向的语言模型预训练建模任务，即模型只通过建模前面文字的语义信息来预测生成下一个词，因此 GPT 更适用于对话生成、文本生成等生成式任务。从 GPT-1 到 GPT-4，随着训练数据量和模型参数量的提升，GPT 系列模型的智能化程度也不断提升，展现出非常高的理解能力和泛化能力。GPT-1 由 OpenAI 于 2018 年发布，该模型包含了 1.17 亿个参数。GPT-2 去掉了 GPT-1 中的有监督微调部分，将模型变为无监督模型，同时验证了零样本学习，即通过海量数据和大量参数训练出来的词向量模型，具有迁移到其他类别的任务中而不需要额外训练的特性。GPT-2 参数量约 15 亿，训练数据量约为 40GB。2020 年发布的 GPT-3 采用了更大的规模和更多的技术创新，包含了 1750 亿参数，在生成文本、问答、翻译、摘要和对话等任务上都取得了非常好的表现，在小样本条件下达到和 BERT 媲美的性能。ChatGPT 是 GPT-3 模型的升级版，主要针对对话任务进行了优化，增加了对话历史的输入和输出，以及对话策略的控制。ChatGPT 在对话任务上表现出色，可以与人类进行自然而流畅的对话。2023 年 GPT-4 面世，模型参数量剧增至 10 万亿至 100 万亿，这使得模型能够回答更加复杂的问题，并且在回答的准确率上也有很大提升。此外，GPT-4 还引入了多模态功能，增强了对图片的理解能力。

从全球范围来看，大语言模型的主要发布机构有谷歌、OpenAI、Facebook、微软和 Deepmind。从国内来看，2021 年发布的智源悟道是国产大语言模型的先驱者，2023 年，各科技公司也纷纷推出大语言模型，如百度文心一言、阿里巴巴通义千问、华为盘古、腾讯混元、讯飞星火等。在医疗领域，医联发布的 MedGPT 也是基于 Transformer 架构，预训练阶段使用了超过 20 亿的医学文本数据，包含了 1000 亿参数，可支持医疗场景下的多模态输入和输出，帮助患者诊断疾病并设计治疗方案。

GPT 和其他大语言模型的影响深远而深刻，这些技术的不断发展和改进，在逐渐改变人们的生活和工作方式。未来，大语言模型产品将会朝着更大数据规模、更深领域融合、更广行业应用等方向发展。更大数据规模意味着能够处理更复杂的任务、提高模型的精度、增强模型的理解能力和生成能力；更深领域融合意味着大语言模型与多领域融合，拓展出更多领域化的大语言模型；更广行业应用则意味着能够完成更广泛的应用任务，深入各行各业，解决更多样的行业应用具体问题。同时，大语言模型未来的研究也将着力于提高模型的准确性、一致性、真实性、安全性、公平性、通用性、可解释性、可控性等，为人类社会进步带来更大的发展空间。

（滕飞　胡节　刘忠禹）

参考文献

1. 方积乾. 卫生统计学 [M]. 5 版. 北京：人民卫生出版社，2003.

2. Chen Y, Dong Y, Zeng Y, et al. Mapping of diseases from clinical medicine research—a visualization study[J]. Scientometrics, 2020, 125：171-185.

3. 陈俊任，曾瑜，张超，等. 人工智能医学应用的文献传播的可视化研究 [J]. 中国循证医学杂志，2021，21（8）：973-979.

4. Peter N. Concise survey of computer methods[M]. New York：Petrocelli Books, 1974.

5. 李康，贺佳. 医学统计学 [M]. 北京：人民卫生出版社，2013.

6. Ratner B. The correlation coefficient：its values range between+1/ -1, or do they？[J]. Journal of Targeting, Measurement and Analysis for Marketing, 2009, 17（2）：139-142.

7. Cox DR. Principles of statistical inference[M]. Cambridge：Cambridge University Press, 2006.

8. 机器学习常用术语 [EB/OL]. http://c.biancheng.net/ml_alg/term.html.

9. 周志华. 机器学习 [M]. 北京：清华大学出版社，2016.

10. Sebastian R, Vahid M. Python machine learning（second edition）[M]. Birmingham：Packt Publishing Ltd., 2017.

11. 李亚茹，张宇来，王佳晨. 面向超参数估计的贝叶斯优化方法综述 [J]. 计算机科学，2022，49（S1）：86-92.

12. Lecun Y, Bottou L. Gradient-based learning applied to document recognition[J]. Proceedings of the IEEE, 1998, 86（11）：2278-2324.

13. 刘挺，秦兵，赵军，等. 自然语言处理 [M]. 北京：高等教育出版社，2021.

14. 张文静，张惠蒙，杨麟儿，等. 基于 Lattice-LSTM 的多粒度中文分词[J]. 中文信息学报，2019，33（1）：18-24.

15. 张军，赖志鹏，李学，等. 基于新词发现的跨领域中文分词方法 [J]. 电子与信息学报，2022，44（9）：3241-3248.

16. 韩冬煦，常宝宝. 中文分词模型的领域适应性方法 [J]. 计算机学报，2015，38（2）：272-281.

17. 宗成庆. 统计自然语言处理 [M]. 北京：清华大学出版社，2013.

18. 赵京胜，宋梦雪，高祥，等. 自然语言处理中的文本表示研究 [J]. 软件学报，2021，33（1）：102-128.

19. 隗昊，周爱，张益嘉，等. 深度学习生物医学实体关系抽取研究综述 [J]. 计算机工程与应用，2021，57（21）：14-23.

20. 李航. 统计学习方法 [M]. 北京：清华大学出版社，2012.

21. 鄂海红，张文静，肖思琪，等. 深度学习实体关系抽取研究综述 [J]. 软件学报，2019，30（6）：1793-1818.

22. 岳增营，叶霞，刘睿珩. 基于语言模型的预训练技术研究综述 [J]. 中文信息学报，2021，35（9）：15-29.

23. 黄源航，焦晓康，汤步洲，等. CHIP2019 评测任务 1 概述：临床术语标准化任务 [J]. 中文信息学报，2021，35（3）：94-99.

24. Vaswani A，Shazeer N，Parmar N，et al. Attention is all you need[C]. Advances in Neural Information Processing Systems 30，2017.

25. Devlin J，Chang MW，Lee K，et al. Bert：pre-training of deep bidirectional transformers for language understanding[C]. Proceedings of the 2019 Conference of the North American Chapter of the Association for Computational Linguistics，2019.

26. Radford A，Narasimhan K，Salimans T，et al. Improving language understanding by generative pre-training[J]. Computer Science，Linguistics，2018.

医学数据安全

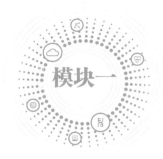

模块一 医学数据安全概述

数据是数字资产（包括网络、信息系统、数据）的核心，是国家经济建设和社会发展的重要基础性战略资源之一。我国在国家层面实施数据安全等级保护制度和分类分级保护制度。2021年9月1日实施的《中华人民共和国数据安全法》第三条，给出了"数据"和"数据安全"的定义，"数据"指任何以电子或者其他方式对信息的记录；"数据安全"指通过采取必要措施，确保数据处于有效保护和合法利用的状态，以及具备保障持续安全状态的能力。

医学数据包含了我国人类遗传资源数据和自然人隐私信息，极易成为黑客的攻击目标，数据一旦泄露易造成严重后果。医学数据安全不仅关乎患者个人信息安全和合法权益，更与医疗企业合法权益、社会公共利益和国家安全密切相关。生物安全作为国家安全的新兴战略领域，被纳入国家安全体系，成为国家安全的重要组成部分，而我国人类遗传资源安全是维护国家生物安全的重要方面，族群的基因信息涉及生物武器的精准性，与国家安全密切相关。目前，人类遗传资源已经成为全球战略必争领域，国家需要守护民族基因安全。我国疆域广阔、人口和民族众多，人类遗传资源极其丰富，人类遗传资源信息的有效保护和合理利用，对于保障我国公民的个人权益、维护社会公共利益和捍卫国家安全具有十分重要的意义。

近年来，我国出台《中华人民共和国网络安全法》《中华人民共和国数据安全法》《中华人民共和国出口管制法》《中华人民共和国个人信息保护法》等法律法规，不断填补我国数据安全制度方面的空白，数据保护法律法规体系逐渐清晰完善。相对于当前医疗信息化的蓬勃发展，医疗机构的医学数据安全建设相对滞后，医疗行业的数据安全成为《"十四五"全民健康信息化规划》部署的关键领域。2022年8月，国家卫生健康委、国家中医药局、国家疾控局发布《医疗卫生机构网络安全管理办法》，促进了整个医疗行业数据安全理念的变化：一方面，医疗机构充分认识到医学数据分类分级保护制度对于数据安全保障和充分自由流通的重要性；另一方面，医疗机构更加关注医学数据全生命周期的安全防护，医学数据安全产品的部署转向数据分类分级保护、数据全生命周期安全治理方面，同时，开启了对医学核心数据、重要数据的智能化识别和建立医学重要数据目录的相关工作的研究。2022年12月，《中共中央　国务院关于构建数据基础制度更好发挥数据要素作用的意见》（即"数据二十条"）发布，数据作为新型生产要素依法、有序流动势不可挡。

　　我国数据基础制度的建立，为医学数据的流通和交易活动的开展带来了动力，医疗行业和部门必然会根据基础制度的要求，细化和规范发挥医学数据要素作用的管理制度体系。当数据由静止转向动态流动时，数据安全应用场景发生变化，数据保护理念和方法也要相应跟上，同一份数据在不同的应用场景可以采取不同粒度的安全防护措施。同时，医学数据安全也不再仅仅是保护医学数据实体本身，还要针对数据流转做好动态的防护，对加工处理后的医学数据及其数据衍生品，包括医学数据预测、检测模型等进行切实有效的安全保护，这必将对医疗行业数据安全提出新的挑战和新的要求。

延伸阅读

　　2019年7月1日施行的《中华人民共和国人类遗传资源管理条例》规定，人类遗传资源包括人类遗传资源材料和人类遗传资源信息。人类遗传资源材料指含有人体基因、基因组等遗传物质的器官、组织、细胞等遗传材料。人类遗传资源信息指利用人类遗传资源材料产生的人类基因、基因组数据。我国人类遗传资源信息数据已经成为研究生命规律、开展医学研究、推动新药创新的重要基础性战略资源，防范和应对我国人类遗传资源信息数据安全问题不仅是维护国家生物安全的重要方面，也是生物技术能够稳定健康发展，人民生命健康和生态系统相对处于没有危险和不受威胁的状态，生物领域具备维护国家安全和持续发展能力的关键所在。

　　《中华人民共和国生物安全法》第六章详细规定了保障人类遗传资源和生物资源安全方面的内容，人类遗传资源保护首次被上升至国家法律层面，国家加强了对我国人类遗传资源和生物资源采集、保藏、利用、对外提供等活动的管理和监督。同时，为了配合《中华人民共和国生物安全法》的实施，《中华人民共和国刑法修正案（十一）》确立了非法采集我国人类遗传资源、走私我国人类遗传资源材料罪，将危害人类遗传资源犯罪写入刑法。这一切标志着我国人类遗传资源保护体系的形成。

（阮树骅　匡亚岚）

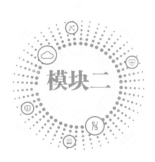

模块二　医学数据安全需求

一、医学数据安全基本要素

医学数据安全至关重要，是数据开放共享的前提和基础。医学数据安全的基本要素包括相关角色、流通场景、公开共享类型、开放形式。

（一）相关角色

针对医学数据特定的使用、处理场景，将相关的组织或个人划分成四类角色。

1. 个人医学数据主体

个人医学数据主体，简称"主体"，是指能够被个人医学数据所标识的自然人。

2. 医学数据控制者

医学数据控制者，简称"控制者"，是指能够决定数据处理目的、方式及范围等的组织或个人。共同决定一项数据处理目的、方式及范围等的组织或个人，称为"共同控制者"。

3. 医学数据处理者

医学数据处理者，简称"处理者"，是指代表"控制者"采集、传输、存储、使用、处理、披露或销毁其掌握的数据，或为"控制者"提供涉及数据的使用、处理或者披露服务的相关组织或个人。

4. 医学数据使用者

医学数据使用者，简称"使用者"，是针对特定医学数据的特定使用场景，既不属于"主体"，也不属于"控制者"和"处理者"，对特定医学数据进行利用的相关组织或个人。

（二）流通场景

医学数据在上述四类角色间进行流通和共享，主要流通场景可分为以下六类：

（1）医学数据从主体流向控制者，实现医学数据的采集和主体疾病诊断。

（2）医学数据从控制者流向主体，向主体披露其个人医学数据或提供疾病诊疗服务。

（3）医学数据在控制者内部进行流通共享，实现内部学术研讨和培训服务。

（4）医学数据从控制者流向处理者，实现全生命周期的医学数据处理。

（5）医学数据在共同控制者间进行流通共享，实现医疗保险等服务。

（6）医学数据从控制者流向使用者，基于受限制数据集实现医学研究、医疗保健、公共卫生等服务。

（三）公开共享类型

医学数据主要涉及自然人的健康医疗信息，参照《信息安全技术　个人信息去标识化指南》（GB/T 37964—2019），其公开共享主要有三种类型。

1. 完全公开共享

针对可通过互联网直接公开发布的医学数据，注意该类数据一旦发布，很难召回。

2. 受控公开共享

针对可通过数据处理或使用协议对数据的处理或使用进行约束的医学数据，注意该类数据一般指由控制者通过协议约束共享给处理者或使用者的数据。

3. 领地公开共享

针对可在物理或者虚拟的领地范围内共享的医学数据，要求数据不能流出到领地范围外。

（四）开放形式

医学数据在保障安全的前提下贵在数据的开放利用，造福人民大众健康，其主要有五种开放形式。

1. 网站公开

在医疗组织机构网站上，向大众开放概要统计类或经匿名处理后的医疗数据。

2. 文件共享

医疗数据系统生成的医疗数据文件，或采用移动介质获取的医疗数据文件，可直接被推送至 SFTP 接口设备或应用系统。

3.API 接入

医疗数据系统之间通过请求－回应方式提供医疗数据服务，可通过诸如 Webservice 接口获取医疗数据。

4. 在线查询

在医疗数据系统提供的功能页面上查询到相关医疗数据。

5. 数据分析平台使用

在医疗数据分析平台上获取查询权限内的医疗数据及其分析结果。要求平台提供系统环境、挖掘工具及不含敏感数据的样本数据或模拟数据，平台用户可以部署自有数据和数据分析算法，平台所有原始数据不能导出，平台分析结果必须经审核通过后才能对外输出。

医学数据开放形式及其适用的公开共享类型见表 4-2-1。

表 4-2-1　医学数据开放形式及其适用的公开共享类型

开放形式	适用的公开共享类型
网站公开	完全公开共享
文件共享	受控公开共享
API 接入	受控公开共享
在线查询	完全公开共享（匿名查询） 受控公开共享（用户查询）
数据分析平台使用	领地公开共享

二、医学数据隐私性特点

医学数据由个人健康医疗数据及其加工处理后的结果组成，与可标识的自然人密切关联，属于"敏感个人信息"，并具有强隐私性特征。但医学数据的隐私性特征严重背离了"私"和"隐"的初衷，有区别于其他个人隐私数据的特点。

（一）具有很强的"可识别性"

患者原始病历或检查报告上有关自然人的"可识别性"特征如姓名、性别、年龄、婚姻状态、住址、联系电话、疾病等，一览无余。

（二）具有很强的"包罗性"

个人健康医疗数据，从个人身份信息、身体疾病，到家族病史、既往病史、生活轨迹、医疗保险、财产信息、遗传信息、生物识别信息，等等，无所不包，"隐"无可"隐"。

（三）具有很强的"主体/客体背离性"

个人健康医疗数据的主体是患者，但客体的制造者是非患者的医疗服务组织、医保机构、公共卫生管理部门、医疗信息系统供应商、医疗数据分析公司等。

（四）具有很强的"主体权力割裂性"

个人健康医疗数据客体的制造者具有数据的持有权，因此也具备了对数据的物权，即占有权、使用权、收益权和处分权。对个人健康医疗数据的主体患者来说，主体不具有对数据客体的物权，处于"私"无可"私"的尴尬境地。特别是针对某些"非病历医疗数据"，如一些呼吸道传染病患者的"肺片"，主体"患者"甚至不具有对客体"肺片"的隐私权利。

（五）具有很强的"可利用性"

医学数据广泛用于疾病诊疗、新药制作、医学诉讼、临床研究、临床教学、疫情控制等，对个人健康医疗数据隐私权的保护范围受公共利益的限制。

因此，医学数据的控制者有责任在数据全生命周期尽到保护数据安全的义务，采取严格的安全保护措施，在数据安全的前提下，充分利用数据造福人民大众。

三、医学数据使用披露合规性

医学数据的使用指控制者通过对所采集的健康医疗数据进行脱敏、整合，充分分析与挖掘数据内在价值的过程。医学数据的使用披露指将健康医疗数据向特定个人或组织进行转让、共享，以及向不特定个人、组织或社会公开发布的行为。

2021 年 7 月 1 日实施的《信息安全技术　健康医疗数据安全指南》（GB/T 39725—2020），给出了控制者在使用或披露健康医疗数据的过程中应遵循的合规性要求。对健康医疗数据使用披露合规性要求分析如下。

（一）控制者使用披露个人健康医疗数据必须充分尊重主体权力

（1）使用披露个人健康医疗数据，必须遵守"告知 - 同意"规则。

（2）使用披露个人健康医疗数据，一般必须获得主体授权。

（3）主体授权必须明确数据的内容、接收方（共同控制者、处理者、使用者）、用途及使用方式、使用期限、主体权利，以及采取的保护措施。

（4）超出主体授权范围使用数据，必须再次征得主体同意。

（5）用于市场营销活动的个人健康医疗数据，必须获得主体的独立授权，并不得作为主体获得任何公共服务、医疗服务的前置条件或者捆绑于其他服务条款之中；同时，控制者必须书面告知主体其有权随时撤销该独立授权。

（6）主体有权要求控制者在诊断、治疗、支付、健康服务等过程中限制使用或披露其个人健康医疗数据，控制者一般应遵守与主体商定的限制。

（二）控制者必须履行医学数据管理和安全保护义务

（1）必须制定、实施合理的数据管理策略与流程，将使用和披露限制在最低限度。

（2）必须能够按主体要求向主体或其授权代表披露其个人健康医疗数据，提供复查并获取其个人健康医疗数据副本的方法。

（3）对不准确或不完整的个人健康医疗数据，必须能够向主体提供请求更正或补充其信息的方法。

（4）必须能够向主体提供回溯使用披露其个人健康医疗数据情况的方法，最短回溯期为六年。

（5）可以不经主体授权，在治疗、支付或保健护理时，或在涉及公共利益或法律法规要求时，使用披露其个人健康医疗数据。

（6）授权处理者 / 使用者进行数据处理 / 使用前，必须确认处理者 / 使用者具备相应的数据安全保护能力，并签署相关的数据处理／使用协议。

（7）向政府授权的第三方控制者传送数据前，必须具备加盖政府公章的相关文件。

（8）个人健康医疗数据汇聚分析后的结果发布，必须获得"健康医疗数据安全委员会"的审批同意。

（9）不得将健康医疗数据存储在境外的服务器，不托管、租赁境外的服务器，使用云平台等应符合国家相关要求。

（10）对外进行数据合作开发利用时，采用"数据分析平台"开放形式，实施"领地公开共享"，对数据使用披露进行严格管控。

（三）处理者／使用者的合规要求

（1）必须按照控制者－处理者／使用者间数据处理／使用协议模板签订"数据处理／使用协议"。

（2）在"数据处理／使用协议"约定的范围内处理／使用数据并承担相应的数据安全责任。

（3）数据处理／使用完成后，必须按照控制者要求归还、彻底销毁数据或者进行其他处理。

（4）未经控制者许可，不能引入第三方协助处理数据／将使用的数据披露给第三方。

（四）政府授权的第三方控制者的合规要求

承担控制者传送数据后的数据安全责任，以及传输通道的安全责任。

（五）控制者对治疗笔记的使用要求

（1）可以不经主体授权用于治疗。

（2）进行必要的去标识化后，可以不经主体授权用于内部培训或学术研讨。

（六）控制者因学术研讨向境外提供医学数据的要求

（1）仅能提供 250 条以内的非涉密、非重要数据。

（2）未经主体授权同意的，必须进行必要的去标识化处理。

（3）必须获得"健康医疗数据安全委员会"的审批同意。

（七）控制者对受限制数据集的使用要求

（1）可以不经主体授权。

（2）必须获得"健康医疗数据安全委员会"的审批同意。

（3）仅限于科学研究、医学／健康教育、公共卫生或医疗保健操作。

（4）严格限制在有权使用人员范围。

四、医学数据全生命周期安全

以医学数据公开共享为目标、使用披露合法合规为前提、满足医疗服务和业务发展需求为驱动，针对医学数据的采集、传输、存储、处理、使用、披露、销毁的全生命周期有包括但不限于以下安全需求。

（1）采集：要求合法合规。数据采集前要求有"主体"的知情同意，或"健康医疗数据安全委员会"的审批同意；通过"健康传感设备"采集数据时，采集前要求有对患者的认证，确保医学数据采集的合法合规性、保密性、完整性、可追溯性。

（2）传输：要求加密传输。数据传输前要求有对数据安全风险的评估和审查，传输授权及对传输节点的认证机制；利用移动介质传输医学数据时，需要采用具有加密或访问控制的移动介质方案，确保医学数据传输的保密性、完整性、可控性、可追溯性。

（3）存储：要求境内加密存储。数据按其分类分级情况实施境内加密存储；具备数据备份、恢复、销毁机制；利用移动介质存储医学数据时，需要采用具有加密或访问控制的移动介质方案，确保医学数据存储的保密性、完整性、可用性、可控性、可追溯性。

（4）处理：要求审批授权。数据处理前对处理者进行审批授权、身份鉴别、访问控制，处理后进行审计。数据处理的合法性、必要性、目的、内容、处理者等需要经过"健康医疗数据安全委员会"审批授权；控制者与处理者签署"数据处理协议"，明确处理者需要承担的数据安全责任、安全措施；根据处理目的尽可能地去标识化，确保医学数据处理的保密性、完整性、隐私性、安全性、可控性、可追溯性。

（5）使用：要求审批授权。数据使用前对使用者进行审批授权、身份鉴别、访问控制，使用后进行审计。数据使用的合法性、必要性、目的、内容、使用者等需要经过"健康医疗数据安全委员会"审批授权；个人健康医疗数据的使用需要获得主体的授权；数据使用前，控制者与使用者签署"数据使用协议"，明确使用者需要承担的数据安全责任、安全措施；涉及出境使用、重要数据使用的应依规进行风险评估和审批同意；根据使用目的尽可能地去标识化，确保医学数据使用的保密性、完整性、隐私性、安全性、可用性、可控性、可追溯性。

（6）披露：要求合法合规。对个人健康医疗数据非向主体披露的，需要获得主体授权，披露超出个人授权范围的，需要再次征得主体同意；披露个人健康医疗数据进行市场营销活动时，需要获得主体的独立授权，并向主体提供随时撤回授权的方法，数据披露的合法性、必要性、目的、内容、披露方式需要经过"健康医疗数据安全委员会"审批同意；控制者需要制定合理的策略和流程，将披露限制在最低限度；确保医学数据披露的合法性、合规性。

（7）销毁：要求控制者核查。医学数据销毁要求数据的处理者／使用者提供数据处理／使用后的销毁书面证明，并由控制者核查。

五、医学数据安全目标

医学数据控制者，即提供医疗服务的医疗机构、医保机构、政府机构、医疗科研机构、个体诊所、健康服务企业等，应采取合理和适当的管理与技术保障措施，实现以下医学数据安全目标：

（1）确保医学数据的保密性、完整性和可用性。

（2）确保医学数据使用披露的合法性和合规性，保护个人信息安全、公共利益和国家安全。

（3）确保医学数据在符合上述安全要求的前提下满足业务发展需求。

（阮树骅　匡亚岚　王雨）

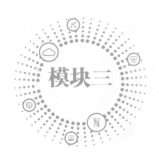

模块三 医学数据安全管理制度及隐私保护

一、医学数据安全等级保护制度

2019 年 12 月 1 日正式实施的《信息安全技术　网络安全等级保护基本要求》（GB/T 22239—2019）（简称"等保 2.0"）将"信息安全等级保护制度"升级为"网络安全等级保护制度"，"国家实行网络安全等级保护制度"。根据等级保护对象（主要包括通信网络设施、信息系统、数据资源）在国家安全、经济建设、社会生活中的重要程度，以及一旦遭到破坏、丧失功能或者数据被篡改、泄露、丢失、损毁后，对受侵害客体（包括国家安全、社会秩序、公共利益以及公民、法人和其他组织的合法权益）的侵害程度（分为一般损害、严重损害、特别严重损害）等因素，将等级保护对象的安全保护等级划分为五个级别，第一级要求最低，第五级要求最高。具体来说，无论等级保护对象以何种形式出现，不同安全保护等级的等级保护对象应具备相应级别的基本安全保护能力，描述如表 4-3-1。

表 4-3-1　等级保护对象的基本安全保护能力描述

安全保护等级	等级保护对象的基本安全保护能力
第一级	能够防护免受来自个人的、拥有很少资源的威胁源发起的恶意攻击、一般的自然灾难、关键资源的损害；在自身遭受损害后，能够恢复部分功能
第二级	能够防护免受来自外部小型组织的、拥有少量资源的威胁源发起的恶意攻击、一般的自然灾难、重要资源的损害；能够发现重要的安全漏洞和处置安全事件；在自身遭受损害后，能够在一段时间内恢复部分功能
第三级	能够在统一安全策略下防护系统免受来自外部有组织的团体、拥有较为丰富资源的威胁源发起的恶意攻击、较为严重的自然灾难、主要资源的损害；能够实时监测、发现攻击行为并处置安全事件；在自身遭受损害后，能够较快恢复绝大部分功能

续表

安全保护等级	等级保护对象的基本安全保护能力
第四级	能够在统一安全策略下防护免受来自国家级别的、敌对组织的、拥有丰富资源的威胁源发起的恶意攻击、严重的自然灾难、资源损害；能够实时监测、发现攻击行为并处置安全事件；在自身遭受损害后，能够迅速恢复所有功能
第五级	具有特殊管理模式和安全保护要求，未在"等保2.0"里描述

国家卫生健康委发布的《国家医疗健康信息医院信息互联互通标准化成熟度测评方案（2020年版）》要求评审四级以上的医疗机构信息化项目时，首先需要完成网络安全等级保护三级定级备案与测评。医疗机构目前需要积极落实网络安全等级保护的信息化系统主要有两大类：一是核心业务系统，如HIS、LIS、PACS等；二是新建的融合了云计算、移动互联、物联网等各种新技术的数据库系统，如CDR和RDR等。

二、医学数据安全分类分级制度

《中华人民共和国数据安全法》明确规定国家建立数据分类分级保护制度，对数据实行分类分级保护。根据医学数据在经济社会发展中的重要程度，以及一旦遭到篡改、破坏、泄露或者非法获取、非法利用，对国家安全、公共利益或者个人、组织合法权益造成的危害程度，对医学数据实行分类分级保护。

（一）医学数据分类分级基本思路

医学数据的开放和共享是做好医学数据安全管理的关键。医学数据主要涉及个人健康医疗数据，其个人隐私性、敏感性是数据开放和共享过程中需要重点关注的问题。

依据《网络安全标准实践指南——网络数据分类分级指引》，医学数据分类分级的基本思路如图4-3-1所示。首先是进行医学数据资产梳理，包括物理或电子形式记录的病历、医嘱、检查报告、数据库表项、数据文件、影像图像等结构化和非结构化数据资产，明确数据资产基本信息和相关方，形成数据资产清单。其次，依据数据一旦遭到篡改、破坏、泄露或者非法获取、非法利用，所侵害的对象和程度不同，开展数据的分类分级工作，并对数据标识进行审核，形成医学数据资产分类分级清单。

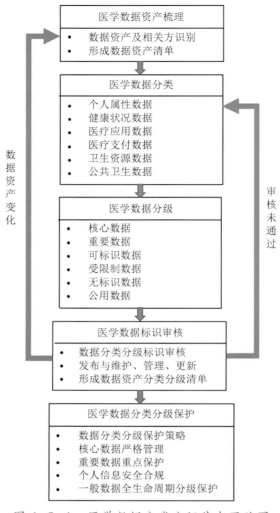

图 4-3-1　医学数据分类分级基本思路图

对医学数据开展的分类分级工作是一个动态迭代过程，由此形成的数据资产分类分级清单也是动态变化的，需要对数据资产和数据分类分级进行日常维护、管理、更新和定期审核。依据国家规定的核心数据严格管理、重要数据重点保护、个人信息安全合规、一般数据全生命周期分级保护的要求，有针对性地采取适当、合理的数据资产管理和安全防护措施，形成一套科学、规范的数据资产管理与保护机制，对数据实施全流程的分类分级管理和保护，从而在保证数据安全的基础上促进医学数据的开放和共享。

（二）医学数据分类原则

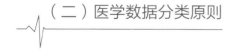

1. 多维原则

数据分类具有多个维度，可从数据管理和使用的角度，考虑国家、行业、组织、个人等多个维度对数据进行分类。

2.科学性原则

按照数据的属性及其相互间客观存在的逻辑关联进行系统化的分类，数据类别的划分应有单一、明确的依据，每一个数据类别能够确切表达该类别数据的实际范围，数据类别的内涵和外延清晰。

3.互斥性原则

数据类别不能交叉重叠，每一个数据个体只能归入一个数据类别。

4.完备性原则

数据类别要能够涵盖全部个体，总体中的任何一个个体都有一个类别可以归入，而且只能有一个类别可以归入，不能有遗漏。

5.扩展性原则

数据类别应具有概括性和包容性，能够涵盖将来可能出现的新的数据类别。扩展调整应确保一个数据类别的外延是其所有子类别的外延之和。

6.动态调整原则

数据的类别可能因政策、时间、业务场景的敏感性或相关行业规则的变化而改变，因此需要对数据分类进行定期审核并及时调整。

7.关联性原则

数据分类是数据分级的基础，数据分类与分级密不可分。

（三）医学数据分类方法和示例

现有的事物分类方法主要有面分类法、线分类法及面线结合的混合分类法。面分类法又称平行分类法、多维分类法，是将拟分类的事物总体，依据事物本身的属性分成相互之间没有隶属关系的面（维度），每一个面由彼此独立的一组类别组成。线分类法又称等级分类法、一维分类法，是按选定的若干属性将拟分类的事物逐层地分为大类、中类、小类三个层级，每个层级又分为若干事物类别。同一分支的同层级事物类别之间构成并列关系，不同层级事物类别之间构成隶属关系。

进行医学数据分类时，可以在遵循国家对医疗行业数据分类要求的基础上，先采用面分类法，将医学数据按管理要求的不同维度，划分为个人属性数据、健康状况数据、医疗应用数据、医疗支付数据、卫生资源数据及公共卫生数据等类别。接着采用线分类法，对每个维度的数据从便于业务管理的角度进行进一步细分，逐层地分为大类、中类、小类三个层级。医学数据的大类、定义与其下的中类、小类见表4-3-2。

表 4-3-2　医学数据的大类、中类、小类的分类表

大类	定义	中类、小类
个人属性数据	能够单独或者与其他信息结合识别特定自然人的数据	（1）个人基本信息：姓名、出生日期、性别、民族、国籍、职业、住址、工作单位、家庭成员信息、联系人信息、收入、婚姻状态等； （2）个人身份信息：身份证号、工作证号、居住证号、社保卡号、可识别个人的影像图像、健康卡号、住院号、各类检查检验相关单号等； （3）个人通信信息：个人电话号码、邮箱、账号及关联信息等； （4）个人生物识别信息：基因、指纹、声纹、掌纹、耳廓、虹膜、面部特征等； （5）个人健康监测传感设备 ID 等
健康状况数据	能够反映个人健康状况或同个人健康状况有着密切关系的数据	（1）疾病状态数据：主诉、症状、体征等； （2）检验检查数据：基因测序、转录组测序、蛋白质分析测定、代谢小分子检测、人体微生物检测等数据； （3）病史数据：家族病史、既往病史、遗传咨询、现病史、生活方式等数据； （4）可穿戴设备采集数据
医疗应用数据	能够反映医疗保健、门诊、住院、出院和其他医疗服务情况的数据	（1）门（急）诊病历； （2）检查检验报告； （3）用药信息； （4）医疗记录：病程记录、手术记录、麻醉记录、输血记录、护理记录等； （5）入院数据：入院记录、住院医嘱、出院小结、转诊（院）记录、知情告知信息等
医疗支付数据	医疗或保险等服务中所涉及的与费用相关的数据	（1）医疗交易信息等； （2）医疗保险信息等
卫生资源数据	能够反映卫生服务人员、卫生计划和卫生体系的能力与特征的数据	（1）医院基本数据； （2）医院运营数据
公共卫生数据	关系到国家或地区大众健康的公共事业相关数据	（1）环境卫生数据； （2）传染病疫情数据； （3）疾病监测数据； （4）疾病预防数据； （5）出生死亡数据

（四）医学数据分级原则

1.合法合规原则

数据分级应遵循有关法律法规、行业及部门规定，对有相关专门安全管理要求的数据进行识别，所定级别需要满足相应的数据安全管理要求。

2.分级明确原则

数据分级的目的是在保障数据安全的前提下实现数据的公开共享，数据分级的各个级别应界限明确，对不同级别的数据应采取不同的安全保护措施。

3.就高从严原则

数据分级时采用就高不就低的原则进行定级，对包含多个数据级别的数据项集，按照最高级别的数据项所属数据级别对数据项集进行定级。

4.动态调整原则

数据的级别可能因政策、时间、业务场景的敏感性或相关行业规则的变化而改变，因此需要对数据分级进行定期审核并及时调整。

（五）医学数据分级方法和示例

数据分级主要从数据安全保护的角度，考虑影响对象、影响程度两个要素进行。根据医学数据一旦遭到篡改、破坏、泄露或者非法获取、非法利用后，可能对主体造成的损害或影响程度，可将医学数据的安全保护等级划分为五个级别。

（1）第一级：针对可完全公开共享的数据等级。例如医院名称、地址、电话、科室信息、门诊医生信息等，可直接在互联网、移动应用上面向公众公开。

（2）第二级：针对可在较大范围内受控公开共享的数据等级。例如不能标识个人身份的医疗数据，各科室医生经过申请审批，用于临床研究的数据。

（3）第三级：针对可在中等范围内受控公开共享的数据等级。例如经过部分去标识化处理，但仍可能重标识个人身份的数据，仅限于获得授权的项目组范围内使用。

（4）第四级：针对可在较小范围内受控公开共享的数据等级。例如能够标识个人身份的数据，仅限于相关医务人员访问使用。

（5）第五级：针对仅在极小范围内且在严格限制条件下领地公开共享的数据等级。例如特殊病种（如艾滋病）的详细资料，仅限于主治医务人员访问且需要进行严格管控。

　　临床研究是用于确认针对人的药物、医疗器械、生物制品、体外诊断试剂、临床信息系统、诊断产品和治疗方案等的安全性和有效性的研究，属于医学研究的一个分支。基于真实世界数据开展的临床研究，一般以患者或健康人的个人健康医疗数据为研究对象，由医疗机构、学术研究机构和／或医疗健康相关企业发起，是以探索疾病原因、预防、诊断、治疗和预后为目的的科学研究活动。相关的临床研究数据大类、中类、小类／次小类及数据的安全保护等级见表 4-3-3。

表 4-3-3　相关的临床研究数据大类、中类、小类／次小类及数据的安全保护等级

大类	中类	小类／次小类	数据安全保护等级
临床研究数据	基本人口学数据	姓名、性别、血型、出生日期、工作单位、住址、个人病史、婚育史、家族病史	RUF：第二级 LDS：第三级 RIF：第四级
	检查数据	体检：申请号、类型名称、类型编码、项目名称、项目编码、执行科室、检查时间、检查设备、检查状态、检查所见、检查结论； 专科检查：申请号、类型名称、类型编码、项目名称、项目编码、执行科室、检查时间、检查设备、检查状态、检查所见、检查结论； 入院检查：申请号、类型名称、类型编码、项目名称、项目编码、执行科室、检查时间、检查设备、检查状态、检查所见、检查结论	RUF：第二级 LDS：第三级 RIF：第四级
	检验数据	申请号、检验类型名称、检验类型编码、检验项目名称、检验项目编码、检验标本类型、采样部位、检验方法、检验子项目名称、检验子项目编码、检验子项目值、检验子项目值单位、参考值范围、定性／定量结果、检验结论、药敏药物中文名、药敏药物英文名、药敏药物敏感度、药敏最低抑菌值、抑菌圈直径等	RUF：第二级 LDS：第三级 RIF：第四级
	医嘱数据	药品医嘱：长临嘱标识、开单时间、医嘱开始时间、医嘱结束时间、开单科室、开单人、医嘱状态，药品名称、频次、用量、用量单位、天数、用法、剂型、规格、同组标识等； 非药品医嘱：长临嘱标识、开单时间、医嘱开始时间、医嘱结束时间、开单科室、开单人、医嘱状态、医嘱中文名、频次、数量、数量单位等	RUF：第二级 LDS：第三级 RIF：第四级
	手术数据	申请号、手术名称、手术开始时间、手术结束时间、术前诊断、术中诊断、术后诊断、手术医生、手术助手、麻醉医生、手术切口、麻醉方式、手术经过、术中失血量、术中输血量等	RUF：第二级 LDS：第三级 RIF：第四级
	病理数据	申请号、病理中文名、病理检查日期、病理标本类型、病理标本部位、病理标本数量、病理标本采集方式、病理标本状态、病理检测方法、病理检测设备、病理取材所见、病理检查所见、病理检查结论、病理免疫组化结果等	RUF：第二级 LDS：第三级 RIF：第四级
	骨髓穿刺数据	申请号、申请医生、申请科室、取材部位、形态描述、诊断意见、检验子项目名称、检验子项目值、检验子项目值单位、参考值范围、定性／定量结果、标本类型、采样部位、标本要求、采样时间等	RUF：第二级 LDS：第三级 RIF：第四级

大类	中类	小类 / 次小类	数据安全保护级别
临床研究数据	生命体征数据	申请号、体温、脉搏、呼吸、心率、舒张压、收缩压、血氧饱和度、身高、体重等	RUF：第二级 LDS：第三级 RIF：第四级
	诊断数据	门（急）诊诊断、入院诊断、出院诊断、转科诊断、术前诊断、术中诊断、术后诊断、病理诊断、死亡诊断等	RUF：第二级 LDS：第三级 RIF：第四级
	处方数据	处方编号、处方类别、处方同组标识、医嘱项目类型名称、医嘱频次、医嘱数量、开单人、开单时间、开单科室、医嘱名称、药品商品名、药品通用名、药品类别、次用量、用量单位、总用量、总用量单位、用药途径、药品规格、剂型等	RUF：第二级 LDS：第三级 RIF：第四级
	病历数据	入院记录、出院记录、24小时内入出院记录、24小时内入院死亡记录、首次病程记录、术后首次病程记录、术前讨论、术前小结、手术记录、转科记录、上级医生查房记录、日常病程记录、抢救记录、会诊记录、死亡记录等	RUF：第二级 LDS：第三级 RIF：第四级
	患者报告数据	通过门诊随访、电话随访、互联网随访等手段获取患者症状改善、功能恢复及健康相关的生活质量等情况	RUF：第二级 LDS：第三级 RIF：第四级
	费用数据	治疗费、化验费、检查费、会诊费、病理费、材料费、床位费、护理费、监护费、介入费、冷暖费、麻醉费、配血检费、手术费、手术材料费、手术处置费、手术设备费、西药费、诊查费、中药费、输血费、挂号费、放射材料费、麻醉材料费、血材料费、预约费、测查费、膳食费、造影费、出诊费、输氧费等	RUF：第二级 LDS：第三级 RIF：第四级

注：RUF，Research Unidentifiable Files，无标识数据集；LDS，Limited Data Set，受限制数据集；RIF，Research Identifiable Files，可标识数据集。

在表 4-3-3 中，收集的患者或健康人的个人健康医疗数据，在临床研究使用场景下，一般可生成以下三类数据集，依据数据集包含的个人隐私情况，对应的数据安全保护等级不同。

1. 无标识数据集

通过统计分析获取的汇总概要级数据，生成不可识别个人的无标识数据集，例如各类病种分布统计，无标识数据集不涉及患者级别的数据，对应的数据安全保护等级为第二级，无需主体授权可用于临床研究。

2. 受限制数据集

通过部分去标识化处理，将患者的身份标识数据删除、置空、加密或泛化，生成仍可识别相应个体的受限制数据集。受限制数据集涉及患者级别的数据，对应的数据安全保护等级为第三级，无需主体授权，但需使用者签订"数据使用协议"，方可用于临床研究。

3.可标识数据集

可标识数据集包含患者的身份标识数据，对应的数据安全保护等级为第四级，例如疫情管控时，可标识数据集需要主体授权和使用者签订"数据使用协议"，方可用于临床研究。

三、医学重要数据识别

重要数据指以电子方式存在的，一旦遭到篡改、破坏、泄露或者非法获取、非法利用，可能危害国家安全、公共利益的数据。重要数据不包括国家秘密（属于核心数据）和个人信息（不关乎国家安全和公共利益），但基于"海量个人信息"形成的统计数据、衍生数据有可能关乎国家安全和公共利益，特别地，与人类遗传资源相关的健康医疗数据涉及族群的健康、繁衍，关乎国家安全和公共利益。因此，医学数据中蕴含了关乎国家安全和公共利益的重要数据。

（一）医学重要数据识别流程

医学重要数据识别基本思路如图4-3-2所示，从卫生健康主管部门会同医疗保障、药品监督管理等部门制定"本部门重要数据识别规定"开始，整个识别过程是动态变化的。

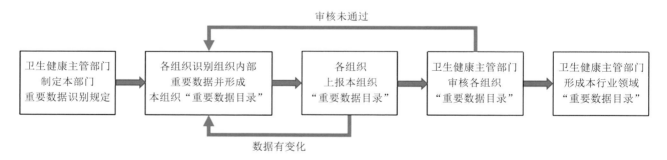

图 4-3-2　医学重要数据识别基本思路图

在健康医疗相关的组织内部，识别重要数据并形成各组织"重要数据目录"的基本思路如图4-3-3所示。

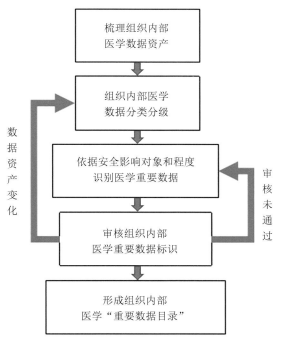

图 4-3-3　组织内部建立形成医学"重要数据目录"基本思路图

（二）医学重要数据识别原则

1. 数据"影响对象"原则

从数据一旦遭到篡改、破坏、泄露或者非法获取、非法利用，是否关乎国家安全、公共利益的角度识别医学重要数据。

2. 数据"影响程度"原则

从数据一旦遭到篡改、破坏、泄露或者非法获取、非法利用，是否对国家安全、公共利益造成特别严重影响的角度识别医学重要数据。

3. 数据"重点保护，有序流动"原则

从数据分类分级，是否需要重点保护、有序流动对象的角度识别医学重要数据。

4. 衔接既有规定原则

在充分考虑国家相关法律法规及卫生健康主管部门的管理规定要求的基础上识别医学重要数据。

5. 综合安全威胁原则

从数据的保密性、完整性、可用性、可控性、可追溯性是否遭受威胁等综合角度识别医学重要数据。

6. 定量定性结合原则

以定量与定性相结合的方式识别医学重要数据。

7. 数据动态识别复评原则

建立医学"重要数据目录",动态识别重要数据,定期复查重要数据识别结果,更新"重要数据目录"。

(三)医学重要数据识别因素

关乎以下识别因素的医学数据可作为医学重要数据:

(1)与国家战略储备、应急动员能力相关的特定人群的健康医疗数据。

(2)与医疗行业稳定运行相关的资源数据。

(3)反映医疗行业关键信息基础设施网络安全保护情况的数据。

(4)关系出口管制物项的健康医疗数据。

(5)反映重要医疗场所物理安全保护情况的数据,或未公开的重要医疗场所地理信息数据。

(6)反映族群特征、健康生理状况、人类遗传资源信息、基因测序、人口普查的数据。

(7)关系科技实力、影响国际竞争力的与国防、国家安全相关的医学领域的知识产权数据。

(8)关系医疗行业敏感物项生产交易及重要装备配备、使用的,可能被外国政府利用对我国实施制裁的数据。

(9)未公开的群体健康医疗统计数据。

(10)其他可能影响国家政治、经济、文化、社会、科技、生态、资源、海外利益、生物等安全的健康医疗数据。

(四)医学重要数据描述格式

参照《信息安全技术 重要数据识别指南(征求意见稿)》给出的重要数据的描述格式,医学重要数据的描述格式可如表 4-3-4 所示。

表 4-3-4 医学重要数据的描述格式

基本信息			分类			重要性描述			产生、使用与保护					备注
控制者	系统或应用	地区或部门	大类	中类	小类	影响	安全威胁	重要性时效	数量	来源	用途	共享情况	保护情况	

表 4-3-4 中的各项描述如下：

（1）医学重要数据的"基本信息"中的"控制者"：《信息安全技术 重要数据识别指南（征求意见稿）》给出的描述格式为"处理者"，指能够决定数据处理目的、方式及范围等的组织或个人，依据医学数据的四类相关角色，应为"医学数据控制者"，因此，此处标识为"控制者"。

（2）医学重要数据的"分类"：对医学数据的每一维数据按线分类法进行细分，一般可获取"大类""中类"和"小类"标识，因此，此处按多数情况列出。

（3）医学重要数据的"重要性描述"：其一"影响"，指医学重要数据遭受安全威胁后对国家安全、公共利益的影响，这是数据之所以"重要"的关键所在。标识"重要数据"考虑的基本影响要素有"影响对象"和"影响程度"，可以依据具体的监管要求进行扩展，诸如"影响范围""可控程度""敏感程度"等。其二"安全威胁"，从具体的安全监管目标出发，诸如"保密性、完整性、可用性、可控性、可追溯性"，综合考量某类医学重要数据所面临的"安全威胁"，诸如未经授权访问、篡改、丢失或销毁、滥用，或者汇聚、整合、分析的风险等。其三"重要性时效"，医学重要数据的重要性时效应依据具体的数据监管要求和制度确定。

（4）医学重要数据的"产生、使用与保护"：数据的"数量""用途"和"共享情况"一般会发生变化。对医学数据进行重要性的动态考量，是动态识别医学重要数据的依据。

四、医学数据隐私保护

关于医学数据隐私保护，生物医学发展中的数据共享和价值提取是关键，犹如社会的资源和财富只有流通、协同和使用才会促进社会的发展，有效地安全共享数据或安全使用数据是解决数据价值实现问题的前提。目前在医学数据隐私保护方面出现了大量的算法和方法，下面将从数据采集、数据存储、数据共享及分析三个方面简要介绍相关数据隐私保护方法。

（一）数据采集中的隐私保护

数据采集是数据生命周期中最基础的步骤之一。医学数据的采集为科研和机构间的合作提供了便利，但同时也给个人健康医疗数据隐私带来了潜在的威胁。医学数据与个人的隐私，甚至家族、群体的隐私是密切关联的。如图 4-3-4 所示为信息叠加与个人隐私泄露示例，即使攻击者仅能够获取医疗系统中姓名标识脱敏后的患者诊疗数据、药品或医疗器械购买记录，当其与互联网上公开的相关社交信息进行信息叠加后，通过相关的准标识符信息，也能推断出患者身份和个人健康状况，这对个人的隐私安全带来极大威胁，因此，需要对采集的医学数据进行适当的隐私保护，目前比较常用的数据采集隐私保护方法有数据脱敏（Data Masking & Desensitization）、差分隐私（Differential Privacy）等。

姓名	患者数据			
	地址	性别	年龄	疾病（敏感信息）
刘 *	刘河	男	35	发烧
王 *	仙境台	男	38	发烧
洪 *	马甲西	男	38	肝炎
赵家 *	观琴路	女	30	流感
沈 *	天鹅湖	女	30	肝炎
肖 *	蓝色多瑙河	女	30	肝炎
魏尔 *	石路	女	30	肝炎

识别（脱敏）　准标识符　隐私信息

公共数据（如：获奖名单、网络注册、旅游登记）			
姓名	住址	性别	年龄
张大 *	乐湖	女	30
张小 *	温安	男	35
李小 *	朝阳	女	30
洪 *	马甲西	男	38
吴 *	观琴路	女	30

图 4-3-4　信息叠加与个人隐私泄露示例

1. 数据脱敏

数据脱敏指从原始环境向目标环境进行敏感数据交换的过程中，通过一定方法消除原始环境数据中的敏感信息，并保留目标环境业务所需的数据特征或内容的数据处理过程，如图 4-3-5 所示。

××××××××× 医院

门 诊 病 历

姓名：张三　性别：男　年龄：8 岁 7 个月　科室：皮肤科　ID:80051002

主诉：右踝关节瘢痕半年
过去史：无特殊
家族史：无特殊
过敏史：无特殊
现病史：无特殊
体检：右踝关节可见鹌鹑蛋大小淡红色瘢痕
诊断：增生性瘢痕
建议：随诊
处置：

医生：李四　日期：2021 年 6 月 16 日
第 1 页 / 共 1 页

××××××××× 医院

门 诊 病 历

姓名：　性别：男　年龄：8 岁 7 个月　科室：皮肤科　ID:80051002

主诉：右踝关节瘢痕半年
过去史：无特殊
家族史：无特殊
过敏史：无特殊
现病史：无特殊
体检：右踝关节可见鹌鹑蛋大小淡红色瘢痕
诊断：增生性瘢痕
建议：随诊
处置：

医生：　日期：
第 1 页 / 共 1 页

图 4-3-5　电子病历数据脱敏示意图

常见的数据脱敏方法：敏感词脱敏成字符串、敏感词处理成不可逆的加密字符串、敏感词处理成可逆的加密字符串。比如对图 4-3-4 所示的疾病敏感信息进行编码替换或者不可逆、可逆的加密处理。

数据脱敏有“静态数据脱敏”和“动态数据脱敏”两种方式。“静态数据脱敏”适用于将数据抽取出生产环境，脱敏后分发至测试、开发、培训、数据分析等场景。例如将用户的真实姓名、手机号、身份证号、银行卡号通过替换、无效化、乱序、对称加密等方案进行脱敏改造。“动态数据脱敏”一般用在生产环境，访问敏感数据时进行实时脱敏，适用于在不同情况下对于同一敏感数据的读取需要做不同级别的脱敏处理的场景，例如：不同角色、不同权限所执行的脱敏方案会不同。

数据脱敏实现方式可以有多种，最简单的方法是根据需求编写相应代码实现敏感数据的替换，也可以购买商业软件实现多种自动数据脱敏。

2. 差分隐私

差分隐私是密码学中的一种手段，在数据中加入干扰噪声来保护数据中的用户隐私，旨在提供一种从统计数据库查询时，最大化数据查询的准确性，同时最大限度减少隐私识别的机会。

如表 4-3-5，一个医疗记录数据库中记录着患者是否做过肾穿刺，每行记录对应一个患者，1 表示"是"，0 表示"否"。

表 4-3-5　肾穿刺记录与个人隐私泄露示例

姓名	肾穿刺
刘＊	1
袁＊斌	1
徐＊国	0
张＊	0
谢＊	1

假设一个恶意用户（通常被称为攻击者）想知道谢＊是否做过肾穿刺，同时其知道谢＊在数据库的哪一行（比如第五行），即便攻击者只能执行统计分析的"和"查询，攻击者也可以通过执行两个查询，分别查询前五行 $Q_5(D)$ 和前四行 $Q_4(D)$ 的总和，然后根据两次查询结果的差异判断谢＊是否做过肾穿刺。在本例中 $Q_5(D)=3$，$Q_4(D)=2$，差是 1，表明谢＊做过肾穿刺，从而用户隐私被泄露。通过差分隐私，攻击者收到的两次查询结果相差甚微，将不能区分谢＊是否做过肾穿刺。

对于规模庞大的医学数据，通过差分隐私技术添加少量的噪声来达到隐私保护的目的，极大程度上保护了医学数据的可用性。Facebook、谷歌、微软等公司都提供了开源的差分隐私库供研究人员使用。

（二）数据存储中的隐私保护

医学数据规模较大且增长迅速，面临着数据泄露甚至被篡改的风险，需要妥善存储保管与患者密切相关的医学数据，确保数据不被泄露和篡改。前文提到的 CDR 和 RDR 作为医学数据汇聚层的关键平台，需要重点考虑数据存储安全和访问控制问题，配备相关的数据安全保护软硬件，包括防火墙、入侵检测系统、安全态势感知、用户行为审计系统等，以满足数据安全等级保护三级标准，有效抵御来自内部和外部的恶意攻击。常用的数据存储隐私保护技术主要有访问控制、数据加密、数据完整性校验等。

1. 访问控制

访问控制技术主要通过给不同的用户分配不同的资源访问权限来确保数据仅被某些有权限的特定用户访问，从而保证医学数据受控地、合法地使用。访问控制技术主要使用用户身份验证，如最常见的用户名、密码登录或带有相关密码的身份（ID）验证机制，还可配置多种数据访问方式，如基于角色的访问控制，建立角色与数据资源访问权限的对应关系，不同的角色可以访问的数据资源不同。

如图 4-3-6 所示的专病库系统的数据访问权管理流程，其中设置了数据审批者和数据使用者两种角色，数据使用者首先注册系统账号，然后向数据审批者提交使用申请，若审批不通过，则其无权访问相关数据；若审批通过，其也仅能访问申请范围内的数据，其余数据不可见。通过身份验证和角色权限控制实现了存储数据的访问控制，保证了患者隐私信息使用的可控性。

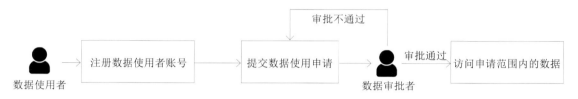

图 4-3-6　专病库系统的数据访问权管理流程示例

访问控制系统比较复杂，需要专业人员进行设计和实现。

2. 数据加密

数据加密技术利用密码技术对原始医学数据中的敏感信息进行加密，实现信息隐蔽，从而起到保护数据隐私的作用。它主要分为对称加密和非对称加密。

对称加密如图 4-3-7 所示，采用了对称密码编码技术，特点是数据加密密钥和解密密钥相同，即加密密钥也是解密密钥。对称加密技术使用起来简单快捷，密钥较短，加密效率高，能够保护医学隐私数据的机密性，但密钥的分发管理较为困难。

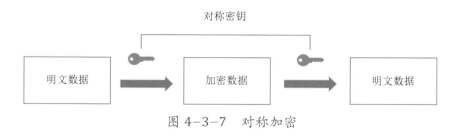

图 4-3-7　对称加密

注：明文数据指未经加密的原始医学数据。

非对称加密如图 4-3-8 所示，非对称加密具有两个密钥：公开密钥（Public Key）和私有密钥（Private Key）。公开密钥与私有密钥是一对，如果用公开密钥对数据进行加密，只有用对应的私有密钥才能解密，反之亦然。非对称加密技术加密效率低，但密钥分发管理相对容易，且能构成多种数据安全保护场景，保护医学数据的机密性、完整性、可控性和不可否认性。

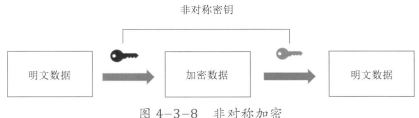

图 4-3-8 非对称加密

目前 Python 和 Java 等程序设计语言都提供了相关的数据加解密包，可直接调用；MySQL 等数据库也提供了函数对字符串进行加解密，感兴趣的读者可自行查阅相关资料。

3.数据完整性校验

数据完整性校验通常用一种指定的算法按一定的计算规则对原始数据进行计算得到一个校验值，下一次使用前用同样的算法计算一次校验值，如果两次计算得到的校验值相同，则说明数据未被篡改，是完整的。这种方法不能保障数据不被篡改，但可以发现数据错误或是否被篡改，容易实现，校验速度快，是非常常用的数据完整性校验方案。常用的有 MD5（Message-Digest Algorithm 5，信息－摘要算法 5）、SHA1（Secure Hash Algorithm 1，安全散列算法 1）等摘要算法校验、CRC（Cyclic Redundancy Check，循环冗余校验）、BCC（Block Check Character，块校验码）异或校验等。

Python 的内置模块 Hashlib 提供 MD5、SHA1、SHA256 等数据完整性校验方法。

（三）数据共享及分析中的隐私保护

随着智慧医疗的发展，一方面，患者的医疗数据可能存储在不同医院，也可能保存在手机、手环等智能设备，而分级诊疗、远程医疗、健康管理等新业态的产生将促进这些分散的数据走向共享和开放。另一方面，一些原本无法被识别的信息在大数据分析挖掘中可能会暴露出来，并泄漏给不可信的第三方。因此需要在保护隐私前提下对数据进行分析处理，限制对大数据中敏感信息的挖掘。下面将简要介绍数据共享及分析中的隐私保护方法。

1.机器群体学习

类比人类学习，机器学习是机器获取人工智能的关键，是机器从数据中获取知识并建立模型解决问题的必然途径。机器本地学习模型的性能受限于本地数据量。机器群体学习由于汇聚了多个个体的数据，能够获得更好的模型学习性能。机器群体学习主要分为集中学习、有中心的联邦学习、去中心化的联邦学习，如图 4-3-9 所示，图中的①②③④代表不同的医疗机构，可以是属于一个部门的不同机构，也可以是跨部门、跨境的不同机构。

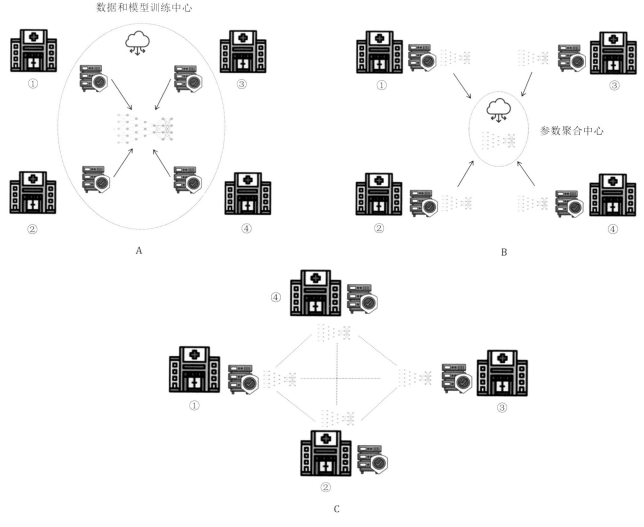

图 4-3-9　机器群体学习架构图
A. 集中学习；B. 有中心的联邦学习；C. 去中心化的联邦学习

集中学习如图 4-3-9A 所示，多个机构的本地医学数据上传到数据和模型训练中心（Data and Modeling Central），由数据和模型训练中心负责对数据的学习并建立模型。由于集中了多个机构的数据，数据和模型训练中心数据规模足够大，一般能够获得好的模型学习性能，从而实现对未知数据准确的预测。但是，集中学习需要将各个机构的医学数据上传到数据和模型训练中心，会产生数据安全问题，如侵犯机构的数据所有权、危害个人隐私安全、违反机构数据利用的合法合规性，还可能在数据和模型训练中心形成对数据的垄断。

有中心的联邦学习如图 4-3-9B 所示，各个机构的医学数据在本地，模型训练在本地，确保了机构的数据所有权、保护了个人隐私的合法合规性，同时不会造成数据垄断；模型汇聚在参数聚合中心（Parameter Central），由于参数聚合中心汇聚了多个机构的本地学习结果，能够获得好的模型学习性能，但显然，星形架构具有中心脆弱性，容错性和抗攻击性较差。

去中心化的联邦学习如图 4-3-9C 所示，具有对等网络架构，是机器群体学习的一种完美形式，契合了当前精准医学场景下解决数据孤岛和跨境风险问题的要求。对等节点属于不同机构，医学数据在本地，模型训练、汇聚在本地，确保了机构的数据所有权、保护了个人隐私的合法合规性，不会造成数据垄断，亦没有中心脆弱性；对等节点具有平等权力，各自训练本地模型，并通过群体网络发布各自的本地模型，在获取其他对等节点训练的模型参数之后，在本地实现对模型的汇聚，从而获得好的模型学习性能。去中心化的联邦学习不仅保障了机构数据安全，实现了对未知数据的准确预测，同时，也体现了人类互动的公平、公正、共享。

目前大部分常用的机器学习算法都可以采用联邦学习的方式进行模型训练，支持结构化、文本、图像等类型数据源，可以在样本分类、回归预测、图像识别、基因分析、自然语言等场景应用。市面上多家公司都开始布局联邦学习，如微众银行开源的 Fate 框架，字节跳动的 Fedlearner，美国南加州大学联合 MIT、Stanford 等发布的 FedML 开源框架等。目前联邦学习已在部分金融、医疗、互联网等领域都有落地的应用。

2. 同态加密

同态加密（Homomorphic Encryption）指对加密后的数据进行计算，将计算结果再解密后的输出与直接对原始数据计算得到的结果相同（图 4-3-10）。整个计算过程中数据是处于加密状态的，在保护数据本身不对外泄露的前提下，实现了数据的计算和分析，即数据可用不可见，保护了数据共享和分析的隐私安全。同态加密主要分为三种类型，即全同态加密、部分同态加密和近似同态加密。谷歌的全同态加密（Fully Homomorphic Encryption，FHE）开源工具、IBM 的 HElib 开源库、Python 的 Pyfhel 包等，都提供了同态加密的实现方法。

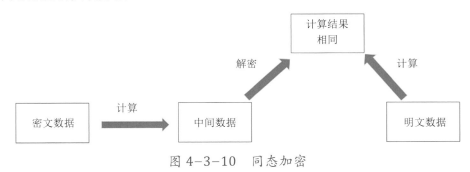

图 4-3-10　同态加密

（阮树骅　匡亚岚　王浩漪）

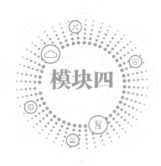

模块四　医学数据安全应用案例

精准医学需要"海量人群的组学数据"，使用组学技术测量分子表型或应用人工智能机器学习方法挖掘相关信息，再结合影像学结果、检验结果、医生的临床诊断等进行疾病诊断和药物靶点预测。无论哪种方法，海量人群的组学数据是关键，而数据的利用，需要确保数据所有权、数据安全性及数据使用披露的合法性、合规性，目前存在数据孤岛或数据跨境风险。关联多个医疗机构数据的机器群体学习为上述数据安全问题提供了新的解决思路，下面简要分析机器群体学习架构的安全性，并在不同疾病数据集上，对多个医疗机构参与的机器群体学习与单个医疗机构本地学习的模型训练过程和模型性能等方面进行对比。

一、机器群体学习架构的安全性

多个医疗机构参与的机器群体学习架构的安全性如图 4-4-1 所示。通过私有许可区块链（Private Permissioned Blockchain）技术构造群体学习网络（Swarm Network），实现一个可信执行环境（Trusted Execution Environment，TEE）。

所有参与群体学习网络的对等节点（属于不同医疗机构）的权限平等，能够共享、发布模型参数，并通过联盟内部的数据治理，实现模型所有权规则、模型利用、模型防篡改。核心要点：医疗机构数据在本地；模型训练、更新在本地，满足医学数据应用的合规性。

机器群体学习架构在保障各个医疗机构数据所有权、隐私安全和保密性的前提下，克服了各个医疗机构本地数据量的局限性，能够充分利用联盟内其他对等节点的模型训练结果，提升了整体模型的性能。

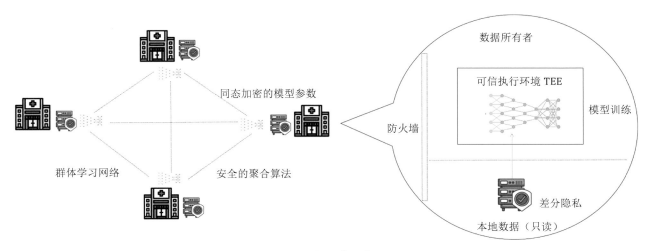

图 4-4-1　机器群体学习架构的安全性

群体学习网络动态扩展对等节点（属于某个医疗机构）工作流程图如图 4-4-2 所示。对等节点可动态注册、加盟到群体学习网络，并利用本地数据开展模型训练。

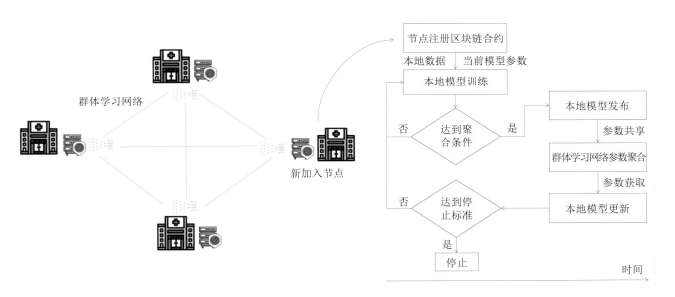

图 4-4-2　群体网络动态扩展对等节点工作流程图

对等节点动态注册、加盟和模型训练的工作流程主要包含以下几点：

（1）对等节点由群体学习网络许可服务器预先授权；通过区块链智能合约注册、动态加入群体学习网络。

（2）对等节点选择并获取当前汇聚的模型参数进行"本地模型更新"。

（3）对等节点利用本地私有数据开展"本地模型训练"。

（4）对等节点在满足定义条件后将"本地模型发布"到群体学习网络。

（5）群体学习网络实施"模型参数汇聚"。

（6）对等节点再次获取当前汇聚的模型参数，并利用本地私有数据训练本地模型。

（7）各对等节点以此轮回不断地更新、训练、发布本地模型，实现群体学习，提升整体模型性能，并实现本地精准医学。

二、医学数据示例集

表 4-4-1 展示了白血病、肺结核、肺部病变、新型冠状病毒感染等异质性疾病的医学数据示例集，相关信息如下。

表 4-4-1　医学数据示例集情况表

数据集名称	数据类型	数据量（病例数）	数据源
数据集 A	PBMC 转录组测序	12029	GEO GSE122517
数据集 B	全血转录组测序	1999	GEO GSE101705, GSE107104, GSE112087, GSE128078, GSE66573, GSE79362, GSE84076, GSE89403
数据集 C	胸部 X 线图像	＞95000	https://www.kaggle.com/nih-chest-xrays/data
数据集 D	全血转录组测序	2143	https://ega-archive.org/datasets/EGAD00001006231

（一）数据集 A

数据集 A 为 PBMC 转录组集，划分为 A1、A2、A3，共包含 12029 位白血病患者和健康人的外周血单个核细胞 PBMC 转录组数据，用来训练学习模型识别白血病。

（二）数据集 B

数据集 B 为全血转录组集，共包含 1999 位肺结核患者和健康人的 RNA 序列的全血转录组数据，用来训练学习模型识别肺结核。

（三）数据集 C

数据集 C 为胸部 X 线图像集，共包含 95000 多位患者和健康人的胸部 X 线图像，用来训练学习模型识别肺部病变。

（四）数据集 D

数据集 D 为全血转录组集，共包含 2143 位新型冠状病毒感染患者和健康人的 RNA 序列的全血转录组数据，用来训练学习模型识别新型冠状病毒感染。

三、群体学习模型的性能

（一）对白血病患者数据集 A2 的学习和预测

为了模拟精准医学场景，数据集 A2 中的样本按比例分成不重复的且具有不同样本分布的 3 个训练集（病例组和对照组的比例分别为 1：2、1：1、2：1）和 1 个全局测试集（病例组和对照组的比例为 1：2），用于训练、测试在单个对等节点（属于某医疗机构）上及群体学习上建立的模型。表 4-4-2 展示了模型预测结果，群体学习模型在测试集上的准确率优于单个对等节点模型。

表 4-4-2　群体学习模型对白血病预测结果

模型	准确率
医疗机构（病例组：对照组）	
机构 1（1：2）	0.965 ± 0.015
机构 2（1：1）	0.575 ± 0.045
机构 3（2：1）	0.94 ± 0.03
群体学习	0.96 ± 0.03

（二）对肺结核患者数据集 B 的学习和预测

数据集 B 中的样本均匀分布到 6 个对等节点（各代表一个医疗机构），每个对等节点病例组和对照组的比例皆为 1：1。如表 4-4-3 所示，群体学习模型在测试集上的准确率、灵敏度（对正例的识别能力）和特异度（对负例的识别能力）均优于单个对等节点模型。

表 4-4-3　群体学习模型对肺结核预测结果

模型　　　　　　医疗机构（病例组∶对照组）	准确率	灵敏度	特异度
机构 1（1∶1）	0.825±0.035	0.88±0.08	0.755±0.075
机构 2（1∶1）	0.815±0.035	0.79±0.10	0.83±0.05
机构 3（1∶1）	0.795±0.065	0.825±0.075	0.76±0.14
机构 4（1∶1）	0.835±0.045	0.85±0.05	0.78±0.06
机构 5（1∶1）	0.80±0.05	0.825±0.085	0.765±0.065
机构 6（1∶1）	0.81±0.05	0.84±0.10	0.795±0.045
群体学习	0.875±0.035	0.90±0.03	0.88±0.03

（三）对肺部病变患者数据集 C 的学习和预测

数据集 C 是胸部 X 线图像集，属于非转录组数据集，包含肺浸润（Infiltration）、肺不张（Atelectasis）、肺部积液（Effusion）、健康肺（No-Finding）四种情况。所有样本在 3 个对等节点（代表不同的医疗机构）间被分成不重复的且具有不同样本分布的 3 个训练集和 1 个全局测试集，用于训练、测试在单个对等节点上及群体学习上建立的模型。表 4-4-4 展示了群体学习在数据集 C 上的学习情况，同时也表明群体学习不仅可用于转录组数据集，也可用于非转录组数据集。

表 4-4-4　群体学习模型对肺部病变多标签预测结果

模型　　　　　医疗机构（肺浸润∶肺不张∶肺部积液∶健康肺）	肺浸润（*AUC*）	肺不张（*AUC*）	肺部积液（*AUC*）	健康肺（*AUC*）
机构 1（100∶3000∶3000∶5000）	0.555±0.015	0.70±0.01	0.80±0.02	0.745±0.035
机构 2（3000∶100∶3000∶5000）	0.615±0.035	0.635±0.035	0.82±0.02	0.73±0.02
机构 3（3000∶3000∶100∶5000）	0.605±0.025	0.69±0.01	0.70±0.02	0.685±0.025
群体学习	0.67±0.01	0.745±0.015	0.85±0.01	0.80±0.01

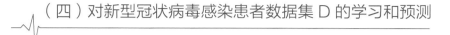

（四）对新型冠状病毒感染患者数据集 D 的学习和预测

针对新型冠状病毒感染病原体未知的情况，基于 PCR 检验来检测病毒 RNA 会产生假阴性的结果。利用群体学习，采用新型冠状病毒感染患者的全血转录组，通过理解宿主的免疫反应进行新型冠状病毒的检测。样本按比例分布在 3 个对等节点上（病例组和对照组的比例分别为 1∶5、1∶10、1∶20），实验结果表明（表 4-4-5）群体学习模型在测试集上的准确率、灵敏度、特异度、F_1 度量均优于单个对等节点模型，表明新型冠状病毒感染患者的全血转录组数据可用于新型冠状病毒检测，解决新型冠状病毒感染病原体未知问题。

表 4-4-5　群体学习模型对新型冠状病毒预测结果

模型 医疗机构（病例组∶对照组）	准确率	灵敏度	特异度	F_1 度量
机构 1（1∶5）	0.905±0.085	0.835±0.155	0.905±0.095	0.89±0.10
机构 2（1∶10）	0.79±0.21	0.57±0.42	0.98±0.02	0.63±0.37
机构 3（1∶20）	0.745±0.245	0.495±0.495	0.95±0.05	0.495±0.495
群体学习	0.95±0.04	0.90±0.07	0.985±0.015	0.95±0.04

更多的在相关数据集上的群体学习模型及其测试情况，可参照 Stefanie 等相关作者的论文，如"*Swarm Learning for decentralized and confidential clinical machine learning*"。

（阮树骅　匡亚岚　王立志）

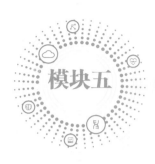

模块五　　小结与展望

　　本专题主要介绍了医学数据安全的分类分级管理制度和个人健康医疗隐私数据保护思路。医学数据安全是医疗产业发展的基石，没有医学数据安全，医疗产业就无法健康地发展。随着"互联网＋医疗健康"的蓬勃发展，医学数据在全生命周期各阶段所面临的安全挑战愈发严峻，如何在合理的数据监管基础上，既不泄露个人健康医疗隐私数据，又能提高医学数据的利用率，是当前医学数据科学领域面临的巨大挑战，也是很多学者研究的热点。面对日益复杂的国际关系和严峻的网络安全问题，新形势下发挥数据要素低成本复用等特点，构建以自主可控、安全可靠、完善健全的医学数据安全管理新体系，是推动新质生产力发展的当务之急。医学数据安全管理制度和隐私保护技术应结合大数据、人工智能等技术进行自主创新，推动医学数据智能化管理，研发分布式数据统计、建模算法，以支持"数据可用不可见"的安全合规的共享利用模式。相信在不久的将来，随着关键技术的突破、产业生态的完善，在政府的鼓励和应用牵引下，我国健康医疗领域发展将进入以自主创新为主的安全、高效新局面。

（阮树骅　匡亚岚）

参考文献

1. 第十三届全国人民代表大会常务委员会第二十九次会议通过. 中华人民共和国数据安全法 [EB/OL]. （2021-06-11）[2022-08-22]. http://www.cac.gov.cn/2021-06/11/c_1624994566919140.htm.

2. 第十三届全国人民代表大会常务委员会第二十二次会议通过. 中华人民共和国出口管制法 [EB/OL]. （2020-10-17）[2022-08-22]. http://www.npc.gov.cn/npc/c30834/202010/cf4e0455f6424a38b5aecf8001712c43.shtml.

3. 中华人民共和国公安部, 国家保密局, 国家密码管理委员会办公室, 等. 关于信息安全等级保护工作的实施意见 [EB/OL]. （2004-09-10）[2022-08-22]. https://www.ougz.edu.cn/wlyxxaqzt/info/9380/58275.htm.

4. 第十二届全国人民代表大会常务委员会第二十四次会议通过. 中华人民共和国网络安全法 [EB/OL]. （2016-11-07）[2022-08-22]. http://www.cac.gov.cn/2016-11/07/c_1119867116.htm.

5. 中华人民共和国国家市场监督管理总局, 中国国家标准化管理委员会. 信息安全技术 网络安全等级保护定级指南（GB/T 22240—2020）[EB/OL]. （2020-04-28）[2022-08-22]. https://openstd.samr.gov.cn/bzgk/gb/newGbInfo?hcno=63B89FFF7CC97EBBBED8A403396F0F00.

6. 中华人民共和国国家市场监督管理总局, 中国国家标准化管理委员会. 信息安全技术 网络安全等级保护基本要求（GB/T 22239—2019）[EB/OL]. （2019-05-10）[2022-08-22]. https://openstd.samr.gov.cn/bzgk/gb/newGbInfo?hcno=BAFB47E8874764186BDB7865E8344DAF.

7. 全国信息安全标准化技术委员会. 网络安全标准实践指南——网络数据分类分级指引（TC260-PG-20212A）[EB/OL]. （2021-12-31）[2022-08-22]. https://www.tc260.org.cn/front/postDetail.html?id=20211231160823.

8. 中华人民共和国国家质量监督检验检疫总局, 中国国家标准化管理委员会. 信息安全技术 健康医疗数据安全指南（GB/T 39725—2020）[EB/OL]. （2020-12-14）[2022-08-22]. https://openstd.samr.gov.cn/bzgk/gb/newGbInfo?hcno=239351905E7B62A7DF537856738247CE.

9. 中华人民共和国国家市场监督管理总局, 中国国家标准化管理委员会. 信息安全技术 个人信息去标识化指南（GB/T 37964—2019）[EB/OL]. （2019-08-30）[2022-08-22]. https://openstd.samr.gov.cn/bzgk/gb/newGbInfo?hcno=C8DF1BC2FB43C6EC0E602EB65EF0BC66.

10. 第十三届全国人民代表大会常务委员会第三十次会议通过. 中华人民共和国个人信息保护法 [EB/OL]. （2021-08-20）[2022-08-22]. http://www.cac.gov.cn/2021-08/20/c_1631050028355286.htm.

11. 全国信息安全标准化技术委员会. 信息安全技术 重要数据识别指南（征求意见稿）[EB/OL]. （2022-01-13）[2022-08-22]. https://www.tc260.org.cn/front/bzzqyjDetail.html?id=20220113195354

&norm_id=20201104200036&recode_id=45625.

12. 中华人民共和国国务院. 中华人民共和国人类遗传资源管理条例 [EB/OL].（2019-06-10）[2022-8-22]. http://www.gov.cn/zhengce/content/2019-06/10/content_5398829.htm.

13. 第十三届全国人民代表大会常务委员会第二十二次会议通过. 中华人民共和国生物安全法 [EB/OL].（2020-10-17）[2022-08-22]. http://www.npc.gov.cn/npc/c30834/202010/bb3bee5122854893a69acf4005a66059.shtml.

14. 第十三届全国人民代表大会常务委员会第二十四次会议通过. 中华人民共和国刑法修正案（十一）[EB/OL].（2020-12-26）[2022-08-22]. http://www.npc.gov.cn/npc/c30834/202012/850abff47854495e9871997bf64803b6.shtml.

15. Stefanie WH, Hartmut S, Lingadahalli SK, et al. Swarm learning for decentralized and confidential clinical machine learning[J]. Nature, 2021, 594（7862）: 265-270.

16. 唐迪, 顾健, 张凯悦, 等. 数据脱敏技术发展趋势 [J]. 保密科学技术, 2021（4）: 4-11.

17. 张志立, 衡反修. 电子病历数据脱敏方法研究 [J]. 中国数字医学, 2022, 17（10）: 100-103, 120.

18. 郭子菁, 罗玉川, 蔡志平, 等. 医疗健康大数据隐私保护综述 [J]. 计算机科学与探索, 2021, 15（3）: 389-402.

19. Nguyen DC, Pham QV, Pathirana PN, et al. Federated learning for smart healthcare: a survey[J]. ACM Computing Surveys（CSUR）, 2022, 55（3）: 1-37.

20. Shamir A, Tauman Y. Improved online/offline signature schemes[C]//LNCS 2139: Proceedings of the 21st Annual International Cryptology Conference Advances in Cryptology, Santa Barbara, Aug 19-23, 2001. Berlin, Heidelberg: Springer, 2001: 355-367.

专题五

医学伦理与
医学数据科学

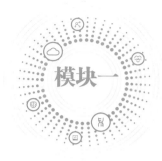

模块一 医学伦理

一、伦理学、生命伦理学、医学伦理学

（一）伦理学的概念

伦理学是一门十分古老而又永远年轻的学问，同人类对自我的认识、价值的把握、生命意义的探寻及良好社会秩序的构建有着密切的关系。自古以来，人类对善与正义的追求，对幸福与和谐的向往，强烈且永不停息。伦理学以其自身研究对象的独特性在人类艺术和文化领域有着独特地位。

伦理学是一门专注于道德现象研究的学科体系，即探究道德的起源、本质、功能及其在历史与社会中的发展规律。从更宽泛的视角来看，伦理学不仅是对道德实践的理性反思，更是对道德生活本质的哲学概括，因此，它也被广泛称为道德哲学。这一学科致力于构建道德理论框架，解释道德判断的依据，以及指导人们在复杂社会环境中如何做出符合道德规范的决策与行为。

（二）生命伦理学的概念

生命伦理学以生命科学技术开发和应用引发的伦理问题作为主要研究对象，是一门集生物学、医学与伦理学于一体的人文与社会科学的新兴交叉学科，主要研究人类如何在生命问题中通过符合道德规范的思想和行动实践来保护和维护人类、动植物的权益。其所研究的问题涉及生命的起源、生物多样性保护、药物研究的治疗安全、生殖技术、医疗伦理、生命质量和生命终止等方面。生命伦理学属于应用伦理学。应用伦理学包括生命伦理学、科学技术伦理学、工程伦理学、信息和通讯伦理学、大数据伦理学、网络伦理学、人工智能伦理学、机器人伦理学、动物伦理学、生态（环境）伦理学、企业伦理学、新闻伦理学、出版伦理学、法律伦理学、司法伦理学、社会伦理学、经济伦理学、政治伦理学、战争伦理学、公务伦理学、政府伦理学、立法伦理学等，其中许多伦理学分支在我国有待发展。

（三）医学伦理学的概念

医学伦理学指以医德为研究对象的一门科学，是人类尤其医者认识医德行为的产物；是运用一般伦理学原理和主要准则，解决医疗活动中人与人之间（如医患之间、医际之间）、医学与社会之间（如医疗资源分配、公共卫生政策），以及医学与生态环境之间的复杂道德问题而形成的学说体系；是医学与伦理学相互交叉的新兴学科。传统意义上的医学伦理学与医学道德学同义。

（四）伦理学的类型

伦理学主要包括理论伦理学、描述伦理学、元伦理学、规范伦理学和比较伦理学等。

（五）伦理学的研究对象

伦理学以道德现象为研究对象，其包括道德意识现象、道德活动现象和道德规范现象等。

二、伦理学的发展

伦理学作为哲学的一个分支，其发展历程跨越了世界各地不同文化和历史时期，形成了丰富多彩的理论体系，涵盖中国伦理思想、古埃及古印度伦理思想、西方伦理思想等。它是智慧的积淀，是对人类行为准则与道德价值的深刻探索。

（一）中国传统伦理思想的现代传承

中国传统伦理思想，以其独特的视角和深厚的底蕴，为现代伦理学提供了宝贵的思想资源。从"民为邦本，以德治国"的政治智慧，到儒家"仁爱"与"和谐"的伦理观念，再到道家"无为而治"的哲学思想，这些传统伦理理念在现代社会依然焕发光彩。它们强调人与人、人与社会、人与自然的和谐共生，倡导公平正义、诚信友善等核心价值观，为构建社会主义和谐社会提供了重要的道德支撑。中国伦理思想不仅为构建社会主义和谐社会提供了坚实的道德基石，更在推动构建人类命运共同体的伟大实践中发挥着重要作用。它倡导的人与人、人与社会、人与自然的和谐共生理念，跨越国界，成为连接不同文明的桥梁，促进全球范围内的相互理解和尊重。在民族复兴的征程上，中国伦理思想以其独特的文化魅力和精神力量，激励着亿万中华儿女为实现中国梦而努力奋斗，共同创造属于中华民族乃至全人类的更加美好的未来。

（二）古埃及与古印度伦理思想的启示

古埃及与古印度伦理思想，虽根植于各自的宗教与文化土壤，却共同探讨了人类精神生活的深层意义。佛教伦理思想中的慈悲、平等观念，以及阿拉伯伦理思想中的践约、坚韧等美德，跨越时空界限，对现代伦理学的发展产生了积极影响。这些思想鼓励人们追求内心的平静与善良，促进人际关系的和谐与社会的稳定。古埃及与古印度伦理思想中对于社会秩序、家庭责任及个人修养的重视，也为我们提供了宝贵的启示。这些思想共同促进了人际关系的和谐与社会的稳定，为现代社会的伦理建设提供了有益的参考与借鉴。

（三）西方伦理思想的现代演进

西方伦理思想，从古希腊的德性论与幸福论，到现代的规范伦理学与美德伦理学，经历了不断的演进与变革。在现代社会，西方伦理学家们积极关注人类面临的共同问题，如环境伦理、生命伦理、科技伦理等，形成了许多具有时代特色的伦理理论。这些理论在尊重个人权利与自由的同时，也强调社会责任与道德担当，倡导以理性和人文关怀为基础的道德实践。

在全球化背景下，人类作为紧密相连的命运共同体，共同承担着促进全球和平、发展与繁荣的责任，都应秉持平等、尊重和合作的原则，共同应对全球性挑战，实现共同繁荣与可持续发展。

（四）生命伦理学兴起的背景

20世纪50年代至60年代，生命伦理学在美国兴起。生物学家波特在《生命伦理学：通往未来的桥梁》一书中首次使用了生命伦理学概念。此后，生命伦理学作为一门新兴交叉学科被广泛关注，并在21世纪20年代至30年代迅速发展。生命伦理学发展的主要背景如下。

1. 医学模式转变扩大了医学伦理学的研究视野

迄今为止，医学模式的发展主要经历了神灵主义医学模式、自然哲学医学模式、机械医学模式、生物医学模式和生物—心理—社会医学模式五个阶段。传统的医学模式是生物医学模式，即医学只是对患者机体的疾病加以研究诊治。这种医学模式下的医学道德，主要反映了医生与患者在诊治过程中的道德关系。而当代医学模式为生物－心理－社会医学模式，由神经科医生恩格尔于 20 世纪 70 年代提出。这一新的医学模式全方位地概括了医学活动，重新定义了人的健康，其不仅是机体的无病状态，更是身体、心理、道德及社会适应的良好状态。医学从以往对身体疾病的关注转向对人的关注，现代医学已成为人文哲学的研究范畴，强调医学的人文性与人文精神。

2. 生命科学与医学技术革新：伦理挑战与跨代影响

医学技术的创新发展及广泛应用，使人类有能力打破传统生老病死的自然安排。1954 年，第一例肾移植在美国成功完成；1967 年，南非巴纳德教授完成第一例心脏移植；1978 年，人类第一个试管婴儿路易斯·布朗诞生；1982 年，Barry Marshall 确定了幽门螺杆菌在胃炎和消化性胃溃疡中的作用，彻底转变了胃炎和胃溃疡的诊断和治疗；1999 年，人类第 22 对染色体遗传密码被完全破译；同时，人工呼吸机的临床应用也取得了显著进展；此外，脑死亡这一人类死亡新概念被更多医患接受。一系列医学技术突破产生的积极或消极作用，引发了价值冲突和对人类命运的担忧。这些医学技术的发展与应用是生命伦理学产生与发展的现实背景。医学技术成果给人类、社会、生态带来的结果，以及医学科学研究本身的行为，促使了科学技术伦理学特别是生命伦理学的问世。医学技术的进步使人们不但能有效诊治和预防疾病，而且有可能操纵基因、精子或卵子、受精卵、胚胎，甚至人脑、人的行为。这种力量可被正确使用，也可能被滥用。对此如何进行有效控制？而且这种力量的影响有可能涉及这一代或下一代甚至未来世代，不同代的利益发生冲突怎么办？

特别是在数字时代，伴随着赛博格、数字生命、元宇宙、ChatGPT 等人工智能技术的飞速发展产物的诞生，建构人工智能技术伦理变得越来越迫切。从生物伦理角度来看，克隆人技术实验在各国都不被允许；同样，许多危害人类健康和生存基础的生物实验也不能随便开展。从环境伦理角度来看，技术发展不能造成自然资源枯竭、地球和宇宙污染、物种灭绝等环境问题。从交往伦理和政治伦理角度来看，数字技术和人工智能的发展丰富了人类交流的形式和内容，但也在许多方面对人们的自由交流造成威胁，譬如"数字监控主义""数字隐私""网络暴力"等问题。狄波拉·勒普顿在讨论"大数据伦理"时认为："大数据也有许多重要的伦理和政治含义。'好数据'和'坏数据'这两个术语有时被用来描述企业和政府机构使用大数据的意义。'好数据'为商业企业和政府机构提供利益，有助于推进重要的研究进展（如医学课题），并协助采取安全和防护措施，而不损害大众和公民的利益，不侵犯他们的隐私或公民自由（否则就是'坏数据'）。"

三、医学伦理学的研究对象和研究内容

我们已经知道伦理学是一门关于道德的科学，它以道德现象作为研究对象。而医学伦理学要成为一

门科学，首先，在知识形态上必须具有严密的内在逻辑结构，形成较完整的理论体系；其次，就任何学科体系而言，要真正成为科学的体系，必须按照其研究对象的客观内在联系，制定任务，并运用正确的方法。基于此，我们可以概括地认为：医学伦理学是一般伦理学原则在医学实践中的具体反映，是运用一般伦理学的道德原则来调整、处理医学实践和医学科学发展中的人与人之间、医学与社会之间，以及医学与生态环境之间的关系而形成的一门科学。它与一般伦理学的关系是特殊和一般的关系。医学伦理学的具体表现：它是以一般的道德原则为指导，研究医学科学活动的道德产生、形成、发展与变化规律，进而形成自身的道德原则、规范和范畴，是医德的理论化和系统化，是研究医德的科学。医学伦理学是具有特殊实践领域的应用伦理学。

（一）医学伦理学的研究对象

医学伦理学的研究对象包括医学实践中所有的医德现象，即以医患关系道德为核心的医疗、预防、科研、健康诸方面的医德活动、医德关系、医德意识等。具体研究对象包括医务人员与患者及其家属之间、医务人员之间、医务人员与社会之间、医务人员和医学科学发展之间的关系。

（二）医学伦理学的研究内容

1. 医学伦理学的基本理论

医学伦理学的基本理论主要包括医学伦理学的产生、发展规律、本质、特点、社会作用等；医学伦理学的理论基础及其演变，与医学科学、医学模式、卫生事业的发展有关。

2. 医学伦理学的规范体系

医学伦理学的规范体系主要包括医学伦理学的基本原则、规范和范畴。

1）医学伦理学的基本原则。

（1）尊重原则。

①尊重原则定义：尊重原则指在整个医疗实践中，医务人员对患者／受试者／研究参与者的人格尊严及其自主性的尊重。

患者／受试者／研究参与者享有人格权。所谓人格权，是一个人生下来即享有并应该得到肯定和保护的权利，如人的生命权、健康权、身体权、姓名权、肖像权、名誉权、隐私权、遗体权等。

患者／受试者／研究参与者的自主性指患者／受试者／研究参与者对自己有关的医疗或医学研究问题，经过深思熟虑后所做出的合乎理性的决定，并据此采取行动。如知情同意、知情选择、要求保守秘密、隐私保护等均是患者／受试者／研究参与者自主性的体现。

②尊重原则的内容：尊重原则的核心在于全面尊重患者／受试者／研究参与者的基本权利，具体包括：

A. 生命权：首要且不可侵犯的是对个体生命存续与安全的尊重，确保任何医疗行为、研究活动均不威胁其生命安全。

B. 人格权：承认并保护每个个体的独特尊严，包括但不限于尊重其身份认同、个人信仰及文化背景。

C. 隐私权：严格保护个体的私人信息不被非法获取、使用或泄露，确保在医疗、研究过程中收集的信息仅限于合法、必要且经授权的范围。

D. 自主权：尊重个体在医疗决策、研究参与等方面的自主选择权，确保个体在充分了解相关信息的基础上，能够自主决定是否接受治疗或参与研究等。

E. 处理好特殊问题：针对涉及特殊群体（如未成年人、精神障碍患者等）或特殊情境（如紧急医疗情况）下的权益保护问题，应采取特别措施确保尊重原则得到妥善实施，同时遵循相关法律法规和伦理准则。

（2）不伤害原则。

①不伤害原则的定义：不伤害原则指医务人员在整个医疗实践中，无论动机还是效果，均应避免对患者／受试者／研究参与者造成伤害。不伤害原则是底线原则，是对医务人员的最基本要求。医疗伤害为职业性伤害，带有一定的必然性。不伤害原则的真正意义不在于消除任何伤害，而在于强调培养对患者／受试者／研究参与者高度负责、保护患者／受试者／研究参与者健康和生命的医学伦理理念和作风，在实践中努力避免患者／受试者／研究参与者遭受不应有的医疗伤害。

②医疗伤害的种类：任何医疗诊治均是有利和有害的综合体。

A. 根据伤害性质，医疗伤害可分为正当伤害和不当伤害。

B. 根据伤害影响，医疗伤害可分为近期伤害和远期伤害。

C. 根据伤害后果，医疗伤害可分为躯体伤害、精神伤害和经济损失。

D. 根据伤害与医方／研究人员主观意志及其责任的关系，医疗伤害可分为有意伤害和无意伤害、可知伤害和不可知伤害、可控伤害和不可控伤害、责任伤害和非责任伤害。

③不伤害原则的相对性：不伤害原则不是绝对的，有些诊治、护理手段，即使符合适应证，也会给患者／受试者／研究参与者带来躯体或心理上的一些伤害。例如，肿瘤的化疗既能抑制肿瘤生长，又会对患者免疫系统造成不良影响。因此，符合适应证并不意味着可以忽视对患者／受试者／研究参与者的伤害，而应努力减少各种伤害的可能或将伤害降到最低限度。

④不伤害原则对医务人员的具体要求：预防产生对患者／受试者／研究参与者的不应有伤害或将伤害降到最低限度。

A. 培养为患者／受试者／研究参与者健康和利益着想的动机和意向，杜绝有意伤害和责任伤害。

B. 尽力提供最佳诊治、护理手段，防范无意但却可知的伤害，把不可避免但可控的伤害控制在最低限度。

C. 对有危险或有伤害的医疗措施进行评价，选择利益大于危险或伤害的措施等。

古希腊希波克拉底在《希波克拉底誓言》中，首先明确提出"为患者谋利益"的行医信条。1949 年世界医学协会采纳著名的《日内瓦宣言》明确规定"患者的健康是我首先考虑的"。

（3）有利原则。

①有利原则的定义：医疗实践中，狭义的有利原则指医务人员的诊治、护理行为对患者／受试者／研究参与者有利，既能减轻痛苦，又能促进康复；广义的有利原则指医务人员的诊治、护理行为不仅对患者／受试者／研究参与者有利，而且有利于医学事业和医学科学的发展，有利于促进人类的健康和福利。通常人们所说的有利原则是狭义说法。

②有利原则对医务人员的要求：

A. 医务人员的行为要与解除患者／受试者／研究参与者的痛苦有关。

B. 医务人员的行为可能减轻或解除患者／受试者／研究参与者的痛苦。

C. 医务人员的行为同时带给患者／受试者／研究参与者利益和伤害时，要带来最大的利益和最小的伤害。

D. 医务人员的行为使患者／受试者／研究参与者受益而不会给他人带来太大的伤害。

（4）公正原则。

①公正原则的定义：公正原则指以形式公正和内容公正的有机统一为依据，分配和实现医疗和健康利益的伦理原则。公正即公平或正义的意思。公正分为程序性公正、回报性公正和分配性公正等类型。这里主要指分配性公正，它指收益和负担的合理分配，并且包括形式公正和内容公正。

②形式公正：形式公正指对同样的人给予相同的待遇，对不同的人给予不同的待遇。

③内容公正：内容公正指依据个人的地位、能力、贡献、需要等分配相应的收益和负担。

当代倡导的医学服务公正观，应该是形式公正与内容公正的有机统一，即具有同样医疗需要及同等社会贡献和条件等的患者／受试者／研究参与者，得到同样的医疗待遇，不同患者／受试者／研究参与者则分别享受有差别的医疗待遇；在基本医疗保健需求上要求做到绝对公正，即人人同样享有，在特殊医疗保健需求上要求做到相对公正，即只有具有同样条件（主要是经济支付能力）的患者／受试者／研究参与者，才会得到同样的满足。

注意：

A. 绝对公正对应于基本医疗保健，即人人同样享有。

B. 相对公正对应于特殊医疗保健，如稀有医疗资源分配。

④公正原则对医务人员的要求：公正原则主要体现在两个方面，即医疗卫生资源分配公正和医学人际交往公正。这两个方面对医务人员提出了如下伦理要求。

A. 公正地分配医疗卫生资源：医疗卫生资源指满足人们健康需要的人力、物力、财力的总和，其分配包括宏观分配和微观分配。医务人员既有分配宏观资源的建议权，又有微观资源的分配权，因此应该公正地运用自己的权利，尽力保证患者／受试者／研究参与者享有的基本医疗和护理等平等权利的实现。

资源分配公正总的要求：以公平优先、兼顾效率为基本原则，优化配置和合理利用医疗卫生资源。宏观分配是各级立法和行政机构所进行的分配，需要解决的是卫生保健投入占国民总支出的合理比例，以及此项总投入在预防医学与临床医学、基础研究与应用研究、基本医疗与特需医疗等各层次、各领域的合理分配比例等问题。微观分配指由医生针对特定患者在临床诊疗中进行的分配，主要是住院床位、手术机会及贵重、稀缺医疗资源的分配。

B. 公正地保障诊治质量和服务态度，平等对待患者／受试者／研究参与者，特别应给予老年患者、精神病患者、残疾人、年幼患者格外的医务关怀。

C. 公正地处理医患纠纷、医护差错事故，坚持实事求是，合理兼顾各方利益。

D. 与同事、同行公正交往，既相互合作又合理竞争，正确对待同事、同行的误诊误治，正确处理医学鉴定、司法鉴定等事宜。

2）医学伦理学的基本规范。

（1）医学伦理学基本规范的含义和本质。

医学伦理学规范包括基本规范和不同医疗实践领域的具体伦理规范。医学伦理学的规范指在医学伦理学基本原则指导下，协调医务人员人际关系及医务人员、医疗卫生机构与社会关系的行为准则和具体要求，它强调医务人员应履行的义务，以"应该做什么、不应该做什么，以及如何做"的形式出现，是培养医务人员医学道德品质的具体标准。而医学伦理学的基本规范是对医疗保健机构所有从业人员的共同要求，对某领域、某部门、某专业科室、某诊治活动某环节都有针对性的规范。

（2）医学伦理学基本规范的形式和内容。

①医学伦理学基本规范的形式。

A. 条文式：医学伦理学基本规范一般采用条文式语言出现，如我国明代李梴在《医学入门》中提出的"习医规格"，陈实功在《外科正宗》中提出的"医家五戒十要"。我国现行的医学伦理学基本规范都是条文式的。

B. 守则、法规、法典：国际上，一些国家政府、医学会等制定的一系列守则、法规、法典等，也含有一定的医学伦理学基本规范内容。

C. 誓言、誓词：一些医学伦理学基本规范还以誓言、誓词等特殊形式出现，如我国的《医学生誓言》，国外的《希波克拉底誓言》《苏联医师誓言》《南丁格尔誓言》等。

②医学伦理学基本规范的内容。2012年，我国卫生部、国家食品药品监督管理局和国家中医药管理局联合发布的《医疗机构从业人员行为规范》具体内容包括：

A. 以人为本，践行宗旨。坚持救死扶伤、防病治病的宗旨，发扬大医精诚理念和人道主义精神，以患者为中心，全心全意为人民健康服务。

B. 遵纪守法，依法执业。自觉遵守国家法律法规，遵守医疗卫生行业规章和纪律，严格执行所在医疗机构各项制度规定。

C. 尊重患者，关爱生命。遵守医学伦理道德，尊重患者的知情同意权和隐私权，为患者保守医疗秘密和健康隐私，维护患者合法权益；尊重患者被救治的权利，不因种族、宗教、地域、贫富、地位、残疾、疾病等歧视患者。

D. 优质服务，医患和谐。言语文明，举止端庄，认真践行医疗服务承诺，加强与患者的交流与沟通，自觉维护行业形象。

E. 廉洁自律，恪守医德。弘扬高尚医德，严格自律，不索取和非法收受患者财物。

F. 严谨求实，精益求精。热爱学习，钻研业务，努力提高专业素养，诚实守信，抵制学术不端行为。

G. 爱岗敬业，团结协作。忠诚职业，尽职尽责，正确处理同行同事间关系，互相尊重，互相配合，和谐共事。

H. 乐于奉献，热心公益。

3. 医学伦理学的基本观点和学科属性

1）医学伦理学的基本观点：生命观和人道观。

（1）生命观是人类对待自然界生命物体的观点和态度。在人类的历史发展过程中，对生命的认识经历了三个阶段，即生命神圣观阶段、生命质量观阶段、生命价值观阶段。

①生命神圣观：人的生命至高无上，神圣不可侵犯。

②生命质量观：以人的自然素质的高低、优劣为依据，衡量生命对自身、他人和社会存在价值的一种伦理观。

③生命价值观：以人生命的价值来衡量生命存在的意义，衡量生命对自身、他人和社会存在价值的一种伦理观。

（2）人道观是关于为人之道的根本观点，简而言之，就是应当把人当作人来对待的基本观点。医学人道观主要指尊重患者的生命，尊重患者的人格，平等地对待患者，尊重患者的生命价值。其中尊重患者的生命是医学人道观最基本或根本的思想，尊重患者平等的医疗保健权利是医学人道观的基本主张和重要目标。

2）医学伦理学的学科属性：医学伦理学是医学和伦理学的交叉学科，其所处理的问题不仅涉及自然科学，而且涉及社会与人的问题，所以医学伦理学不仅与其他学科存在密切联系，而且其研究也必须以多学科为基础。

（1）医学伦理学紧密关联生命科学、决策科学及行为科学：生命科学为医学伦理问题的根本源泉，亦是生命决策科学的重要组成部分；行为科学的研究成果，则为医学伦理学深入探索的坚实基石。

（2）哲学、心理学和社会学等学科是医学伦理学的学科基础：医学伦理学是哲学的一部分或一个分支，是对哲学的应用，是一种应用哲学。心理学、社会学的研究方法和成果为医学伦理学研究提供了实践和方法论经验。

（3）医学伦理学与卫生法学关系最为密切：两者在内容上相互吸收，在功能上相互补充，共同调节医学实践中的各种人际关系，维护大众的健康利益和社会秩序。

4. 学习医学伦理学的意义和方法

1）学习医学伦理学的意义。

（1）有利于医学生自我完善，以培养德才兼备的医学人才。

（2）有利于医务人员实现技术与伦理的统一，提高医疗质量。

（3）有利于医务人员解决医德难题并促进医学科学的发展。

（4）有利于医药卫生单位和社会的精神文明建设。

2）学习医学伦理学的方法：学习医学伦理学的方法很多，其中理论联系实际的方法、历史分析的方法、系统的方法、比较的方法等都是非常有效的。特别是案例讨论的形式，有助于学习者理论联系实际，提高对伦理问题的敏感性，以及分析、解决伦理问题的能力。

（左泽锦）

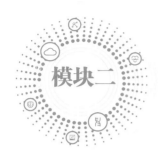

模块二 健康医疗大数据伦理

一、健康医疗大数据与伦理问题

（一）健康医疗大数据的定义

健康医疗大数据指医疗领域产生的大规模、多样化的数据集合。它包含了患者的电子病历、临床诊断和治疗记录、医学影像、遗传信息、生理监测数据等各种健康相关数据。健康医疗大数据是医学研究和医学实践的重要资源，可以促进医疗效率提升、疾病预防和医疗决策改进，但同时对数据隐私保护和数据质量控制提出了新的挑战。

（二）健康医疗大数据的特点

1. 规模庞大

通常，健康医疗大数据的规模非常庞大，以 TB、PB 甚至 EB 来计量，常来源于不同的医疗机构或数据源。

2. 多样性

健康医疗大数据涵盖了不同数据源和不同格式的数据，包括结构化数据、半结构化数据和非结构化数据等。

1）时空特性：健康医疗大数据具有时空特性，可实时记录患者的健康状态和医疗行为，同时可以跟踪和分析患者在不同时间和地点的健康变化。

2）多模态性：健康医疗大数据集合了不同类型的数据，如文本、图像、音频和视频等多种模态的数据，可以提供丰富的信息和视角。

3）隐私和安全性：健康医疗大数据涉及患者的个人隐私和敏感信息，需要确保数据的隐私和安全受到保护，并遵守相关的法律法规和伦理规定。

4）数据整合和挖掘：健康医疗大数据需要整合和清洗，以解决数据来源不一致和质量差异的问题。同时，通过对健康医疗大数据的深入分析和挖掘，可以发现潜在的疾病趋势、治疗效果和医疗模式，为医学研究和临床实践提供支持。

（三）健康医疗大数据使用中存在的伦理问题

大数据涉及收集、存储、集成、转移、共享、销毁等环节。健康医疗大数据的应用领域既可能涉及临床应用，又可能涉及临床研究与公共卫生监测等。健康医疗大数据的临床应用与许多传统伦理规范存在冲突，引起各国学者的广泛关注。

随着大数据技术的发展，大数据蕴含的潜在价值不断得到开发。大数据信息价值开发涉及科技、商业、医疗、教育、人文及社会生活的各个领域。在健康医疗大数据中，电子病历系统的大规模应用、基因检测技术的普及和精准医学模式的提出和发展，需要大量与患者相关的数据作为基础，需要患者的医疗数据与生物基础研究信息，整合与患者相关的各种检测组学数据和健康历史数据。与传统的医疗模式相比，这一新的医疗模式融合了临床与科研过程，更加注重以患者个体为中心的数据整合与临床服务提供。这些数据的来源包括含患者各项生理指标、基因检测结果、家族遗传和生活疾病史的电子病历，医疗保险信息数据库，第三方检测机构中的数据，社交媒体、可穿戴设备及家用医疗设备中的健康数据，以及医学研究数据等。未来计划同时纳入健康人与患者的数据，并将信息的收集并入常规临床工作中，以便重新定义"正常"状态，深入探索疾病自然发展史，揭示基因-环境作用机制，并找出个体层面及群体层面新的健康干预措施。

这些医学新进展无疑会给患者带来希望，但信息泄露对患者造成伤害的案例时有发生。事实上，这不仅与人们在数据保护方面的理念和管理规范性有待完善有关，也与数据本身的特点有关。数据不仅能够不受空间的限制复制成无数备份，而且能够不受时间限制永久地存储。当数据规模较小、接触面较窄、存储时间较短时，该特性并不十分突出，但在大数据条件下，强大的数据整合能力使既往的个人保护机制受到了严峻的挑战；而数据存储网格化，又导致个人信息泄露的可能性长期存在，表现为高风险和长期风险，因此大数据导致患者信息泄露的可能性反倒比传统方式更大。

健康医疗大数据因具有用性，涉及谁可以享有这些好处的问题；因数据大多掌握在大机构手中，便存在资源分配是否公平的问题；因具有非预期性及潜在风险不确定的特点，存在泄露隐私和伤害患者／受试者／研究参与者的风险，这些伤害是否必要，是否可以预防或把风险控制到最小，这些都是医学伦理学中非常核心的问题。

二、隐私概念的变迁与信息泄露可能带来的伤害和风险

（一）隐私概念的变迁

在大数据的临床应用和临床研究中经常涉及隐私问题，但隐私到底是什么？我们现在生活在地球村中，都畅游在同一个互联网，都在为大数据做贡献，但不同文化对隐私的理解并不相同。

隐私观念直至19世纪末，因新闻媒体与照相技术的广泛普及，方获社会广泛关注。一般认为，沃伦和布兰代斯在1890年12月发表的《隐私权》一文是隐私研究的起点，被视为经典文献。他们认为，隐私权是不受打扰或独处的权利。隐私权更是一般的个人受保护权——人格权的一部分。按照他们的观点，当时新的发明及商业手段如照相技术和报刊侵入了私人和家庭的神圣领域，从而使人们相信保护个人不受打扰的必要性。

随着社会发展和新技术的出现，需要新的权利以保护个人领域。关于隐私权的文献和案例不断出现，因而有了多种类型的隐私权。威廉·普罗瑟在1960年发表的文章中将隐私侵犯描述为四种类型：公开他人私人事务的隐私侵权、侵扰他人安宁的隐私侵权、擅自使用他人姓名或肖像的隐私侵权、公开丑化他人形象的隐私侵权。丹尼尔·沙勒夫区分出六种隐私权，分别是独处权、限制接触权、保密权、个人信息控制权、人格自治权和亲密关系权。阿丽塔·艾伦则区分出四种隐私权，分别是信息隐私、身体隐私、决策隐私和财产隐私。

在医疗领域，人们很早就认识到患者信息泄露有可能对其利益造成不利影响，如遭遇歧视、羞辱等。一般认为，从保护患者目的出发，接触患者信息的人员（主要是医生）应该保密，患者也可以要求医生这么做。关于信息隐私最有代表性的是艾伦·威斯汀的观点："隐私是个人、群体或机构决定其信息在何时、如何以及在何种程度上与他人交流。"类似的定义可参考查尔斯·弗瑞德、亚当·卡莱尔·布雷肯里奇等人的文献，也可参见一些国家的立法。按照这一理论，个人对其信息有控制权，即隐私权；否则，就没有。当然，一个人即便失去了隐私，他仍然拥有隐私权。关于信息隐私的理论，还有其他一些观点，如限制他人接触个人信息、个人信息不为他人（尤其是公众）所知等。这些观点强调对个人信息的某些具体保护，这些保护当然重要，但是用来定义私密性极强的个人健康医疗信息隐私却显得不够充分。比如个人身体检查记录，在确保不公开发表、不遗失、不进入公共数据库的前提下，可以任由专业技术人员处理吗？如果确保由计算机程序而非他人操作，就可以做任意的处理吗？对比之下，隐私的信息控制理论能够为更多人接受。目前，很多信息隐私保护观念，实际上是基于隐私的信息控制理论。尽管隐私作为一个基本概念（即不可以还原为其他概念）始终伴存争议，但这并不妨碍隐私观念在个人保护议题上发挥非常重要的作用。然而，每一种概念都会有所不及之处，隐私概念也是这样。

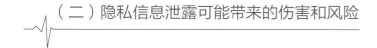

（二）隐私信息泄露可能带来的伤害和风险

1. 个人面临隐私信息泄露带来的伤害

患者信息泄露后有可能对其本人造成无法预估的后果（包括伤害、歧视等），国内外已有很多现实案例。患者健康医疗大数据含有很多敏感内容，隐私性强，因而泄露之后会造成比一般个人信息泄露更严重的伤害，特别是患者的声誉、经济和职业损失。

这种伤害是一种可能的事实，不受本人的主观意愿支配。有学者提出，即便经过患者知情同意，将临床试验中的敏感数据放入电子健康档案仍可能存在隐私与保密问题。例如，如果将精神疾病患者的临床试验数据载入电子健康档案这样的大规模数据库，该患者患有精神疾病等敏感数据就面临暴露风险。在美国，有一种解决方案是相关研究人员从联邦机构获取保密认证书（Certificate of Confidentiality，CoC），但对于不断增多的保密性要求，CoC 的功能也是有限的，如无法保护数据库中的无意暴露或恶意使用，无法在临床试验中将记录的信息进行完全区别等。

2. 空间上无限复制、传播导致信息泄露风险

纸质病历信息是固定在纸媒上的，不能大范围传播，易于彻底销毁。而数据形态不受空间限制，可复制成无数个备份并在极短时间内远距离传播，且每一个备份都是无损的。在网络环境下，黑客行为等容易打破信息空间里的保护屏障。例如，某人的血液学检查结果在医院门诊产生后，瞬间传送到医院的结算部门和政府医疗保险监管中心，最后存储在医院的电子病历系统。此后，由于工作人员工作失误或黑客攻击导致信息泄露，部分信息被传到网络上，导致一些网站甚至个人手机上都有其内容。

3. 时间上永久保存导致信息泄露风险

纸质病历的保存时间受制于纸张本身的寿命，而且纸质病历的保存需要充分的空间、适宜的温度和相对湿度，以及一定的人力。由于维护成本的原因，医院往往定期（《医疗机构管理条例实施细则》第五十三条规定，医疗机构的门诊病历的保存期不得少于 15 年，住院病历的保存期不得少于 30 年）销毁纸质病历。而医疗数据每个备份的保存都是无损的、永久的，边际成本很低，随着海量存储技术的发展，这些信息有可能永久保存。例如，目前各大型医院均在其服务器上保存患者的医疗信息，规模之大在此前难以想象。

事实上，随着患者信息存储时间的延长，信息被泄露的风险也在增加。黑客入侵或者非法盗取、买卖患者信息，使患者信息可能长期保存在非法持有者手中。当数据规模较小、接触面较窄、非大规模处理时，这些风险更多的只是一种潜在的可能性，且可采取某些技术手段（如去标识化）有效保护；而在大数据条件下，个人面临的信息泄露风险被放大，在医学领域同样如此。

三、大数据带来的新挑战和风险

大数据是 21 世纪的"新石油"，是时代变革和经济社会发展的推动力。在互联网、云计算和海量数据存储技术的推动下，大数据已成为全球科技界、企业界、学术界和各国政府关注的焦点，各行各业高度重视研究和开发大数据潜藏的价值。很多国家相继实施大数据发展战略，力图使大数据的信息价值得到充分开发，推动生产和信息交流方式的变革，加大信息价值的转化力度，提高经济增长质量。然而，不可忽视的是，在大数据信息价值不断得到开发的同时，由于大数据技术具有强大的收集、储存和处理数据的能力，它们容易引发诸多值得关注的伦理问题，如侵犯隐私权和知识产权、危及信息安全等。

1. 大数据临床研究面临的伦理挑战

进行大数据相关研究时，是否数据越多，研究结果就会越好？这需要区分研究的问题和到底哪类研究适用大数据研究方法。传统的质性研究和其所能发现的问题，可能是再大的数据堆积也做不到的。因此，对于使用大数据进行研究，需要客观冷静的判断，避免对大数据的不必要使用，减少可能的潜在风险。

2. 大数据研究中知情同意机制遭遇困难

大数据有时不是有针对性地收集的，而是随着时间的累积集聚产生的。由于数据之间可以关联，便存在对个人识别的问题。正如已有研究表明，仅仅三类数据——邮政编码、性别和生日合在一起，就有超过 80% 的可能性把一个人识别出来。但只要涉及通过互动的方式收集个人信息，都应在患者充分知情的前提下取得其同意。欧美国家采取立法的形式确立了知情同意程序的法律地位。但在实施医疗大数据项目时，知情同意程序的实施面临巨大困难，因而其迅速成为学界关注的焦点。

第一个困难是难以事先进行具体的告知，这源自大数据技术的特点。大数据技术与以往的实验方法有显著的区别，发掘数据间的新联系（即未知信息）是其突出的功能。这意味着大数据活动所纳入数据将揭示的信息（包括这些信息可能的用途）在事先是无法确定的。也就是说，研究人员无法在大数据项目执行之前，清楚地描述对患者数据将如何处理，也无法告知将产生怎样的结果（如数据挖掘）；在一些项目中，甚至无法告知何时、何地、何人使用患者的数据（如不定期监测）。在这种情况下，传统知情同意程序很难在大数据项目上实施。

第二个困难是征求同意无法完成，这源自大数据项目的超大规模。健康医疗大数据项目执行知情同意程序时直接面对两个难以消解的压力。

（1）成本压力。临床医学领域动辄对数十万条数据记录进行挖掘处理，如对每个患者都实施传统的知情同意程序，需要支出的经费和人力是科研项目本身无法负担的。

（2）时间压力。即便经费充裕，履行大样本量的知情同意程序，意味着需要大量时间。时间压力不仅带来管理困难，更使时效性很强的科研项目面临夭折。

学术界也做了一些探索，试图基于尊重自主原则解决上述问题，但这些探索受到了严重的质疑。

目前一个主要的解决思路是"空白支票"方案：既然内容及用途都没法确定，而又需要一个知情同意程序，不妨就让数据对象在大数据活动前签署一个空白的或总的《知情同意书》，充分授权给大数据操作者完成项目及再次使用数据。这个方案确实考虑到了患者的意愿，比很多工程师反对征求患者意见的观点已有相当进步。但是，这个方案也遭到了严重的质疑。

首先，正如现实中的空白支票是方便而非制约使用者的金融工具，健康医疗大数据的"空白支票"也只是形式上的尊重，事实上难以尊重患者意志、保护患者隐私。这种形式上的尊重恰恰给各种风险开了无限制的绿灯。有学者认为，这不但没有起到尊重数据对象的作用，反而限制了人的自主性；主张在《知情同意书》中设立否定性条款，给个人排除其数据参与某些活动的自主权。其次，即便是这种形式上的尊重自主，其适用范围也非常有限。有学者指出，就某些数据来源而言，寻访数据对象、实施传统知情同意程序本身即便可能也是非常困难的，比如很多年前的临床试验数据。换言之，有些情况下健康医疗大数据项目里的知情同意程序本身就是不可能的，即便仅仅是一张"空白支票"。

3. 大数据在精准医学应用中的主要伦理问题

大数据技术的运用使精准医学中不同数据集相互连接，揭示了迄今未知的各种相关性与因果路径，对信息实现高度的精确裁剪与分析，但也引发了与数据隐私、社会公平、个体自由意志等相关的伦理问题。

4. 大数据研究结果反馈面临的问题

生物样本库一类的研究与大数据研究类似，即在《知情同意书》中难以明确表达研究可能会有哪些发现。现实中，研究人员经常会有意外发现，对此，研究人员是否有告知的义务？另外，有些发现给患者／受试者／研究参与者带来的可能只是担心，并没有现实可及的治疗方案。对于这种情况，目前讨论的共识是不去告知。但对于有明确治疗方案或者预防策略的，学界还是认为应该告知患者／受试者／研究参与者。

5. 大数据研究伦理审查工作面临的挑战

根据目前已有的法律规范进行的大数据研究，符合免除审查的类型；但对大数据风险新的认识提示其中有些大数据研究并不属于最低风险类型，尤其是对群体可能造成的伤害，包括对某些群体可能导致的歧视等。这给伦理委员会日常工作提出了新的问题。现实中有的伦理委员会会直接出具免除审查批件，有的则会进行会议审查。

挑战还表现在研究人员人群的变化方面。越来越多来自计算机领域和信息科学类等相关领域的研究人员进入大数据领域的研究中，而伦理审查的申请者之前多来自生物医学领域，这就使得在进行科研伦理培训时，需要考虑到这一新的变化。

6. 基因数据与大数据结合带来的问题

随着基因测序技术的发展和普及，越来越多的医疗机构开展临床基因检测服务，并产生大量的个人基因数据。基因数据所含的信息量大，特别有利于发挥大数据的技术优势。生物学家也在积极扩展基于基因数据的研究项目。基因数据是否可进入医疗大数据，存在伦理争议。需要专业机构、临床研究人员、支付方和患者共同解决的问题：哪些基因数据应该放入电子健康档案中？应该以何种方式对其进行报告？医疗服务提供者对新结果的追踪应达到何种程度？有观点认为应当像对待人类免疫缺陷病毒（Human Immunodeficiency Virus，HIV）和心理健康数据（Mental Health Data）那样管理基因数据，给予患者额外的安全保护和严格的知情同意。

四、健康医疗大数据使用的管理规范

针对大数据使用可能存在的风险，医疗机构、卫生行政部门及其他相关部门都需要在各自的职责范围内思考和制定相关管理规范。根据国际共识，目前已有的一些管理理念主要体现在以下方面。

首先，明确使用依据，阻止"公地悲剧"。在信息化环境，尤其是大数据条件下，医疗数据的风险明显增大。防范这些风险，就要防止医疗数据滥用，使之得到妥善管理；而防止其滥用，就要明确使用依据。明确的使用依据是阻止滥用的"门槛"。"公地悲剧"之所以发生，就是因为人们进入公地、利用公地不需要任何依据，这必然导致滥用的结局。在这里，隐私作为一种消极保护概念，是无法提供这个依据的。如果不能就使用健康医疗大数据提出这样一个"门槛"，或者设立的"门槛"不足以抵挡某些不合理要求，个人在健康医疗大数据方面面临的风险就会急剧增长。

其次，明确监管责任，有效控制风险。由于健康医疗大数据存在风险，势必需要采取监管手段，最大限度地控制风险；而任何监管手段的落实，先要明确监管责任。作为风险承担者，患者很可能有自己监管其健康医疗大数据使用情况的意愿，但事实上患者作为个体并不具备监管能力和条件；作为使用者的医院、研究所等，因其自身是使用行为的发起者和受益者，不具备监管的资格。这时，基于保护个人权利的职能，国家应承担起监管责任。

五、我国医学数据管理的规定

现实中，随着电子病历的普及，作为第三方的电子病历服务商等机构实际上可以对基本医学数据进行访问和控制，那么医院的名义管理权与第三方机构的实际管理权如何界定？个人对其数据的管理是否有监督权利？这些都是医院信息化过程中不可忽视的问题。

就使用权而言，我国法律规定患者及患者的代理人或近亲属有权查询或复制病历，但对医疗机构、保险机构等是否享有病历使用权的规定则语焉不详。当电子化医学数据使个人无法实际占有和控制其数据时，这些电子化医学数据归属谁？谁可使用？如何使用？这些问题亟须法律给予明确的规定。

《中华人民共和国民法典》第一百一十一条规定："自然人的个人信息受法律保护。任何组织或者个人需要获取他人个人信息的，应当依法取得并确保信息安全，不得非法收集、使用、加工、传输他人个人信息，不得非法买卖、提供或者公开他人个人信息。"其他法律法规，如《中华人民共和国刑法》第二百五十三条"侵犯公民个人信息罪"规定，违反国家有关规定，向他人出售或者提供公民个人信息，情节严重的，处三年以下有期徒刑或者拘役，并处或者单处罚金；情节特别严重的，处三年以上七年以下有期徒刑，并处罚金。违反国家有关规定，将在履行职责或者提供服务过程中获得的公民个人信息，出售或者提供给他人的，依照前款的规定从重处罚。窃取或者以其他方法非法获取公民个人信息的，依照第一款的规定处罚。单位犯前三款罪的，对单位判处罚金，并对其直接负责的主管人员和其他直接责任人员，依照各该款的规定处罚。此外，《最高人民法院、最高人民检察院关于办理侵犯公民个人信息刑事案件适用法律若干问题的解释》《中华人民共和国网络安全法》《中华人民共和国个人信息保护法》等法律法规的颁布，使得数据法律保护体系进一步健全和完善。但对具体的、不同机构层面的管理规范还需要加强。

在当前大数据高速发展过程中，信息化医学档案的管理模式应处于不断地创新与改进中，在有效降低或规避其存储、使用、共享过程中患者隐私信息泄露等风险的基础上，进一步快速、安全地提升管理工作的服务质量和工作效率。

（左泽锦）

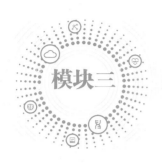

模块三 人工智能与伦理的结合

一、机器人的伦理设计路径

（一）机器人负责任创新研究的必要性

什么是机器人？关于这一问题，迄今为止并没有统一的定义，这是因为机器人学具备明显的跨学科特性，其内涵和外延随着时代变化而不断扩大。当前，关于机器人的学术定义有不同的类型。联合国欧洲经济委员会（United Nations Economic Commission for Europe，UNECE）、国际机器人联合会（International Federation of Robotics，IFR）与国际标准化组织（International Organization for Standardization，ISO）技术委员会合作提出了一个机器人定义：机器人是一种能执行某种任务、两轴或多轴可编程的、具有一定自主性（这里的自主性指无人干预情况下能基于当前状态和感知执行特定任务的能力）的驱动机器。美国机器人产业协会（Robotic Industries Association，RIA）给机器人的定义：机器人是一种用于移动各种材料、零件、工具或者专用装置的、通过程序动作来执行各种任务，并具有编程能力的多功能操作臂。日本机器人协会（Japan Robot Association，JRA）对机器人的定义：机器人是一种装备有记忆装置和末端执行器的、能够转动并通过自动完成各种移动来代替人类劳动的通用机器。我国杰出战略科学家蒋新松对机器人有独到见解，将其定义为具备拟人功能的机械电子装备，此定义多聚焦于"工业机器人"，侧重于其功能、结构与性能等方面。从工业机器人特点看，其相对较少涉及社会伦理问题，因而对其进行社会评估和伦理反思的空间相对有限。然而，与之对应的"服务机器人"（Care Robot）因其社会服务特性成为社会评估和伦理反思的主要对象，也是负责任创新研究的主要对象。本书在考察机器人一般特性的基础上，选取"护理机器人"作为案例，探究从负责任创新研究的视角，如何为机器人的发展提供合理的研究框架和理论模型。

护理机器人是机器人的一种特殊应用，关于其定义，学界有不同的看法，美国学者威洛（Shannon Vallor）的解释是"护理机器人是一种为了家庭、医院或者其他场合使用而设计的机器人，它的目的是为老弱病残或者其他自愿使用的人提供帮助、支持、看护等"。美国学者诺埃尔•夏基（Noel Sharkey）和阿曼达•夏基（Amanda Sharkey）等认为，护理机器人主要是为老年人提供的，它的主要目的有三个：①为老年人提供日常生活的护理；②帮助老年人调控他们的行动和健康；③为老年人提供陪伴。在这个意义上，护理机器人既可以被视为"情感机器人"（Affective Robot），即作为人类的"朋友"起到陪伴的作用，又可以被视为"功利主义机器人"（Unilitarian Robot），即作为一种工具或设备起到相应的作用。加拿大学者 Aimee van Wynsberghe 从伦理学视角为护理机器人做了界定，护理机器人可以是为了满足护理需求而在护理实践中使用的任何机器人，护理机器人的使用者可以是护理提供方（Care-Provider）和护理接受方（Care-Receiver）中的任何一方，也可以是双方共同使用。已经有较多研究支持机器人可以类人的方式进行交流，这也是人工智能的技术特点。当前，人工智能已成为全球"新质生产力"角力的主要场所，其中，人工智能赋能的人形机器人，同样是各国必争的制高点。人形机器人更容易与人类建立情感纽带，尤其在陪伴、教育、护理等领域，如帮助孤独老人、辅助残障人士、参与儿童教育等，它们能够以更自然的方式进行交流和互动。

随着护理机器人渗透到人类生活的各个方面，对其进行负责任创新研究显得尤为必要。据《中国机器人标准化白皮书（2017）》报道，全世界有 300 多家服务机器人生产厂商，其中，亚洲 73 家、北美 113 家、欧洲 131 家。预计到 2025 年，全球服务机器人市场份额将会占据主导地位。而我国的服务机器人虽然处于起步阶段，但后续赶超机遇很多，潜力很大。并且，我国的市场需求巨大，服务机器人将会成为未来重要的战略技术产品。另外，全球老龄化严重，预计到 2050 年，65 岁及以上全球人口比例将从现在的 10% 增加到 20%。而中国的情况也不容乐观，全国老龄工作委员会的数据显示，2015—2035 年，中国将进入急速老龄化阶段，老年人口将从 2.12 亿增加到 4.18 亿，占比提升 29%。在这种情况下，护理机器人的社会经济需求凸显，由此引发的伦理风险和法律问题也日益凸显。比如，护理机器人的使用是否会导致使用者对机器人的过度依赖并产生社交孤立等问题？护理机器人能否真正代替传统意义上的护理过程？护理机器人应当具备哪些伦理价值或者道德规范？护理机器人的安全性如何保证？护理机器人在护理患者过程中一旦出现错误，由谁来负责？这些担忧，既涉及护理机器人的设计过程，也涉及护理机器人的使用、管理、反馈等，因此需要将护理机器人的生产和应用置于整个技术创新的视域之中，通过预测和评估护理机器人的潜在风险、不确定性和可能的社会危害，在其设计和使用的早期尽可能地实现经济价值、社会价值和伦理价值的平衡。

基于此，对以护理机器人为代表的智能机器人进行社会风险和伦理评估就显得尤为重要。传统的技术评估或风险评估在处理以人工智能技术为依托的智能机器人问题上有些力不从心，因此引入更为系统的创新范式框架，即负责任创新框架，将机器人技术发展过程中的社会责任和伦理需求嵌入创新治理的框架内，以有效实现技术创新服务于人类的终极发展目标。

（二）机器人负责任创新研究的有效路径

如何以负责任创新理念为框架实现机器人的良性发展？或者说，如何以负责任创新的理念规范机器人的设计与使用，从而最大限度地降低其社会伦理风险？这需要技术专家、管理人员、伦理学家等不同利益相关者的共同努力。我们可以从设计路径、管理路径和应用路径三条实践路径出发，实现机器人负责任的有效互动。

1. 设计路径

机器人负责任创新研究的设计路径指在机器人的设计过程中，嵌入负责任创新的相关价值，使机器人在设计阶段满足负责任创新研究的相关诉求。在设计路径中，一个比较典型的方法是价值敏感性设计（Value-Sensitive Design，VSD）。该方法由华盛顿大学的巴特亚·弗里德曼（Batya Friedman）创立，是在嵌入式价值方法（Embedded Values Approach，EVA）的基础上，强调从工程技术的设计视角入手，将系统及接口设计者与思考和理解利益相关者价值的人联系在一起。价值敏感性设计强调在整个设计过程中，从道德哲学角度将人类的基本价值（如隐私、安全、信任、人类尊严、身体与心理健康、知情同意、知识产权等）嵌入其中。弗里德曼将其称为三重方法论（Tripartite Methodology），即概念研究（Conceptual Investigation，CI）、经验研究（Empirical Investigation，EI）与技术研究（Technical Investigation，TI）。概念研究阶段需要分析与具体技术设计相关的伦理价值。经验研究阶段需要通过定性和定量测量手段为前一阶段的价值分析提供必要的经验数据支撑，同时为下一阶段提供经验数据的反馈。技术研究阶段需要研究具体的技术设计细节与因素，一方面分析现有的技术属性与潜在机制如何支持（或阻碍）伦理价值的实现，另一方面积极介入系统的设计过程，使相关价值得以实现。

价值敏感性设计的方法是将相关价值嵌入技术设计的整个过程，使之在上游阶段具有价值敏感性。以此方法将负责任创新理念嵌入机器人的设计过程中具有很强的操作性。以护理机器人为例，艾米提出了一种护理导向的价值敏感性设计（Care Centered Value Sensitive Design，CCVSD）。该方法以护理导向框架（Care-centered Framework）为基础，融入价值敏感性设计的具体操作方法，以实现护理机器人的负责任设计。护理导向框架分析在护理实践中护理机器人和其他与之相关的行动者之间的伦理关系，由五部分组成，包括环境（Context）、实践（Practice）、相关行动者（Actors Involved）、机器人类型（Type of Robot）和道德因素的体现（Manifestation of Moral Elements）。该框架适用于一般的护理机器人，具体内容见表 5-3-1。

表 5-3-1　护理机器人护理导向框架

框架构成	具体内容
环境	医院（与病房）vs 养老院 vs 家庭
实践	托举 vs 洗澡 vs 喂饭 vs 递送食物、床单、药品等 vs 玩游戏

框架构成	具体内容
医疗环境参与者	人（如护士、患者、清洁人员或其他工作人员） 非人（如护理室、机械台、病房隔帘、轮椅、机械升降机、机器人等）
机器人类型	辅助型 vs 促成型 vs 代替型
影响因素	注意力、责任、能力、响应能力

护理导向的价值敏感性设计方法就是将护理导向框架中的各个部分加以综合考量，通过设计的方式将注意力、责任、能力、响应能力这些影响因素嵌入护理机器人中（表5-3-2），使护理机器人在具体的行动中体现道德意义。例如，美国科学家研发的Wee-bot机器人，旨在让残疾婴儿可以独立行动。Wee-bot机器人的设计充分考虑了不同类型残疾（如唐氏综合征或脑瘫）婴儿的实际需要，将注意力、责任、能力、响应能力中的部分要素融入机器人的设计之中，不仅可以使部分残疾婴儿独立操控以实现行动的目的，而且可激发某些婴儿"驾驶经验"并促进其大脑的发育。

表 5-3-2　护理实践中的影响因素

影响因素	人类的实践能力和道德能力	机器人的相关性能与道德属性
注意力	识别患者动态需要的能力	机器人视觉、面部识别、情绪识别、知觉识别
责任	信任能力：对某人做了什么及为什么这么做有基本的理解能力；明确对于需求的适当反应能力，并且授权去满足这些需求的能力；当出现问题时，个体被假设有承担责任和义务的能力	情绪识别作为建立（模拟的）信任的手段：机器人知道正在做什么，如何做，以及为什么这么做；知道它现在看见了什么、过去看见了什么，以及未来能够看见什么；能够预测其行动的结果；知道什么可以做，以及什么不可以做；能够获取新的知识（学习机器人/算法机器人）
能力	具有以熟练技能执行某个行动以满足明确需求的能力	安全、有效和高质量的任务执行能力（机器人的速度、制动距离、紧急关闭，以及机器人的材料使用）；力反馈和触觉能力
响应能力	具有满足护理接受者（患者）需求并与之交互的能力，这些需求可以是生理的、语言的或者其他方面的	多模型交流平台：语言的和非语言的（附属语言的）交流范式、手势、头部动作、光亮、眼部注视、面部表情、亲近关系、力反馈和触觉能力等

2.管理路径

机器人负责任创新研究的管理路径指对机器人参与社会活动的主要方面进行管理规约，通过评估的方式从技术层面、经济层面、法律层面和伦理层面等对机器人的设计、操作、推广等环节提供管理建议，以满足机器人负责任创新研究的管理需求。

从技术层面看，传统技术评估方法对机器人的评估主要侧重其性能。例如，对辅助移动护理机器人的评估，主要考察其是否能够平稳地将患者抱起并从轮椅移动至病床而不使患者受伤，同时考察这些机器人是否能够按照设定的时间和路径完成动作而不产生太大的噪声等。这些评估的指标针对的是机器人自身的技术性能，但是随着人机交互理论的不断发展，对与人交互甚密的服务机器人的评估，还需要将人的因素考虑在内。比如，很多护理机器人被设计成具有类人特征的形象，拥有类人的躯干、四肢、五官甚至是表情，其最初目的也许是使人类更加放心地使用这类机器人，但也会因其过于像人而使人产生"恐怖谷"心理。因此，从技术层面为机器人制定相关政策不仅需要考虑机器人自身的性能问题、安全性问题、与环境交互问题，还需要将人类的可接受性（包括社会可接受性与道德可接受性）纳入考虑范围，从而使机器人在技术层面满足负责任创新研究的价值需求。

从经济层面看，以负责任创新理念规范服务机器人的产业发展，应重点考虑服务供应商和消费者之间的消费关系。具体需要考察的问题包括以下几点。

（1）个人行动者发展或使用服务机器人的动机是什么（例如，为老龄化社会提供相应的护理劳动力，或者有能够产生相应利润的机会）？

（2）服务机器人创新过程中涉及哪些费用（技术费用或非技术费用）？

（3）服务机器人应用需适应现存环境，因此除支付机器人操作者的成本外，调整的成本（如环境调整的成本）也应当被考虑，还需要考虑支付成本的人是否也是受益的群体。

（4）谁是利益相关者和相关市场？

（5）相比技术保守的经济环境，在技术乐观的（Technology-enthusiastic）经济中，人们对技术的可接受性和需求会更高一些，因而是否有一些国家被认为是服务机器人的主要市场？

（6）对潜在可能性的全面评估不仅要考虑有可能被服务机器人取代的工作种类，还要考虑在创新过程中新出现的工作种类。

（7）国家（或地区）创新体系为服务机器人发展提供了哪些先决条件？

因此，从经济层面考察机器人的负责任创新研究与应用需要将国家发展战略和创新机制、新兴行业特征、劳动力市场、相关开支等方面的内容纳入考虑范围，以促进机器人产业在经济领域内的负责任发展。

从法律层面看，对机器人的负责任创新研究，应当重点思考机器人在何种意义上承担法律责任。当前，各国的法律仍然将机器人视为一种"物"的存在，这就意味着机器人的持有者和制造商对机器人的行为负有法律上的责任。但是随着具有自主决策能力的智能机器人在社会生活中的普遍应用，对这类机器人的责任问题就不能仅考虑它们的持有者和制造商，还应考虑到机器自身。目前，有学者认为，应当将部分机器人（主要指具有决策能力的机器人）纳入法律行为的范畴内，并且提倡建立相关的保险制度用来赔偿机器人自身功能导致的事故损失。

从伦理层面看，创新视线中的机器人研究主要集中在"责任"问题上。一方面，机器人伦理涉及一般的技术伦理问题，即机器人的使用是否会带来某些伦理问题，这往往采用风险－利益分析法或伦理、法律、社会分析法。另一方面，以护理机器人为代表的服务机器人，因其智能特性展现出不同于工业机器人（或无智能机器人）的伦理复杂性，所以智能机器人由于自身技术存在人工智能模型透明度问题，因此，技术开发者需要遵循科学伦理和道德标准，提供完善的技术支持和服务，帮助使用者解决问题和承担额外的责任。以人工智能为依托的智能机器人在社会实践中渗透到人类生活的各个方面，并与人类行动者产生密切的交互作用。

伦理治理机制需要与人工智能风险大小相匹配。应该保护低风险应用和学术研究，伦理分级审查，无需设置过多障碍。最紧迫的审查应关注前沿人工智能系统：少数最强大的人工智能系统——在超级计算机上训练出的——可能最具危险性且不可预测，规避人类控制的行为。许多的监管及立法工作，需要政府连同各领域专家们立即展开。在法规出台之前，可先要求人工智能企业做出详细承诺（If-then Commitments），自行设下红线及危机处理办法。

3. 应用路径

机器人负责任创新研究的应用路径指在应用机器人的过程中应当注重机器人自身的运行规律，以负责任的态度操作和使用机器人，主要从两方面进行考量，即个人层面和企业层面。

就个人层面而言，个体使用者在使用机器人的过程中应当保持合理的安全距离，尽可能避免机器人对个人的负面影响。以老年人护理机器人为例，若老年人过分依赖护理机器人，可能大幅减少社交活动，从而可能产生心理上的空虚感与孤独感，导致社会孤立现象的发生。而且，过度依赖护理机器人，可能会给老年人带来自卑、恐惧等负面心理，比如，这可能暗示他们已经是老年人，暗示他们的某种功能衰退或丧失，暗示他们是需要被护理的脆弱人群。此外，如果老年人可以熟练使用护理机器人，可能会使部分子女降低其家庭责任感，减少与父母的交流，进而加剧老年人内心的空虚感。因此，作为个体使用者，使用机器人应适度，以负责任的态度合理使用机器人，尽量避免过度依赖，产生不良负面效应。

就企业层面而言，企业在生产和推广机器人产品的过程中，应该秉承着负责任的态度，按照用户群体的实际需求进行产品生产和推广。首先，相关企业应当尊重用户的隐私权，对使用这类机器人而产生的数据加以保护，建立相应的规范，保护隐私数据采集、传输、加工、存储全过程。其次，相关企业应当尊重用户的知情权，从设计上注重机器人的简明易操作性，在使用上注重明确操作效果的因果关联，增强可解释性。最后，相关企业应当充分考虑到不同用户群体的实际差异性（如城乡、性别、年龄、民族、习惯等），在生产和推广产品过程中将这些因素纳入其中，从真正意义上实现机器人产业的负责任创新研究。

二、ChatGPT 所引发的数字伦理问题

（一）以负责任的方式使用 ChatGPT

美国人工智能研究公司推出的聊天机器人 ChatGPT 席卷全球，其在为人类提高效率、增加福祉的同时，也引发了相应的数字伦理问题。基于大型语言模型所生成的内容，看似惊艳准确，但其实只是大数

据所拼出的"语料马赛克",极易引发人类社会信任危机和偏见强化。

除虚假信息外,人工智能技术还可能内嵌并加剧偏见,导致歧视、不平等、数字鸿沟和排斥,造成社会或经济鸿沟。ChatGPT 的训练数据大多为英语,而英语语料的大多数内容来自西方国家,因此其主要反映并输出西方的意识形态。作为一个大型开源项目,ChatGPT 将继续迎来海量用户。通过人机交互,这些用户将在不知不觉中受到一些偏见的影响。令人忧虑的是,人工智能背后的互联网科技公司,以及公司所属的国家,现在或未来是否会通过人工智能来强化和输出偏见,操纵人类整体对某个国家或群体的观念呢?

ChatGPT 及类似的人工智能正在以新的方式影响着人类的思维、互动和决策,并且波及政治、经济、教育、科学等各个方面。面对其带来的风险与挑战,我国应积极进行数字语言治理,防止和减少数字时代的伦理问题。做法包括但不限于以下几方面。

1. 算法的工作方式和算法训练数据应具有透明度和可理解性

这是因为如果使用的算法的工作方式和算法的训练数据是不透明的,可能导致有偏见或不公平的结果,因为系统可能根据不完整或有偏见的信息做出决定。为了防止这些问题,重要的是用于训练的算法和数据情报系统要透明且易于使用者理解。

2. 培养公众的媒体与信息素养

许多普通用户可能不完全了解人工智能系统的工作原理,对它们的功能抱有不切实际的期望。教育公众了解人工智能的局限性及其使用方式,有利于减少误解并确保以负责任和合乎道德的方式使用这些系统。在医疗、金融和就业等敏感领域,更要为公众提供明确的指导方针和法规,防止出现潜在的危险。

3. 加速中文数据人工智能的自主研发与应用

目前的大型语言模型主要使用英语数据进行训练,其生成内容不但包含较多西方偏见,而且未来可能会被恶意操纵。我国应加速自主研发以中文数据为主的人工智能。中文是一种复杂的语言,其文法和语义规则较难理解。因此,在开发以中文数据为训练数据的生成式人工智能时,需要对数据进行更精细的预处理,以确保训练的模型能够准确地理解中文语言。

(二)以合乎伦理的方式使用 ChatGPT

技术对社会的影响总是复杂多面的,充分利用新兴技术的关键是以谦逊的心态对待它。我们必须认识到,技术只是一种工具,其对社会的影响取决于我们如何选择和使用。也许人们总是可以找到新的方式来使用它,但这并不重要,重要的是必须确保技术的使用方式能够造福人类,而非危害人类。如何以合乎伦理的方式使用 ChatGPT,同时抵消其对社会的潜在负面影响,取决于人类如何干预并与之互动,也取决于组织机构或个人是否能做出明智的道德选择。ChatGPT 的创建者 OpenAI 声称已经制定了自己的道德准则，并宣布与决策者和研究人员密切合作以讨论如何优先考虑人工智能的透明度、安全性等。除了 OpenAI，所有利益相关方都必须共同努力以应对 ChatGPT 可能带来的挑战，而良好的国际合作与协调机制是必不可少的先决条件。世界各国及国际机构需要通过共商共议制定规范、标准和法规，以便在网络安全和信息行动中以合理的方式使用人工智能工具，并确保这些工具不会用于任何非法或不道德的地方。这包括在所有行为主体中提升透明度、加强问责制，以及加大针对人工智能攻击防御措施的投资、研发力度。

纵观人类历史长河，技术和伦理紧密交织。随着技术的日益进步和发展，道德考量变得更加重要。在新兴技术的构思、设计和开发的整个过程中，最大限度地利用技术创新为人类服务需要优先考虑伦理问题。这意味着从技术研发之初就应首先考虑技术对社会、环境及个人权利和自由的潜在影响，而不只是简单地关注其在速度、准确性、效率和利润等方面的益处。为确保技术与伦理之间的平衡，所有技术创新都必须使不同的利益相关方参与其发展过程，将不同群体的观点广泛纳入其进步轨迹之中。事实上，技术与伦理之间相互促进、相辅相成。社会伦理决定了人类对技术创新优先事项的选择，而人类对新兴技术的适应则推动伦理观念的发展。

（左泽锦）

模块四 展望

人工智能为产业升级创造的价值才刚刚开始显现，空间无限广阔。未来，企业对人工智能的应用，将决定其竞争力。深度使用人工智能的企业，能够更快速地生产产品，其产品的质量也可能要优于那些不使用人工智能的企业。举个简单的例子，工业生产的产品都需要经过质量检测才能上市售卖，如果都用人工检测，人一疲惫就容易出现偏差，而售卖良莠不齐的产品十分容易损伤口碑。人工智能检测设备可以24小时保持"精神饱满"，完美高速地剔除掉质量不好的产品。所以，在人工智能越来越成熟的今天，我们应该看到机会，及时拥抱机会。人工智能已经成功应用于医疗、金融、教育等各个领域，并将继续深入更多的行业。那么人工智能未来的发展趋势会是怎样的呢？

一、人工智能将与人类共生共存

人工智能已经能自动完成一些简单而重复的任务，这将为人类创造更多的机会去专注更具创造力和个性化的工作。例如，智能客服将能够与客户更有效地进行沟通。人工智能也将在未来的医疗领域担任更多的角色，包括通过医学图像来帮助医生进行疾病诊断等。随着技术的发展，人工智能需要更好地与人类共生共存，这样才能更好地满足人类的需求，并为社会创造更多的价值。

二、人工智能将推动数字治理的发展

随着互联网的快速发展，数字治理已经成为各国政府治理的一大趋势。数字治理需要具备高效、便捷和智能的特点，这与人工智能的发展方向不谋而合，因此人工智能与数字治理的关系将十分紧密。人工智能将在数字治理中扮演重要角色，如通过智能识别、智能投票和智能分析等方式，可帮助政府更好地了解民众的需求，从而提高政府的治理效率和公共服务水平。

三、人工智能将推动智能家居和可穿戴设备的普及

智能家居和可穿戴设备能够为人们提供更加便捷的居家生活和健康管理方式，这也是人工智能在未来发展过程中的一个重要方向。

随着技术的进步，人工智能将在智能家居中扮演智能化控制中心的角色，包括智能语音控制、智能环境感知、智能家电控制等。而在可穿戴设备领域，人工智能将为用户提供更加智能化的健康数据监测和运动处方建议。未来智能家居将成为家庭生活的重要一环，可穿戴设备也将成为人们更加健康的选择。

四、人工智能将在教育领域担任更多角色

随着人工智能的发展，教育领域也将迎来重大变革。人工智能能够比人类更快速、更精准地进行数据分析和学习能力评估，所以将更多地应用于教育训练和学习管理项目。例如，通过智能化学习系统，学生能够获得更加有针对性、个性化的教育服务。

此外，人工智能还将在教育领域担任更多角色，包括辅助教师制订教学计划、支持学生学习、调节课堂氛围等。人工智能与教育的结合将进一步推动智慧教育的发展。

五、人工智能将助力传统产业转型升级

人工智能已经在金融、医疗、零售等领域得到广泛的应用，未来将会助力传统产业转型升级，提高生产效率、降低成本。在制造领域，人工智能可以通过增加设备的智能化提高生产效率和质量。在农业领域，人工智能不仅可以帮助提高生产效率，还可以通过精准农业、精准施肥等方式，提高农产品的质量和品质。随着人工智能的迅猛发展，它已经成为全球技术竞争的焦点和引擎，预示着人类未来的方向和趋势。从语音识别、机器翻译到自动驾驶、智慧医疗，人工智能正为我们带来无限可能和更多选择。

在未来，人工智能将会渗透到更多领域和行业，它不仅能提高工作效率，降低人力成本，还能够解决许多实际问题，如减少医疗误诊、改善可持续发展环境等。

关于人工智能，还有更多的新商业、新模式等待开发。毫无疑问，这都是新的增长点，谁先入局，谁先打破视野盲区，谁就能占得先机。

（左泽锦）

参考文献

1. 王涵，李正赤 . 医学人文导论 [M]. 北京：人民卫生出版社，2019.

2. 贺银成 .2022 贺银成国家临床执业医师资格考试辅导讲义（上册）[M]. 北京：国家开放大学出版社，2021.

3. 张路霞，段会龙，曾强，等 . 健康医疗大数据的管理与应用 [M]. 上海：上海交通大学出版社，2020.

4. Prosser WL. Privacy [J]. California Law Review，1960，48（3）：383-389.

5. Solove DJ. Conceptualizing privacy[J]. California Law Review，2002，90（4）：1087-1155.

6. Beauchamp TL，Childress JF. Principles of biomedical ethics[M].7th ed. New York: Oxford University Press，2013.

7. Westin A. Privacy and freedom[M].New York：Scribner，1967.

8. Fried C. Privacy[J]. Yale Law Journal，1986，77：482.

9. Breckenridge AC. The right to privacy[M].Lincoln：University Nebraska Press，1970.

10. Dunlop BW. Should sensitive information from clinical trials be included in electronic medical records[J]. JAMA，2010，304（6）：685-686.

11. Parent WA. Privacy，morality，and the law[J]. Philos Public Aff，1985，12（4）：269-288.

12. 余文清 . 大数据背景下基本医疗数据保护探析 [J]. 郑州航空工业管理学院学报（社会科学版），2016，35（2）：103-105.

13. Currie J. "Big date" versus "Big brother"：on the appropriate use of large-scale date collections in pediatrics[J]. Pediatrics，2013，131（Suppl 2）：S127-S132.

14. Ioannidis JP. Informed consent，big date，and the oxymoron of research that is not research[J]. American Journal of Bioethics，2013，13（4）：40-42.

15. Master Z，Campo-Engelstein L，Caulfield T. Scientists' perspectives on consent in the context of biobanking research[J]. European Journal of Human Genetics，2015，23（5）：569-574.

16. Wellcome Trust.Impact of the draft European date protection regulation and proposed amendments from the rapporteur of the LIBE committee on scientific research[EB/OL]. [2017-04-29]. https://wellcome.ac.uk/sites/default/files/impact-of-draft-european-date-protection-regulation-on-scientific-research-joint-statement-may13.pdf

17. 第十三届全国人民代表大会第三次会议通过 . 中华人民共和国民法典 [EB/OL].（2020-06-01）[2022-08-22]. https://www.gov.cn/xinwen/2020-06/01/content_5516649.htm.

18. 第十二届全国人民代表大会常务委员会第十六次会议通过 . 中华人民共和国刑法修正案（九）[EB/OL].（2015-08-30）[2022-08-22]. https://www.gov.cn/zhengce/2015-08/30/content_2922323.htm.

19. 杨建民，苏秀兰 . 大数据背景下医疗档案信息化管理工作及患者隐私权保护 [J]. 中国医药导报，2019，16（29）：175-178.

20. 李伦 . 人工智能与大数据伦理 [M]. 北京：科学出版社，2018.

21. Vallor S. Carebots and caregivers：sustaining the ethical ideal of care in the twentu-first century[J].Philosophy & Technology，2011，24（3）：251-268.

22. Sharkey N，Sharkey A. The rights and wrongs of robot care [A]//Lin P，Abney K，Bekey G. Robot ethics：the ethical and social implications of robotics[M]. Cambridge：The MIT Press，2011.

23. Shaw-Garlock G. Looking forward to sociable robots [J].International Journal of Social Robotics，2009，1（3）：249-260.

24. Wynsberghe A. Healthcare robots：ethics，design and implementation[M]. Farnham: Ashgate Publishing Limited，2015.

25. 国家机器人标准化总体组 . 中国机器人标准化白皮书（2017）[Z].2017.

26. Friedman B. Value-sensitive gesign：a research agenda for information technology [EB/OL]. [2017-12-20]. http://vsdesign.org/outreach/pdf/friedman qq VSD_Research-Agenda.pdf.

27. 王前，朱勤 . 工程伦理的实践有效性研究 [M]. 北京：科学出版社，2015.

28. Decker M. Responsible innovation for adaptive robots [A] // Battaglia F，Mukerji N，Nida-Rumelin J. Rethinking responsibility in science and technology [M]. Pisa：Pisa University Press，2014.

29. Pagallo U. The laws of robots：crimes，contracts，and torts [M]. Dordrecht：Springer Netherlands，2013.

专题六

生物信息数据

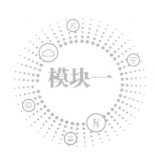

模块一　概述

一、生物信息学的起源与发展

生物信息学的起源与发展最早可以追溯到 20 世纪 50 年代。1956 年，在美国召开的"生物学中的信息理论研讨会"上首次探讨了将信息学理论应用在生物学研究的可能性，产生了生物信息学的基本雏形。20 世纪 70 年代，Needleman-Wunsch 算法产生，为以后的序列比对奠定了研究基础。1980 年，世界上第一个核酸序列数据库 EMBL Data Library 产生，随后美国国立生物技术信息中心（National Center for Biotechnology Information，NCBI）、欧洲生物信息中心（European Bioinformatics Institute，EBI）等大型分子数据库先后建立并发展壮大。在此期间，生物信息学也逐渐发展为一门独立学科。1995 年，人类基因组计划第一个五年总结报告中，对生物信息学给出了较为完整的定义：生物信息学是一门交叉科学，包含生物科学领域的信息获取、加工、存储、分析、解释等在内的所有方面，综合运用数学、计算机科学、生命科学技术理论和工具，阐明高通量生物数据所包含的生物学意义。

20 世纪 90 年代初，人类基因组计划的提出和实施，使得基因组测序技术得到快速发展，一些模式生物体（大肠杆菌、酵母、果蝇、拟南芥等）基因组测序工作陆续完成，产生了大量基因组数据。数据的存储促使了在线数据库和生物信息分析平台的出现。

人类基因组计划的完成促进了第二代测序技术的进步，进一步推动了动植物等非模式生物体测序计划的实施，生物信息学的发展进入测序时代。2003 年，伴随基因芯片的出现，生物信息学的研究领域开始转向转录组学和功能基因组学。2010 年，第三代高通量测序仪面世，测序成本进一步下降，促使测序技术开始逐渐成为常规分子检测手段之一。新一代测序技术推动了对物种基因组、转录组、蛋白质组和代谢组的研究，带来了一系列生物信息学方法的革新，改变了生命科学的研究思路，对临床诊断、生物制药、作物育种等诸多领域产生了巨大的影响。

随着高通量测序技术的发展，近几年，基因组学、转录组学、表观遗传组学、蛋白质组学、代谢组学和微生物组学等高通量测序数据呈爆炸式增长。这些数据被广泛地用于了解疾病的潜在机制和治疗方法。目前，常见的多组学数据类型、测序技术平台、数据处理与分析工具、下游分析与应用如图 6-1-1 所示。

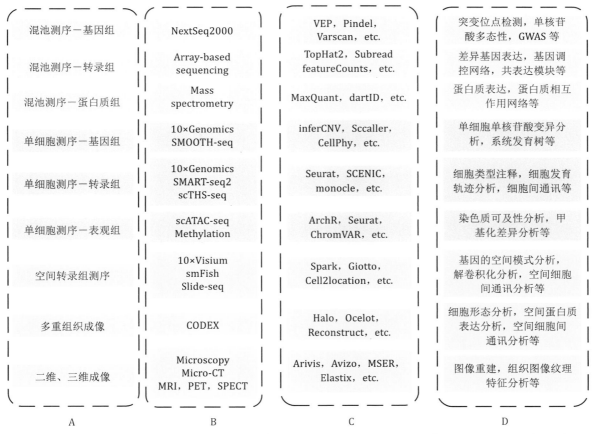

图 6-1-1 常见的多组学数据类型、测序技术平台、数据处理与分析工具、下游分析与应用
A. 多组学数据类型；B. 测序技术平台；C. 数据处理与分析工具；D. 下游分析与应用

混池测序（Bulk Sequencing）也称群体测序，是在样本或组织层面捕获多细胞混合转录组的测序技术。DNA 混池测序数据通常使用 MuSE、CaVEMan 和 GATK 等工具进行突变位点检测。RNA 混池测序数据可以使用 TopHat2、MapSplice 和 Cufflinks 等工具进行数据对齐和基因注释。除此之外，混池测序数据也可以用于聚类分析或相关性分析等，以了解基因间相互作用网络、基因调控网络与共表达网络。

2009 年，汤富酬等首次提出了单细胞转录组测序技术（Single-cell RNA-sequencing, scRNA-seq），其可以对特定时刻单细胞的全部转录组进行测序。单细胞转录组测序技术的出现使得基因研究的精度从组织、多细胞水平提高到单细胞水平。研究某个细胞群体或其具体的特征，对构建细胞图谱、研究细胞发育和疾病异质性都具有十分重要的意义。大量研究通过多样化的单细胞转录组测序技术积累了可观的单细胞测序数据，因此单细胞数据挖掘与分析方兴未艾。目前已有很多单细胞转录组分析软件，如 Harmony 可以去除单细胞测序数据批次效应，Seurat 可以对细胞进行质量控制、细胞类群聚类和注释分析。细胞类群注释通常使用细胞标记基因（Marker Gene）。目前已有数据库收集了细胞标记基因，如 CellMarker、PangLaoDB、CancerSCEM 和 SingleCellPortal。除了鉴定主要的细胞类型，研究者也可以根据自身需求对细胞类型进行进一步的细分，以鉴定具有特异功能的细胞亚型。除此之外，单细胞测序数据也可用于差异表达分析、细胞间配体受体相互作用分析和转录因子调控网络分析（Transcript Factor Regulatory Network）等。目前已经开发出多种工具用于上述分析，如 Limma 和 DESeq2 可以进行差异表达分析，CellphoneDB 和 CellChat 可以分析不同细胞类型之间的配体、受体相互作用，SCENIC 可以鉴定细胞类型或细胞亚群特异性的转录因子与其调控网络。

空间转录组测序（Spatial Transcriptomics）是一种可以将细胞类型映射到组织切片中的具体空间位置信息的测序技术。空间转录组测序技术通过基因芯片技术将测序样本的位置信息保留在测序芯片上，并在测序完成后将芯片内容叠加回组织切片上，从而生成组织切片上的基因表达图像。该方法创新性地将转录信息和空间信息结合起来，提供了细胞空间分布图谱。空间转录组数据可以联合单细胞转录组数据进行分析。Seurat 和 Harmony 等工具能够整合不同模态的测序数据，通过构建和量化带条形码的点对点或细胞对细胞的相互作用矩阵，在空间上解析单细胞表达数据。

Kleshchevnikov 等提出的 Cell2location 工具可以对每个测序点观察到的基因表达进行准确的反卷积并恢复细胞组成。SpatialDE、Trendsceek、SVCA 和 SPARK 等工具可以构建基因表达的空间模式。此外，空间转录组数据非常适合评估由 scRNA-seq 计算的配体、受体相互作用的可靠性。例如，Giotto 和 SpaOTsc 可以估计细胞间配体、受体的伪距离，进而评估配体、受体相互作用的可靠性。对细胞间配体、受体相互作用分析赋予空间信息，能够更好地理解细胞如何合作以应对导致组织相应功能和病理变化的外部扰动。

随着单细胞测序技术的不断发展，关于单细胞内全基因组、表观修饰和染色质可及性，以及三维基因结构的测序技术大量出现。同时，研究者也开发了许多用于分析高通量测序数据的工具，如对于单细胞基因组测序数据（Single-cell DNA-sequencing，scDNA-seq），已开发出 SCcaller、Monovar 和 Conbase 来检测单细胞单核苷酸变异（Single-cell Single-nucleotide Variants，scSNV）。CellPhy 可从 scSNV 推断系统发育树。对于 scATAC 数据，ArchR 可用于识别细胞类型特异的可及性区域、鉴定发生变化的可及性区域，根据可及性区域推断富集的转录因子，识别共可及性区域。此外，单细胞测序技术还可用于微生物学领域。Zheng 等提出了能够对人类肠道复杂微生物群落中单个微生物基因组进行测序的技术 Microbe-seq。

多组学数据与多种计算工具的结合，从多层次挖掘了各组学之间的潜在联系，推动了人们对发育过程和疾病异质性更深层次的理解。

二、生物信息与多组学

生物技术和计算机技术在过去十余年中发展迅速，为人类健康和疾病研究提供了大量生物学数据。目前，研究者在一次实验中可同时测量上百万个分子或细胞，并且不只是样本数量增加，数据层次也变得越来越丰富。几乎所有疾病和临床研究的数据都在爆炸式增长。这些技术通常被称为"组学"（-omics）技术，可对一组分子进行全面或全局的评估。基因组、转录组、表观基因组、蛋白质组和代谢组等相关数据的增加，在创造大量研究机遇的同时，也带来了新的技术挑战——不同组学数据的整合分析。

基因组学是第一个出现的组学学科，不同于研究单个突变或单个基因的"遗传学"，基因组学为探索导致孟德尔疾病和复杂疾病的特定遗传变异提供了一个行之有效的方法。组学的发展在很大程度上得益于技术的进步，其使得经济、高效、高通量地分析生物分子成为可能。例如，20世纪90年代后期出现了基于cDNA与寡核苷酸捕获探针阵列杂交的"表达芯片"。基因芯片技术能够量化特定组织中所有转录本的表达水平，以分析全局基因表达模式，很快在生物医学领域中得到广泛应用。21世纪初期，基因芯片技术还促使绘制控制基因表达的基因座〔即表达数量性状基因座（Expression Quantitative Trait Loci，eQTL）〕成为可能，有助于全基因组关联研究（Genome-wide Association Study，GWAS）结果的解释和生物网络的构建等。此后，研究者不断开发出新的组学技术，可对转录组、蛋白质组、代谢组和基因组等生物不同层面进行研究。

单一类型的组学数据分析本身亦可以提供与性状或疾病相关的组学差异信息。但是，对单一类型的组学数据的分析往往仅限于相关性，主要反映的是相关关系而非因果关系。为此，需要整合分析不同类型的组学数据，进而寻找影响性状或疾病的关键分子，并进一步在研究中加以验证，这就是所谓的"多组学"。多组学是一种整合多种组学数据的分析方法，如基因组、表观基因组、转录组、蛋白质组、代谢组和微生物组（又称宏基因组）等。它是一种使用多种组学技术共同研究生命体的方式。多组学最大的特点是不同组学数据相互交织、不同层面的数据相互影响，共同反映基因调控与环境之间的相互作用。图6-1-2展示了使用不同组学进行研究的模式。除了基因组，其他数据都反映了遗传和环境的相互作用，它们可能在不同层面影响每个分子。红色细箭头代表在不同层的分子之间检测到的潜在的相互作用或相关性。例如，红色转录本可以与多种蛋白质相关联。尽管图中没有描绘，但层内的相互作用亦普遍存在。较粗的箭头表示不同的潜在起点或概念框架，以整合多种来源的数据来理解疾病。其中，基因组优先的方法意味着从相关的基因座开始分析，而表型优先的方法意味着任何其他层都是起点。

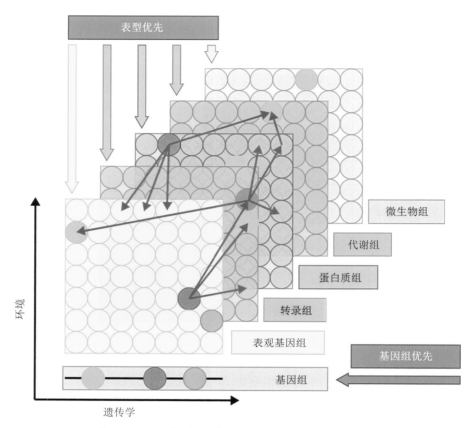

图 6-1-2　多种组学数据类型和疾病研究方法

随着高通量分析技术的快速发展，大量组学数据产生所需要的成本越来越低，多组学在研究中的应用也愈发成为热点。在 PubMed 数据库中以"multiomics"作为关键词进行检索，从相关研究的数量变化趋势可以看出，2010 年至今，多组学在生物医学领域越来越受到重视（图 6-1-3）。相信在未来，多组学将加速成为研究主流，尤其随着单细胞技术的进步，单细胞多组学及空间单细胞多组学也将成为研究焦点。

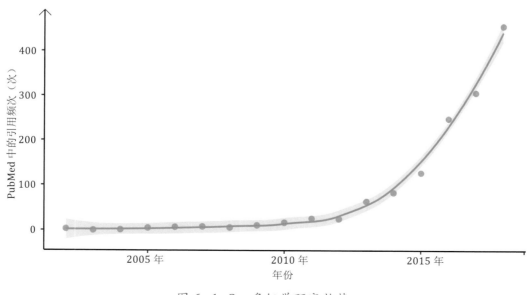

图 6-1-3　多组学研究趋势

下面以一个著名的研究项目为例说明多组学的概念和作用。ENCODE 计划是美国国家人类基因组研究所继人类基因组计划后开展的重要项目之一，旨在找出人类基因组中的所有功能组件。在 ENCODE 计划中，研究者为了鉴定基因组的调控元件，会对 DNA 序列进行功能注释，并获取和整合多个层面数据，包括染色质三维结构、染色质可及性、DNA 甲基化、染色质修饰到转录组、RNA 结合蛋白等。这是一个非常具有代表性的多组学数据整合分析案例。大家不妨思考：为什么要产生这些不同类型的组学数据呢？答案是，单一类型的组学数据只能反映细胞或组织在少数层面的信息，只有通过多组学整合分析才能揭示完整的生物调控网络。例如，通过 RNA-seq 研究者可以分析细胞内转录本丰度、基因表达、可变剪切等，但是无法仅仅通过 RNA-seq 获取到蛋白质组、DNA 甲基化等其他层面的信息。相应地，了解细胞或组织内的蛋白质表达信息需要借助蛋白质组学。DNA 甲基化信息可以通过甲基化芯片或者测序的方式获取。这就是多组学的必要性和作用。那么，仅仅产生不同类型的组学数据就是多组学吗？显然不是。多组学的核心在于整合分析，不仅仅需要从不同层面的数据中获取信息，而且需要把它们有机结合起来加以利用，以达到解决相应生物学问题这一最终目标。

例如，基因组上的增强子元件通常在 DNA 序列上有一些特定的 motif 供转录因子识别和结合；此外，增强子元件往往是染色质的一个开放区域，有特定的组蛋白修饰和转录因子结合模式，通过染色质空间结构、三维基因组等机制和启动子区域相互作用，进一步激活或增强下游基因表达等。ENCODE 计划通过整合这些基因组序列和表观基因组特征，结合转录组数据来鉴定人类基因组顺式调控元件。ENCODE 计划历时 17 年，在 2020 年发布了人类基因组中近 100 万个顺式调控元件，为生命科学研究提供了极其宝贵的数据资源。

三、生物学数据与医学数据的差别与融合

医学信息学起源于 20 世纪 80 年代，随着计算机科学在医学中的广泛应用而产生，其发展与信息技术的发展密切相关。医学数据类型和常见的医学信息学科学问题见表 6-1-1。医学信息学与临床应用和疾病研究密切相关。与生物学研究对象相比，医学研究对象具有疾病复杂性和异质性的特点，所以医学数据更需要标准化和共享。同时，医学数据的隐私保护和数据安全也非常重要。

表 6-1-1　医学数据类型与常见的医学信息学科学问题

医学数据类型	常见的医学信息学科学问题
生活习惯数据	生活习惯（包括抽烟、饮酒、喝茶、阅读、休闲、久坐、熬夜、营养、运动等）对疾病的影响；生活习惯研究是未来数字医疗的重要内容
电子病历数据	数据文本挖掘；自然语言处理；疾病表型发现
药物使用数据	药物不良反应；老药新用；个性化用药
医学影像数据	信号校准；空间校准；信号预处理；图像分割计算特征提取

医学数据类型	常见的医学信息学科学问题
生理信号数据	如脉搏、心率、心脑电信息等与疾病实时动态的关联；疾病预测和预防模型的构建
临床研究数据	基于临床观察和思考设计的科学问题而测定的数据，有别于临床观察数据，有利于对临床现象的理解和转化

随着测序和高通量分析技术的发展，目前各种分子组学数据越来越容易获取和测定，促进了生物信息学在不同领域的应用和拓展。在分子组学层面，将生物信息学与医学融合，大大推进了疾病的个性化诊断、分类、治疗和预后的研究和应用。传统医学研究往往采用基于平均的循证医学范式，更关注数据的广度和群体规律；而精准医学则更加关注个体层面的数据深度，是分子层次信息与临床表型信息的深度融合。因此，生物信息学与医学信息学的融合成为必然。

表 6-1-2 罗列了一些常见生物医学数据融合与相关的科学问题及具体应用。举例来说，医学影像是临床诊疗和研究的重要信息来源之一，可以提供广泛的可视化证据，且具有无创、副作用少、可重复操作等优势。将影像数据与其他生物学数据（如遗传、分子、症状和患者生存等）联合建模，可以促进在特定患者影像学指标等临床特征背景下对于疾病表型和机制的理解。

表 6-1-2　生物医学数据融合与相关的科学问题及具体应用

生物医学数据融合类型	相关的科学问题及具体应用
流行病学、生活习惯与疾病表型	寻找疾病风险因素，可用于高危人群发现与疾病预防
基因组和疾病表型	基因型−疾病关联，可用于疾病基因、药物靶点、生物标志物发现等
基因组学与影像组学（影像基因组学）	将成像特征与生物分子状态（基因型特征、组织病理学参数、代谢物浓度、血管增生和坏死、细胞化和氧化等）联系起来的推断，如基于影像的分子分型
多组学融合	深度表型挖掘，精准个性化诊疗

多组学融合与人工智能在医学中的应用是未来医学和健康管理的趋势，但仍存在很多挑战与困难，包括数据安全共享，疾病异质性建模，从治病到治未病模式演变需要的动态数据的获取、存储与价值提取，交叉学科人才培养等。

（何顺民　周小波　丁俊军　陈洛南　于浩澎　沈百荣）

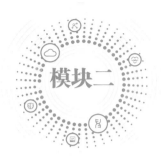

模块二 数据类型及基础分析思路概述

一、多组学数据

在介绍多组学整合分析的重要性后，下面对生物医学研究中常用的组学数据类型进行概述。

（一）基因组学数据

人类基因组计划顺利完成，科学家公布了人类参考基因组序列草图，标志着基因组时代的来临。人类基因组中共包含约 30 亿个碱基对，其中能够编码蛋白质的基因约有 20000 个，大约占整个基因组的 2%。基因组可以分为蛋白质编码区和非编码区。编码区能转录 mRNA 并合成蛋白质，利用全外显子测序数据，可以获得蛋白质编码区的基因组变异信息，然而编码区仅占完整基因组的 2% 左右，很多未知的信息存储在剩下的 98% 区域。非编码区虽然不能负责蛋白质合成，但是包含了很多调控元件，如启动子、增强子等，它们可以调控基因的表达。结合全基因组测序数据和转录组测序数据，可以对这些非编码区的调控元件的变异情况及其是否影响对应基因的表达进行研究，从而刻画更完整的疾病基因组图谱，探索新的治疗线索。与其他组学研究相比，基因组学是目前最成熟的组学领域，其主要研究内容是基因组上 DNA 的序列及其变异。常见的基因组变异类型有三类：单核苷酸变异（Single-nucleotide Polymorphism，SNP）、小的插入或缺失和结构变异（Structural Variation，SV）。单核苷酸变异指 DNA 上单个核苷酸的差异；小的插入或缺失指改变的碱基数小于 50bp 的 DNA 变异；结构变异指长度超过 50bp 的基因组变异。这些都是个体相对于人类参考基因组的序列变化。有研究表明，在随机两个人之间大约存在 3600000 个不同的单核苷酸变异、344000 个不同的小的插入或缺失和 1000 个不同的结构变异，具体的数字因所研究个体的祖先血统的不同而存在差异。

　　常见的遗传变异检测方法包含两大类：基于基因芯片的方法和基于测序的方法。基于基因芯片的方法，首先需要设计针对特定变异位点的探针，然后利用大量的探针同时对许多位点进行检测。基因芯片的检测通量很大，一次可以检测几十万到几百万个单核苷酸变异位点。此外，基因芯片的检测准确性很高，如 Illumina 生产的基因芯片准确性可以达到 99.99% 以上，而且基因芯片的检测费用相对低廉。

　　而测序技术则不需要基于已知的位点信息。如图 6-2-1 所示，把通过测序所获得的短的 DNA 片段（reads）与参考基因组进行比较，利用一定的算法就可以鉴定出个体基因组上存在的遗传变异。第二代测序技术是最近几年建立的高通量技术，其特点是一次测序反应可以产生千万条到上亿条序列，而测序的成本大大降低。

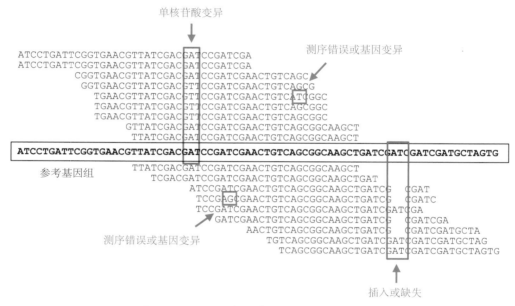

图 6-2-1　通过测序数检测编译的原理

　　为什么要研究基因组变异呢？因为基因组变异与疾病之间存在非常紧密的关联。基因组变异可能导致多种类型的疾病，如亨廷顿舞蹈症、癌症等。那么如何寻找与疾病关联的基因组变异呢？对于单基因遗传病，通常采用家系分析方法，利用孟德尔遗传知识，就可以锁定致病的基因组变异。根据 OMIM 数据库，有近 4000 个基因可引起表型的变异。这些发现大多数是通过基于家系的研究设计，这些设计可有效识别具有较大效应的罕见变异。基于家系的研究设计可以包括各种家庭关系（例如，双胞胎、母子三人组）。还有许多统计检验可以应用于基于家系的研究，如分离分析和连锁分析。分离分析不需要遗传数据，但可用于推断疾病遗传的可能性，并提供疾病遗传模式相关知识。如果一种疾病似乎是可遗传的并且可以准确地定义遗传模式，经典的连锁分析可以识别与家族中的疾病共同分离的基因组区域。这些分析对单基因遗传病非常有用，但是在存在基因座异质性、遗传模式未知的情况下，分离分析和连锁分析的效果往往较差。在过去的十多年中，高通量基因分型技术的发展及招募无关个体的便利性，已经将人类基因组研究从基于家系的研究转变为对大量无关个体的研究。更具体地说，研究者现在更加倾向于全基因组关联研究。

全基因组关联研究指在人类全基因组范围内找出存在的序列变异，即单核苷酸变异，并从中筛选出与疾病相关的单核苷酸变异。在全基因组关联研究中，研究者首先对数以千计的个体进行超过一百万个遗传标记的基因分型，并且病例和对照之间次要等位基因频率的统计学显著差异被认为是关联的证据。全基因组关联研究对于理解复杂表型具有非常重要的作用，为人们打开了一扇通往研究复杂疾病的大门，能够在患者全基因组范围内检测出的单核苷酸变异位点与对照组间进行比较，找出所有的变异等位基因频率，从而避免像候选基因策略一样需要预先假设致病基因。同时全基因组关联研究找到了许多从前未曾发现的基因及染色体区域，为复杂疾病的发病机制研究提供了更多的线索。

在过去的十几年中，研究者通过全基因组关联研究方法已经成功鉴定了数万个影响人类性状的基因组变异位点。目前已经发现约有 10000 个强关联遗传变异与 1 个或多个复杂性状之间存在关联。其中"强"的定义是在全基因组 P 值阈值下具有统计学意义的 5×10^{-8}，且不包括其他全基因组显著的单核苷酸变异与最强关联的连锁不平衡（Linkage Disequilibrium，LD）（$R^2 > 0.5$）的单核苷酸变异。

（二）转录组学数据

转录组学是在整体水平上对 RNA 进行定性或定量研究的组学。其中，定性主要包括研究转录本的存在与否、鉴定可变剪切事件和 RNA 编辑位点等，定量则可以研究每个转录本的表达量水平。转录组学可以研究的 RNA 类型包括但不限于以下种类：mRNA、长非编码 RNA、环状 RNA、小 RNA（包括 miRNA 和 piRNA 等）和重复序列相关 RNA 等。可以通过基因表达谱芯片或者 RNA-seq 方法来研究转录组。由于 RNA-seq 目前应用更加广泛，接下来重点介绍 RNA-seq。RNA-seq 是一种研究细胞内转录组的测序技术，它使用第二代测序技术来揭示生物样本在某一时刻的 RNA 存在和数量。图 6-2-2 展示了 RNA-seq 的实验建库流程。

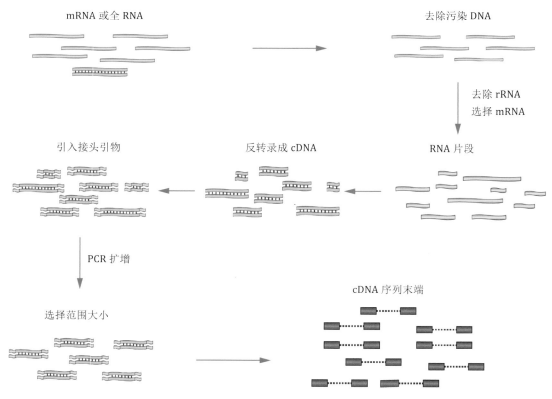

图 6-2-2　RNA-seq 实验建库流程

RNA-seq 的一个主要应用场景是基因差异表达分析，图 6-2-3 展示了数据分析的基本步骤，包括数据质量控制、序列比对、基因表达定量和差异表达分析、可视化及其他高级分析等。

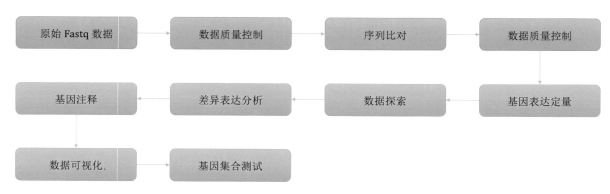

图 6-2-3　RNA-seq 数据分析基本步骤

RNA-seq 数据的实际分析与该技术的应用一样有很多变化，但是基本包含以下几方面。RNA-seq 数据的获取，包括获取原始读数、测序数据比对和量化。这些步骤中的每一步都应进行数据质量检查，以评估其质量。当参考基因组可用时，RNA-seq 分析通常包括将 reads 比对到参考基因组或转录组上，以推断转录本的表达水平。如果仅仅比对到一个已知物种的参考转录组上，就不能发现新的、未被注释的转录本，分析的重点仅仅放在量化上。此外，如果所研究的物种没有组装好的参考基因组，那么首先应该将测序数据组装成较长的基因组，然后将这个组装的基因组作为表达的转录组，再将

reads 比对回去进行量化。在这两种情况下，reads 覆盖率都可以用于量化转录本表达水平。

RNA-seq 最常见的应用是衡量基因或转录本的表达水平。最简单的量化方法是使用 HTSeq-count 或 FeatureCounts 等程序来汇总比对到基因组或者转录组的 reads 的原始计数。但是单纯原始 reads 不足以比较样本之间的表达水平，因为这些数值会受诸如转录本长度、文库 reads 总数和测序偏差等因素影响。每百万读数中每千字节外显子模型读数（Reads per Kilobase per Million Mapped Reads，RPKM）是一种样本内的归一化方法，目标是消除基因长度和文库大小的影响。该指标及其后续衍生的每百万映射读数中每千碱基外显子模型片段（Fragments per Kilobase of Transcript per Million Fragments Mapped，FPKM），以及每百万转录物（Transcript per Million，TPM）是最常用的 RNA-seq 基因表达值指标。

差异表达分析指在不同组的样品之间检验基因表达值是否存在差异。为了去除不同样品之间测序深度的影响，RNA-seq 的定量结果可进行 RPKM、FPKM 和 TPM 等归一化处理。由于 RNA-seq 定量是基于绝对或概率地分配给转录本的 reads，计算差异表达的第一类方法使用离散的概率分布，如泊松分布或负二项分布。得到差异表达的基因或者转录本后，研究者通常会通过基因集富集分析方法来探索这些基因的功能，以帮助理解这些差异表达的基因所参与的生物学过程。

（三）蛋白质组学数据

从基因组到蛋白质组，复杂性呈数量级增加，为了解读基因组，需要研究蛋白质的组成和功能。蛋白质组学是一个跨学科的领域，从人类基因组计划的遗传信息中受益匪浅，是功能基因组学的重要组成部分。

某一时刻，某个器官、组织、细胞或个体所有蛋白质的总体称为蛋白质组。蛋白质组学的研究内容和范围如图 6-2-4 所示，包括蛋白质序列、蛋白质结构、蛋白质功能、蛋白质-蛋白质相互作用等。

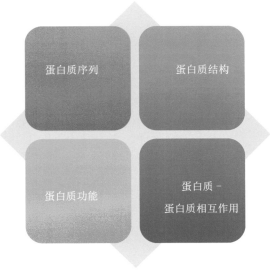

图 6-2-4　蛋白质组学的研究内容和范围

目前研究者已经开发了多种多样的蛋白质组学研究技术，包括蛋白质芯片、蛋白质交联、临近标记、亲和纯化和热分析等。蛋白质组学数据分析流程如图6-2-5所示，研究层面包括蛋白质的组成、丰度、差异和功能四个部分。蛋白质组学分析完成后，相关差异蛋白质的功能分析可能会揭示与生物学问题相关的通路、相互作用、蛋白质翻译后修饰等情况。

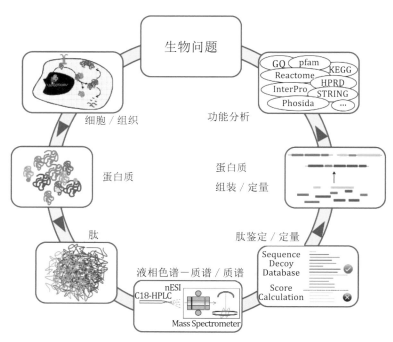

图 6-2-5　蛋白质组学数据分析流程

（四）代谢组学数据

代谢组学是对细胞、体液、组织或生物体内的小分子（通常称为代谢物）的大规模研究，是对所有代谢物类型和丰度的全面分析。这些小分子和它们在生物系统中的相互作用统称为代谢组学。代谢组学诞生于20世纪末，由英国Jeremy Nicholson教授创立，发展迅速并渗透到多个研究领域，如疾病诊断、药物研发、食品营养、毒理学、环境学、植物学等与人类健康护理密切相关的领域。

代谢组学数据与其他组学数据能够相互补充，用来寻找影响表型的直接因素（图6-2-6），适用于筛选接近生物表型的变化。代谢组学检测的非侵入性及其与表型的密切联系使其成为制药、预防保健和农业等行业的理想工具。生物标志物发现和药物安全性筛选是目前代谢组学领域研究中比较具有代表性的两个例子。未来，随着个性化代谢组学的出现，将有可能跟踪个人的代谢组学变化趋势，以定制个性化药物和改进治疗策略。

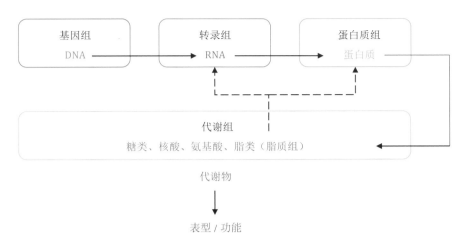

图 6-2-6　代谢组学与其他组学的关系

代谢组学研究的基础是全面且准确地测量样品中代谢物水平。为了保持每个代谢物的定性和定量特性，代谢组学研究应采用能够提供高水平代谢物分离和分析的仪器分析方法。由于代谢物的组成复杂，包含氨基酸、核酸、糖类和脂类等，目前还不存在一种只用一台设备就能同时分析所有代谢物的单一方法，而综合运用多种互补的方法。最常用的策略是先分离目标代谢物，然后再使用质谱鉴定（图 6-2-7）。可根据代谢物的物理性质进行分类，如亲水性或亲油性、离子或中性等，根据各代谢物的特性进行分离，可以高精度地分析这些代谢物。

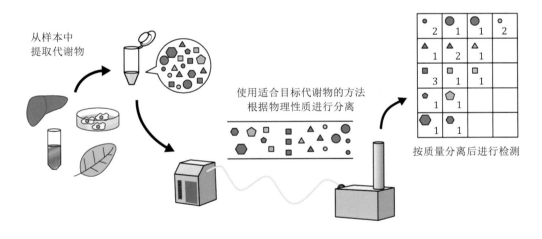

图 6-2-7　代谢组学数据产生示意图（基于质谱法的代谢组分析流程）

除了质谱，磁共振也是研究代谢组学的常用技术。磁共振能够检测大多数已知代谢物，虽然它的灵敏度不如质谱（图 6-2-8）。其是将样品放入磁场中，从中收集和分析数据以生成光谱。代谢物位置由光谱中出现的多个峰确定，这些峰对应每个单独代谢物的纯化标准，峰曲线下面积对应代谢物的浓度。

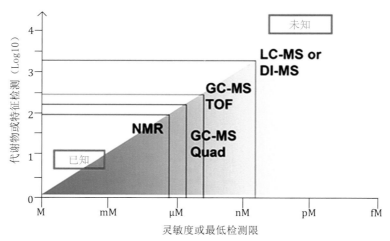

图 6-2-8　不同代谢组测量方法的比较（技术和灵敏度）

注：NMR，磁共振；GC-MS Quad，气相色谱—四级杆质谱联用；GC-MS TOF，气相色谱—飞行时间质谱联用；LC-MS，液相色谱—质谱联用；DI-MS，直接输送质谱。

因而，代谢组学的数据分析包含两个方面：质谱数据和磁共振数据。代谢组学数据分析包括许多步骤，从原始数据预处理、缺失数据插补、标准化和统计分析，到生物数据解释等（图 6-2-9）。代谢组

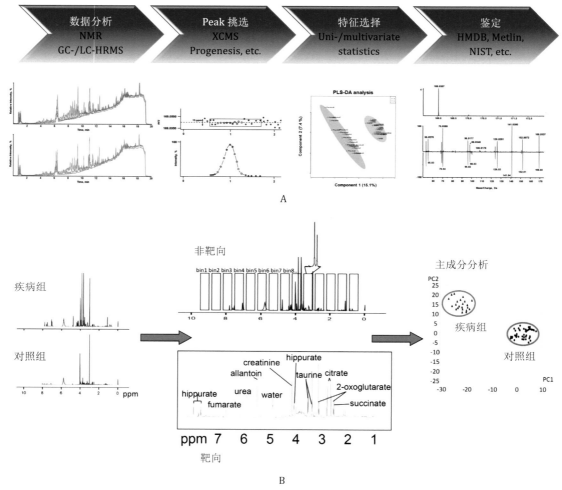

图 6-2-9　代谢组学数据分析流程
A. 质谱数据分析流程；B. 磁共振数据分析流程

原始数据的预处理依赖于特定平台，不同分析平台之间有很大的不同。大多数仪器供应商都提供处理原始数据的专门软件，这些软件通常包括数据标准化及基本统计分析。近年来，研究者在提高质谱数据准确性及磁共振数据处理自动化方面取得了重大进展，但是仍有许多未解决的问题。一般来说，靶向代谢组学数据的分析（即针对特定代谢产物或代谢通路的分析）更直接，非靶向代谢组学数据的分析（即全面、系统分析所有代谢产物）要复杂得多。

（五）表观基因组学数据

表观遗传指在不改变 DNA 序列的前提下，通过某些机制引起可遗传的基因表达或细胞表型的变化。生活中表观遗传现象比比皆是，如不同发色的同卵双胞胎等。表观基因组学是针对细胞中所有表观遗传变化进行研究。表观遗传学变化是基因开启和关闭方式的变化，而不改变实际的 DNA 序列。它们可能由年龄和环境因素引起，如饮食、运动、药物和化学品等。表观遗传学变化可以影响个体的疾病风险，并可能从父母传给孩子。表观基因组学研究范围广、内容丰富，需要借助各种不同的实验技术来进行。表6-2-1 中列出了目前主流的一些表观基因组学研究技术。

表 6-2-1 不同表观基因组学及其主流的研究技术

不同表观基因组学	研究技术
三维基因组	Hi-C
组蛋白修饰	ChIP-seq
转录因子结合	ChIP-seq
染色质可及性	ATAC-seq、DNase-seq
核小体位置	MNase-seq、DNase-seq、ATAC-seq
DNA 甲基化	WGBS、Mythyl-Seq

下面对一些表观基因组学研究技术进行介绍。首先是 Hi-C 技术，它用来研究染色质的高级结构。染色质高级结构分为不同的层级，有着不同的大小和功能。三维基因组指染色质在三维空间中的组织与结构。Hi-C 技术和数据分析可以用来鉴定和研究复杂的染色质三维结构。Hi-C 的实验流程：细胞用甲醛交联，使空间上相邻的染色质片段之间发生共价连接；染色质被限制性酶（如 HindIII）消化，由此产生的黏性末端被填入核苷酸，其中一个末端被生物素标记；DNA 切口在极度稀释的条件下进行连接，形成嵌合分子；HindIII 位点消失，Nhe I 位点产生；纯化和修剪 DNA；用链霉蛋白珠分离出生物素化的节点，并通过双端测序进行鉴定。

Hi-C 数据分析流程可分为测序数据定位、过滤、分箱、标准化、可视化、层级结构鉴别和三维建模等主要步骤。将测序数据定位到基因组的方法主要分为两种，一种是酶切位点截断后匹配，另一种是从较短序列开始，重复迭代匹配，直到唯一匹配到基因组或者达到测序读段的最大长度。过滤步骤主要是去除自连接、扩增重复、非特异性连接、未连接的末端悬挂等片段。接下来，将有效交互片段按照一定分辨率通过分箱得到原始交互作用图谱，进一步经过标准化方法校正去除系统性偏差。通常来说，Hi-C 数据前期处理软件将读段比对、过滤、分箱、标准化等步骤打包在一起供用户使用，如非常流行的软件 HiC-Pro 等。

染色质可及性指细胞核内大分子可以物理接近 DNA 的程度，可以使用 ATAC-seq、DNase-seq、FAIRE-seq 等实验技术进行研究。接下来着重介绍研究染色质可及性的 ATAC-seq 技术，这是一种在过去几年中非常流行的实验技术。从图 6-2-10 中可以看出，ATAC-seq 相关的数据集、文章数量都在飞速增长，在一定程度上说明 ATAC-seq 在生物医学研究中已获得广泛应用。

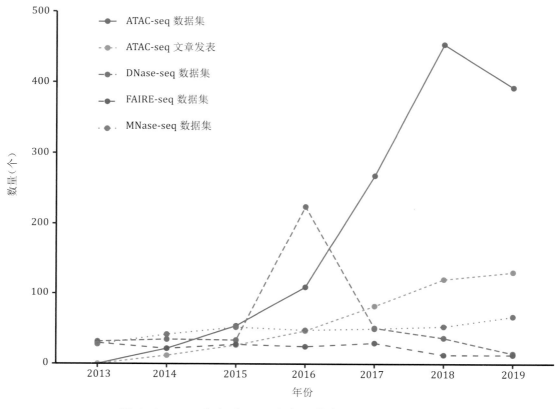

图 6-2-10　染色质可及性实验技术的流行程度统计

ATAC-seq 数据基本分析流程包含数据质量控制、过滤、基因组比对、鉴定 peaks 和下游分析。典型的 ATAC-seq 数据基本分析路线图包括四个主要步骤：数据预处理、核心分析、高级分析和多组学数据集成。数据预处理包括比对前的质量控制、比对和比对后处理及质量控制。核心分析包括鉴定 peaks。高级分析包括 peaks、基因序列、足迹和核小体分析。多组学数据集成包括与 ChIP-seq 数据和 RNA-seq 数据的集成及监管网络重建。现阶段建议使用 FastQC、Trimmomatic 和 BWA-MEM 进行数据预处理，用 MACS2 来鉴定 peaks，用 ChIPseeker 来进行注释和可视化等。

接下来介绍 ChIP-seq，其全称是 Chromatin Immunoprecipitation followed by Sequencing。这项技术应用非常广泛，可以用来检测蛋白质与 DNA 的全基因组结合情况、转录因子和组蛋白修饰物如何在体内与 DNA 相互作用，以及对染色质可及性研究和基因表达谱进行补充、获取对于基因表达调控的理解等。ChIP-seq 的数据分析流程与 ATAC-seq 类似，如图 6-2-11 所示。组蛋白修饰指组蛋白上的各类化学修饰。转录因子结合指转录因子在 DNA 上的结合位置。这两类 ChIP-seq 数据的分析方法也是非常类似的。

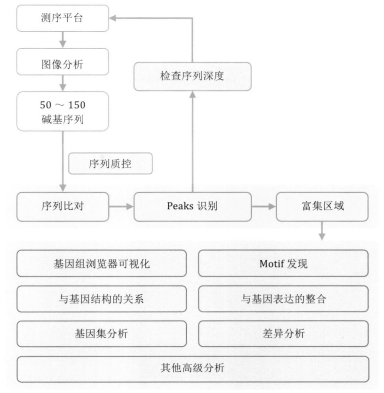

图 6-2-11　ChIP-seq 数据分析流程示意图

在 ChIP-seq 数据分析中，通过识别 reads 富集的 peaks，我们可以确定相关蛋白质在 DNA 上的潜在 reads。

除了染色质相关的表观基因组学，还有另外一类非常关键的表观基因组学——DNA 甲基化。通常所说的 DNA 甲基化指 DNA 胞嘧啶的第 5 个碳上发生甲基化（5mC），如图 6-2-12 所示。DNA 甲基化是真核基因组中主要的表观遗传修饰之一，已被证明可在基因表达的细胞类型特异性调节中发挥作用。DNA 甲基化是可逆的，可以通过细胞分裂保持稳定。

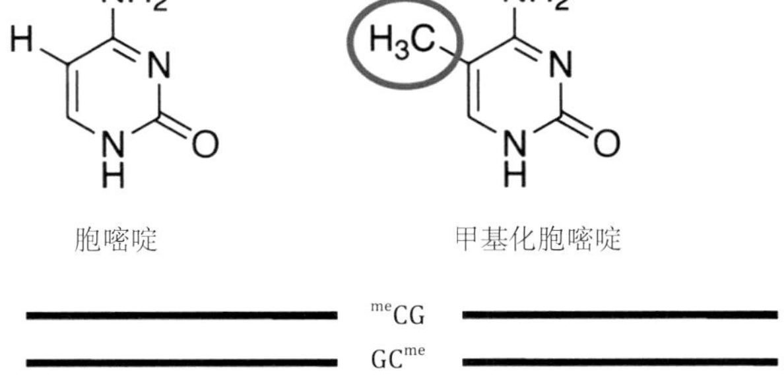

胞嘧啶　　甲基化胞嘧啶

图 6-2-12　DNA 胞嘧啶甲基化示意图

衡量 DNA 甲基化可靠和常用的方法之一是重亚硫酸氢盐测序。全基因组重亚硫酸氢盐测序（Whole Genome Bisulfite Sequencing，WGBS）被认为是检测 DNA 甲基化的"金标准"，因为它能够以单碱基分辨率提供全基因组的覆盖。简言之，它将 DNA 分子的亚硫酸氢盐转化与高通量测序相结合。为了进行全基因组重亚硫酸氢盐测序，首先将基因组 DNA 随机片段化为所需大小。通过连接到包含 5'－甲基胞嘧啶（5mC）的接头上，片段化的 DNA 随后被转化为测序文库。其次用重亚硫酸氢盐处理文库，将未甲基化的胞嘧啶转化为尿嘧啶。通过 PCR 扩增用重亚硫酸氢盐处理的文库后，使用高通量测序对其进行测序。PCR 扩增后，尿嘧啶将被转换为胸腺嘧啶。胞嘧啶甲基化的精确鉴定不仅需要足够的测序深度，而且很大程度上取决于亚硫酸氢盐转化和文库扩增的质量。

由于全基因组重亚硫酸氢盐测序将未甲基化的胞嘧啶变为胸腺嘧啶，因此后续分析步骤侧重于计算胞嘧啶到胸腺嘧啶的转换次数并量化每个碱基的甲基化比例。这可以简单地通过计算该位点上胞嘧啶到胸腺嘧啶的转换碱基覆盖度除以胞嘧啶和胸腺嘧啶的覆盖度之和来实现。

DNA 甲基化数据的分析主要包含三个步骤：

（1）数据处理和质量控制。

（2）数据可视化和统计分析。

（3）验证和解释。

由于发生了亚硫酸氢盐转换，DNA 分子中的胞嘧啶特异性地转化为胸腺嘧啶，序列的复杂性大大降低，这也给全基因组重亚硫酸氢盐测序数据的处理带来一些挑战。胞嘧啶到胸腺嘧啶的排列是不对称的，即 WATSON 和 CRICK 链是不互补的，因为转换只发生在 CS 而不是 GS。这是使用全基因组重亚硫酸氢盐测序数据分析的计算工具必须注意和处理的主要问题。目前已有许多算法被开发出来用于全基因组重亚硫酸氢盐测序数据比对，如 BS－Seeker、BISMARK 和 BSMAP 等。在得到每个碱基的甲基化比例后，接下来通常要考虑甲基化的差异变化。当有多个样本组时，研究者通常希望能够找到不同样本中具有不同甲基化比例的碱基或区域。具有不同甲基化比例的碱基或区域分别被称为差异甲基化 CPG 位点和差异甲基化区域。差异 DNA 甲基化分析通常是通过比较测试样本中甲基化的胞嘧啶相对于对照组的比例来进行的。最后，要对得到的差异甲基化区域进行注释和功能分析。

（六）宏基因组学数据

宏基因组学指使用非靶向方式对来自人、动物或者环境中的全部微生物的 DNA、RNA 或者蛋白质组进行测序和分析。人类微生物组计划就是宏基因组学研究的典型例子。宏基因组学以特定组织或环境中全部微生物基因组为研究对象，通过对样本中的全基因组 DNA 进行高通量测序，分析微生物群落结构多样性、微生物群体基因组成及功能和代谢通路等，从而进一步发掘和研究具有应用价值的基因及环境中微生物群落内部、微生物与环境间的相互关系。构建的环境微生物基因集，可为环境中微生物的研究、开发和利用提供基因资源库。

例如，艰难梭菌（*Clostridium difficile*）是一种条件致病菌，只在特定条件下才会感染人体，是公认的医院内获得性腹泻和抗生素相关性腹泻重要病因之一。已经有研究使用第二代测序技术检测微生物的物种组成，用于预防或者治疗艰难梭菌感染。

宏基因组学还可以分析微生物多样性，从而判断患者所患疾病是传染性的还是非传染性的；用于肥胖、糖尿病、炎症性肠道疾病等疾病或病理过程的研究；用来分析宿主反应，虽然宏基因组主要关注微生物的 reads，但与宿主基因表达的分析相结合，可观察宿主对微生物的反应。

同时，应该注意到，宏基因组学研究的目标已逐步从了解群落中一个个具体微生物的作用，到把它们扩展到微生物作为一个群落整体如何发挥功能上。整合其他数据类型，包括基因组学数据、转录组学数据、蛋白质组学数据、代谢组学数据和其他组学数据，对于全面了解微生物群体的组成和功能至关重要。例如，一个微生物群落的代谢变化可反映其生物合成活动、mRNA 和蛋白质表达及蛋白质活动情况。整合了化学和生物知识的多组学分析可以提供更完整的生物系统图谱，这是目前比较热门的一个研究领域。

二、单细胞数据

前述多组学研究应用基于混池测序方法，接下来简单介绍单细胞相关的多组学应用。在开始之前，首先思考两个问题：为什么需要单细胞数据？为什么要进行单细胞层次的研究？总体而言，混池测序方法是对许多细胞进行整体测量，而单细胞测序方法则是对单个细胞的单个测量，能够反映不同单细胞的差异。在过去十几年中，研究者已经开发了大量应用于单细胞的组学研究技术。从 DNA 到 RNA 和蛋白质的遗传信息流的几乎所有分子层面，均有对应的单细胞测序技术。

除了单细胞组学技术，单细胞多组学的研究也在如火如荼地进行着，现有的代表性单细胞多组学研究技术包括 scCAT-seq、scMT-seq、scNOME-seq、TARGET-seq、Slide-seq、CRISP-seq、Perturb-ATAC、Methyl-HiC、sn-m3C-seq 等。

单细胞多组学的研究面临着新的挑战和机遇：一方面，需要更多先进的实验技术；另一方面，需要更准确高效的生物信息学分析方法。单细胞多组学分析技术已经取得了很大进展，但是目前仍存在许多挑战。一次对单个细胞进行多组学分析，可提供全面的分子图谱，因此，单细胞多组学有望成为分析由有限细胞组成的生物样本（如哺乳动物的早期胚胎）的理想方法。数据分析环节的一个关键限制是单细胞多组学中的数据稀疏。目前的方法对单个细胞表观基因组和转录组的覆盖率仍然很低，使得技术噪声和细胞间的差异难以区分。虽然通过实验方法优化可能在未来缩小差距，但可能需要采取全新的策略方能完全摆脱这一限制。

目前单细胞多组学分析方法还缺少一个重要的分子层，即由各种组蛋白修饰和转录因子参与的调节控制。此外，对单细胞转录组和蛋白质组进行综合分析也至关重要，这将有助于阐明转录组和蛋白质丰度之间的关系，以及其在不同细胞类型或状态和不同发育、疾病条件下的动态关系。总之，单细胞多组学方法极大地扩展了生物医学的研究手段，可以勾勒出在不同生物系统中运作的复杂分子和细胞网络的模式。创新性单细胞技术进一步拓展了研究的覆盖面，并提供了额外的生物信息，将进一步促进我们对细胞及生命过程的全面理解。

三、网络数据

（一）基因转录调控网络

基因转录过程中，往往需要转录因子结合在特异基因上协助并调控基因表达。通过基因转录数据可以构建基因转录调控网络，用于研究转录因子及其靶基因之间的关系，一般用有向图来表示，顶点表示转录因子或基因，边表示两者之间存在的调控关系，箭头指向基因。根据调控对靶基因的作用效果，可以将网络中的边分为正调控和负调控。常用的基因转录调控网络模型包括布尔网络模型、加权矩阵模型、线性组合模型和贝叶斯网络模型等。

在布尔网络模型中，每个节点代表一个基因，或者代表一个环境刺激。每条有向边代表基因之间的互作关系。每个基因所处的状态只有两种："开"或"关"。"开"表示该基因转录表达形成基因产物，用 1 表示；"关"表示该基因没有转录，用 0 表示。布尔网络模型能够以简单的方式反映网络中基因表达的上调、下调，有无表达等情况，但由于基因转录调控网络是一个连续的过程，故布尔网络模型不能反映各个基因的表达值差异。

与布尔网络模型相反，线性组合模型是一种连续网络模型，一个基因的表达值是若干个其他基因表达值的加权和，基本公式为：

$$X_i(t+1) = \sum_j w_{ij} X_j(t)$$

其中，$X_i(t+1)$ 是基因 i 在 $t+1$ 时刻的表达水平，$X_j(t)$ 是基因 j 在 t 时刻的表达水平，而 w_{ij} 表示基因 j 的表达水平对基因 i 的影响。将上述表达式转换为线性差分方程，即可描述一个基因表达水平的变化趋势。

（二）共表达网络

共表达网络指基于基因表达的相似性而构建的网络，可用于研究基因之间可能的互作关系，筛选与表型性状相关的关键基因。图中的节点代表基因，节点之间的连线代表基因之间存在调控关系。构建共表达网络的步骤包括采用 Pearson 或 Spearman 等方法计算基因之间的相关系数，选取阈值筛选相关性结果和绘制共表达网络并进行可视化。用于可视化的软件有 Cytoscape、Gephi 等。

常见的共表达网络分析方法为加权基因共表达网络分析（Weighted Correlation Network Analysis, WGCNA），旨在鉴定表达模式相似的基因集，解析基因集与表型的关系，鉴定关系网络中的核心基因。加权基因共表达网络分析主要有以下几个步骤。

1. 构建基因之间的关系网络

用 Pearson 相关系数计算任意两个基因在不同样品间表达的相关系数，将相关系数进行加权（对基因相关系数取 N 次幂），构建无尺度关系网络。

2. 分层聚类获得模块

将拓扑重叠矩阵（Topological Overlap Matrix, TOM）转为相异度矩阵，采用动态剪切的方法，构建层次聚类树，树的不同分支代表不同的基因模块。

3. 筛选关键模块

1）根据表达模式分析：根据模块特征值对模块内所有基因进行主成分分析，如果特征值绝对值较高，说明该模块与样品关系密切。

2）表型关联分析：计算模块与表型之间的相关性，推断与表型关系紧密的模块。

3）模块基因功能富集分析：对每个模块进行 GO 和 KEGG 富集分析，找出与所研究的相关通路相关性最强的模块。

4）根据目标基因筛选：依据研究目的和重点关注的基因，直接筛选目标基因所在模块进行研究。

4. 鉴定关键基因

通过分析模块内基因之间的关联程度来筛选模块内的关键基因；或者设定一个阈值，将与目标基因的 TOM 值高于阈值的基因确定为关键基因。

（三）蛋白质互作网络

蛋白质是行使生物功能的重要生物大分子。蛋白质间通过相互作用，一起参与生物信号传递、基因表达和物质能量传递等生命活动过程。系统分析蛋白质之间的互作关系有利于解析蛋白质的工作机制和功能联系。蛋白质互作网络是将蛋白质作为节点，具有相互作用的蛋白质之间连成线组织而成的互作网络。STRING 是在线分析蛋白质互作的数据库，可以在线查看蛋白质的互作信息，同时也可以制作互作网络图。

四、生物信息数据库

随着高通量测序技术的发展，大量数据库收集和总结了零散的研究数据集，为多组学大数据研究提供了便利。生物信息学数据资源和数据库可归纳为五类，包括基于细胞系的数据库、基于样本或组织的数据库、基于单细胞数据的数据库、基于分子特征的数据库和基于功能注释的数据库。表 6-2-2 中列出了一些主要的数据库及其简要说明。这些资源对于探索潜在机制、确定药物靶点和验证生物标志物至关重要。

表 6-2-2　几种生物信息学数据资源与数据库总结

数据资源	包含数据类型	简介
基于细胞系的数据库		
LINCS	细胞系的多组学数据	LINCS 提供了对特定压力源如何及何时改变细胞表型的观察数据，可以提供有关疾病的潜在机制的线索
CCLE	癌细胞系的多组学数据	CCLE 为 LINCS 药物反应数据提供了遗传数据支撑
GDSC	基于细胞系的药物反应—药物半抑制浓度数据	GDSC 提供了一个大规模的药物筛选平台，结合了对癌细胞系的详细基因组分析，以系统地识别药物反应生物标志物
基于样本或组织的数据库		
UKBiobank	临床诊疗数据，基因测序数据，影像数据	UKBiobank 为英国 500000 名志愿者提供健康和遗传信息的长期研究资源，这些志愿者的年龄从 40 岁到 69 岁不等
TCGA	33 种癌症患者的临床数据和多组学测序数据	TCGA 是一个使用多种测序技术对基因组进行测序，并致力于对癌症关联的驱动基因进行探索的公开数据库
GEO	由研究者上传的多组学数据	GEO 包括研究者上传的多个组学数据集，有利于疾病特征提取和改进个性化医疗
Oncomine	肿瘤组织的基因表达数据	Oncomine 提供基因表达数据，用于推进癌症研究和改善癌症患者的治疗效果
ArrayExpress	由研究者上传的基因多组学数据	ArrayExpress 用于归档来自微阵列和测序平台的基因多组学数据，以支持可重复性研究
基于单细胞数据的数据库		
scRNASeqDB	单细胞转录组数据	scRNASeqDB 包含 36 个人类单细胞基因表达数据集，涉及来自 174 个细胞组的 8910 个细胞
Human Cell Atlas（HCA）	单细胞转录组数据	HCA 提供了多个健康人体组织中细胞的综合参考图谱
CancerSEA	肿瘤组织的单细胞转录组数据	CancerSEA 包含多种癌症的单细胞转录组测序数据，旨在在单细胞水平上全面探索癌细胞的 14 种功能状态
Single Cell Portal	由研究者上传的多组学数据	Single Cell Portal 提供多种组织、疾病和物种的 scRNA 数据集的可视化、下载和分析服务
PanglaoDB	人类和老鼠的单细胞转录组测序数据	PanglaoDB 提供了从小鼠和人类样本中收集的多个数据集，旨在提供对 scRNA 数据的轻松访问和探索渠道

数据资源	包含数据类型	简介
基于单细胞数据的数据库		
SpatialDB	空间转录组数据	SpatialDB 提供空间转录组数据资源和简单的可视化和比较分析服务
SC2disease	多种疾病的单细胞转录组数据	SC2disease 是记录人类疾病细胞类型特异性基因的综合资源数据库
Aging Atlas	多物种衰老的多组学数据	Aging Atlas 提供多个物种的衰老数据集，包括转录组、表观基因组、蛋白质组等，还提供与年龄相关的基因及其表达变化信息
基于分子特征的数据库		
MSigDB	基因集注释信息	MSigDB 通过使用基因集富集分析提供超过 10000 个基因集
KEGG	基因和分子的相互作用通路	KEGG 是一个提供基因相关生物学通路的数据库，用于了解生物系统（例如细胞、机体和系统）的生物学功能
UCSC genome browser	基因组序列数据	UCSC genome browser 提供可以访问来自各种脊椎动物、无脊椎动物物种和主要模式生物的基因组序列数据的交互式网站
SMPDB	人类小分子通路	SMPDB 是一个交互式、可视化数据库，包含目前研究发现的人类的 30000 多个小分子通路
JASPER	转录因子及其结合基因序列	JASPER 从目前已发表的真核生物相关实验中收集转录因子结合位点
基于功能注释的数据库		
FusionGDB	融合基因注释信息	FusionGDB 为癌症中融合基因的功能注释提供参考，以获得更好的治疗靶点
miRDB	miRNA 靶向基因	miRDB 是关于 miRNA 靶向基因预测和功能注释的在线数据库
MethyCancer	肿瘤相关的 DNA 甲基化注释信息	MethyCancer 包含来自公共资源的高度整合的 DNA 甲基化数据、癌症相关基因的突变信息
Lncbase	LncRNA 和 miRNA 注释信息	Lncbase 包含约 240000 个独特的组织和细胞类型特异性 miRNA-lncRNA 相互作用

（何顺民　沈百荣　陈洛南　丁俊军　于浩澎　陈一龙　周小波　曾筱茜）

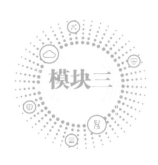

模块三 **基础分析方法**

一、基因表达数据分析

（一）基因芯片数据预处理

基因芯片是将核苷酸或 DNA 片段（探针）固定在微型载体上，形成 DNA 探针阵列，能够对遗传信息进行高效、快速的检测。基因芯片的测定原理是杂交测序方法，将待测样本用荧光标记后，与基因芯片上已知序列的探针进行杂交，洗去芯片上没有杂交的片段后，通过检测芯片上的荧光强度，推算待测样本的基因表达量。目前常见的技术平台是 Affymetrix 公司的寡核苷酸芯片和 Stanford 的 cDNA 芯片。在对基因芯片数据进行分析前，需要对数据进行预处理。

1. 数据提取

基因芯片数据的原始数据以拓展名".cel"的文件格式保存，描述了每个探针的灰度信息，而探针的排布信息储存在 CDF 文件中。通过对 CEL 文件进行处理，形成原始表达矩阵。

2. 数据过滤

基因芯片数据中存在背景噪声及一些信号污染，会有不可靠的数据，所以需要进行过滤处理。一般去除表达水平低、负值或明显的噪声数据，将它们删除或者赋值为统一数值。

3. 补缺失值

基因芯片中的数据缺失可分为两种类型：一种是随机缺失，由于图像污染、灰尘、指纹等原因导致数据缺失，这种情况下可以补缺失值；另一种是非随机缺失，数据缺失与表达丰度有关，过高或过低表达都会导致数据缺失，无法补缺失值。

常用的补缺失值的方法有以下三种：一是用0、1或平均值替代缺失值，尽管简便易行，但是可能造成噪声；二是根据基因表达模式，选择与缺失值相近模式的其他基因数据，估算缺失值；三是k近邻法，利用与待补缺基因相邻k个基因的表达值进行加权平均后估计待补缺基因的表达值。

4.对数规一化

一般认为基因芯片的原始数据呈偏态分布，通过对数转化后可以使数据近似服从正态分布，从而简化后续分析。通常取以2为底的对数。

5.标准化

由于芯片实验中的一些不确定因素（如染色效率差异、芯片的绝对光密度差异、扫描过程中引入的系统误差等）可能导致一些误差，需要对数据进行标准化，消除芯片技术引起的误差。在进行标准化处理时，需要具有稳定表达的基因作为参照，看家基因的表达在不同组织、不同条件下通常差异不大，故可作为参考基因。常用的标准化方法有平均数、中位数、线性回归、方差模型等。标准化的类型有芯片内标准化、荧光强度依赖标准化，以及芯片间标准化。

（二）基于基因芯片数据的差异表达分析

对基因芯片数据进行预处理后即可得到基因的表达数据，进行差异表达分析，目前主要运用的软件有 SAM 和 Arraytools，而差异表达分析方法主要分为以下几种。

1.倍数分析法

倍数分析法指计算基因在两个条件下表达量的比值，设定一个阈值（一般设为2），当比值的绝对值大于阈值时，认为该基因的表达差异是显著的。如果有多次重复实验，则分别计算比值后再取平均值。

2.T检验法

基因芯片数据符合正态分布，故可用t检验法判断基因在两种条件下的表达情况。零假设为H_0：$\mu_1 = \mu_2$；备择假设为H_1：$\mu_1 \neq \mu_2$。计算公式如下：

$$t(i) = \frac{\overline{x(i)} - \overline{y(i)}}{\sqrt{s(i)^2 \left(\frac{1}{n_x} + \frac{1}{n_y} \right)}}$$

其中，分子代表基因i在两个条件下的表达平均差值，分母代表基因i在所有样本中的标准误差。根据t值可得到P值，设定一个检验标准α，如果$P < \alpha$，则否定零假设，表明基因i在两种条件下的表达具有显著差异；反之则接受零假设，表明基因i在两种条件下的表达没有差异。

3. SAM 算法

通过 Permutation 算法计算出错误发现率（False Discovery Rate，FDR）以控制多重检验的错误率，降低结果的假阳性率。计算公式如下：

$$d(i) = \frac{\overline{x(i)} - \overline{y(i)}}{s(i) + s_0}$$

（三）基于 RNA-seq 数据的差异表达分析

1. RNA-seq 数据预处理

在得到原始转录组测序数据后，需要对其进行质量控制，过滤掉低质量的 reads 并去除测序接头，常用的质量控制软件有 Trimmomatic、Fastp 等。然后，将质量控制后的 reads 比对到参考基因组，得到 reads 在基因组上的位置信息。常用的比对软件有 Bowtie、TopHat、HISAT、STAR 等。TopHat 是基于 Bowtie 算法的分析工具，能够发现外显子的剪切拼接位点，并以 SAM 格式输出比对结果。HISAT 在 2015 年由 Steven Salzberg 团队开发，基于 Burrows-Wheeler Transform（BWT）和 Ferragina-Manzini（FM）Index 两种算法的索引逻辑，使用两种类型的索引：一是全基因组区域的 FM 索引，锚定每个比对；二是本地的 FM 索引，进行大量快速的拓展。与其他比对软件相比，HISAT 具有速度快、准确率高、内存低等特点，同时它也支持任何大小的基因组。

由于基因长度和测序深度会影响 reads 的数目，因此不能简单地将比对到参考基因组上基因的 reads 数目作为该基因的表达量，需要对 reads 数目进行标准化，去除干扰。常用的软件有 StringTie、RSEM 等，常见的标准化方法有 RPKM、FPKM、TPM 等。

1）RPKM：RPKM 指每百万比对上的 reads 中，比对到基因每 1000 个碱基的 reads 数目，计算公式如下。

$$RPKM = \frac{落在基因上的总\,reads \times 10^9}{全部\,reads\,总数 \times 基因长度}$$

2）FPKM：RPKM 适用于单端测序，对于双端测序，则需要对片段数而不是 reads 数目进行标准化，需要采用 FPKM 法处理，计算公式如下。

$$FPKM = \frac{落在基因上的总\,reads \times 10^9}{全部片段总数 \times 基因长度}$$

3）TPM：TPM 先对基因长度进行标准化后，再对测序深度进行标准化。TPM 结果更加可靠，计算公式如下：

$$TPM = A \times \frac{1}{\sum A} \times 10^6$$

2. RNA-seq 的差异表达分析

得到基因的表达量后，一般会进一步研究不同条件和不同样品的基因表达差异。RNA-Seq 的差异表达分析主要包括以下几点。

1）统计比对上基因的 reads 数目。

2）对 reads 数目进行标准化，去除干扰。

3）对标准化后的 reads 按照统计学方法分析评估基因的差异表达，得到相应的 P 值和差异倍数，并进行多重检验。一般来说，差异倍数大于 2，并且 $FDR \leqslant 0.05$ 的基因被认为是显著差异的基因。

目前，基因差异表达分析都是基于负二项分布，是因为基因的表达量数据是离散的非零整数，其分布也是离散型的，而且考虑到数据中的均值和方差不一定相等，所以负二项分布更符合转录组数据的真实分布。常用的差异表达分析软件有 DESeq 和 edgeR。

二、聚类分析

（一）聚类分析理论

聚类是根据样本的特征相似度或者距离，将其归并为若干个"类"或"簇"的数据分析问题。基于聚类分析，相似的样本会聚集在同一个类群，不相似的样本处于不同的类群。这里的聚类分析与分类问题有很大不同。分类是按照已定的程序和标准对样本进行判断划分，是本书相关专题中提到的监督学习方法。在聚类分析中，具体的划分标准还不清楚，要基于算法来衡量数据之间的相似性，把相似的样本归为一类，是本书相关专题中提到的无监督学习方法。所以聚类分析最核心的内容就是挖掘数据中潜在差异和联系。

那么怎么针对给定的一组样本进行数据聚类分析呢？目前常用的聚类方法有很多，主要介绍以下三大类型。

1. 原型聚类

原型聚类即"基于原型的聚类"（Prototype-based Clustering），原型即模板的意思，就是通过参考一个模板向量或模板分布的方式来完成聚类的过程，常见的 K 均值聚类法便是基于簇中心来实现聚类，混合高斯聚类则是基于簇分布来实现聚类。

2. 密度聚类

密度聚类是基于样本分布的紧密程度来确定聚类结构。密度聚类是从样本密度的角度来考察样本之间的可连续性，并基于可连接样本不断扩展聚类簇以获得最终的聚类结果。

DBSCAN 是一个经典的密度聚类方法。DBSCAN 通过一组邻域参数来描述样本分布的紧密程度，与原型聚类方法和层次聚类方法相比，DBSCAN 不需要给定簇数量，并可在有噪声的空间数据集中发现任意形状的簇。但是 DBSCAN 在高维数据上聚类效果不好，同时也不适合应用于样本密度差异很小的数据集。MDCA（Maximum Density Clustering Algorithm）将密度与划分聚类的思想结合，使用密度作为聚类的依据，能够确定簇的数量并发现任意形状的簇。

3. 层次聚类

层次聚类（Hierarchical Clustering）是基于样本间距离，每次将距离最近的点合并到同一个类，再计算类与类之间的距离，将距离最近的类合并为一个大类，重复上述过程直至合成一个类。层次聚类一般分为两类：一类是自顶向下的层次聚类，另一类是自底向上的层次聚类。自顶向下的层次聚类是将所有的样本先归为一个类，然后按照准则将最初的一个类划分为多个类，直至每个样本均为一个类。在自底向上的层次聚类中，每个样本都是单独的一个类，每次按一定的准则将最相近的两个类合并生成一个新的类，直至最终所有的样本都属于一个类。

（二）聚类性能评估

聚类性能评估指评估生成的集群是否接近真实的类群。兰德指数（RI）、调整兰德指数（ARI）、纯度等是广泛使用的聚类性能评估指标。所有聚类性能评估技术都属于使用外部标准的监督评估。在此主要描述监督聚类性能评估策略。

在监督聚类性能评估中可以知道所有点的聚类结果。为了验证结果，将聚类结果与已知的真实的类进行比较。因此监督聚类性能评估是由一个外部准则驱动的，而这个外部准则在聚类算法中没有使用。大多数时候人们会提供一个带有基准数据集或"金标准"数据集的外部准则。基准数据集或"金标准"数据集是为其提供预期结果的数据集。使用基准数据集或"金标准"数据集，通过比较算法的结果和预期结果来验证算法的正确性。通过像 K 均值聚类这样的算法计算的聚类结果会形成一个向量。聚类结果的长度等于数据表中的对象 / 数据点 / 行数。聚类结果的每个元素都与数据集中相应行所属的类相关。另外，已知的真实的类也形成一个向量。已知的真实的分类被称为标签。监督聚类性能评估指标的使用旨在发现从聚类算法得到的赋值和已知赋值之间的匹配量。

1. 兰德指数

兰德指数是衡量两组聚类结果相似程度的指标。使用兰德指数来评估聚类算法的结果，将结果与已知的或预期的结果进行比较。首先定义一下集合：

正对（Positive Pairs）：如果一对点在由聚类算法创建的同一簇中，那么这对点称为正对。

负对（Negative Pairs）：如果一对点在由聚类算法创建的两个单独的簇中，那么这对点称为负对。

在一个正确的聚类算法中，一般期望正对对应的真实的类在同一簇中。类似地，负对对应的真实的类在两个单独的簇中。

真正对（True-positive，TP）：如果一对点在聚类结果中的同一簇中，并且在真实的类中也属于同一簇，那么这对点称为真正对。

真负对（True-negative，TN）：如果一对点在聚类结果中位于两个单独的簇中，在真实的类中也属于两个单独的簇，那么这对点称为真负对。

假正对（False-positive，FP）：如果一对点在聚类结果中的同一簇中，但在真实的类中位于两个单独的簇中，那么这对点称为假阳对。

假负对（False-negative，FN）：如果一对点在聚类结果中位于两个单独的簇中，但在真实的类中属于同一簇，那么这对点称为假负对。

兰德指数公式如下：

$$RI = \frac{TP + TN}{TP + TN + FP + FN}$$

兰德指数无法保证随机划分的聚类结果的 RI 值接近 0，于是人们提出了调整兰德指数：

$$ARI = \frac{RI - E(RI)}{\max(RI) - E(RI)}$$

其中，$E(RI)$ 是兰德指数的期望值，调整兰德指数范围是 [-1，1]，值越大意味着聚类结果与真实情况越吻合。从广义的角度来讲，调整兰德指数衡量的是两个数据分布的吻合程度，值越高越好。

除了上述介绍的两种指标，纯度、F 值（F-score）等也常被应用于聚类性能评估。

2. 纯度

在聚类结果的评估中，一种最简单且直观的方法就是计算它的纯度。纯度听起来似乎很陌生，但实际上和分类问题中的准确率有着异曲同工之妙。因为计算聚类的纯度的总体思想也是用聚类的正确样本数除以总的样本数，因此它也经常被称为聚类的准确率。只是对于聚类后的结果，不能知道每个簇所对应的真实类别，因此需要取每种情况下的最大值。具体而言，纯度的计算公式如下：

$$P(\Omega, C) = \frac{1}{N} \sum_k \max_j |\omega_k \cap c_j|$$

其中，N 表示样本总数；$\Omega = \{\omega_1, \omega_2, \omega_3, \cdots, \omega_k\}$，表示聚类后的集合；$C = \{c_1, c_2, c_3, \cdots, c_j\}$，表示真实的类；$\omega_k$ 表示聚类后的第 k 个簇中的所有样本；c_j 表示第 j 个类别中的真实的样本。$P \in [0, 1]$，

P 值越大代表聚类结果越好。

三、降维分析

（一）线性降维

线性降维指通过降维所得到的低维数据能保持高维数据点之间的线性关系，主要包括主成分分析、线性判别分析（Linear Discriminant Analysis，LDA）等。

主成分分析是一种应用广泛的线性降维算法，是将数据的 n 维特征映射到 k 维上，其中 k 维是全新的正交特征，也称为主成分，是在原有 n 维特征的基础上重新构造出来的。主成分分析将数据从原始的空间映射至一组相互正交的坐标轴。新的坐标轴基于方差最大原则。通过这种方式获得的新的坐标轴中，前面的 k 个坐标轴包含了数据大部分方差，后面的坐标轴所含的方差几乎为 0。这相当于大部分数据信息都包含在前面的 k 个坐标轴中，通过前面的 k 个坐标轴就可以近似地还原数据，同时也实现对数据的降维处理。

线性判别分析是一种有监督的降维方法，也称为 Fisher 线性判别。与无监督的降维方法主成分分析不同的是，线性判别分析的每个数据集的每个样本都是有类别输出的。线性判别分析不仅可以用来降维，也可以用来分类。但是目前，线性判别分析主要用于降维，在模式识别领域如人脸识别等有非常广泛的应用。

局部保留投影（Locality Preserving Projections，LPP）、独立成分分析（Independent Component Analysis，ICA）、因子分析（Factor Analysis，FA）等也都属于线性降维方法。局部保留投影是拉普拉斯特征图谱的线性近似，可以保留输入数据的局部结构。主成分分析和独立成分分析之间的主要区别在于主成分分析寻找不相关的因素，而独立成分分析寻找独立因素。因子分析模型将具有复杂关系的变量归结为综合因子，从而实现降维。相对于主成分分析，因子分析更倾向于描述原始变量的关系。独立分量分析基于信息理论，是广泛使用的降维方法之一。

（二）非线性降维

线性降维大多基于投影变换，导致线性降维后的低维空间必定是高维空间的线性变化。如果希望直接寻找一个保持高维空间结构的低维空间，那么就需要对数据进行非线性降维。

T-SNE（T-distributed Stochastic Neighbor Embedding）通过计算高维数据点之间的相似性，并使用"t-分布"来模拟低维空间中的相似性，从而保持数据点之间的局部结构特征。原始空间中的相似度由高斯联合概率表示，嵌入空间的相似度由"t-分布"表示。UMAP（Uniform Manifold

Approximation and Projection）则是通过学习高维空间的流形结构，将原始数据的流形结构表示在低维空间中。LLE（Locally Linear Embedding）也是一种基于流形结构的降维方法，能够使降维后的数据较好地保持原有流形结构。等距映射（Isometric Mapping，Isomap）及拉普拉斯特征映射（Laplacian Eigenmaps，LE）也都是流形降维的经典方法。

（三）基于降维分析的生物信息学工具介绍

随着测序技术的飞速发展，研究者可以得到海量的生物信息数据，比如单细胞测序数据等。大多数的生物信息数据都存在高噪声、高维稀疏的特点。为了更加有效地对这些生物数据进行处理分析，通常都需要对这些数据进行降维。降维分析一方面可以直观地可视化数据结构，另一方面可以极大地降低数据的噪声。单细胞测序数据通常涉及很多细胞，而每个细胞中的基因数量又可能是几万个，此时应用降维分析处理高维复杂的单细胞测序数据十分有效。

Seurat 是一个处理单细胞数据的工具包，通过对数据进行主成分分析降维，并结合 T-SNE 及 UMAP 对单细胞数据进行可视化及后续的聚类分析。同时针对不同批次、不同测序技术的工具，它也可以通过 CCA（Canonical Correlation Analysis）对数据进行整合以去除批次效应。

四、富集分析

（一）富集分析原理

一个生物过程通常是由一组基因共同参与，而不是由单个基因独自完成。富集分析的基本假设：如果一个生物学过程在已知的研究中发生异常，则共同发挥功能的基因极可能被选择出来作为一个与这一过程相关的基因集合。基因集富集分析（Gene Set Enrichment Analysis，GSEA）通常是分析一组基因在某个功能节点上是否相比于随机水平出现频率更高（Over-presentation），可以从单个基因的简单注释扩展到多个基因集的成组分析。富集分析中常用的统计方法为超几何分布。

超几何分布的公式如下：

$$p = 1 - \sum_{i=0}^{m-1} \frac{\binom{M}{i}\binom{N-M}{n-i}}{\binom{N}{n}}$$

其中，N 为具有注释的所有基因数目；n 为差异表达基因数目；M 为所有基因中具有某种功能（F）的基因总数；m 为具有某种功能（F）的差异表达基因数目。

此外，富集分析的统计方法还有 Fisher 精确检验、卡方检验等，这里不做详细介绍。目前富集分析有四类算法：过表达分析（Over-representation Analysis，ORA）、功能集打分法（Functional Class

Scoring，FCS）、通路拓扑学（Pathway Topology，PT）和网络拓扑学（Network Topology，NT）。由于在进行富集分析时通常需要同时进行多重检验，故需采用多重检验校正的方法对检验结果进行校正，常用的校正方法包括 Bonferroni-Hochberg 校正、错误发现率等。

（二）常用富集分析软件

基于不同的算法，当前用于富集分析的软件可以分为三类：单一富集分析（Singular Enrichment Analysis）软件、基因集富集分析软件和模块富集分析（Modular Enrichment Analysis）软件。单一富集分析利用预先选定的注释基因计算每个 GO 结点的显著性，之后将显著富集的结点列出，代表软件为 DAVID，支持在线进行 GO 功能富集分析和 KEGG 功能富集分析。基因集富集分析指无需预先选择感兴趣的基因集，通过实验值整合成 P 值，得出显著富集的基因集，代表软件为 GSEA。其使用一个预先定义的基因集，将基因按照表型相关度排序，再检验评估基因集的基因在排序中的分布趋势。模块富集分析继承了单一富集分析思想，但是在计算时考虑了与基因之间的关系，代表软件为 GOMA。

五、蛋白质与结构数据分析

在进行蛋白质差异分析前，需要对数据进行预处理，将蛋白质组学输出数据转化为适合进行差异表达分析的蛋白质表达量文件。具体过程如下。

（一）数据格式转换

蛋白质组学获取的原始数据格式有 raw、wiff、t2d、baf、dat、dta、pkl、mgf、MS2 等，需要运用 msConvert 软件等转换为标准格式，即 mzXML 格式。

（二）补缺失值

在进行蛋白质组学分析时，由于肽段响应信号低于质谱仪检测下限、质谱仪扰动等原因，数据中会存在一些缺失值。缺失可分为完全随机缺失、随机缺失和非随机缺失。需要对缺失值进行补充，常用的方法有 k 近邻法、多重插补（Multiple Imputation，MI）和随机森林等。k 近邻法首先计算缺失值的蛋白质与其他蛋白质的距离，然后选择 k 个距离最近的蛋白质，将这些蛋白质的数值进行平均或加权，得到的数据用来代表该缺失值。

（三）标准化

标准化的目的是尽可能消除系统误差对蛋白质定量值的影响，使下游分析更加可靠。运用的方法有中位数、均值、总和标准化、Scale 标准化、极差标准化等。标准化方法的选择没有通用的标准，也没有一种方法总是能够得出最优的标准化结果。

（四）定量分析

蛋白质组的定量分析目前有非标定量（Label-free）和标记定量（iTRAQ）两种，两者的显著差别在于是否用放射性核素标签进行标记，前者不需要标记，后者需要标记，费用更高。非标定量通过比较不同样品中肽段的信号强度获得蛋白质的表达量。而 iTRAQ 采用 4 种或 8 种放射性核素标签，特异性标记多肽，再进行串联质谱分析，即可得到蛋白质的相对或绝对定量。

得到蛋白质组的定量数据后，根据研究目的，对数据设定一些阈值，筛选差异表达的蛋白质。可采取的方法有 t 检验、方差分析，以及根据倍数差异值设置阈值等。

（何顺民　沈百荣　陈洛南　丁俊军　于浩澎　陈一龙　曾筱茜）

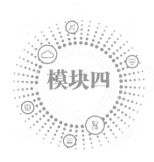

模块四 进阶分析方法

一、数据驱动和知识引导

数据驱动和知识引导的科学研究中，从生物信息学、各种组学分析到系统建模，都涉及数据量和多样性的增加。各种复杂数据的整合有助于加深研究者对疾病和生物体系的复杂相互作用的理解。由于生命系统的复杂性和异质性，往往难以找到简单的规则来描述和预测生命系统的演变，数据驱动和知识引导的科学研究范式已成为生命科学和医学研究的一个重要范式。

数据驱动的科学研究范式是相对于原有的三个科学研究范式而提出来的。第一个是基于实验研究来进行科学探索和发现，生命科学和医学常用的科学研究范式便是实验研究。第二个是理论推导方式，常用于理论科学，尤其是数学、物理的科学研究，基于严格的思维和逻辑推导。第三个是计算机模拟，生命科学领域中如蛋白质动力学、药物分子与药物靶点的动力学结合等，通常需要通过计算机模拟方式来探讨。数据驱动的科学研究范式为第四个，是依赖于大数据的建模，可以在生命现象的不同层次上建模，包括通过统计发现因素之间的相关性。

数据驱动的科学研究有两种模式：一种模式是基于大数据的查找方法，相当于用查词典的模式去寻找解决方案，这也是医生在诊疗过程中常用的一种模式。另一种模式是基于大数据的规律寻找，即从大数据中寻找基本规律和识别某种模式。由于生命系统和疾病的高度复杂性和异质性，传统的数据分析和建模方法很难适应生命科学或医学的发展需求。

目前用到的模型大多基于"黑箱理论"，由于模型系统内部结构的复杂性难以得到解释，知识引导的模式将变成复杂数据分析的下一个模式，它可以利用现有知识、知识库或知识图谱来引导数据的建模、分析和挖掘。机制和系统性建模寻找分子网络节点之间的相互作用、构建网络、动力学演化模拟等，都依赖于实验研究包括高通量实验所测定的大量数据。知识引导则是在数据驱动面临着复杂的、异质性生命系统，在"黑箱理论"缺乏解释性的情况下演变而来的一种研究模式。

临床医生对患者进行问诊实质上是一个知识引导的过程。当医生对患者进行诊疗的时候，医生会根据患者所表现出来的各种体征、症状和信息，通过已有的知识进行判断、分析和预测，思考可能的治疗方案、疾病预后等。这个过程中医生通过自己脑海积累的经验和规则来判断，它不只是数据分析，它与医生原有的经验积累有关，是数据分析与知识引导叠加的过程，而知识基础和原理或常识的积累，是目前人工智能难以学到的。如已有的常识、书本里的知识或者别人报道的文献等通常很难通过有限的数据学习得到，因此生物医学的复杂性促进了数据驱动基础上一个新模式的发展，即知识引导的数据分析和建模。

数据驱动和知识引导是相互关联的，涉及复杂系统，因而数据驱动和知识引导的科学研究，往往与计算系统生物学关联在一起，而疾病的异质性必然导致生命现象解析中"条条大路通罗马"现象。

DIKW 模型是对数据（Data）、信息（Information）、知识（Knowledge）和智慧（Wisdom）的信息学层次描述，同时也是生物医学信息学追求的层次。如果数据和信息不能产生知识和智慧，数据将会无意义，甚至造成巨大的浪费。现有的数据分析方法，如神经网络、支持向量机、各种深度学习和卷积神经网络等人工智能算法大多基于"黑箱理论"。人工智能的发展需要结合符号主义、连接主义乃至行为主义来解决生物医学的复杂问题，需要大力发展知识引导的数据驱动建模，从而解决人工智能模型的可解释性问题。

二、多组学融合分析

单一组学的研究往往聚焦差异分析和关联分析，如转录组学数据的基因差异表达分析、基因组学中全基因组关联分析等。通常分析每种类型的组学数据本身就可以发现与性状或疾病相关的差异，但是仅对一种类型数据的分析主要反映的是相关关系，而不是因果关系。比如基因组变异只能解释遗传疾病的一部分原因，在基因组变异之外，很多疾病是由基因调控层面的变化导致的，或是由多基因和环境共同影响造成的。通过单一组学数据只能看到部分信息，每种组学作为拼图的一块，为跨越多个生物学层次的发现提供了不同的视角。多组学整合有助于解释生理、病理过程中复杂的生物分子网络，有助于定位表型与疾病中的因果关系。

多组学融合的方法有两层意思（图 6-4-1）：一层是将不同组学数据累积起来分析，充分利用不同组学数据中含有信息的叠加，常见于基础医学研究，例如利用不同的分子组学数据预测疾病的亚型和预后。另一层是研究不同组学之间的复杂关系，常见于生物学问题的研究，如基因组与转录组之间、蛋白质组和代谢组之间的分子调控机制等。

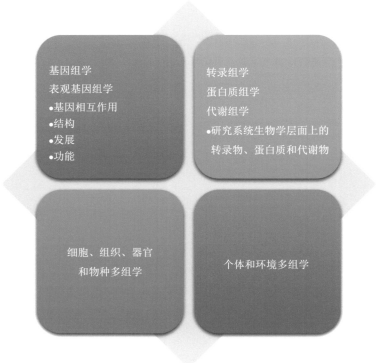

图 6-4-1　多组学融合方法

一个典型的多组学融合分析流程中，输入是以基因组学、转录组学、蛋白质组学和代谢组学等数据为代表的不同组学数据；中间是数据整合分析，使用统计或机器学习方法集成和处理数据；输出结果可能是发现和健康或疾病相关的已知或未知的通路或复杂网络，可用于预测健康或疾病状态，提供有效的治疗、干预措施等。多组学的核心是整合分析，不仅仅需要从不同层面的数据中获取信息，而且需要把它们有机结合起来加以利用，最终目标是解决生物学问题、定位表型与疾病中的因果关系。

各种组学数据之间有着复杂的交互作用。以乳酸脱氢酶（LDH）催化丙酮酸生成乳酸的研究为例来说明这一复杂性。乳酸脱氢酶是一种催化蛋白。其催化功能是受到各种组学交互调控的。乳酸脱氢酶基因序列上的各种变异（如单核苷酸变异、CNV 等）会影响乳酸脱氢酶的表达和功能，这可以在基因组学中研究；乳酸脱氢酶基因附件 DNA 甲基化水平的变化、染色质结构的变化等会影响到乳酸脱氢酶基因的转录，这可以在表观基因组学中研究；乳酸脱氢酶的不同转录本之间，以及和其他转录产物之间有着相互作用，这可以在转录组学中研究；乳酸脱氢酶的不同转录本还有可能受到 miRNA 的调控，这是转录后水平的调控，这可以在转录组学中研究；乳酸脱氢酶可以与几种已知的和未知的蛋白质相互作用，从而调节其自身的功能，这可以在蛋白质组学中研究；乳酸脱氢酶自身受到调节其催化功能的多种蛋白质翻译后修饰的影响，这也可以在蛋白质组学中研究；乳酸脱氢酶催化丙酮酸生成乳酸，丙酮酸和乳酸都是代谢物，这可以在代谢组学中研究；通过人或其他模式动物的体内脑成像等技术，可以测量乳酸生成的空间分布，这可以在影像组学中研究；肠道微生物组通过乳酸杆菌和其他微生物，可以合成乳酸并释放到人体生理系统中，以提高乳酸水平，这可以在人体微生物组学中研究。由此可见，多组学分析是非常复杂的，各种组学之间有着复杂的关联和交互作用。

多组学数据具有层次复杂、数据形式多样等特征，从而使得整合分析具有相当大的挑战。需要考虑实验技术和实验设计，考虑每个组学数据的标准化、不同组学数据类型的转换、多组学整合和集成、归档和共享，以及数据和结果的解读和应用等很多方面（图6-4-2）。目前还没有能够处理、分析和解释来自不同组学的所有数据的单一分析方法。多组学的发展必须解决对多种类型数据合并的策略问题，开发多组学数据整合分析新方法，这可能会帮助形成对基础生物学及健康和疾病的新见解。

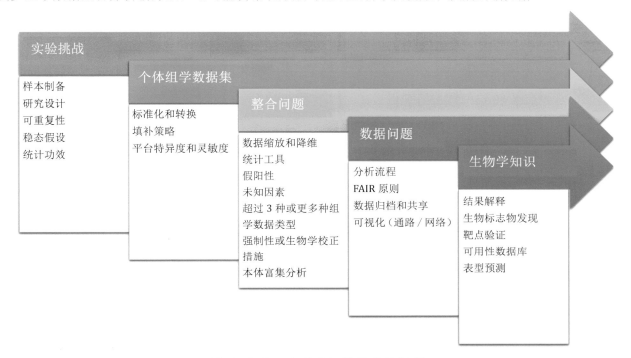

图 6-4-2　应用多组学研究的挑战

（何顺民　沈百荣　陈洛南　丁俊军　于浩澎　陈一龙　曾筱茜）

案例应用

一、多组学数据整合分析

由于癌症的异质性，研究者很难在单个基因层次上寻找到某个癌症的特有基因。癌症往往是因为多个基因发生异常，形成一个系统、有层次的网络变化，一个基本假设：假如癌症的发生在不同组学层次上涉及同一个反应通路、网络模块，这个通路和网络模块很可能是癌症特有的或者相关的。为此，生物信息学研究者开发了多种多组学数据一致性分析工具，用于解决癌症的异质性问题，如 iODA 可以用于分析多组学数据。考虑到数据的异质性，iODA 可以比较所选样本数据差异分析中的不同统计方法，这些统计方法不是常见的统计平均，而是考虑了不同亚型的特征。iODA 可以通过计算帮助用户选择功能失调的 mRNA 或 miRNA，识别全局最优算法。基于分子标志物在通路水平上比在基因水平上更一致的假设，该工具能够将已识别的功能失调分子富集到 KEGG 通路上，并提取符合一致性的通路、网络模块作为进一步发病机制研究的关键成分。

前面的例子是在分子组学层次上的融合分析，多组学融合也可以是分子组学与临床组学如影像组学融合，这种分析称为影像基因组学（Radiogenomics）。

分子组学可以用来分析基因层面的个性化机制、药物个性化反应、预后和分子分型，影像组学可以提供病理区域的明显形态学信息，但很难确认影像特征与疾病分级、预后或药效个性化特征的关系。分子组学和影像组学的融合可以将影像特征与分子组学特征关联，从而利用传统的无创影像组学方法获得疾病发生或进展的潜在信息。例如通过使用定量影像组学方法分析在特定成像和分子表型之间建立可靠的关系。许多研究已经证明了影像基因组学在基于 MRI 预测乳腺癌内在分子亚型和基因表达特征方面的可行性。同时，从标准的影像图像推断肿瘤浸润淋巴细胞的数量是癌症免疫治疗效果的一个关键因素，与基于活检的方法相比，影像基因组学通过纵向成像扫描，以无创和整体的方式分析肿瘤和免疫微环境的分子组成及其演变。

多组学融合分析还可以用于药物反应、药物重定位和药物适用人群识别研究。急性淋巴细胞白血病（Acute Lymphocytic Leukemia，ALL）亚型之间的生物学差异及其对治疗的反应只能通过基因组学和转录组学分析得到部分解释。瑞典 Rozbeh Jafari 课题组使用蛋白质组学、转录组学和药物蛋白质组学特征，对 49 个儿童 ALL 细胞系进行全面的多组学分析。将分子表型与 528 种肿瘤药物的反应联系起来，确定药物及谱系依赖性相关性。他们还将二酰甘油类似物苔藓虫素 1（Bryustatin-1）确定为 *MEF2D-HNRNPUL1* 融合高危亚型的治疗候选物。他们的数据可以作为交互式在线多组学功能研究 ALL 的基础。

（一）全基因组关联研究的下游分析

如前文所述，研究者已经广泛使用全基因组关联研究来识别与多种表型特征相关的 SNPs。但是全基因组关联研究的一个主要挑战在于从相关 SNPs 中寻找最强的候选因果变异，然后鉴定目标基因。将因果变异定义为影响分子或细胞过程以影响人类表型的变异。然而，与人们早期的预期相反，目前只有很少的全基因组关联研究变异位于蛋白质编码区域。绝大多数（约 88%）全基因组关联研究发现的 SNPs 位于基因间或内含子区域，因此可能影响基因的转录调控。

图 6-5-1 展示了一个典型的全基因组关联研究下游分析缩小候选基因的方法。可以看出，为分析全基因组关联研究位点功能，需要借助各种不同类型的组学数据。基因组学、表观基因组学、转录组学等数据，都可以用来帮助解读全基因组关联研究的结果。许多非编码 SNPs 位于调控序列内，通过转录、转录后和翻译后机制影响基因或者蛋白质的表达。几个大规模的全基因组数据集的出现，大大加强了对非编码 SNPs 的潜在调控功能的计算。根据 ENCODE、核受体组和美国国立卫生研究院表观基因组学项目等公开提供的数据，可以用一系列工具对非编码变异的注释进行常规挖掘，分析调控机制的潜在影响。可以根据特定基因组特征来预测调控功能，如组蛋白修饰、染色质开放和转录因子结合。

全基因组关联研究位点的功能研究

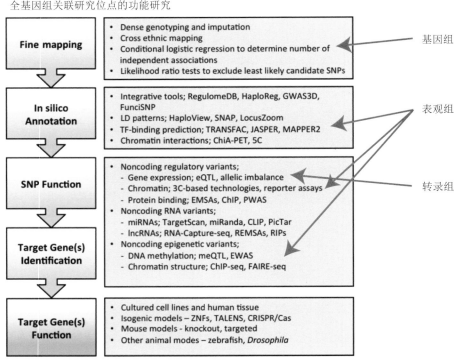

图 6-5-1　全基因组关联研究下游分析思路

此外，许多研究表明全基因组关联研究信号以组织特异性的方式富集于 eQTL，证明了它们在理解全基因组关联研究 SNPs 生物学机制方面的作用。现在有许多资源包括在线数据库可用于 eQTL 分析，如 GeneVar。重要的是，eQTL 的注释是以无偏的方式进行的。因此，等位基因和目标基因之间的关联不需要事先了解功能机制。以上的例子说明了使用多组学分析手段来解释全基因组关联研究 SNPs 生物学机制的方法。可以看出，在这一过程中，可能需要借助表观基因组学、转录组学等多维数据才能够揭示全基因组关联研究 SNPs 发挥生物学作用的具体机制。

（二）胚胎早期发育

胚胎早期发育过程中的表观遗传重编程是一个被精确控制的过程，包括大多数表观遗传标记的全局重建和基因座特异性的调控。近年来，由于单细胞和少数细胞的表观基因组研究，对植入前胚胎的表观遗传重编程的理解水平有了很大的提高。然而，如何在不同的基因组位点调节重编程仍然是未知的。确定这些因素和潜在机制将提高对细胞命运转变和哺乳动物早期发育的理解水平。细胞命运转变由多种表观遗传重塑协同作用，因此需要多组学分析来阐明全能性获得和细胞命运决定的一些基本规律。

揭示小鼠从配子到胚胎早期的转录组和表观基因组的变化过程，需要同时借助转录组学和多种表观基因组学研究技术。通过不同数据的整合分析，才能获得小鼠胚胎早期发育中的基因组变化图景。从基因表达变化，到表观遗传图谱的改变（如 DNA 甲基化、组蛋白修饰等），只有借助多组学分析才能构建出早期胚胎发育不同层面发生的分子改变，进而理解这个复杂的发育过程。每一种组学对于刻画这个过程都是至关重要，不可或缺的。

例如，在一项研究中主要用到了 RNA-seq 和 ATAC-seq 两种组学研究技术。RNA-seq 可以研究基因表达水平；ATAC-seq 可以研究染色质的开放区域，这些区域往往可以被转录因子结合，从而起到转录调控下游基因的作用。作者在文章中对两种数据进行了整合分析，以鉴定 ZGA 过程中基因的表达变化及其背后的调控机制。两种组学数据的整合思路：首先可以通过 ATAC-seq 鉴定胚胎早期发育不同阶段的染色质开放区域，接着使用这些开放区域的 DNA 序列鉴定其中富集的转录因子的 motif，最后把这些预测的转录因子 motif 的富集分数和表达量同时展示在一张图中。用点的大小表示转录因子 motif 富集分数的高低，点的颜色表示转录因子表达量的高低，从而非常直观地展示不同转录因子在胚胎发育不同阶段的活跃程度，帮助寻找潜在的调控胚胎发育的重要转录因子。

（三）肿瘤新抗原的鉴定

肿瘤新抗原是由于体细胞基因受理化损伤因素诱发或自发突变而导致的具有免疫原性的新生抗原，即肿瘤特异性抗原。目前，肿瘤新抗原筛选和免疫原性鉴定的基本流程包括分别应用基因组测序和转录组测序鉴定肿瘤样本中的突变及其转录水平，再应用计算机软件辅助预测肿瘤突变肽与 MHC-I 类和 MHC-II 类分子的亲和力，或应用质谱鉴定与 MHC 分子结合的表位肽，在确定候选肿瘤新抗原表位后进行多肽合成，然后通过各种体外和体内免疫学实验鉴定候选肿瘤新抗原的免疫原性，最后应用于基于肿瘤新抗原的治疗性疫苗或 T 细胞治疗等临床试验研究。

一个典型的鉴定肿瘤新抗原的步骤如下：从突变基因中预测新抗原的硅基，预测包括三个主要的计算步骤。首先，利用配对肿瘤和正常组织的全基因组测序数据或全外显子组测序数据识别体细胞突变并重建突变肽；其次，根据肿瘤 RNA-seq 或 WES 数据对肿瘤患者的 *HLA* 基因进行基因分型；最后，预测与患者 HLA 分子结合的肽。

通过比较同一患者肿瘤与正常组织的第二代测序数据，可以预测体细胞突变产生的突变肽。用于新抗原预测的测序数据一般优先从全外显子组测序数据中产生，它通过将检测限制在基因组的蛋白质编码区域而提供较高的突变覆盖。计算分析包括数据预处理和质量控制，使用变体检测工具识别体细胞突变，以及使用基因组、转录组和蛋白质组的公共资料库预测受影响的蛋白质和功能影响。

这个计算任务十分清晰地表明了多组学分析在肿瘤新抗原预测中的作用，如果不依赖于多组学整合分析，则难以完成这个分析任务。

二、基于知识引导的数据分析

知识引导的研究近年来逐渐增加，出现在生物医学数据的各个方面如图像处理、组学数据分析、疾病基因和标志物的发现等。这里举两个例子来说明知识引导的数据建模和分析，一是自闭症诊断相关的 miRNA 生物标志物的预测，二是癌症管理的聊天机器人设计。

（一）自闭症谱系障碍诊断的 miRNA 生物标志物的预测

自闭症谱系障碍（Autism Spectrum Disorder，ASD）是一种严重的神经发育疾病，迫切需要有效的生物标志物用于诊断。为了寻找用于自闭症谱系障碍诊断的 miRNA 生物标志物，沈力等人提出了知识引导的生物信息学模型，其通过利用 GEO 数据库的基因表达数据，提取了自闭症谱系障碍组和对照组中表达水平不同的基因，然后构建了一个自闭症谱系障碍特异性 miRNA-mRNA 相互作用网络，并根据其调节模式和功能推断出候选自闭症谱系障碍生物标志物 miRNA。模型定义了一个名为自闭症谱系障碍基因百分比的新参数作为自闭症谱系障碍特异性知识，以进一步促进自闭症谱系障碍特异性生物标志物 miRNA 的识别。最后，11 个 miRNA 被筛选为假定的自闭症生物标志物，根据之前的报告，其中 8 个（72.7%）在自闭症谱系障碍样本中显著失调。功能富集结果表明，模型鉴定的 miRNA 靶点在自闭症相关途径中富集，如 Wnt 信号（在 KEGG 和 IPA 中）、细胞周期（在 KEGG 中）和多形性胶质母细胞瘤信号（在 IPA 中），从而支持模型的预测能力。

该模型的关键在于：通过文献收集自闭症的相关基因，并计算它们在 miRNA 调控靶点中的出现频次，用以排除随机性。

（二）癌症管理的聊天机器人设计

随着老龄化社会的到来，癌症发病率越来越高。生活方式是癌症发展的一个重要原因，以前列腺癌为例，陈亚兰等人建立相应的前列腺癌生活习惯知识图谱和聊天机器人，用于指导、预防和评估前列腺癌生活习惯风险。基于前列腺癌相关生活方式的聊天机器人有助于前列腺癌的慢性疾病管理，缓解老龄化社会中"医疗资源需求与缺乏"的矛盾。

基于已经建立的前列腺癌生活习惯知识库，定义实体和对应关系，通过将三元组导入 Neo4j 图服务器，构建与前列腺癌相关的生活方式知识图谱并进行可视化。对话系统使用 Flask 框架，通过实体识别和关系提取来确定问题的分类，然后使用查询模板从前列腺癌相关的生活方式中搜索答案。前列腺癌相关生活方式知识图谱包含 11 种实体和 14 种关系，节点和链接的总数分别为 21546 个和 66493 个。此外，实体"生活方式""论文""基线""结果"包含多个属性。已建立的聊天机器人可以回答 12 种基本问题，并预测某种生活方式导致某种前列腺癌的可能性。这是一个典型的知识引导模型。随着未来个性化疾病相关知识图谱的深入研究，知识引导的人工智能模型在临床和健康管理，尤其是慢性疾病管理方面会发挥越来越重要的作用。

生物信息学中的知识引导例子还很多，如基因功能的本体分析、癌症通路的富集分析等都是知识引导的数据驱动分析。

（三）系统的脆弱点与生物标志物的发现

生命系统是一个复杂而稳健的系统，核心部分涉及生命安全，通常比较稳健，若这些关键部分发生问题，往往会导致生命的死亡。另外有一些系统的脆弱点与疾病相关，这些点的变化会导致疾病，其往往可以作为疾病的标志物。寻找系统或者网络中的脆弱点，是寻找标志物的一个基本方法和原理。

miRNA 是一种小的非编码 RNA，大量的研究表明它是一类潜在的疾病诊断、预后和治疗的生物标志物。在大数据和生物医学信息时代，计算机辅助生物标志物发现已成为前沿领域。然而目前大多数计算模型高度依赖特定的先验知识和训练测试数据，很少有机制指导或基于证据的模型。到目前为止还没有发现应用于生物标志物 miRNA 筛选的一般规则。在林宇鑫等人的研究中，手动收集文献报道的癌症 miRNA 生物标志物，并分析它们的调节模式，包括人类 miRNA-mRNA 网络中其靶点的调节模式、生物学功能和进化特征。拆选并收录至少在 2 个证据中都能检测到差异的 miRNA，用于区分生物标志物 miRNA 和非生物标志物 miRNA。基于这些观察开发了一种新的生物信息学模型和软件工具，用于发现生物标志物 miRNA。与侧重 miRNA 协同功能的常规模型相比，该模型在 miRNA-mRNA 网络中搜索脆弱点，并考虑 miRNA 的独立调节能力，即 miRNA 和 mRNA 之间的单线调节。性能比较证实了该模型的通用性和准确性。该模型在没有先验数据训练和知识引导的情况下，能有效识别癌症和其他复杂疾病的生物标志物 miRNA，其基本原理就是基于网络脆弱点寻找生物标志物。

三、基于单样本的动态网络标志物

传统的分子标志物通常指在疾病状态和正常状态基因表达或浓度存在明显差异的单个基因或分子。然而疾病产生的原因是多种多样的，细胞信号、染色质、表观调控、RNA 剪接、蛋白质稳态或者代谢的变化都有可能引发疾病。这些改变通常会受到不同分子之间相互关联的影响，因此大部分疾病不能仅通过单个分子来阐明。分子之间相互关联 / 相关网络标志物（Network Biomarker）的出现则提供了一种更灵敏且可靠的方法来表征疾病。网络标志物的构建基于可用的分子网络（如蛋白质互作网络）及其信号通路，由多个相互作用的分子组成，可用于探究生物系统如何运作、确定个性化药物或治疗计划、预测个体患者的疾病进展和预后，以及预测药物的潜在靶点。已有许多研究构建了不同的网络标志物，由于加入了相互作用等网络信息，这些方法在表征疾病状态方面确实优于传统的分子标志物。

分子标志物和网络标志物主要是用来检测和诊断某一疾病是否发生及疾病发展程度，而无法在疾病发生之前预测疾病是否即将发生，即检测前疾病状态（Pre-disease State）。包括疾病系统在内的各种生物过程中都存在非平稳或突然的状态变化，在复杂疾病的发展过程中，系统逐渐从正常状态转变为前疾病状态，然后迅速过渡到不可逆的疾病状态。探测疾病突然恶化发生前的预警信号，实现对复杂疾病的早期诊断，进而开展针对性的治疗，对很多复杂疾病具有至关重要的意义。然而与正常状态相比，前疾病状态通常在分子水平上几乎没有变化，因此，基于传统的分子标志物和静态的网络标志物方法无法做到早期预测。

为了克服这一困难，动态网络标志物（Dynamical Network Biomarkers，DNB）的方法被提出。DNB 是一种基于无模型、小样本和高通量数据的疾病预测理论和方法。理论上可以证明，当系统即将接近临界点时，存在一群主导的动态网络标志物，它是一组满足以下 3 个条件的分子组：首先，DNB 组内分子的波动（比如标准差）急剧增加；其次，DNB 组内分子之间的相关性绝对值迅速增长；最后，DNB 组内分子和非 DNB 分子之间的相关性绝对值迅速降低。根据这些条件，DNB 是由一组特定分子组成的可观测子网络。当系统接近临界点时，子网络中的分子具有很强的相关性并表现出较大的波动。此外，DNB 分子倾向于与非 DNB 分子分离。为了定量识别 DNB 分子及检测临界点，通过组合以上 3 个条件，得到了复合指标（CI_{DNB}）：

$$CI_{\mathrm{DNB}} = SD_{\mathrm{in}} \times \frac{PCC_{\mathrm{in}}}{PCC_{\mathrm{out}}} \text{ or } SD_{\mathrm{in}} \times PCC_{\mathrm{in}}.$$

DNB 理论已成功应用于许多案例，揭示了各种疾病进展中的关键状态及其关键分子。例如，有研究利用 DNB 揭示结直肠癌的关键转变，并发现 *MYC* 基因与肿瘤的扩增、免疫细胞和预后相关；也有研究利用 DNB 发现了上皮间质转化过程中的早期预警信号及该过程中的两个关键基因 *SMAD*7 和 *SERPINE*1。

初始的 DNB 是基于群体样本的，而为了使 DNB 能够更好地应用到临床实践，Liu 等人在 2017 年提出了基于单样本的动态网络标志物（Single-sample DNB，sDNB）方法。sDNB 方法是在单样本网络的基础上构建的，首先需要利用一组对照样本构建参考网络，然后计算每个样本相对于参考网络相关性的差异。利用 sDNB 方法可以实现个体化疾病预测。sDNB 的复合指标如下：

$$CI_{\mathrm{DNB}} = SD_{\mathrm{in}} \times \frac{PCC_{\mathrm{in}}}{PCC_{\mathrm{out}}} \text{ or } SD_{\mathrm{in}} \times PCC_{\mathrm{in}}$$

此外，"landscape"动态网络标志物（l-DNB）方法在 2019 年被提出，它也利用了单样本网络的方法，可以有效确定单个样本中的 DNB 分子。与 sDNB 不同的是，l-DNB 利用单样本网络为每个基因及其一阶邻居建立了一个局部模块，然后估计每个局部模块的 DNB 复合指标，从而对基因进行排序。l-DNB 不仅可以可靠地检测疾病恶化之前的临界点，还可以识别个性化疾病预测的动态网络标志物。已有多个研究证明，l-DNB 在各种疾病和生物学过程中有较好预测效果，包括乳腺癌细胞分化、冠状动脉粥样硬化、肝癌进展等。

四、展望

从 19 世纪孟德尔通过观察豌豆性状揭示孟德尔遗传规律，20 世纪 DNA 双螺旋结构发现和人类基因组计划启动，到当今基因组学、蛋白质组学、代谢组学、宏基因组学等颠覆性技术逐渐走上生物医学研究和应用舞台并繁荣发展，科学和技术的进步为生物医学研究提供了海量、多层次、多尺度和多模态微观数据。大数据时代表型、宏观和环境等数据资源也不断增多，数据处理和分析方法创新成为必然需求，其已取得长足进步，推动了生物医学研究中数据驱动、知识引导及两者联合的科学研究范式的发展，拓宽了研究视角、加深了研究深度，有助于我们更加深入和准确地解析生命和疾病过程及机制。同时，我们面临更高难度的挑战，如多组学数据整合分析，分析结果转化应用和验证，以及验证结果应用推广的可行性等，值得学界和业界进一步持续、深入探讨。

（何顺民　沈百荣　于浩澎　陈一龙　曾筱茜）

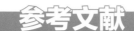

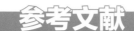

1. Hasin Y，Seldin M，Lusis A. Multi-omics approaches to disease[J]. Genome Biology，2017，18（1）：83.

2. Subramanian I，Verma S，Kumar S，et al. Multi-omics data integration，interpretation，and its application[J]. Bioinformatics and Biology Insights，2020，14：1215734613.

3. Nica AC，Dermitzakis ET. Expression quantitative trait loci：present and future[J]. Philosophical Transactions of the Royal Society B：Biological Sciences，2013，368（1620）：20120362.

4. Djebali S，Davis CA，Merkel A，et al. Landscape of transcription in human cells[J]. Nature，2012，489（7414）：101-108.

5. Moore JE，Purcaro MJ，Pratt HE，et al. Expanded encyclopaedias of DNA elements in the human and mouse genomes[J]. Nature，2020，583（7818）：699-710.

6. Consortium GP，Auton A，Brooks LD，et al. A global reference for human genetic variation[J]. Nature，2015，526（7571）：68-74.

7. Palsson R，Indridason OS，Edvardsson VO，et al. Genetics of common complex kidney stone disease：insights from genome-wide association studies[J]. Urolithiasis，2019，47（1）：11-21.

8. Visscher PM，Wray NR，Zhang Q，et al. 10 years of GWAS discovery：biology，function，and translation[J]. The American Journal of Human Genetics，2017，101（1）：5-22.

9. Martin JA，Wang Z. Next-generation transcriptome assembly[J]. Nature Reviews Genetics，2011，12（10）：671-682.

10. Conesa A，Madrigal P，Tarazona S，et al. A survey of best practices for RNA-seq data analysis[J]. Genome Biology，2016，17（1）：13.

11. Anders S，Pyl PT，Huber W. HTSeq—a Python framework to work with high-throughput sequencing data[J]. Bioinformatics，2015，31（2）：166-169.

12. Liao Y，Smyth GK，Shi W. FeatureCounts：an efficient general purpose program for assigning sequence reads to genomic features[J]. Bioinformatics，2014，30（7）：923-930.

13. Van den Brink F. Microreactor for electrochemical conversion in drug screening and proteomics[M].Enschede，the Netherlands，2016.

14. Johnson CH，Ivanisevic J，Siuzdak G. Metabolomics：beyond biomarkers and towards mechanisms[J]. Nature Reviews Molecular Cell Biology，2016，17（7）：451-459.

15. Stringer KA，McKay RT，Karnovsky A，et al. Metabolomics and its application to acute lung

diseases[J]. Frontiers in Immunology，2016，7：44.

16. Rivera CM，Ren B. Mapping human epigenomes[J]. Cell，2013，155（1）：39-55.

17. Lieberman-Aiden E，Van Berkum NL，Williams L，et al. Comprehensive mapping of long-range interactions reveals folding principles of the human genome[J]. Science，2009，326（5950）：289-293.

18. Buenrostro JD，Giresi PG，Zaba LC，et al. Transposition of native chromatin for fast and sensitive epigenomic profiling of open chromatin，DNA-binding proteins and nucleosome position[J]. Nature Methods，2013，10（12）：1213-1218.

19. Park PJ. ChIP-seq：advantages and challenges of a maturing technology[J]. Nature Reviews Genetics，2009，10（10）：669-680.

20. Weiterer S，Uhle F，Bhuju S，et al. From human monocytes to genome-wide binding sites-a protocol for small amounts of blood：monocyte isolation/ChIP-protocol/library amplification/genome wide computational data analysis[J]. PLoS One，2014，9（4）：e94164.

21. Modhukur V. Profiling of DNA methylation patterns as biomarkers of human disease[D]. Tallinn：Tartu University，2019.

22. Wreczycka K，Gosdschan A，Yusuf D，et al. Strategies for analyzing bisulfite sequencing data[J]. Journal of Biotechnology，2017，261：105-115.

23. Knight R，Vrbanac A，Taylor BC，et al. Best practices for analysing microbiomes[J]. Nature Reviews Microbiology，2018，16（7）：410-422.

24. Chiu CY，Miller SA. Clinical metagenomics[J]. Nature Reviews Genetics，2019，20（6）：341-355.

25. Quince C，Walker AW，Simpson JT，et al. Shotgun metagenomics，from sampling to analysis[J]. Nature Biotechnology，2017，35（9）：833-844.

26. Ma A，McDermaid A，Xu J，et al. Integrative methods and practical challenges for single-cell multi-omics[J]. Trends in Biotechnology，2020，38（9）：1007-1022.

27. Eling N，Morgan MD，Marioni JC. Challenges in measuring and understanding biological noise[J]. Nature Reviews Genetics，2019，20（9）：536-548.

28. Zhu C，Preissl S，Ren B. Single-cell multimodal omics：the power of many[J]. Nature Methods，2020，17（1）：11-14.

29. Langfelder P，Horvath S. WGCNA：an R package for weighted correlation network analysis[J]. BMC Bioinformatics，2008，9（1）：1-13.

30. Wishart DS，Feunang YD，Guo AC，et al. DrugBank 5.0：a major update to the DrugBank

database for 2018[J]. Nucleic Acids Research，2018，46（D1）：D1074-D1082.

31. Gong F，Wang M，Wang H，et al. SMR：medical knowledge graph embedding for safe medicine recommendation[J]. Big Data Research，2021，23：100174.

32. Wang C，Wang D，Chai Y，et al. Larger cheaper but faster：SSD-SMR hybrid storage boosted by a new SMR-oriented cache framework：Proc. IEEE Symp. Mass Storage Syst. Technol.（MSST）[C]. 2017.

33. Hess B，Bekker H，Berendsen HJ，et al. LINCS：a linear constraint solver for molecular simulations[J]. Journal of Computational Chemistry，1997，18（12）：1463-1472.

34. Burge SM，Frith PA，Juniper RP，et al. Mucosal involvement in systemic and chronic cutaneous lupus erythematosus[J]. British Journal of Dermatology，1989，121（6）：727-741.

35. Yang W，Soares J，Greninger P，et al. Genomics of drug sensitivity in cancer（GDSC）：a resource for therapeutic biomarker discovery in cancer cells[J]. Nucleic Acids Research，2012，41（D1）：D955-D961.

36. Bycroft C，Freeman C，Petkova D，et al. The UK Biobank resource with deep phenotyping and genomic data[J]. Nature，2018，562（7726）：203-209.

37. Barrett T，Wilhite SE，Ledoux P，et al. NCBI GEO：archive for functional genomics data sets—update[J]. Nucleic Acids Research，2012，41（D1）：D991-D995.

38. Rhodes DR，Yu J，Shanker K，et al. ONCOMINE：a cancer microarray database and integrated data-mining platform[J]. Neoplasia，2004，6（1）：1-6.

39. Cao Y，Zhu J，Jia P，et al. scRNASeqDB：a database for RNA-Seq based gene expression profiles in human single cells[J]. Genes，2017，8（12）：368.

40. Rozenblatt-Rosen O，Shin JW，Rood JE，et al. Building a high-quality human cell atlas[J]. Nature Biotechnology，2021，39（2）：149-153.

41. Yuan H，Yan M，Zhang G，et al. CancerSEA：a cancer single-cell state atlas[J]. Nucleic Acids Research，2019，47（D1）：D900-D908.

42. Franzén O，Gan L，Björkegren JL. PanglaoDB：a web server for exploration of mouse and human single-cell RNA sequencing data[J]. Database，2019，2019：baz046.

43. Fan Z，Chen R，Chen X. SpatialDB：a database for spatially resolved transcriptomes[J]. Nucleic Acids Research，2020，48（D1）：D233-D237.

44. Zhao T，Lyu S，Lu G，et al. SC2disease：a manually curated database of single-cell transcriptome for human diseases[J]. Nucleic Acids Research，2021，49（D1）：D1413-D1419.

45. Bao Y，Liu G. Aging Atlas：a multi-omics database for aging biology[J]. Nucleic Acids

Research，2021，49（D1）：D825-D830.

46. Liberzon A，Subramanian A，Pinchback R，et al. Molecular signatures database（MSigDB）3.0[J]. Bioinformatics，2011，27（12）：1739-1740.

47. Kanehisa M，Araki M，Goto S，et al. KEGG for linking genomes to life and the environment[J]. Nucleic Acids Research，2007，36（suppl_1）：D480-D484.

48. Karolchik D，Baertsch R，Diekhans M，et al. The UCSC genome browser database[J]. Nucleic Acids Research，2003，31（1）：51-54.

49. Jewison T，Su Y，Disfany FM，et al. SMPDB 2.0：big improvements to the Small Molecule Pathway Database[J]. Nucleic Acids Research，2014，42（D1）：D478-D484.

50. Li J，Lavrukhin V，Ginsburg B，et al. Jasper：an end-to-end convolutional neural acoustic model[J]. ArXiv，2019，arXiv：1904.03288.

51. Kim P，Zhou X. FusionGDB：fusion gene annotation DataBase[J]. Nucleic Acids Research，2019，47（D1）：D994-D1004.

52. Chen Y，Wang X. miRDB：an online database for prediction of functional microRNA targets[J]. Nucleic Acids Research，2020，48（D1）：D127-D131.

53. Paraskevopoulou MD，Georgakilas G，Kostoulas N，et al. DIANA-LncBase：experimentally verified and computationally predicted microRNA targets on long non-coding RNAs[J]. Nucleic Acids Research，2013，41（D1）：D239-D245.

54. Zhang QC，Petrey D，Garzón JI，et al. PrePPI：a structure-informed database of protein-protein interactions[J]. Nucleic Acids Research，2012，41（D1）：D828-D833.

55. Du X，Sun S，Hu C，et al. DeepPPI：boosting prediction of protein-protein interactions with deep neural networks[J]. Journal of Chemical Information and Modeling，2017，57（6）：1499-1510.

56. Van Swieten JC，Heutink P. Mutations in progranulin（GRN）within the spectrum of clinical and pathological phenotypes of frontotemporal dementia[J]. The Lancet Neurology，2008，7（10）：965-974.

57. Li A，Jia P，Mallik S，et al. Critical microRNAs and regulatory motifs in cleft palate identified by a conserved miRNA-TF-gene network approach in humans and mice[J]. Briefings in Bioinformatics，2020，21（4）：1465-1478.

58. Horton P. Next-generation bioinformatics：connecting bases to genes，networks and disease[J]. Briefings in Bioinformatics，2014，15（2）：137.

59. Iacono G，Massoni-Badosa R，Heyn H. Single-cell transcriptomics unveils gene regulatory network plasticity[J]. Genome Biology，2019，20（1）：110.

60. Yan W，Xue W，Chen J，et al. Biological networks for cancer candidate biomarkers discovery[J]. Cancer Informatics，2016，15（Suppl 3）：1-7.

61. Chai LE，Loh SK，Low ST，et al. A review on the computational approaches for gene regulatory network construction[J]. Computers in Biology and Medicine，2014，48：55-65.

62. Saint-Antoine MM，Singh A. Network inference in systems biology：recent developments，challenges，and applications[J]. Current Opinion in Biotechnology，2020，63：89-98.

63. Song L，Langfelder P，Horvath S. Comparison of co-expression measures：mutual information，correlation，and model based indices[J]. BMC Bioinformatics，2012，13（1）：1-21.

64. Jansson JK，Baker ES. A multi-omic future for microbiome studies. Nat Microbiol 1：16049[Z]. 2016.

65. Misra BB，Langefeld C，Olivier M，et al. Integrated omics：tools, advances and future approaches[J]. Journal of Molecular Endocrinology，2019，62（1）：R21-R45.

66. Edwards SL，Beesley J，French JD，et al. Beyond GWASs：illuminating the dark road from association to function[J]. The American Journal of Human Genetics，2013，93（5）：779-797.

67. Xu R，Li C，Liu X，et al. Insights into epigenetic patterns in mammalian early embryos[J]. Protein & Cell，2021，12（1）：7-28.

68. Du Z，Zhang K，Xie W. Epigenetic reprogramming in early animal development[J]. Cold Spring Harbor Perspectives in Biology，2022，14（6）：a39677.

69. Wu J，Xu J，Liu B，et al. Chromatin analysis in human early development reveals epigenetic transition during ZGA[J]. Nature，2018，557（7704）：256-260.

70. Lee C，Yelensky R，Jooss K，et al. Update on tumor neoantigens and their utility：why it is good to be different[J]. Trends in Immunology，2018，39（7）：536-548.

71. Finotello F，Rieder D，Hackl H，et al. Next-generation computational tools for interrogating cancer immunity[J]. Nature Reviews Genetics，2019，20（12）：724-746.

72. Schumacher TN，Scheper W，Kvistborg P. Cancer neoantigens[J]. Annual Review of Immunology，2019，37：173-200.

73. Wang R，Wang HY. Immune targets and neoantigens for cancer immunotherapy and precision medicine[J]. Cell Research，2017，27（1）：11-37.

74. Bobisse S，Foukas PG，Coukos G，et al. Neoantigen-based cancer immunotherapy[J]. Annals of Translational Medicine，2016，4（14）：262.

75. Shen L，Lin Y，Sun Z，et al. Knowledge-guided bioinformatics model for identifying autism spectrum disorder diagnostic MicroRNA biomarkers[J]. Scientific Reports，2016，6（1）：39663.

76. Chen Y，Sinha B，Ye F，et al. Prostate cancer management with lifestyle intervention：from

knowledge graph to Chatbot[J]. Clinical and Translational Discovery, 2022, 2（1）: e29.

77. Lin Y, Wu W, Sun Z, et al. MiRNA-BD: an evidence-based bioinformatics model and software tool for microRNA biomarker discovery[J]. RNA Biology, 2018, 15（8）: 1093-1105.

78. Levi AG, Eric SL. Lessons from the cancer genome[J]. Cell, 2013, 153（1）: 17-37.

79. Wagholikar KB, MacLaughlin KL, Henry MR, et al. Clinical decision support with automated text processing for cervical cancer screening[J]. Journal of the American Medical Informatics Association, 2012, 19（5）: 833-839.

80. Ideker T, Krogan NJ. Differential network biology[J]. Molecular Systems Biology, 2012, 8（1）: 565.

81. Zhang W, Zeng T, Chen L. EdgeMarker: identifying differentially correlated molecule pairs as edge-biomarkers[J]. Journal of Theoretical Biology, 2014, 362: 35-43.

82. Liu X, Chang X, Liu R, et al. Quantifying critical states of complex diseases using single-sample dynamic network biomarkers[J]. PLoS Computational Biology, 2017, 13（7）: e1005633.

83. Zhao H, Gao J. Identifying critical state of breast cancer cell differentiation based on landscape dynamic network biomarkers[J]. Journal of Biomedical Engineering, 2020, 37（2）: 304-310.

84. Sun Y, Zhao H, Wu M, et al. Identifying critical states of hepatocellular carcinoma based on landscape dynamic network biomarkers[J]. Computational Biology and Chemistry, 2020, 85: 107202.

85. Ge J, Song C, Zhang C, et al. Personalized early-warning signals during progression of human coronary atherosclerosis by landscape dynamic network biomarker[J]. Genes, 2020, 11（6）: 676.

专题七

医学影像数据

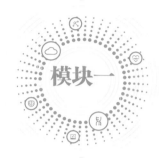

模块一 医学影像数据采集

一、常见医学影像成像方法

（一）X线成像

X线成像是利用X线穿透物体的特性来获取物体内部结构信息的一种成像技术。其基本原理是将一束X线照射到患者身上，X线被人体内部的不同组织结构吸收后散射或透射，形成一个X线透过物体后的影像。这个影像被电子传感器或者X线胶片记录下来。在X线成像中，不同的物质对X线的吸收率不同，密度大的组织（如骨头）对X线的吸收率比较高，因此在X线影像上会呈现较明显的白色区域；而密度小的组织（如肌肉、脂肪）对X线的吸收率比较低，因此在X线影像上会呈现较暗的区域。

X线成像基于物质对X线的吸收、散射或透射的特性，具有成像速度快、成本低、易于操作等优点，因此被广泛应用于医学、工业和安全检查等领域。尽管X线成像在许多领域中被广泛使用，但也存在一些局限性，主要有以下几方面。

（1）辐射危害：X线是一种电磁波辐射，长期接触可能对人体造成损伤，特别是对儿童和孕妇。

（2）软组织对比度不理想：在X线成像中，由于软组织的密度与周围组织相近，因此对于某些需要检测软组织的情况如肿瘤、肌肉损伤等，X线成像的效果可能不够理想。

（3）无法显示三维结构：X线成像只能显示物体的二维图像，无法提供物体的三维结构信息。

（二）CT

为克服X线成像只能产生二维图像的局限性，科学家在20世纪70年代又发明了CT。CT利用X线和计算机技术生成人体内部的三维图像。其基本原理是通过旋转的 X 线束扫描人体，收集多个不同方向 X 线的图像，然后利用计算机对这些图像进行处理和重构，最终生成具有高分辨率和高对比度的三维图像。其具体过程是将患者放置在一个环形的 X 线发射器和探测器之间，X 线发射器沿着环形轨道旋转，向患者发射 X 线，X 线穿过患者的身体，并被探测器接收，探测器将接收的信息转换成数字信号，并传输到计算机上，计算机利用反向滤波投影算法对这些数字信号进行重建，最终生成人体断层图像。CT 具有分辨率高、成像快速等优点，可以用于检测许多疾病，如颅脑损伤、肿瘤、心血管疾病等。但 CT 也存在一些局限性，如较高的辐射剂量、不能用于检测某些软组织病变等。

在 CT 扫描过程中，还常常会给患者注射造影剂以提高对某些特定组织和病变的诊断能力，这种注射造影剂后的 CT 称为增强 CT。造影剂是一种含有碘的物质，可以吸收 X 线，使 CT 图像的对比度增加，从而更容易观察到某些病变，如血管瘤、肿瘤等。在增强 CT 扫描过程中，通常会进行多个序列的扫描，每个序列具有不同的扫描参数和时间延迟，从而获取不同时间点的图像。这些图像可以用于检测血管的灌注、肿瘤的血供、病变的形态等情况。增强 CT 具有对比度高、成像快速、灌注动态等优点，被广泛应用于肿瘤、心血管疾病、肝脏疾病等的诊断。

（三）MRI

MRI 是一种利用强磁场和射频信号来获取人体内部结构和组织对比信息的成像方法。其基本原理是利用人体内氢原子的磁共振现象对人体组织进行成像。进行 MRI 扫描时，将人体置于强磁场中，使人体内的氢原子按照外加磁场的方向排列；系统发射一个特定频率射频信号，使人体内的氢原子发生共振；当射频信号停止时，人体内的氢原子会恢复到共振前的状态，同时释放出一个电磁信号；射频线圈接收这个电磁信号，并将其转换成数字信号；计算机对接收的数字信号进行处理和重构，生成人体内部的断层图像，显示出不同组织和器官的结构和形态。MRI 具有组织对比度好、空间分辨率高、无辐射等优点，可以用于检测多种软组织病变。

和增强 CT 类似，MRI 扫描过程中也可注射造影剂以提高对某些特定组织和病变的诊断能力，这种 MRI 称为增强 MRI。造影剂通常是一种含有金属离子或其他对磁场和射频场敏感的物质，可以增强 MRI 的对比度，从而更容易观察到某些病变，如血管瘤、肿瘤等。

（四）PET/SPECT

PET 及 SPECT 根据代谢特异性示踪剂对组织器官的代谢状态进行成像，可反映人体组织生理、病理变化造成的代谢改变。两者结合 CT，可实现功能图像信息和解剖图像信息的互补，对病变部位进行定位。PET/CT、SPECT、SPECT/CT 是核医学的主要成像方式，具有分子影像及功能影像的优势。

PET 利用正电子放射性核素标记的一些生理需要的化合物或代谢底物（如葡萄糖、脂肪酸、氨基酸、受体的配体及水等）作为示踪剂，示踪剂进入体内后，随血液循环分布至全身，通过自身的生物学性质，"靶向"定位于特定细胞或者组织，参与特定的生物过程。这些放射性核素在衰变过程中发射带正电荷的电子，正电子在组织中运行很短的距离后，即与周围物质中的电子相互作用，发生湮没辐射，发射出方向相反、能量相等的光子对（互成 180°，能量皆为 511keV 的 γ 光子对）。PET 扫描仪利用 γ 光子对的直线性和同时性两个特性来进行符合探测。当 γ 光子对被 2 个互成 180° 的探测器在符合时间窗宽（10 ～ 20ns）内同时探测到时，便得到 1 个符合电脉冲（计算机记录为 1 次湮没辐射事件）；采集的信息通过计算机处理，显示靶器官的断层图像并给出定量生理参数。目前临床常见的显像剂是 ^{18}F-氟代脱氧葡萄糖（^{18}F-FDG），是葡萄糖类似物，在葡萄糖代谢平衡状态下，能反映体内葡萄糖利用情况。绝大多数恶性肿瘤的异常增殖都有葡萄糖的过度利用，肿瘤细胞的原发灶和转移灶具有相似的代谢特性。PET/CT 可显示肿瘤的位置、形态、大小及数量的放射性分布，一次注射 ^{18}F-FDG 就能方便地进行全身显像，对于了解肿瘤的全身累及范围具有独特价值。

SPECT 利用单光子放射性核素（如 ^{99m}Tc）标记的化合物作为示踪剂，示踪剂注入体内后，浓聚在靶器官上，从而使靶器官成为 γ 射线源。SPECT 的探头系统为一旋转型 γ 照相机，探头围绕轴心旋转 360° 或 180° 采集一系列平面投影像，利用滤波反投影（Filtered Back Projection，FBP）方法重建横向断层影像。横向断层影像的三维信息经影像重新组合可以形成矢状、冠状的断层影像和任意斜位方向的断层影像。

（五）超声成像

超声成像是一种利用超声波在物体内部传播、反射和散射来获取物体内部结构信息的成像技术。其基本原理是利用超声波在不同介质界面的反射和散射来对物体进行成像。超声波是一种高频机械波，其频率通常在 1 ～ 20MHz，可以穿透人体而不会对人体造成伤害。超声成像主要包括超声波的发射、传播、反射和接收四个方面。首先，超声波由超声发射器产生，经过透镜或换能器传入患者体内；接着，超声波在患者体内传播，遇到不同密度和声阻抗的组织边界时，部分超声波会被反射回来，这些反射的超声波被接收器接收；然后，接收器将接收到的超声波信号转换为电信号，经过放大和滤波等处理，形成超声图像；最后，通过显示器显示出来。

超声成像具有无创、无辐射、分辨率高等优势，被广泛应用于医学、材料科学、工业检测等领域。在医学领域，超声成像可以用来检测妊娠情况，以及甲状腺、肝脏、心脏、乳腺、骨骼、肌肉、血管等部位的病变和异常情况。

（六）常规光学成像

除了上述基于特殊成像原理的医学成像方式，医疗实践中还存在大量基于常规光学成像原理的成像方式，如各种内镜成像、皮肤镜成像和数字病理学成像等。

内镜成像中内镜探头通过人体自然孔道或小切口进入人体内部，观察和记录内部组织和器官的形态、结构和病变，以便进行诊断或治疗。内镜成像可以对许多部位进行检查，如胃肠道、呼吸道、泌尿生殖道、心血管系统等。内镜探头上安装光源和摄像头，通过光纤将光源的光线传输到探头前端，照亮检查区域，同时摄像头拍摄检查区域的图像。这些图像经过信号处理和放大后，在显示屏上呈现出来。医生可以通过观察这些图像来诊断疾病或指导手术。内镜成像具有分辨率高、实时性强、可以进行活检等优点。同时，由于内镜探头较小，可以通过人体自然孔道或小切口进入人体内部，因此对人体损伤较小，人体恢复时间也较短。

皮肤镜成像是通过镜头将光线聚焦在皮肤表面或浅层，观察和记录皮肤表面和表皮下的结构和病变，以进行皮肤病的诊断和治疗。皮肤镜成像还可以使用不同的光源和滤光片，以增强对不同类型皮肤病变的检测和诊断能力，如检测黑色素瘤、血管病变、毛囊炎、疱疹等。皮肤镜成像可以通过放大、对比度增强、颜色调整等方式，显示皮肤病变的特征，如颜色、形态、结构等，进一步帮助医生进行皮肤病的诊断和治疗。同时，皮肤镜成像对于早期皮肤癌的检测和诊断也有较高的准确性和灵敏度。

数字病理学成像利用数字化技术处理和管理病理学图像，有助于病理数据的存储、传输和分析，提高诊断的准确性和效率。数字病理学成像使用专门的切片扫描仪将组织切片拍摄或扫描成数字图像，然后将其存储在计算机中，以便医生进行观察、诊断和治疗。病理学图像可以在计算机上进行处理和分析，如图像增强、自动标注、辅助诊断等。此外，病理学图像还可以通过网络传输，方便医生进行远程会诊和跨地区病例交流。

二、常见医学影像数据格式

（一）DICOM 格式

医学数字成像和通信（Digital Imaging and Communications in Medicine，DICOM）格式是一种标准的、国际公认的格式，用于查看、存储、检索和分享医学图像。DICOM 通过特定的协议保证医学图像转达的完备性和准确性。所有的放射和放疗影像设备生成的医学图像数据都遵循 DICOM 格式，并且其越来越多地应用于其他可能产生图像数据的医疗领域，如病理科、眼科等。DICOM 格式改变了医学图像的面貌，允许以完全数字化的工作流程取代传统的胶片存储。

每个 DICOM 格式文件都由两部分组成——文件头信息和图像数据。文件头信息包含患者信息、医疗机构信息和成像相关信息。其中患者信息主要包括姓名、年龄、性别和出生日期。对于图像数据挖掘更重要的是其中的成像相关信息，这些信息包括成像的主要参数，如图像的尺寸、分辨率等。除了共有的字段，不同的设备厂家还会针对自家设备在文件头信息中设置专有的字段来存储厂家专有信息。

DICOM 格式虽然不是用于数据分析的主流格式，但在 DICOM 格式文件上也可进行一些基本的分析，如重建图像。原始 DICOM 格式文件包含一系列二维图像，这些图像可以被重建成一个三维的立体图像，以提供解剖区域的三维视图。而多平面重建则涉及从三维重建的图像中制作新的切片。这使得放射科医生能够从最初获得的切片中查看不同的解剖层次或角度。在 DICOM 格式文件上还可以进行测量，一些 DICOM 浏览器允许对解剖结构进行线性甚至体积测量，这在规划治疗方案和评估疗效时很有用。DICOM 格式文件还可以进行比较和组合，允许放射科医生同时比较两个不同的图像，当人们想评估疾病在一段时间内的进展或治疗的效果时很有用。两种不同的医学成像模式生成的 DICOM 格式文件也可以组合，如 PET 图像和 CT 图像，可以确保高代谢活动区域（使用 PET 定位）被映射到特定的解剖部位（使用 CT 扫描），这使医生能够同时利用两种成像模式的信息进行诊断。

（二）NIfTI 格式

由于 DICOM 格式文件只能存储二维图像，且数据存在大量冗余——同一个扫描序列的每幅图像都包含几乎同样的文件头信息，因此 DICOM 格式的数据并不适合大规模影像数据分析和挖掘。为克服 DICOM 格式的上述不足，神经影像领域科学家针对神经影像提出了神经图像信息技术倡议（Neuroimaging Informatics Technology Initiative，NIfTI）格式。它是一种自由文件格式，用于储存 MRI 获取的大脑成像数据。NIfTI 格式文件也由文件头信息和图像数据两部分组成。NIfTI 格式的图像数据部分可以存储三维或者四维的图像，数据的类型也可根据图像类型在整型和浮点型中选择。NIfTI 格式文件的文件头信息中仅包含图像的几何信息，没有患者信息，在一定程度上可以避免患者隐私泄露。

虽然 NIfTI 格式最初是专门为神经影像，尤其是功能磁共振成像（Functional Magnetic Resonance Imaging，FMRI）研发的，但目前已经广泛用于身体其他部位及其他成像模式，如 CT 和 PET。目前常用的影像分析软件，如 3D Slicer、ITK-SNAP 等都可以支持 NIfTI 格式的读写。在 Python 语言中进行医学影像分析算法开发也有专门支持 NIfTI 格式读写的软件包，如 nibabel。NIfTI 格式文件一般以压缩的形式出现（后缀名为".nii.gz"），可以较大程度地缩小文件体积。

将 DICOM 格式转换为 NIfTI 格式需要专门的工具，目前有多个开源工具可以实现这个功能，但各个工具在转换时的约定略有不同，尤其体现在图像方向的定义上。因此在实际分析时最好采用同一个工具对所有 DICOM 格式文件进行转换，并且明确图像方向的定义。

（三）GIFTI 格式

医学影像分析时不仅仅有图像数据，有时还会有几何图形格式的数据，如图像分割后产生的模型及放疗规划时制定的靶区。NIfTI 下的几何（Geometry Format under the NIfTI，GIFTI）格式是专门为存储几何图形提出的格式。GIFTI 格式根据不同的存储内容又可分成两大类：一类为网格模型（后缀名

".surf.gii"），存储三维顶点的坐标和顶点之间的拓扑关系；另一类存储的是与网格模型配套的度量参数（后缀名".func.gii,.shape.gii"等），存储内容的长度与对应的网格模型顶点数量一致，相当于是网格模型的"贴图"。度量参数文件中一般存储激活程度、皮层厚度等与网格模型顶点位置对应的信息。

（孙怀强）

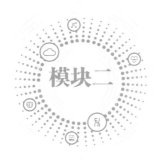

模块二 医学影像数据挖掘

一、医学影像数据挖掘简介

（一）生物医学研究的多维复杂性

2007 年，生物医学数据达到了 PB 量级；2015 年之后，生物医学数据已经从 PB 量级进入 EB 量级的多维度大数据时代。然而，要想将当前的"数据大"转化为"大数据"，还必须做好一系列基础性工作。将待研究的生物医学数据进行高维度多层次的融合交叉，实现生物医学研究新范式的转变，成为当代生物医学研究及精准医学发展的核心。

当代生物医学研究的发展与多维度大数据深刻交融，机遇与挑战并存。就基于医学影像数据的生物医学研究而言，随着精准医学成为全球范围内医学发展的新方向，医疗机构的诊疗模式也在悄然发生着变化，因而，传统影像医学与精准医学的融合也在逐步加深。20 世纪 70 年代，基于 X 线的 CT 应用于医学检查，翻开了医学影像领域崭新的一页。从此，想要了解患者身体内部情况，除了解剖与触诊等方式，也可通过基于放射元素的断层扫描方式获得内部结构的成像图。接着，MRI、数字减影血管造影（Digtal Subtraction Angiography，DSA）、B 型超声波衍射等技术也被应用到医学影像领域。这些技术能够帮助医生更早地诊断疾病，同时也能够帮助研究人员了解病灶的内部结构、疾病的发生和进展等复杂情况，以便他们设计药物和制定治疗方法来控制疾病甚至治愈疾病。随着科学技术的不断革新及医学影像技术软硬件设施的不断完善，以 CT、MRI 等应用为主的医学影像检查，几乎应用于人体所有部位的疾病病理检查项目，成为现代医学检测中不可或缺的重要手段。各种各样的医学影像技术在辅助医生诊断的同时，也加深了生物医学研究的多维复杂性。特别是随着时间的推移，传统的放射诊断学出现了一些问题。大量医学影像技术在协助医生进行疾病诊断的同时，也加重了医生的工作负担，误诊、漏诊等在所难免。近年来，医学影像技术在分辨率与超快速化方面不断进步，作为常规检查手段的一部分，医学影像检查几乎是必不可少的，且更易获得，这使医学影像数据集规模大幅增加。根据 2018 年医学影像智能识别行业分析报告，我国医学影像数据量的年增长率约为 30%，而我国放射科医生数量的年增长率却只有约 4.1%，放射科医生的数量增长远不及医学影像数据量的增长。同时，医生的诊断水平非常依赖经验和能力，不同医生，特别是高年资医生与低年资医生之间的差别很大。此外，在医学影像诊断中，放射科医生主要是通过观察一组二维切片图像以发现病变，往往需要借助医生的经验来判断，至于准确发现病变体的内部机理改变、与周围生物组织的空间关系等，仅仅通过观察二维切片图像是很难实现的，因此仅凭肉眼检查的方式从图像中获得的诊断信息是非常有限的。

实际上，医学图像中蕴含着丰富的定量数据，特别是在 CT、MRI 等能够从组织学和病理学上反映患者身体内部的病灶结构的断层扫描图像中。这些定量数据通常是非可视化的，且很有可能与诊断问题相关，但这很难在医学图像的视觉效果上直接呈现。因此，采用计算机方法对医学图像进行定量数据分析具有重要的研究意义与临床应用价值。

基于计算机视觉与机器学习等计算机方法学的多维数字医学影像处理，能够辅助医生进行病理分析，在疾病类型的诊断、疗效的综合评价、预后等方面发挥重要作用，推动精准医学的发展。多维数字医学影像的定量数据分析是人工智能应用于医疗行业的一个切入点，未来医学一定是向精准化、个性化的方向发展。

（二）医学影像类型与特点

医学影像技术的发展见表 7-2-1，广泛使用的医学影像技术基本上都是基于放射元素在不同介质中有不同衰减形成信号，或基于原子核在强场强中有不同反应形成信号，再通过断层扫描获得图像。在医学影像中应用最普遍的是 CT 与 MRI。

CT 的基本原理是利用 X 线对不同密度与不同厚度的组织表现出不同衰减程度，形成不同的灰阶，其特点包括：成像速度快；空间像素分辨率高（分辨率可达到 512×512，但高分辨率是相对其他医学图像而言的，比起自然图像其分辨率仍然低太多），灰度层级高（8bit 或 16bit）；成像结果受人为干扰较小，且组织结构影像无重叠；密度分辨能力高，能够显示密度差别较小的软组织结构和器官；在加入造影剂进行增强扫描之后，通过药代动力学和生理性的相互作用，能够使血管结构突出显示，使病变组织与邻近正常组织间的密度差增大。

表 7-2-1 医学影像技术的发展

时间	发现	特点
1895 年	X 线	直接放射成像，清晰度相对低，对人体有较小的危害，主要应用于胸部、骨骼、血管和胃肠道的成像检查
20 世纪70 年代	CT	基于 X 线的间接成像，以断层扫描方式为主，对人体的危害相对很小，主要应用于腹部成像检查，亦可应用于身体其他部位的成像检查（全身扫描）

续表

时间	发现	特点
20 世纪 70 年代	MRI	基于原子核在强磁场内发生共振的基本原理，以断层扫描方式为主，主要应用于头部与腹部的成像检查，亦可应用于身体其他部位（如盆腔、四肢、脊柱、胸部等）的成像检查
其他	PET、SPECT、DSA 等	PET 与 SPECT 是基于 X 线的断层扫描成像，都属于发射型的扫描技术。PET 主要应用于腹部成像检查，特别是肿瘤检查，在神经系统疾病及心血管疾病检查中也有应用；SPECT 主要应用于骨骼、心脏灌注断层、甲状腺、局部脑血流断层、肾动态、肾图等的显像中。DSA 主要应用于脑部、胸部、腹部、四肢等的血管系统的成像检查

然而，对于不典型病灶，基于 CT 图像从视觉上很难观察到组织内的结构细节，且受到部分容积效应的影响——当 CT 图像在同一体素中含有两种密度不同组织的时候，该像素所测 CT 值并不能代表其中任何一种组织，这将会影响疾病诊断及医生的判断。图 7-2-1 为一张非增强序列的 CT 图像示例。

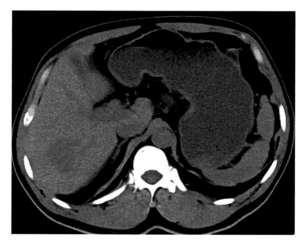

图 7-2-1　腹部 CT 扫描获得的非增强序列的一张图像

MRI 是利用原子核在强场强中的不同反应形成信号（人体不同组织所含原子核密度不同，从而形成不同灰阶），其特点主要是：①非损伤性检查；②对软组织的分辨率较高，可以显示较多的软组织结构细节；③多序列成像，能够提供更丰富的影像信息；④在加入造影剂进行增强扫描之后，能够反映各种组织的血液供应量和供应来源，使得病变组织与邻近正常组织之间的灰度差异变大。然而，植入金属异物的患者不能进行 MRI 扫描，而且 MRI 扫描时间长、伪影比较多。图 7-2-2 为腹部 MRI 扫描获得的 T2 加权增强序列的一张图像。

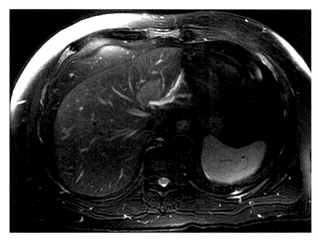

图 7-2-2　腹部 MRI 扫描获得的 T2 加权增强序列的一张图像

（三）医学影像人工智能与影像组学

医学影像人工智能指基于计算机视觉技术与人工智能技术，通过充分挖掘海量的多模态医学影像原始像素和有效组学特征，学习和模拟医生的诊断思路，进行特征挖掘、重新组合，以及综合判断的复杂过程。计算机视觉技术和包括机器学习在内的人工智能技术是医学影像人工智能的核心技术。

医学影像人工智能的基本内容主要包括目标检测、图像分割、特征提取和选择、智能分类和预测等。目标检测可以辅助医生读片；图像分割可以进一步进行三维重建以辅助医生诊断，也可以辅助医生进行靶区勾画等；特征提取和选择，以及智能分类和预测，则主要用于辅助诊断、疗效评价，以及预后评估等。总之，医学影像人工智能是一个大概念的医工技术交叉领域，只要是在医学影像上利用人工智能技术进行相关的临床研究或应用，都属于这个领域。

医学影像人工智能与影像组学这两个专业名词经常出现。事实上，影像组学可以看成一个技术方案或者框架的概念，它为实现医学影像人工智能的一个子领域提供了技术路线的参考，主要应用于基于医学影像的相关辅助诊断、疗效评价，以及预后评估。2012 年，荷兰学者 Lambin 在先前学者工作的基础上提出了影像组学的概念。Lambin 认为，影像组学指高通量地从医学影像中提取大量特征，通过自动或半自动分析方法将医学影像数据转化为具有高分辨率的可挖掘数据空间，使医学影像可以用于全面、无创、定量地观察肿瘤的空间和时间异质性。Kumar 等随后对影像组学的定义进行了拓展，影像组学被定义为高通量的、客观的、定量的特征提取，以及对这些提取的定量特征的数据挖掘，这个定义随后被越来越多的学者进行改进与完善。由影像组学的定义可知，影像组学主要由定量特征提取及基于所提取的定量特征进行数据挖掘这两部分构成，前者主要是以计算机视觉技术对图像信号的处理为主，后者主要采用传统的统计方法或者人工智能领域的机器学习方法完成。由此，也衍生出两个主流的影像组学技术方案：

（1）基于特征工程与经典的机器学习。

（2）基于能够自动提取特征、降维并完成模式识别的深度学习（包括基于深度学习提取的特征及对所提取特征的模式识别）。

影像组学基本概念如图 7-2-3 所示。

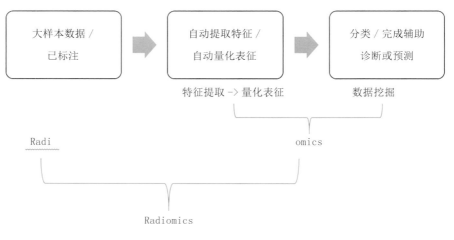

图 7-2-3 影像组学基本概念

近年来，人工智能在医疗行业迅速发展，利用人工智能辅助诊断成为医疗行业的热潮。作为辅助诊断的一个工具，影像组学吸引了大量的关注。影像组学旨在用"高级特征分析法"从医学影像（CT、MRI、PET 等影像）中提取出更多的信息来协助临床诊断。影像组学为计算机与医学的交叉研究方向，将感兴趣区域（Region of Interest，ROI）中提取的大量医学影像特征进行自动化分析，通过机器学习等方法从中提取关键信息，对病灶等进行精准量化评估，并最终用于疾病的辅助诊断、分类或分级。与活检相比，影像组学继承了放射影像无侵入、可重复的技术优势，旨在为患者病情随访和预后提供更安全、更可靠的方式。

更具体的，影像组学的步骤流程大致可以归纳为影像数据获取、ROI 勾画、特征提取与降维选择、建模分析。每一步的具体细节如下。

（1）影像数据获取：常见的影像检查为平扫／增强 CT、MRI、PET、超声检查、X 线检查等。由于不同设备厂商、同一设备厂商不同型号的影像设备在图像扫描和重建上存在很大差异，迄今为止仍然缺乏统一的采集标准规范。因此，为了最后的建模分析步骤更加高效统一，图像搜集完毕后需要经过初步筛选以实现质量控制，以及进行患者信息脱敏、格式转化、配准等预处理。

（2）ROI 勾画：影像数据获取完毕后的重要步骤是病灶 ROI 勾画。目前医学影像分割主要分为三大类别：手动分割、半自动分割，以及利用深度学习等算法进行全自动分割。由于病灶的特质性和不规则性，手动分割及半自动分割仍是现有条件下的最佳选择。其中较为常用的分割软件有 3D Slicer、ITK-SNAP、MIPAV 等。为了确保病灶 ROI 勾画的准确性及统一性，通常由两名放射科医生独立完成勾画后再统一意见，意见不一致时会咨询第三位医生的意见。

（3）特征提取与降维选择：常规图像特征如形状特征、一阶特征、灰度共生矩阵特征、灰度区域大小矩阵特征、灰度行程矩阵特征、邻域灰度差矩阵特征、灰度相关矩阵特征、小波特征等，有自己独立的数学计算公式且都曾在医学影像分析中有过较为成功的运用，而影像组学正是把高阶的图像特征聚集在一起，进一步提高分析结果质量的方法。现已经有成熟的特征提取工具供直接调用，如 Python 环境下的 PyRadiomics，或者可在 3D Slicer 中直接调用的 PyRadiomics 工具包。提取完毕的影像组学特征数量可达成百上千。此外，为提升诊断的准确性，临床数据也会与影像组学特征结合。因此，需要采用一些特征降维的选择方法来对特征数量进行一定的限制，避免过多数据影响机器学习模型的精确性、稳定性及泛化性。常见的降维选择方法有主成分分析、支持向量机、决策树、随机森林、套索回归等。

（4）建模分析：完成影像数据获取、ROI 勾画，以及特征提取与降维选择之后，需要建立一个良好的模型以达到良好的分类、预测等效果。建模前首先需要将数据分为训练集和测试集，并基于训练集训练分类预测模型（特征提取与降维选择也是基于训练集），训练时通常采取 K 折交叉验证策略以降低过拟合。交叉验证将数据的训练集样本切割成若干较小子集，先在一个子集上做分析，而其他子集则用来做续对此分析进行验证，并确定一些模型的参数。常用的分类器包括决策树、逻辑回归、随机森林、支持向量机等。

模型训练完毕，再采用测试集进行组学预测结果和临床标签的对比。科研论文中常用于展现影像组学结果的形式／指标有 ROC 曲线及 AUC、灵敏度、特异度、特征贡献度、相关系数热图等。

影像组学目前应用最多的领域为肿瘤辅助诊断，尤其是对肿瘤良恶性的辅助诊断，如对肺结节良恶性的辅助诊断、对肝细胞癌良恶性的辅助诊断、对宫颈癌分期的辅助诊断、对乳腺结节良恶性的辅助诊断等。此外，也可利用影像组学对肿瘤病灶的发展趋势，以及不同手术方案的治疗效果等进行预测。特别地，随着深度学习的发展，将影像组学与深度学习结合也将成为新的研究趋势。

影像组学拥有可观的科研前景，影像组学与大数据及深度学习的结合或许会开启新的精准医学时代。但影像组学同时也存在诸多挑战，如可重复性及数据共享等问题。随着研究所需要的病例数的增加，影像数据扫描层数和分辨率的上升，影像组学所需要存储和分析的数据量已经变得非常大，意味着计算服务器硬件成本和研究人员人力成本的高投入。

二、关键技术和软件平台

前文已述，医学影像人工智能的基本内容主要包括目标检测、图像分割、特征提取和选择、智能分类和预测等。通常，特征提取和选择也称为特征工程。计算机视觉技术旨在识别和理解图像中的内容，包含三大基本任务：图像分类、目标检测和图像分割。特征提取和选择、智能分类和预测等方面的技术，也是可以用在目标检测与图像分割中的，不过更多用在图像分类中。下面将分别概述这些内容。

（一）目标检测

从医学影像中自动、精确地检测出 ROI 的位置和大小是临床应用中的一个重要模块。目标检测能直接辅助医生读片、辅助生成语义报告、优化组织器官的显示等，也可以作为 ROI 分割、分类等功能的前置模块。当前，医学影像中的目标检测所面临的主要问题包括目标边界模糊、目标尺寸差异大、背景干扰大、训练样本少等（这些问题也是 ROI 分割所面临的主要问题）。目标检测的发展可以划分为两个阶段：

（1）传统目标检测算法（1998—2014 年）。

（2）基于深度学习的目标检测算法（2014 年至今）。

传统目标检测算法主要基于手工提取特征，具体步骤可概括为：选取 ROI → 对可能包含物体的区域进行特征分类 → 对特征进行检测。虽然传统目标检测算法经过了十余年的发展，但是其识别效果并没有得到较大改善且运算量大。基于深度学习的目标检测算法主要分为 Anchor-free，以及 Anchor-based 的 Two-Stage 和 One-Stage。Anchor-free 思路主要通过确定关键点的方式来完成检测，大大减少了网络超参数的数量。Anchor-based 的 One-Stage 思路是直接在网络中提取特征值来分类目标和定位，特征提取后执行分类 / 回归定位，常见算法有 OverFeat、YOLOv1、YOLOv2、YOLOv3、YOLOv5、SSD、RetinaNet 等，其特点是检测速度快，但是检测精度没有 Two-Stage 高。Two-Stage 思路是先预设一个区域，该区域称为 Region Proposal（简称 RP），即一个可能包含待检测物体的预选框，再通过卷积神经网络进行样本分类计算。该算法的流程主要是特征提取之后再生成 RP，然后执行分类 / 回归定位，其常见的算法有 R-CNN、SPP-Net、Fast R-CNN、Faster R-CNN、R-FCN 等，其主要特点是检测精度高，但是检测速度不如 One-Stage 快。

（二）图像分割

图像分割可分为语义分割和实例分割。语义分割就是把图像中每个像素赋予一个类别标签；实例分割，相对于语义分割来讲，不仅要区分不同类别的像素，还需要对同一类别的不同个体进行区分。从医学图像中自动分割出目标是一个艰巨的任务，因为医学图像具有较高的复杂性且缺少简单的线性特征；此外，分割结果的准确性还受到部分容积效应、灰度不均匀性、伪影、不同软组织间灰度的接近性等因素的影响。图像处理领域尽管已存在很多算法处理上述问题，但是医学图像分割仍然是个复杂和具有挑战性的问题。医学图像分割一些常用的方法包括基于阈值、基于区域、基于形变模型、基于模糊及基于神经网络的方法。从医学图像处理过程来看，基于灰度和基于纹理特征技术的分类是常规的医学图像分割方法。此外，用机器学习的工具优化这些方法是当前较受关注的技术。如今大多数医学图像分割网络框架都是基于自然图像分割技术扩展而来的，目前比较主流的网络框架有卷积神经网络（Convolutional Neural Networks，CNN）、全卷积神经网络（Fully Convolutional Networks，FCN）、Unet 及生成对抗网络（Generative Adversarial Networks，GAN）。CNN、FCN、Unet 及 GAN 大多属于语义分割方法，下面分别对这些主流网络框架做一个概述。

CNN 对 3D 医学图像进行训练往往需要耗费极其漫长的时间，可以考虑采用 2.5D CNN 的方法，即分别在横断面、矢状面与冠状面上进行投影，然后利用 2D 卷积的方式进行分割，其在节约计算成本的前提下，可以充分利用三维空间的邻域信息来提高分割精度。

FCN 是深度学习技术应用到图像语义分割任务的里程碑。其利用 CNN 进行特征提取，并利用上采样操作粗略地获得语义分割结果图。为了得到更加细化的分割结果，FCN 进一步采用跳跃连接思想将底层的空间信息和高层的语义信息相结合，以提高分割精度。

基于 GAN 的医学图像分割起初的应用是利用生成器产生分割结果，然后利用判别器细化分割结果。后续也有许多学者利用 GAN 扩展样本数据集，以提高分割精度。

Unet 自 2015 年赢得了 ISBI 2015 细胞追踪挑战赛和龋齿检测挑战赛的冠军后，迅速受到众多研究人员的青睐。其基于编码器—解码器结构（对应原文的收缩路径和扩张路径），并应用长距离跳跃连接结合来自底层的细节，有效地弥补了下采样操作过程中的空间信息缺失，帮助网络恢复更加精确的定位。其对于医学图像分割、遥感图像分割及抠图这种对细节非常看重的密集型分割任务来说是至关重要的。当然，Unet 也有很多需要改进的地方，其后陆续出现了众多 Unet 的变体。Unet 通过堆叠常规卷积来进行特征提取，如今已经有许多特征提取能力更强的卷积模块，如 DW Conv、Ghost Conv、Deformer Conv、Octave Conv、Gropu Conv、HetConv、Dilated Conv、SCCov、 Pyramid Conv、Tined Conv、Dynamic Conv、Involution 等。此外，也可根据自己的任务进行设计，考虑的要点是如何在保证时间或空间复杂度的情况下尽可能地增强特征的表示能力，其核心便是感受野和上下文信息的有效利用。

（三）特征工程

特征工程是机器学习中不可或缺的一部分，在机器学习领域占有非常重要的地位。有人说，特征工程决定了机器学习的上限。特征工程，指用一系列工程化的方式从原始数据中提炼和筛选出更好的数据（数值）特征，以提升模型的训练效果。就医学影像的特征工程而言，首先是要从一个数字图像区域中提取出能表达该区域的数值特征，这主要涉及计算机视觉技术；其次是筛选出更好的特征以表征该区域。

医学图像的处理从定性分析（人工视觉分析）转到定量分析（计算机辅助分析）时必然需要定量特征如形态特征、纹理特征等。很多时候，单一地使用形状或大小等形态特征表达病灶可能存在困难，如肿瘤的形状与大小基本上是随机的，几乎不可能只使用形状、边界或者大小等形态特征来鉴定肿瘤良恶性。相比之下，纹理特征是一种通过数学方法提取的定量描述符：一方面，组织病理学特性与人体机理改变是紧密关联的；另一方面，CT、MRI 等图像又是基于对不同组织结构（即不同介质、不同密度等）的不同反应而形成的信号。可以推断，人体机理改变与这些基于断层扫描的医学图像的灰度模式之间存在某种关联。因此，纹理特征是一种优秀的定量特征，具有不可替代的优势。

1. 统计分析法

统计分析法是纹理分析中非常重要的分析手段，是在各个领域中得到有效应用的成熟方法，特别是在医学图像的处理中。统计分析法早在 20 世纪 70 年代就应用于自然图像的纹理特征提取中，原始的统计是对像素灰度的统计，计算其均值、方差、二阶矩、三阶矩，直至多阶矩等统计量，并以统计量表达纹理特征，后来发展到考虑空间位置的共生矩阵及游程长度矩阵等。统计分析法按照统计的复杂程度可以分为一阶统计分析、二阶统计分析与高阶统计分析。一阶统计分析如局部二值模式、直方图等，二阶统计分析如灰度共生矩阵、灰度游程长度矩阵等，高阶统计分析如三维共生矩阵等，这些统计分析法所计算的纹理特征通常都代表了具有一定含义的"模式"。

2. 结构分析法

结构分析法分析图像中组成纹理的基元及其排列规则。基元指像素的灰度或其他具有特定性质的连通的像素集合。基元的排列规则常用树文法（Tree Grammar Syntactic Approach）来描述，基元具有面积、周长、偏心度、方向、延伸度、欧拉数、矩、幅度等主要特征。结构分析法主要基于数学形态学理论，易分析纹理构成，适用于描述规则和周期性的人工纹理。但对不规则纹理，当基元本身提取困难或基元之间的排列规则复杂时，该方法受到很大的限制。

在医学图像辅助诊断应用中，病灶的不规则性和复杂性，使得结构分析法在该领域的应用非常有限。然而，在特定的临床问题中，结构分析法可能有其特定的作用。

3. 模型分析法

模型分析法是将纹理基元分布看成某种数学模型，运用统计理论中相应的方法对模型进行分析，以获得纹理特征。在模型分析法中，纹理基于参数决定的分布模型而形成，以参数作为纹理特征。所以模型参数的估计是模型分析法的关键，主要模型有 MRF-GRF 随机场模型、分形模型、自回归模型等。以 MRF-GRF 随机场模型为例，在医学图像辅助诊断中，很多病灶相互之间是叠加影响的（即存在噪声），病灶本身也复杂（局部细节较多），而 MRF-GRF 随机场模型对噪声很灵敏，对局部细节特征的捕获能力不足，且计算量非常大，因此该方法较少使用。此外，医学图像中的纹理很难用单一模型表达。因此，模型分析法与结构分析法类似，仅在特定的临床问题中可能有其特定的作用。

4. 频谱分析法

频谱分析法主要借助频率特性来分析纹理特征。频谱分析法是建立在多尺度分析（又称为多分辨率分析）基础上的纹理分析方法，因此有必要对频谱分析理论做一个介绍。针对信号的频谱分析理论大致经历了六个阶段：

1822 年，自 Fourier 发表"热传导理论"以来，傅里叶变换（Fourier Transform）便成为非常完美的数学分析工具之一，同时也是广泛应用的信号分析方法之一。

为了解决傅里叶变换中的局部性问题，Dennis Gabor 在 1946 年提出了"窗口傅里叶变换"的概念，该变换又称为伽柏变换（Gabor Transform）。伽柏变换基于滤波器思想把图像不同的频率范围分别过滤出来，具有一定的多分辨率分析思想。

1987 年，为了解决伽柏变换中突变信号和非平稳信号得不到满意结果等问题，Stephane Mallat 又提出了小波变换（Wavelet Transform）的概念。小波变换是一种多尺度分析方法，是基于函数空间概念的理论，是在研究图像处理问题时建立的。特别地，因多尺度分析中的基本思想与多抽样率滤波器组一致，由此小波变换与数字滤波器之间建立了联系。

1998 年，为了解决高维情况下小波变换并不能够充分利用数据本身特有几何特征的问题，Emmanuel J Candès 提出了脊波变换（Ridgelet Transform），该变换称为多尺度几何分析方法。

脊波变换提出之后，陆续扩展出现了曲波变换（Curvelet Transform）、条带波变换（Bandelet Transform）、楔波变换（Wedgelet Transform），以及小线变换（Beamlet Transform）等多尺度集合分析方法。

2002 年，Minh N. Do 及 Martin Vetterli 等提出了轮廓波变换（Contourlet Transform）的概念。该变换是一种"真正"的图像二维表示方法，也称塔型方向滤波器组。该变换是利用拉普拉斯塔形分解与方向滤波器组实现的一种多尺度的、局域的、方向的图像表示方法。

总之，多尺度分析（包括小波变换与其他几类多尺度分析法）是一种新的、高维函数的最优表示法。对于数据的某些重要特征集中体现于信号的低维子集（如曲线、面等）中的分量，多尺度分析法能够较好地检测、表示与处理某些高维空间数据。伽柏变换、小波变换，以及轮廓波变换常用于基于纹理分析的医学图像辅助诊断中。

基因组学中，需要从数千种候选的基因组因子中选择有价值的生物标志物，这是基因组学研究中的一个挑战。影像组学中，很难以直观的方式将单个基于影像组学的特征与病理生理学基础联系起来，所以需要选择多个影像组学特征（特征选择）合成为一个影像组学标志物。特征选择是特征工程的一个重要问题，其目标是寻找最优特征子集。影像组学中，一方面，该子集应该与临床知识相关；另一方面，基于该子集建立的模型应该能够准确分类。特征选择的目的简单来说有三个：

（1）简化模型，使之更易于被研究人员或用户理解。

（2）缩短模型训练时间。

（3）改善通用性、降低过拟合。

常规的特征选择方法如搜索一个优化子集（称为稀疏选择法），或将所有特征进行空间映射后在新空间选择一个变量少的表示方法。稀疏选择法更常用，其中常用的选择方法有三类：第一类是筛选器方法或者称过滤类方法，这类方法划分一个验证数据集，用分类／预测模型给特征子集评分；第二类是封装器方法或者称包装类方法，这类方法选取指标如互信息、皮尔逊相关系数等给特征子集评分，如逐步回归特征选择算法；第三类是嵌入类方法，这类方法在机器学习模型训练过程中自动进行特征选择，如LASSO 回归。特征选择后一般紧跟着的是应用机器学习算法建模以用于分类预测。

（四）机器学习与建模

特征工程获得了能够有效表征病灶的特征数据集，降维或者特征选择后，下一步主要是基于选定的特征在训练集上构建数据挖掘模型。在影像组学中，构建的数据挖掘模型一般有两类：一类是统计模型，特别是回归模型；另一类是机器学习模型。当然，回归模型也可以看成一种机器学习模型。机器学习是人工智能的一个分支，已广泛应用于数据挖掘、计算机视觉、自然语言处理、生物特征识别、搜索引擎、医学诊断等。

众所周知，虽然医学影像数据体量庞大，但有效的包含精准标注的医学影像数据是很难获得的，特别是有些疾病的临床问题比较少见或者预后差，导致病例难以收集，因此很多的医学影像研究其实都是小样本问题。支持向量机在很多小样本问题的研究中经常被采用，而且支持向量机如果采用线性核，它是容易解释的。此外，决策树包括随机森林模型，在影像组学研究中也比较常用，具有一定的可解释性。还有贝叶斯分类器、线性判别法、人工神经网络模型等经典的机器学习方法，在具体的临床问题中都有具体的应用。集成学习模型中的 Boost 树模型，在当前的人工智能领域应用较多，近来在影像组学研究中也有较多应用，但集成学习模型可能难以解释，具体依赖于它的内核（随机森林模型也可以看成是一种集成学习）。

需要说明的是，模型构建，包括特征工程中的特征选择都是在训练集上进行的。对于有监督的小样本影像组学研究而言，一个典型的数据集将被划分为一个训练集和一个独立测试集，而训练过程中通常采用 k 折交叉验证来优化模型超参数并降低过拟合（k 折交叉验证是将训练集划分为 k 个子集，对于一组给定的超参数，拿 $k-1$ 份做训练，剩余 1 份做验证，然后交换那份验证子集，如此交叉 k 次直至每份子集都被验证过 1 次，这个过程称为一个训练回合，即 1 个 "echo"），每个训练回合过后都会调整一次超参数，如此训练 n 个回合，直至验证结果达到设置的阈值或者回合数达到指定的数量。

（五）深度学习

随着人工智能技术的快速发展，利用人工智能技术辅助医生进行医学影像分析、疾病诊断和治疗，已成为医疗行业的一大趋势。深度学习作为一种先进的人工智能技术，越来越流行，这得益于日益丰富的数据和不断提高的计算能力。深度学习在医学图像分类、检测、分割、配准及重建等方面取得了显著的成就。

深度学习通过使用无监督预训练对权值进行初始化及有监督训练微调解决了梯度消失问题，使得深层神经网络可以训练和收敛。Hinton 团队在 2012 年提出了 AlexNet，并在当年的 ImageNet 大型视觉识别挑战赛上一举成名，夺得冠军（它实现了 15.3% 错误率，比亚军低 10.8%），自此开启了深度学习在计算机视觉领域广泛应用的大门。深度学习其实是机器学习的一个子集，属于表示学习。它不使用特定于任务的方法，而是从代表性示例（通常为训练样本）中学习，提供给定输入集的某些预测。从技术上讲，深度学习是机器学习的高级形式，它复制人脑的工作模式来执行复杂的任务。深度学习比一般的机器学习强大得多，不像传统机器学习那样严重依赖于人类专业知识。深度学习允许在大量的数据中自动提取特征而不需要人为干预，并且它可以处理结构化的数据（矩阵数据）和非结构化的数据（音频、视频、图像）。深度学习和一般机器学习的对比见表 7-2-2。

表 7-2-2　深度学习与一般机器学习的对比

方法	深度学习	一般机器学习
数据体量	大量数据	少量数据（高质量）
数据类型	结构化和非结构化	结构化
计算量	大	小
训练时间	更长	相对较短
可解释性	低	高
特征提取	抽象	具体

1. 深度学习方法

深度学习方法包括监督学习（Supervised Learning）、无监督学习（Unsupervised Learning）、半监督学习（Semi-Supervised Learning）和强化学习（Reinforcement Learning）等。

（1）监督学习：对有标签的数据集进行学习或建模，以便对未知或未来的数据做出预测。每个样本由一个输入对象（通常是向量）和一个期望的输出值（标签）组成。使用监督学习可以找到一个从输入映射到输出的模型，使用该模型可以对未知或未来的数据进行预测。监督学习主要用于分类和回归任务，如图像分类、图像分割、目标检测和人脸识别等。监督学习的常见架构包括 DNN、CNN 和 RNN。

在 DNN 中，每一层由许多神经元组成，形成一个层次结构。上一层的输出成为下一层的输入，以此类推。每个后续层都在输入数据中学习越来越复杂的特征。较低层通常学习数据中的低级特征，而深层学习数据中的高级抽象特征。DNN 在结构上是最简单的，因为它们是具有多层的前馈神经网络，如图 7-2-4 所示。CNN 主要用于图像和视频等视觉数据处理。CNN 由三种不同类型的层组成，包括卷积层、池化层和全连接层。与 DNN 一样，CNN 中的较低层学习基本特征，随着网络的深入，内核学习越来越复杂的特征。池化层降低了特征图的维数，并在网络中引入某种程度的平移不变性。卷积层和池化层形成了网络的特征提取管道，用于检测输入中的局部特征。最后，全连接层结合局部特征以获得全局特征，如图 7-2-5 所示。

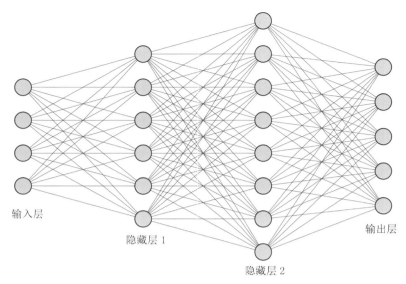

图 7-2-4　DNN 示意图（包含一个输入层、两个隐藏层及一个输出层）

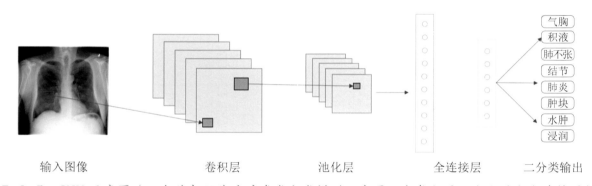

输入图像　　　　　　卷积层　　　　　池化层　　　　全连接层　　　二分类输出

图 7-2-5　CNN 示意图（一个胸部 X 线疾病多类分类模型示意图，由卷积层、池化层和全连接层组成）

（2）无监督学习：指在学习过程中无法获得特定于任务的监督信息（如目标类标签）的学习方法。常见的无监督学习方法包括自动编码器（Autoencoders，AE）和 GAN。

　　AE 其实是一种特殊类型的神经网络，它通过编码器将输入编码为一种压缩表示（潜在空间），然后使用解码器从潜在空间中重建输入结构，使重建的输入尽可能与原始输入相似。如图 7-2-6 所示的 AE 可以用来进行脑部异常检测。GAN 通过对抗训练的方式可以从随机噪声中生成接近真实数据分布的样本。GAN 由生成器和判别器组成：一方面，生成器生成假数据样本（如图像、音频等）并试图欺骗判别器；另一方面，判别器试图区分真假样本。GAN 可以用来生成各种图像、文本、音频，也可用于图像分析、异常检测甚至新药研发。

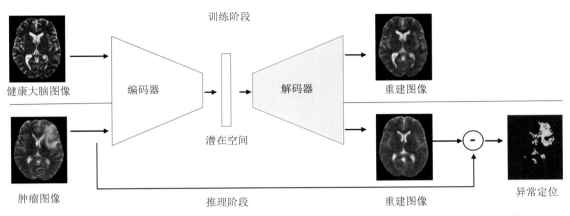

图 7-2-6　AE 示意图（由编码器、潜在空间和解码器组成，用于检测脑部异常）

（3）强化学习：通过与不确定 / 复杂的环境交互来进行决策，目的是在遵循特定策略及评估反馈的情况下最大化长期奖励以进行改进。强化学习已广泛应用于医疗保健领域，如药物剂量、检查时间、患者健康状况评估等方面。

2. 深度学习在医学图像中的应用

深度学习在神经系统、心血管系统、消化系统和骨骼系统中应用较多，新的应用涉及各种与计算机视觉相关的任务。其中，图像分类、图像分割和目标检测是基础且应用广泛的任务。医学图像分类的目的是区分恶性病变和良性病变，或者从输入图像中识别某些疾病。医学图像分类任务的典型临床应用包括皮肤病识别、眼科疾病识别、各种癌症的病理图像分类。医学图像分割是一个像素级标记问题，旨在确定图像中器官或疾病的轮廓，如心脏、腹部器官及各种肿瘤性病变的分割。一般来说，目标检测算法包括识别任务和定位任务。识别任务指判断属于某些类别的对象是否出现在 ROI 中，而定位任务指定位对象在图像中的位置。在医学图像分析中，目标检测通常旨在检测患者体内异常的最早迹象。典型临床应用包括胸部图像中的肺结节检测、CT 图像上的病变检测或乳腺超声疾病检测。

深度学习的新进展为仅从数据中发现图像中的形态或纹理特征，为医学影像分析提供新的启示。深度学习在不同的医疗应用中表现出了先进性，但是仍有亟待解决的问题。第一，深度学习需要大量的数据驱动，而获取一个大型的、公开可用的医学影像数据集仍有较大难度。第二，尽管数据驱动的特征表示，尤其是在无监督的方式下，有助于提高准确性，但仍需要设计一种涉及特定领域知识的新方法架构。第三，有必要开发算法来有效地处理使用不同扫描协议获取的图像，这样就没有必要训练特定于模态的深度模型。第四，当使用深度学习来研究图像中的潜在模式时，由于深度模型是一个"黑盒子"，直观地理解和解释学习模型仍然具有挑战性。

（六）模型评估

混淆矩阵是监督学习中一种非常直观的可视化工具，主要用于比较分类结果和实例的真实信息。一个典型的二分类混淆矩阵见表 7-2-3。

表 7-2-3　二分类混淆矩阵

真实类别	预测类别	
	正样本	负样本
正样本	TP	FN
负样本	FP	TN

注：TP（True Positive，真正），被模型预测为正的正样本。FP（False Positive，假正），被模型预测为正的负样本。FN（False Negative，假负），被模型预测为负的正样本。TN（True Negative，真负），被模型预测为负的负样本。

根据混淆矩阵可以继续计算灵敏度、特异度、准确率，绘制 ROC 曲线、校准曲线、决策曲线等。具体见前文所述。

（七）软件平台

深度学习的软件平台很多，如 TensorFlow、PyTorch、Caffe、Azure、Deep Learning Toolboxes 等。这些软件平台各有其优缺点，使用资料均可通过它们的官网在线获得。特别地，医学图像人工智能的很多问题都是小样本问题，因此很早之前就有软件平台实现了基于特征工程与经典的机器学习的影像组学方案，如早期比较有代表性的如 MaZda、IBEX、TexRAD、3D Slicer 等，以及近年来比较流行的特征提取工具 PyRadiomics 等。这些软件平台或者工具，有的已实现了特征提取、降维、分类这三个功能，但实现降维和分类功能的有限，更经典的还是提供可配置的特征提取功能，再辅以公开的软件包做特征选择和分类模型训练，比如 PyRadiomics 联合 Scikit-Learn 等。

三、医学影像数据挖掘的应用

（一）精准诊断

"精准医学，影像先行"，影像组学作为人工智能领域中紧密结合机器学习的一种技术方案，通过对肿瘤 ROI 进行定量分析，提供有价值的诊断、预后或预测信息，以支持个性化的临床决策和改善个体化的治疗选择，为实现精准医学目标打下坚实基础。

精准诊断是医学影像数据挖掘的典型应用，特别是在肿瘤诊断领域。影像组学一词最早就是源于对肿瘤的精准诊断的应用需求。高维成像的医学影像数据，特别是断层扫描成像的影像数据，可对肿瘤表型进行深入表征。其基本假设是，成像不仅反映宏观情况，而且可反映组织的细胞和生物分子特性。医学影像数据挖掘／影像组学在肿瘤精准诊断中的应用如图 7-2-7 所示。

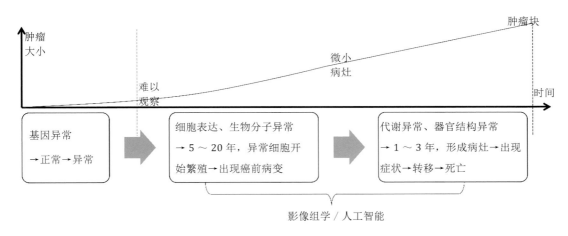

图 7-2-7　医学影像数据挖掘／影像组学在肿瘤精准诊断中的应用

基因技术检测到早期基因异常，经常若干年后才出现细胞表达、生物分子异常，此时可以结合影像组学与人工智能，进行早期诊断与预测。接着，形成微小病灶，并逐渐长大，出现代谢异常、器官结构异常，此时仍可以结合影像组学与人工智能做辅助诊断与预测。

（二）疗效与预后评估

人工智能在医学影像诊断中的成功应用使得基于人工智能的医学影像分析技术开始应用于解决其他更复杂的临床问题，比如预测多种癌症的预后、预测对各种治疗方式的反应、区分良性治疗混杂因素与进展，以及识别肿瘤异常反应、突变和预测分子特征等。细胞表达、生物分子异常的表现在断层扫描成像中一般有相应的反馈。从这个角度来看，基于人工智能的影像组学开发生物标志物以预测疾病预后和治疗反应，并最终为患者提供个性化的决策管理是可行的。

生物标志物是作为生物正常生理过程、致病过程，或对暴露或干预（包括治疗干预）生物反应的指标测量所定义的一种特征。根据生物标志物可以确定临床决策的类型。在肿瘤学中，生物标志物的应用贯穿了预防（如癌症易感性或风险的生物标志物）到临床决策指导过程，其中预后和预测性生物标志物是最具临床相关性的。预后生物标志物传达与疾病风险相关的信息。在肿瘤学中，预后生物标志物常用于根据肿瘤特征确定癌症患者的风险状况。这一方法使临床医生能够诊断预后不良的患者，这些患者可能在治疗或者临床试验过程中进一步恶化。而预后良好的患者可能会在降级治疗中获得良好的结果，从而避免癌症治疗的生理损害和经济损失。目前在肿瘤学中使用的大多数预后生物标志物是依赖于复杂多基因特征的分子分析。然而，预后生物标志物不易获得，并且该方法需要通过侵入性方法获得肿瘤组织，因此限制了预后生物标志物在整个治疗过程中连续监测的可用性和适用性。预测性生物标志物使临床医生能够通过对标志物的预测而识别将受益于特定治疗药物的患者，做出知情的方法选择。在肿瘤学中，如果生物标志物阳性与阴性患者的疗效存在统计学差异，则认为生物标志物具有预测性。人工智能驱动的计算机视觉和模式识别技术的快速发展促进了人工智能成像生物标志物的出现。这些生物标志物依赖于从影像图像中提取识别性定量表征，以捕获与临床结果相关的肿瘤表型特性，更重要的是这种标志物的获取是非侵入性的。

总之，相较于传统的生物标志物，借助模式识别、机器学习等图像分析手段可以从医学影像中无创、实时、可重复地获取肿瘤全局形态与分子功能等信息，从而构建与预后或疗效显著相关的肿瘤影像标志物，这无疑更具优势。通过影像标志物，能在治疗过程中随时跟踪肿瘤的发展情况。更进一步地，可以结合影像组学和基因组学的各自优势，开展肿瘤影像基因组学研究，探索影像标志物与分子标志物的关联，将分子层次的信息（如基因表达量、致癌基因的表达通路等）融入影像组学，帮助发现无侵入且生物学可解释性强的预后影像标志物，从而促进影像标志物在个体化医疗的应用与发展，这在肿瘤疗效与预后评估、新治疗靶点和肿瘤生物机制理解等方面，均具有积极意义。

影像组学中有两类主要的基于人工智能的生物标志物：基于人工获得的影像组学特征和基于深度学习获得的深度影像组学特征。

（邱甲军　孙怀强）

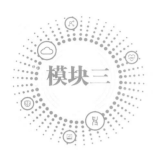

模块三

医学影像工程研究

一、医学影像分析与医学 3D 打印的原理、方法和应用

（一）医学影像分析的原理和方法

1. 概述和意义

医学影像分析是综合医学影像、数学建模、数字图像处理与分析、人工智能和数值算法等学科的交叉领域。随着医学成像技术和计算机技术的不断发展和进步，医学影像分析已成为医学研究、临床疾病诊断和治疗中不可或缺的工具和技术手段。医学影像分析已广泛应用于良恶性肿瘤、脑功能与精神障碍、心脑血管疾病等重大疾病的临床辅助筛查、诊断、分级、治疗决策与引导、疗效评估等方面。医学图像分类与识别、图像目标定位与检测、图像分割是当前医学影像分析深度学习方法研究的主要应用领域。不同成像原理的医学影像分析和计算机视觉领域的自然图像分析存在较大的差别。国内外学者针对MRI、CT、X 线、超声、PET、病理光学显微镜等不同成像原理的医学影像分析任务开展了一系列的深度学习研究工作。

2. 定义、原理

医学影像是医学诊断和治疗的基本要素，因为它们揭示了患者的身体内部解剖结构。医学影像数据包含医生可能无法直接解释的信息，而且通常由于太大而无法被医生有效分析。医学影像分析研究涉及开发允许从医学影像数据集中自动或半自动提取关键信息的算法和软件。

图像分类与识别：医生需要借助医学影像来辅助诊断人体是否有病灶，并对病灶的轻重程度进行量化分级，因此自动分类与识别图像中是否包含病灶是医学影像分析的基本任务。

图像目标定位与检测：图像目标定位任务不仅需要识别图像中的特定目标，而且需要确定其具体的物理位置。图像目标检测任务则需要把图像中所有目标识别出来，且以外接矩形框的形式确定它们的物理位置和类别。

图像分割：旨在从图像中分离器官或病变组织，根据区域间的相似或不同，把图像分割成若干区域。精确的医学图像分割被认为是医学研究和辅助诊断等方面极具挑战性的领域之一。

3. 方法

医学影像分析最初主要采用边缘检测、纹理特征、形态学滤波及构建形状模型和模板匹配等方法。这类分析方法通常针对特定任务而设计，称为手工定制式设计方法。与针对特定任务而设计的手工定制式设计方法不同，深度学习方法是以数据驱动方式分析任务，能自动地从特定问题的大规模数据集中学习相关模型特征和数据特性，如可直接从数据样本中隐式地自动学习医学图像特征，其学习过程本质上是一个优化问题的求解过程。通过学习，模型从训练数据中选择正确的特征，使其在测试新数据时做出正确决策。因此，深度学习在医学影像分析中起着至关重要的作用。

深度学习图像分类与传统图像分类的对比如图 7-3-1 所示。监督学习是运用较为广泛的一类。先给定计算机训练数据，创建一个训练集，模型会对输入的数据进行预测，如果发现预测不恰当，及时纠正，不断迭代，直到达到某一个停止标准，比如错误率低于某个设定值，或者迭代次数超过某个设定值。

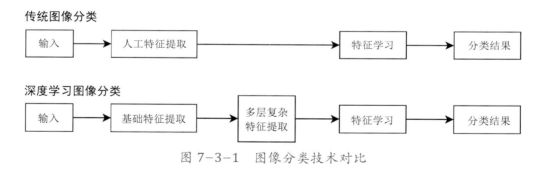

图 7-3-1　图像分类技术对比

对于监督学习，在图像分类中，假设图像的数据集涵盖本身及对应的分类标签，此分类标签是训练计算机分类器，一旦分类器预测错误，可以用相应的方法来纠正。与监督学习不同，无监督学习没有标签，而是特征向量。实际情况是我们可以比较容易地得到很多无标签数据，假设可以根据无标签数据来学习，则可以省下大量用于标记标签数据的时间。典型的无监督学习算法有主成分分析法和 k 均值算法。另外，还有多种算法可以应用到神经网络，如 Autoencoders、SOMs 和 Adaptive Resonance Theory。半监督学习介于上述两种方式之间，即一些数据带有标签，而另一些则没有。半监督学习算法在计算机视觉中很有用处，可以先将一些数据贴上标签，进而通过半监督学习给其他数据贴上标签。

基于深度学习的图像分类主要有四个步骤。第一步：收集数据集。将大量图像作为数据集，确定好要区分的种类，并进行一些去噪、强化等初步处理。第二步：划分数据集。将数据集划分为训练集和测试集两部分。第三步：训练网络。确定了训练集后，就可以将这部分数据用来训练网络，可以采用梯度下降等方法进行训练。第四步：评估。训练好网络以后，就可以通过测试集来对网络结果进行评估。

　　近年来，随着人工智能的兴起，图像分类的方法更偏向于机器学习。传统机器学习方法大部分使用的是浅层结构，所处理的数据有限。一旦遇到有更广泛意义的图像数据，基于浅层结构得到的特征很难完美地处理较为复杂的分类问题，一般会有表现性能和泛化能力不足的缺点。而深度学习在传统机器学习的基础上更进一步，可以处理海量图像数据，从中直接学习图像的特征，并且对海量图像数据进行分类。深度学习的优点在于特征学习及深层结构，这两点有利于提升分类的精度。特征学习可以从海量图像中学习高级特征，表达数据内在信息。深层结构则会包括多层的隐层节点，意味着可以运用更多的非线性变换，大大增强了拟合复杂模型的能力。CNN 学习生物视觉的处理过程，在此基础上构建多阶段 Hubel-Wiesel 结构。CNN 的实质是表现输入到输出的映射关系。在学习之前，输入及输出间不存在特定的数学模型，而 CNN 通过海量图像数据学习输入与输出的关系，训练卷积网络来建立模型。经典的 CNN 结构示例如图 7-3-2 所示。

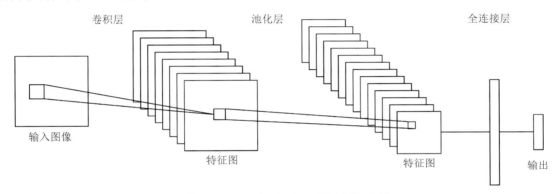

图 7-3-2　经典的 CNN 结构示例

　　CNN 的网络结构比较复杂，由具备不同用途的各层组成，除了输入层、输出层，还有卷积层、池化层、全连接层，先从图像中随机挑出一部分局域来组成训练集，从小部分训练集中学习一些特征，接着把这些特征用于滤波器，同整个图像进行卷积运算，得到原始图像里随机位置的特征。CNN 结构中，特征面数目随着深度增加而增加。实际上，当运用深度学习对图像分类时，需要根据现实情况选择神经元个数和层数，卷积层和池化层交替设置。假设选中图像数据中连续的范围作为池化区域，只对相同神经元得到的卷积特征进行池化，那么池化后的特征具有平移不变性。全连接层是经过多个卷积层、池化层后的一层。全连接层能够对前面几层的数据进行整合，用适合的函数提升自身性能。到了输出层，会对所得信息用诸如逻辑回归（Softmax Regression，逻辑回归的一般形式）的方法进行分类，需要注意选择恰当的损失函数。

　　基于深度学习的方法发展迅速，新网络结构及多网络训练方法伴随着新技术而产生，在图像识别领域的创新性及准确率不断提高。CNN 改进的主要模型包括 AlexNet、VGG、GoogleNet、ResNet 等，技术持续优化，网络深度不断加深，错误率不断降低。CNN 经过梯度反向传播算法来对卷积核的参数进行训练，属于监督学习算法。同一平面设置神经元权值一致，可以对海量图像数据并行地学习，高效处理图像。

4. 小结

近几年来，与传统机器学习算法相比，深度学习在日常生活自动化方面占据了中心位置，并取得了相当大的进步。基于优秀的性能，大多数研究人员认为在未来 15 年内，基于深度学习的应用程序将接管人类的大多数日常活动。但是，与其他现实世界的问题相比，医疗领域，尤其是医学影像领域的深度学习发展速度非常慢。由于医疗数据的敏感性，我们应该寻找更复杂的深度学习方法，以便有效地处理复杂的医疗数据。随着医疗技术和计算机技术的蓬勃发展，对医学影像分析提出的要求也越来越高。为有效提高医学影像分析技术水平，与多学科理论交叉融合，医务人员和理论技术人员之间的交流显得越来越重要。医学影像分析技术作为提升现代医疗诊断水平的有力依据，使实施风险低、创伤小的手术方案成为可能，必将在医学信息研究领域发挥更大的作用。

（二）医学影像分析的应用

近几年，深度学习在医学影像分析中的研究获得了显著进展，下面介绍两个研究例子。

1. 皮肤癌诊断

2017 年，斯坦福大学 Esteva A 等人在 *Nature* 发表了利用深度卷积神经网络实现皮肤癌诊断的论文（*Dermatologist-Level Classification of Skin Cancer with Deep Neural Networks*）。皮肤癌的诊断一般是先临床筛查，然后有需要时做皮肤镜分析、活检和组织病理学检查。该文阐述了使用深度卷积神经网络进行皮肤病变分类。该研究使用的是预先在 ImageNet 数据集上训练的 Google Inception v3 CNN 架构，并在自己的数据集（包含 2032 种不同疾病的 129450 张临床病变图像）上使用像素和标签输入进行训练微调，如图 7-3-3 所示。757 个训练分类由皮肤病新分类法和将疾病映射到训练分类的划分算法来定义。最后的推理分类要笼统一些，由一个或多个训练分类组成（例如，恶性黑色素细胞病变——黑色素瘤类）。推理分类的概率是根据分类结构对训练分类的概率进行求和得到。系统性能的测试使用经活检证实的临床图像，其测试性能与 21 位经过认证的皮肤科医生进行对比。使用两个关键的二元分类：角质形成细胞癌与良性脂溢性角化病、恶性黑色素瘤与普通的痣。第一个二元分类代表对最常见癌症的识别，第二个二元分类则代表对最致命皮肤癌的识别。结果表明，CNN 在这两项任务中都取得了与所有皮肤科医生同等的性能，其能力水平堪比皮肤科医生，展示了人工智能在皮肤癌诊断中的前景。

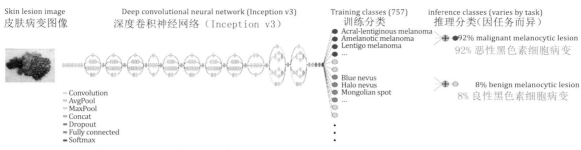

图 7-3-3 深度卷积神经网络架构（采用 Google Inception v3）

资料来源：Esteva A，Kupre B，Novoa RA，et al. Dermatologist-level classification of skin cancer with deep neural networks[J]. Nature,2017，542（7639）：115 - 118.

2. 间质性肺病诊断

瑞士伯尔尼大学 Anthimopoulos M 等人于 2016 年发表了利用深度卷积神经网络实现间质性肺病（Interstitial Lung Disease, ILD）诊断的论文（*Lung Pattern Classification for Interstitial Lung Diseases using a Deep Convolutional Neural Network*）。间质性肺病的基本病变为弥漫性肺实质、肺泡炎症和间质纤维化。该论文提出并评价了一种用于间质性肺病模式分类的深度卷积神经网络，如图 7-3-4 所示。该网络有 5 个卷积层，核为 2×2，激活函数是 LeakyReLU，采用平均池化，全连接层最后一层的激活函数是 Softmax，给出 7 个分类的概率分布。7 个输出对应的分类是：健康、磨玻璃影（Ground-glass Dpacity，GGO）、微结节、实变、网状、蜂窝和 GGO/网状的组合。训练和评估的数据集包含 14696 张图像。这是一个针对特定问题设计的深度卷积神经网络，在一个具有挑战性的数据集中，对比分析证明了有效性。该系统旨在为间质性肺病提供鉴别诊断，为放射科医生提供辅助工具。

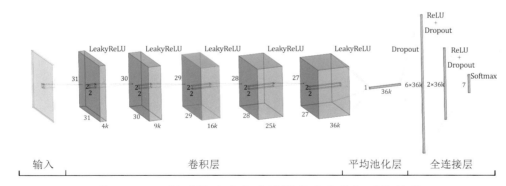

图 7-3-4 间质性肺病分类的深度卷积神经网络结构

（三）医学 3D 打印的原理、方法和应用

1. 什么是 3D 打印技术？

3D 打印技术又称为快速原型技术（Rapid Prototyping）或增材制造技术（Additive Manufacturing），其

是一种以数字模型文件为基础，应用粉末状金属或塑料等可黏合材料，通过"分层制造、逐层叠加"的方式来构造物体的技术，包括 SLA、SLS、3DP、FDM 等。过去，3D 打印一般被用来通过数据软件制造物理模型。近年来，随着 3D 打印技术的发展，3D 打印机的成本大大降低，使得 3D 打印应用范围得以拓展，现已应用到教学、医疗和科研等领域。医学 3D 打印主要包括以下四个过程：①打印物图像信息的搜集及数据化；②图像数据信息的处理和转换；③利用图像数据信息进行 3D 打印；④打印物的后期处理和性能评估。

（1）打印物图像信息的搜集及数据化：通过 X 线、CT 和 MRI 对所要打印的部位进行摄影，并将所得到的图像信息数据化，然后以医学影像软件常用的 DICOM 格式导出。由于医学影像的分辨率远大于 3D 打印机的分辨率，通过医学影像所获得的数据信息足够满足 3D 打印机的精度要求。

（2）图像数据信息的处理和转换：打印物的图像数据信息还需要根据最终的打印需要进行相应的处理和转换。医学领域常用的数据加工软件有 Mimics（Materialise，比利时，如图 7-3-5 所示）、UG Imagewa（EDS，美国）和 Geomagic Studio（Geomagic，美国）。

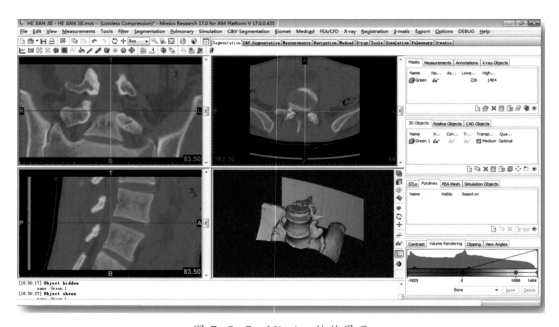

图 7-3-5　Mimics 软件界面

（3）利用图像数据信息进行 3D 打印：3D 打印机可根据 STL 格式的数据化信息重建打印物。一般 FDM 技术 3D 打印机打印精度可达 0.2mm，而 SLA 技术 3D 打印机打印精度更高，可达 0.025mm，目前已经能够量产。

（4）打印物的后期处理和性能评估：有时候需要对打印物进行去支撑、表面光滑、金属部件的淬火及回火等后期处理，必要时可进行部分机械加工，以弥补打印过程的局限性。同时对处理后的打印物根据其用途进行相应的性能评估，如金属相分析、材料表面检测、运动学分析和有限元分析等。

2.3D 打印在骨科的应用

3D 打印无需工业模具，产生的废料极少，单个制作与批量制作的成本差距不大，因此在非批量制作中具有明显的成本和效率优势，极大地简化了从设计到获得产品实物的过程。目前最常见且与骨科直接相关的 3D 打印成型方法见表 7-3-1。

表 7-3-1　常见骨科 3D 打印成型方法

技术	原理	使用材料
SLA	紫外激光（如 325nm）照射定点固化	光敏聚合物（如 3D Systems，美国）
SLS	过高功率激光定点融化	热塑性小颗粒、粉末
FDM	定点挤压堆积熔融的材料	热塑性材料、共晶金属粉末、金属
分层实体制造（Laminated Object Manufactuting，LOM）	通过激光束逐层实现对薄片材料的轮廓控制	如纸张、皮毛及金属薄片等
金属直接熔融技术［激光选区熔化（Selective Laser Melting，SLM）或电子束熔融（Electron Beam Melting，EBM）］	高功率激光或电子束选择性地定点融化金属粉材	金属粉材
喷墨打印技术	生物细胞和促生长因子与水凝胶等基质一同打印不同的组织器官使用材料	生物细胞、促生长因子

目前供 3D 打印机使用的材料逐渐增多，包括胶原、壳聚糖等天然医用材料，聚乳酸、聚乙醇酸、聚醚醚酮等人工合成高分子材料，羟基磷灰石等生物活性陶瓷材料，钛合金等医用金属材料等。3D 打印使用的原材料见表 7-3-2。打印材料的选用与其用途密切相关。

表 7-3-2　3D 打印使用的原材料

用途	所需性能	可选材料
内植物	材料的力学强度、生物相容性、耐磨性、生物活性等	金属及合金粉末（镍合金、生物陶瓷塑料等）
组织工程支架	降解可吸收性、诱导成骨等方面的生物活性	羟基磷灰石、聚己内酯－磷酸钙、聚富马酸二羟丙酯、聚富马酸二羟丙酯－羟基磷灰石、聚碳酸酯、聚乳酸酯、壳聚糖、碳酸三钙、聚乙醇酸、水凝胶
手术导板	一定硬度、韧性、受力后不易变形，可消毒	尼龙粉末
骨折模型	无毒、硬度适宜	石膏、聚乳酸－塑料

3D 打印在骨科的术前规划、手术导板制作、个性化假体与内植物定制，以及外固定支具定制等方面都有广泛的应用。

（1）术前规划：对于骨折患者，尤其是复杂骨折患者，术前有实体解剖模型用于分析或模拟手术操作较单纯依靠二维平面的 MRI 或 CT 更具指导意义，如图 7-3-6 所示为针对恶性骨肿瘤利用 3D 打印技术进行术前规划。

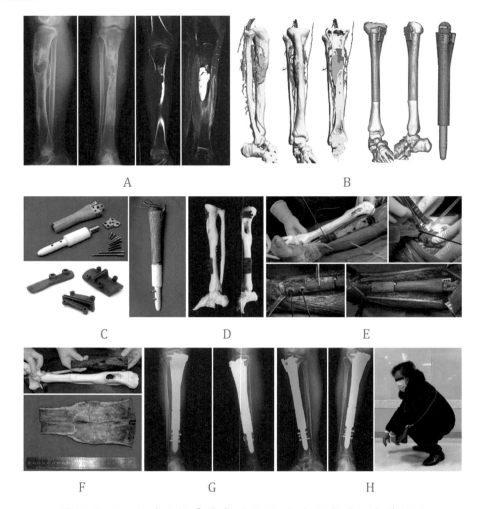

图 7-3-6　针对恶性骨肿瘤利用 3D 打印技术进行术前规划

A. 术前 X 光片、CT 增强扫描；B. 三维多模态影像；C.3D 打印假体；D. 个性化手术导板与体外模拟手术；
E. 术中个性化手术导板辅助截骨；F. 切除的肿瘤标本与 3D 打印肿瘤模型；G. 术后即刻 X 光片；H. 术后
4 个月 X 光片及肢体功能

术前应用 3D 打印技术可使医生对患者的病情有更加直观的认识，尤其是对经验不够丰富的年轻医生，更有利于疾病的诊治。临床结果表明，使用 3D 模型组较非 3D 模型组，手术时间更短、术中出血量及术后引流量更少，有利于骨折的精确复位，提高手术精度、缩短手术时间，达到更好的手术效果。

如 2016 年 1 月，北京清华长庚医院神经外科主任王贵怀教授于神经外科上演了一幕"刀尖上的华尔兹"，利用 3D 打印技术"克隆"患者病变部位腰椎模型，呈现了患者肿瘤与椎体、血管及输尿管的分布和形态，帮助精准实施肿瘤切除手术。

（2）手术导板制作：手术导板全称为"手术导航实物模板"，主要作用是帮助骨折精准复位、辅助螺钉等植入物或器械达到预定的位置，在提高手术操作便利性的同时，可降低置钉穿孔率及方向错误率，使手术操作的准确性明显提高。采用 3D 打印手术导板辅助治疗组椎弓根螺钉置入准确率高、术中风险降低、手术安全性高、临床疗效满意，证明 3D 打印是一种有效可行和值得推广的技术。手术导板的应用使医疗处置更加趋向精准化，符合当前精准医学的理念，在减轻患者损伤的同时可提高手术疗效。

2015 年 4 月中南大学湘雅医院成功实施了一例复杂的胫骨矫形手术，术前利用精细的 3D 打印模型进行了演练和方案制订，如图 7-3-7 所示。

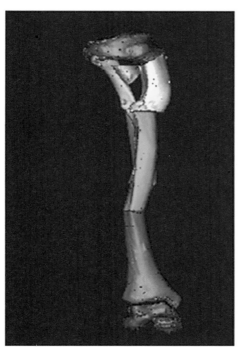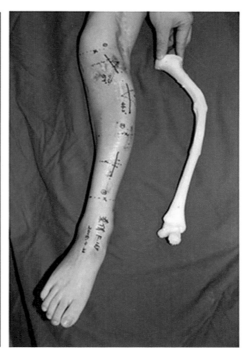

图 7-3-7 利用精细的 3D 打印模型进行手术演练和方案制订

（3）个性化假体与内植物定制：在骨关节损伤的修复中经常需要使用假体与内植物。传统的假体与内植物的规格固定，需要在术中用手术刀和电钻修整，使之成为所需的形状和尺寸，而 3D 打印却可以为患者定制个性化的假体与内植物。

就支架的生物固定模式来说，支架与周围组织的固定模式分为骨长上与骨长入两种。骨长上固定模式为骨组织对内植物表面进行包绕式生长固定，临床常见的植入物表面有粗糙表面、烧结表面、等离子喷涂表面等；骨长入固定模式为骨组织长入内植物内部，与内植物形成牢固的整体。这两种固定模式均会显著影响假体和内植物在患者体内的稳定性与最终寿命。促进骨长入的形成可最大限度地延长假体使用寿命，而 3D 打印技术在制作有利于骨长入的多孔内植物材料方面较传统方法存在优势。

很多内植物均采用磷酸三钙材料，在多孔的磷酸三钙支架中混入氧化镁或氧化锶将更利于骨骼的生长。也有研究证明，多孔钛合金内植物具有很好的骨长入能力，能促进假体－骨界面的骨性愈合，从而延长假体使用寿命。图 7-3-8 为通过 3D 打印技术制作个性化髋关节假体示例。

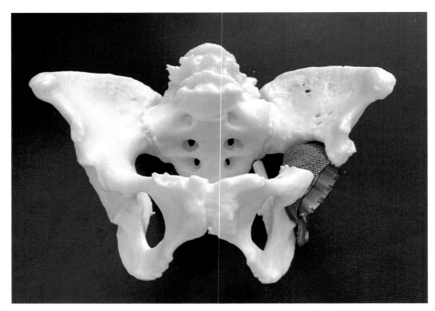

图 7-3-8　通过 3D 打印技术制作个性化髋关节假体示例

2015 年 2 月中南大学湘雅医院成功利用 3D 打印的钛金属网格结构实施了一例颌骨重建手术，如图 7-3-9 所示。

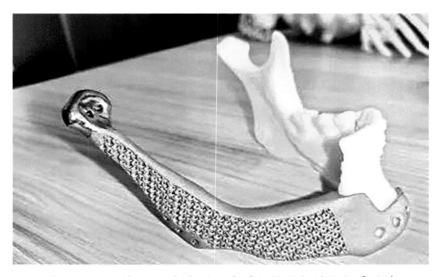

图 7-3-9　利用 3D 打印的钛金属网格结构进行颌骨重建

（4）外固定支具定制：对骨科外固定支具材料的研究一直是创伤救治中基础和活跃的领域。从最初的小夹板到石膏绷带、热塑夹板、可卸式泡沫夹板、高分子夹板，这些支具的发明与应用给创伤骨科患者的治疗带来了更加有效的方法。外固定支具直接与患者肢体接触，因此理想的外固定支具应具备以下特征：①稳定但不能过于坚硬，防止造成软组织损伤而影响后期功能恢复；②尽量与患者软组织外形吻合；③因佩戴时间较长，应尽可能轻便，可清洗。3D 打印技术恰恰能弥补现有外固定支具制作和使用中的一些缺陷。

3.3D 打印在其他医学领域的应用

（1）整形外科：烧伤治疗、面部重建涉及的隆鼻及隆颏假体的个性化定制、颅骨缺损的个性化修复、下颌骨重建术及截骨手术等。

（2）口腔科：个性化定制的牙齿隐形矫正器，牙齿接种。

（3）康复辅助设备：助听器，个性化矫形外骨骼。

（4）新型手术器械：为了更好地满足个性化医疗需求，适应个性化材料的使用，必然需要与之相配套的个性化手术器械，而 3D 打印使之成为可能。George 等人应用 SLS 技术打印手术器械，包括止血钳、持针器、手术刀柄、拉钩、镊子等，通过在尸体上模拟手术和腹股沟疝修补术并评估术后人体工程学功能发现，与传统的手术器械相比，3D 打印手术器械在不增加成本的前提下能够大大减少个性化手术器械的生产时间。

（5）组织工程支架：组织工程学的目的是在体内或体外生成可替代性的组织或器官，以修复受损组织、器官的功能。种子细胞、生物活性因子及支架材料是经典组织工程构建需要的三大要素。理想的支架应具有以下特征：①良好的生物相容性；②适中的生物降解性；③诱导或引导组织再生的能力；④一定的生物力学强度与可塑性；⑤无毒性与无免疫原性；⑥合适的孔径；⑦可提供细胞生长分化所需的细胞因子，如血管内皮生长因子、骨形态发生蛋白等。

（6）药物研发、释放和剂型：3D 打印技术已经用于药物的研发和制备，且将对该领域产生巨大的影响。3D 打印的优点包括对微液滴大小和剂量的精确控制，可重复性高，能够用复杂的药物释放模型来制作药物剂型。复杂的生产工序也能利用 3D 打印进行标准化，从而使其更加简单可行。3D 打印技术已经被用于打印许多新颖的剂型，如微囊剂、人工透明质酸细胞外基质、抗生素打印微图、介孔生物玻璃支架、纳米混悬剂、多层药物释放装置等。3D 打印的药物墨水配方包括多种活性成分，如甾体抗炎药物、对乙酰氨基酚、茶碱、咖啡因、万古霉素、氧氟沙星、四环素、泼尼松、紫杉醇、叶酸等。

4. 思考与展望

尽管有个性化及打印材料多样化的优势，3D 打印技术的发展还存在一些不能回避的问题，具体如下：

（1）打印材料的研发是 3D 打印技术发展的难点也是核心。目前骨科器械常用的金属材料为钛合金粉末，由于受到材料的粒度分布、松装密度（规定条件下粉末自由填充单位容积的质量）、氧含量、流动性等性能的影响，其他的金属材料和高分子材料的打印技术仍然处在试验阶段。对于具有活性的打印材料如何维持细胞活性及其功能的研究还处于瓶颈阶段。

（2）在组织工程支架应用方面，3D 打印的骨组织工程支架的最适降解速度、力学性能、孔隙率及孔径尚无定论。同时支架上载药物微球后，支架的降解性、成骨性及药物释放性的完全匹配还处于初步试验阶段。当前 3D 打印机精度是微米水平，而骨骼的超微结构是纳米水平，故还需要提高 3D 打印机的精度来提高支架功能。

（3）在打印器官方面，目前只能利用单一的活性细胞打印组织、器官，再生出来的器官、组织都是小规模的且相对简单，常常是无血管、无神经、无淋巴、相对薄弱、中空或需主体血管提供营养的组织。然而，骨内脉管系统可供给距离血管 100μm 以内组织的氧气。

（4）有学者观察到当构建的组织厚度超过 100μm 时，将超过主体和移植物之间的氧供限度。所以，打印复杂的器官、组织，需构建带血管网的精确的多细胞结构。而相关的研究尚不能达到这个要求，人体组织、器官功能的复杂性尚不能复制。

（5）价格昂贵，门槛高。虽然近几年 3D 打印机的售价呈逐渐下降趋势，但好的 3D 打印机仍价格不菲，加上相关配套的 CT、MRI 设备，建模和逆向工程、CAD 软件等，投入较高。另外，设备和软件的使用需要专门的技术培训或多学科、多领域的专业技术人员分工合作。临床医生与工程师结合（医工结合），才能科学地设计 3D 手术方案，制造精准的 3D 植入物，真正体现 3D 打印技术在医学领域的应用价值，更好地惠及患者。

二、手术机器人在医学领域的应用

（一）手术机器人的概念和分类

1. 概念

机器人一词最早由捷克剧作家卡雷尔·恰佩克（Karel Capek）在 1920 年的戏剧《罗萨姆的万能机器人》中提及。在剧本中，恰佩克把捷克语 "Robota" 写成了 "Robot"，"Robota" 是奴隶的意思。从此，机器人引起了人们的广泛关注。为了防止机器人伤害人类，1950 年科幻作家阿西莫夫（Asimov）在《我，机器人》一书中提出了"机器人三原则"：

（1）机器人必须不伤害人类，也不允许它见人类将受到伤害而袖手旁观。

（2）机器人必须服从人类的命令，除非人类的命令与第一条相违背。

（3）机器人必须保护自身不受伤害，除非这与上述两条相违背。

这三条原则给机器人社会赋以新的伦理性。

在机器人的定义方面，1967 年日本召开的第一届机器人学术会议上，人们提出了两个有代表性的定义。一个是森政弘与合田周平提出的：机器人是一种具有移动性、个体性、智能性、通用性、半机械半人性、自动性、奴隶性七个特征的柔性机器。从这一定义出发，森政弘又提出了用自动性、智能性、个体性、半机械半人性、作业性、通用性、信息性、柔性、有限性、移动性十个特征来表示机器人的形象。另一个是加藤一郎提出的，具有如下三个条件的机器可以称为机器人：

（1）具有脑、手、脚三要素的个体。

（2）具有非接触传感器（用眼、耳接收远方信息）和接触传感器。

（3）具有平衡觉和固有觉的传感器。

该定义强调了机器人应当具有仿人的特点，即它靠手进行作业，靠脚实现移动，由脑来完成统一指挥的任务。非接触传感器和接触传感器相当于人的五官，使机器人能够识别外界环境，而平衡觉和固有觉则是机器人感知本身状态所不可缺少的传感器。

国际标准化组织对机器人的定义：机器人是一种能够通过编程和自动控制来执行诸如作业或移动等任务的机器。中国机械工业联合会对机器人的定义：机器人是一种自动化的机器，所不同的是这种机器具备一些与人或生物相似的智能能力，如感知能力、规划能力、动作能力和协同能力，是一种具有高度灵活性的自动化机器。美国机器人工业协会给出的定义：机器人是一种用于移动各种材料、零件、工具或专用装置，通过可编程动作来执行各种任务，并具有编程能力的多功能操作机。

随着人们对机器人技术智能化本质认识的加深，机器人技术开始源源不断地向人类活动的各个领域渗透。结合这些领域的应用特点，人们发展了各式各样的具有感知、决策、行动和交互能力的特种机器人和各种智能机器人。

所谓手术机器人，顾名思义，就是用来代替或者辅助医生完成外科手术的机器人或者系统。手术机器人可以代替或者扩展医生手、眼及大脑的功能。手术机器人的研发不仅可满足患者对优质医疗服务的需求，亦能减轻医生负担。手术机器人已成为医疗健康领域不可或缺的一部分。

2. 分类

按应用场景，手术机器人可分为神经外科手术机器人、骨科手术机器人、血管介入手术机器人、腹腔镜手术机器人、肝／肺／肾等穿刺手术机器人等。各种场景中，典型的手术机器人如图 7-3-10 所示。

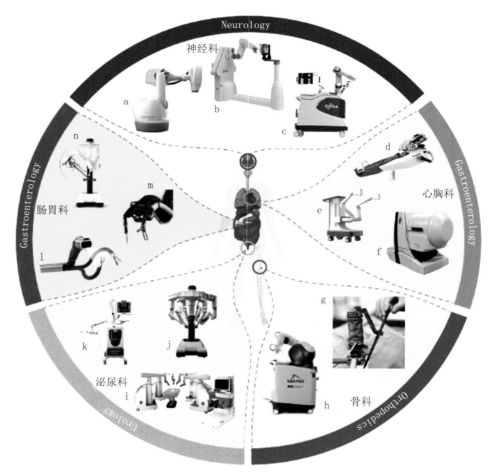

图 7-3-10 典型手术机器人

注：a. CyberKnife，M6；b. NeuroMate，Renishaw；c. ROSA ONE，Zimmer Biomet Robotics；d. Magellan，Hansen Medical Inc.；e. Monarch，Auris Health；f. Niobe，Stereotaxis；g. Renaissance，Mazor Robotics；h. Mako，Stryker；i. Senhance，Transenterix；j. Da Vinci Xi，Intuitive Surgical；k. AquaBeam，Procept BioRobotics；l. SPORT，Titan Medical；m. Flex Robotic System，Medrobotics；n. Da Vinci SP，Intuitive Surgical.

　　按自主化程度，杨广中等给出了手术机器人的 6 个自主级别，定义如下：0 级（无自主）手术机器人不具备自主能力，其运动完全由外科医生控制，不提供任何支持或约束。1 级（机器人辅助）手术机器人能够与外科医生互动，指导或辅助外科医生执行特定任务。所提供的协助包括引导外科医生运动的主动约束或增强手术部位可视化的虚拟装置。在这种情况下，控制回路由外科医生闭合，外科医生在整个过程中对机器有完全的控制。2 级（任务自主）手术机器人能够根据外科医生提供的规范完成特定的手术任务。在执行任务期间，机器人控制权从外科医生切换到机器人。因此，该机器人称为具有离散控制权限的机器人。3 级（条件自主）手术机器人具有感知能力，能够理解手术场景，计划和执行特定任务，并在执行过程中更新计划。与 2 级类似，在执行任务的过程中，机器人控制权从外科医生切换到机器人，即 3 级手术机器人具有离散控制权限。4 级（高度自主）手术机器人可以解释术前和术中信息，设计由一系列任务组成的介入计划，自主执行该计划，并在必要时重新制订计划。外科医生在离散控制范式下监督系统，并能在任何时候介入控制。5 级（完全自主）手术机器人可以自己进行手术，无需人工干预，目前没有手术机器人达到此级别。1 级到 4 级手术机器人在手术中扮演的角色分别如图 7-3-11 至图 7-3-14 所示。

Leve 1:robot assistance　1 级：机器人辅助

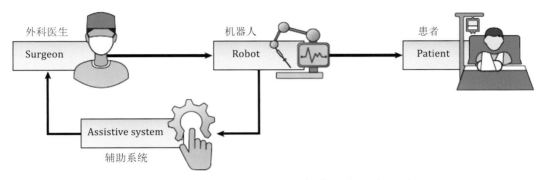

图 7-3-11　1 级手术机器人在外科手术中的作用

Leve 2:task autonomy　2 级：任务自主

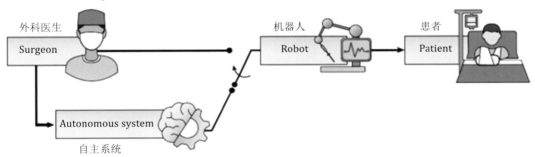

图 7-3-12　2 级手术机器人在外科手术中的作用

Leve 3:conditional autonomy　3 级：条件自主

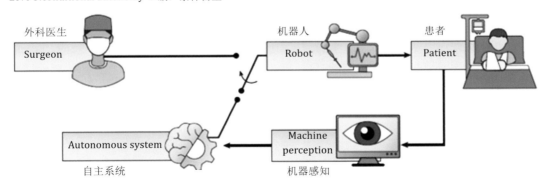

图 7-3-13　3 级手术机器人在外科手术中的作用

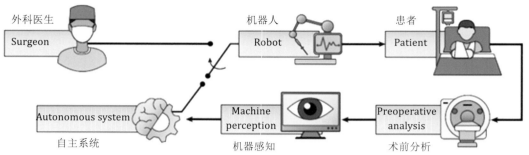

图 7-3-14　4 级手术机器人在外科手术中的作用

（二）手术机器人的现状和应用

国外手术机器人的研究起步相对较早，技术也相对成熟，其中达芬奇手术机器人系统、脊柱手术机器人、Magellan 手术机器人系统、Flex Robotic 系统、Verb Surgical、超微型机器人 ViRob 和 TipCAT 为典型代表。国内手术机器人因为起步相对较晚，还处于研发状态，技术成熟的产品相对较少，其中天玑骨科手术机器人、思哲睿手术机器人、神经外科导航定位机器人、妙手机器人、消化道胶囊机器人为典型代表。

Intuitive Surgical 公司开发的达芬奇手术机器人系统是当今最先进、使用范围最广的手术机器人，第一代产品于 1996 年推出，并于 2000 年获得了美国 FDA 运营许可。2003 年 Intuitive Surgical 公司收购了 Computer Motion 公司，整合了 ZEUS 技术。da Vinci Si 是第三代手术机器人系统，如图 7-3-15 所示，该系统主要由医生操作台、床旁机械臂系统、成像系统，以及 EndoWrist 手术器械组成。其在第二代手术机器人系统基础上增加了双操作台，用于手术训练和协同操作。位于双操作台上的医生可以看到完全相同的手术区图像，对手术器械的控制可以容易、快速地在二人之间进行转换。第四代产品 da Vinci Xi 在成像的清晰度，操作的灵活度、精准度，以及人机交互性方面都有了质的提高，并加入了模拟训练系统 Skills Simulator，用于训练医生操作手术机器人需要的技巧。其于 2014 年 4 月 1 日被美国 FDA 批准投入使用。

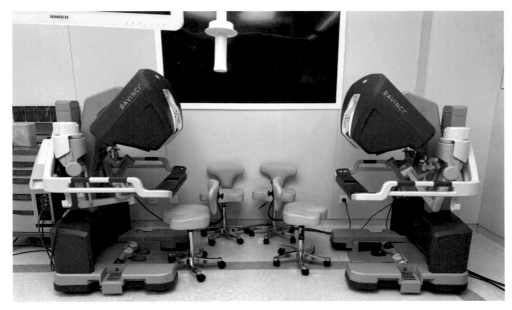

图 7-3-15　da Vinci Si 手术机器人系统

达芬奇手术机器人系统的核心技术如下：

（1）先进的三维高清图像显示技术。借助该技术，医生可以在主操作台上看到明亮、清晰、高分辨率、自然色手术区解剖结构立体图像，从而有身临其境的感觉。

（2）灵活性和运动范围远远大于人手的 EndoWrist 手术器械。EndoWrist 手术器械具有七个自由度，各关节活动范围为 90°，可以模拟人手腕的灵活操作，如各种角度的旋转、弯曲、捏夹等动作，可以将人手的动作按比例缩小，同时滤除人手抖动，完成人手无法实现的精细操作。EndoWrist 手术器械有多种特定的尖端供医生选择。EndoWrist 手术器械如图 7-3-16 所示。

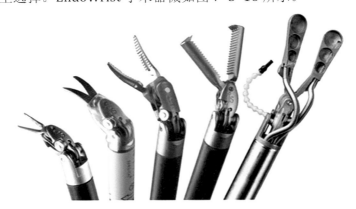

图 7-3-16　EndoWrist 手术器械

（3）充分考虑人机交互的主操作台设计技术及直觉运动控制技术。该系统内置麦克风设备使外科医生在手术室影音整合系统中交流更加方便，直觉运动控制技术能实现传统开放手术中的手-眼-器械一致性操作，使医生更自然地完成手术。

达芬奇手术机器人系统在心脏外科、胸外科、泌尿外科和妇科等手术方面有着广泛的应用，在骨科手术中的应用仅停留在试验阶段。全球完成的机器人手术量逐年快速增长。

手术机器人的微创和术后较快恢复，能够让患者早日出院，降低患者术后的复发风险。进口手术机器人的昂贵购置价格、国家配置允许、耗材费用较高等限制了其在国内的广泛应用，国内诸多研发团队和公司也在积极研发手术机器人，并有成熟产品投入使用，使更多的患者享受到了先进的医疗技术。图7-3-17 所示为华西精创微创手术机器人系统示例。手术机器人是对传统外科手术的进一步发展和挑战，它标志着外科医疗将进入一个崭新的时代。随着医疗科技的进一步发展，手术机器人必将为医疗事业带来更多的便利。

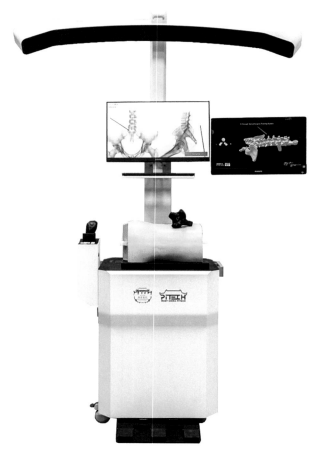

图 7-3-17 华西精创微创手术机器人系统

三、生物力学在医学领域的应用和热点

生物力学是解释生命及其活动的力学，是力学与医学、生物学等学科相互结合、相互渗透、相互融合而形成的一门新兴交叉学科。生物力学包含诸多分支学科，如血流动力学、心脏力学、细胞力学、骨软组织力学、口腔生物力学、康复工程中的生物力学、植物力学等。

（一）口腔及肌骨系统疾病分析评估的骨科生物力学分析

生物力学与骨科、口腔医学的交叉融合，形成了骨科生物力学。它用生物力学的概念、方法和手段研究肌骨、口腔系统及医学中有关基础性科学问题，解决有关临床实际问题，发展肌骨、口腔领域临床技术手段。生物力学的研究包括将牛顿力学定律用于生物体模型以刻画其特性和功能。骨科生物力学着重研究诸如骨、软骨生长板、韧带、半月板、滑液及肌腱等组织的力、力矩与组织运动和变形之间的关系。这些研究对于开发和设计常见于临床的关节置换和骨折固定装置等是非常重要的。运动学主要描述肌骨系统中的运动现象，如描述动关节（髋关节、膝关节、肩关节等）的运动，描述运动和步态。口腔医学中正畸学、修复学、种植学及口腔颌面外科等领域，骨科中有关骨固定、骨折愈合、骨重建、各种矫形器等领域，均存在着大量的生物力学问题。事实上，生物力学已成为口腔、肌骨医学的重要基础性和应用基础学科之一。

（二）辅助医疗器械设计和改进的生物力学分析

从医疗器械的初步设计研发，到人机交互和机电控制等多个环节，都离不开生物力学分析和评估。通过生物力学仿真模拟，可以评估研发的医疗器械在人体应用过程中的受力情况，从而系统评估医疗器械的可用性等指标，辅助进行医疗器械的设计和改进。

（三）心血管疾病早期诊断和预后预测的生物流体力学分析

心脏、动脉、毛细血管和静脉组成了血液循环系统，血液在这个系统中周而复始地按一定方向流动。它不断地为机体输送氧及养料，排运代谢产物，参与机体免疫、体温调节等。人们早已充分认识到血液循环系统对人体的生命运动特别是健康与疾病有极其重要的作用。

血液循环系统是非常复杂的，无论是作为血液循环系统动力源的心脏，还是作为血流通道的动脉、静脉和毛细血管；无论是心肌、血管壁及血液的复杂力学特征，还是血液复杂的流动规律及非线性，都异常复杂，以至人类对自身血液循环系统的认识经历了漫长的历史过程。

生物流体力学分析在心血管疾病早期诊断和预后预测方面的应用，得到了越来越多的关注。其是通过分析和评估血液中的液体流动现象，进行相关疾病的诊断和预测。其中最典型的应用案例是预测冠状动脉疾病，如动脉粥样硬化，已知其由于生物力学和流体流动因素（例如流速和压力）改变而发生，生物流体力学分析可以使用三维医学图像中的冠状动脉生成网格来执行转换成矢量格式，随后可以根据诸如速度和压力信息的边界条件，选择合适的黏度模型来模拟非牛顿流体，以求解流体流动方程并获得结果。同时，可以观察到流体流动的壁剪切应力、速度和压力，以预测动脉粥样硬化的原因，并进一步确定最佳干预方法。

（四）肺部呼吸阻力评估的生物力学分析

有关肺部呼吸力学的生物力学分析能够提供肺部病变患者的肺部呼吸阻力改变信息，基于计算机生物力学数值模拟，探究重症肺炎呼吸动力学环境，探明气管阻力改变与重症患者临床预后的相关性，进一步建立基于生物力学的呼吸力学无创功能学预后评估指标。

（五）消化系统血流动力学评估的生物力学分析

据统计，目前我国病毒性肝炎患者数量已经突破 1 亿，脂肪肝患者数量突破 3 亿。肝硬化是肝病晚期患者严重的并发症之一。肝硬化后会发生消化系统的血流动力学紊乱与异常，进一步造成静脉曲张出血、门脉高压性肠胃病等一系列并发症。生物力学分析提供了对肝硬化患者消化系统术前术后连续、无创的可靠血流动力学评估手段，是目前生物力学分析在临床非常有潜力的应用方向。

四、肌骨模型在医学领域的应用和热点

（一）肌骨模型简介

人体肌骨系统（Musculoskeletal System）主要由骨骼、软骨、骨骼肌、肌腱和韧带等组成。肌骨模型（Musculoskeletal Model）是对肌骨系统各部分（骨骼、骨骼肌和关节）进行力学表述，常用来计算人体内在的力学参数（如肌肉力和关节力等）。大部分肌骨模型将骨骼简化为刚体，仅在存在骨折风险等情况时考虑其微小变形。人体由 206 块骨骼组成，建模时如果将每块骨骼分别用一个刚体表示，那模型将变得非常复杂，计算也会变得非常困难。所以，肌骨模型将身体的一个环节简化为一个刚体，比如可以将足和躯干分别视为单个刚体。骨骼肌一般用 Hill 模型建立，包含主动收缩元件与串联、并联被动拉伸元件。关节根据不同的研究目的可以采用不同的方式建立，一方面可以建立在运动学约束的基础上来简单描述关节的运动，另一方面也可以采用更复杂的建模方式，考虑韧带和软骨的弹性变形。

实践中肌骨模型的建立主要有三种途径。一是对通用模型进行缩放，得到个性化模型，模型缩放以实验室测试标记点数据为依据，根据实验数据与通用模型中人体环节点之间的比例，对各环节的长度和质量进行缩放。二是在上述通用模型缩放的基础上进行一些个性化参数的修改，比如髋-膝-踝角度和股骨颈颈干角等的修改，得到一个更加个性化的模型。三是利用三维医学影像数据建立完全个性化的模型，首先，利用 MRI 或 CT 影像数据逆向构建骨骼三维模型，以及基于肌肉的生理横截面积确定肌肉走

向和起止点；然后，将个体化的三维骨骼模型（含标记的肌肉起止点）转换成肌骨仿真软件兼容的骨骼几何学文件；最后，再将骨骼几何学文件读入肌骨仿真软件作为新建的个体化肌骨模型。

随着近些年生物力学实验技术的蓬勃发展，已可以通过动作捕捉设备获取人体运动过程中的三维关节运动，测量足所受合力、合力矩和足底压力空间分布。将这些实验测得的数据输入肌骨模型，通过肌骨逆向动力学仿真，就可以模拟计算出一些在实验条件下很难直接测量的内在力学参数，如肌肉力、关节力和韧带力等。目前，力学界已开发出一系列肌骨模型与计算软件。其中最具代表性的肌骨仿真软件是美国斯坦福大学 Delp 教授团队开发的开源软件"OpenSim"。丹麦奥尔堡大学开发的 Anybody 商业仿真软件的肌肉解剖精度达到肌束级，并在脊柱与口腔建模仿真等方面具有优势。美国 LifeModeler 公司依靠商业软件 MSC Adams 开发的 LifeMOD 插件，广泛应用于人工关节数字化设计。

（二）肌骨模型在医学领域的应用

肌骨模型在医学领域具有广泛的应用前景，主要包括疾病评估和治疗、术前术后评定、植入物优化设计等方面。

在疾病评估和治疗方面，肌骨模型大量应用于肌骨系统疾病中，常见的有髋关节发育不良、骨性关节炎（髋、膝、踝关节）等。这些疾病由于结构病变导致疼痛，进而引起功能异常。步态分析是评价下肢功能的一种常用生物力学手段。利用肌骨模型对步态进行仿真计算，可以发现患者步行时的力学异常，进而为疾病的治疗提供力学参考。膝骨关节炎是一种常见的关节退行性病变，其中膝骨关节炎内侧病变比外侧病变更加常见，这可能与步行中膝关节内侧相较外侧承受更多的负载有关。与膝关节内侧负载相关的参数，如膝关节内收力矩，和膝骨关节炎患者膝关节的结构退变及影像学上的变化相关，且随膝骨关节炎影像学的严重程度增加而增加。另外，较大的膝关节内收力矩还与更严重的疼痛和更多的功能失常有关。因此，对于保守治疗的早期膝骨关节炎患者，可以通过膝关节内收力矩实时显示反馈的方式，进行步态再训练，调整足偏角（Foot Progression Angle）来降低膝关节内收力矩，进而缓解疼痛。

手术是治疗一些疾病的优选方式。术前，可以利用肌骨模型来帮助制订手术方案。脑性瘫痪（Cerebral Palsy）是由于发育中的胎儿或婴幼儿脑部受到非进行性损伤，导致持续存在中枢性运动和姿势发育障碍的一组疾病。脑性瘫痪患者常伴随腘绳肌缩短或痉挛，限制了伸膝能力，导致蹲伏步态（Crouch Gait）。通常用手术方式延长腘绳肌达到治疗目的。但是大约有三分之一的患者在行走时腘绳肌长度是正常的，意味着这部分患者不会从腘绳肌延长术中受益。因此，对于脑性瘫痪患者，可以利用肌骨模型计算出患者步行时腘绳肌的长度，如果他们的腘绳肌长度相比正常人确实有缩短，则可以选择腘绳肌延长术进行治疗。术后，还可以通过肌骨模型评估手术治疗的效果。腓骨截骨是近些年提出的一种治疗膝骨关节炎的手术方式，可以较好地缓解患者疼痛。四川大学华西生物医学大数据研究所李康研究员团队曾利用肌骨模型，研究腓骨截骨治疗膝骨关节炎的生物力学效果，发现术后第一天膝关节内收力矩就显著降低，并且在 6 个月随访中保持着术后第一天的水平。这说明腓骨截骨治疗膝骨关节炎在生物力学上也有着较好的效果。

植入体是关节置换手术中重要的材料。通过肌骨模型，可以评估不同植入体及手术方式对术后关节功能的影响。Zhang 等人通过建立个性化的肌骨模型，模拟评估植入体模型和手术方式（单室、双交叉保留和全膝关节置换术）对韧带功能和关节运动学的影响。发现肌骨模型可以为植入体设计，和关节置换术式对膝关节的生物力学影响的评估提供可靠的依据。肌骨模型还可以和有限元模型结合，形成肌骨-有限元耦合模型，以更好地理解肌骨内部的力学响应。对于特定对象的肌骨模型，通过肌骨仿真模拟获取目标模型的关节力、肌肉力和肌肉激活度，然后将上述关节力和肌肉力作为载荷边界条件施加到对应的有限元模型上，以求得目标模型软硬组织的应力和应变，分析模型的内部力学响应。肌骨-有限元耦合模型可为植入体植入的术前评估和临床前预测提供可靠的分析工具。通过肌骨-有限元耦合模型评估植入体植入后的接触应力，有助于进一步优化手术方案。有学者还提出了一种针对全膝关节置换术的半自动分析框架，利用肌骨-有限元耦合模型评估植入体参数对术后膝关节内部的力学响应（应力和应变），达到植入体优化设计的目的。

（李康　康清波）

参考文献

1. 张国庆，李亦学，王泽峰，等. 生物医学大数据发展的新挑战与趋势 [J]. 中国科学院院刊，2018，33（8）：853-860.

2. Jiang H. Computed tomography：principles，design，artifacts，and recent advances[M].2nd ed. SPIE—the International Society for Optical Engineering，2009.

3. Leslie M. Medical imaging：just what the doctor（and the researcher）ordered：new applications for medical imaging technology[J]. IEEE Pulse，2013，4（1）：12-17.

4. 白杉. 发展中的医学影像技术 [J]. 中国医疗器械信息，2002，23（6）：4-6.

5. 陈文. 医学影像技术研究进展及其发展趋势 [J]. 实用医学影像杂志，2016，17（3）：254-257.

6. 乐晴智库. 医学影像智能识别：从星星之火到燎原之势 [EB/OL].（2018-02-07）[2022-08-22]. http://www.sohu.com/a/221526207_620847.

7. Gillies RJ，Kinahan PE，Hricak H. Radiomics：images are more than pictures，they are data[J]. Radiology，2015，278（2）：563-577.

8. Castellano G，Bonilha L，Li LM，et al. Texture analysis of medical images[J]. Clinical Radiology，2004，59（12）：1061-1069.

9. Haralick RM，Shanmugam K. Textural features for image classification[J]. IEEE Transactions on Systems，Man，and Cybernetics，1973，3（6）：610-621.

10. 倪炯，王培军. 医学影像人工智能的现状与未来 [J]. 中华医学杂志，2021，101（7）：455-457.

11. Herman S. Computed tomography contrast enhancement principles and the use of high-concentration contrast media[J]. Journal of Computer Assisted Tomography，2004，28（Suppl 1）：S7-S11.

12. 史张，张雪凤. 影像组学在肺癌精准诊疗中的研究进展 [J]. 中国肺癌杂志，2019，22（6）：385-388.

13. Lambin P，Rios-Velazquez E，Leijenaar R，et al. Radiomics：extracting more information from medical images using advanced feature analysis[J]. European Journal of Cancer，2012，48（4）：441-446.

14. Zou Z，Shi Z，Guo Y，et al. Object detection in 20 years：a survey[J]. ArXiv，2019，arXiv：1905.05055.

15. 崔志鹏. 基于深度学习的图像分割 [D]. 上海：上海交通大学，2018.

16. Xia W，Chen Y，Zhang R，et al. Radiogenomics of hepatocellular carcinoma：multiregion analysis-based identification of prognostic imaging biomarkers by integrating gene data—a preliminary study[J]. Physics in Medicine & Biology，2018，63（3）：035044.

17. Hinton GE，Salakhutdinov RR. Reducing the dimensionality of data with neural networks[J]. Science，2006，313（5786）：504-507.

18. Krizhevsky A，Sutskever I，Hinton GE. ImageNet classification with deep convolutional neural networks[J]. Communications of the ACM，2017，60（6）：84-90.

19. Esteva A，Kupre B，Novoa RA，et al. Dermatologist-level classification of skin cancer with deep neural networks[J]. Nature，2017，542（7639）：115-118.

20. Wu H，Yin H，Chen H，et al. A deep learning，image based approach for automated diagnosis for inflammatory skin diseases[J]. Annals of Translational Medicine，2020，8（9）：581.

21. Ting DSW，Cheung CYL，Lim G，et al. Development and validation of a deep learning system for diabetic retinopathy and related eye diseases using retinal images from multiethnic populations with diabetes[J]. JAMA，2017，318（22）：2211-2223.

22. Gulshan V，Peng L，Coram M，et al.Development and validation of a deep learning algorithm for detection of diabetic retinopathy in retinal fundus photographs[J]. JAMA，2016，316（22）：2402-2410.

23. Bai X，Niwas SI，Li W，et al. Learning ECOC code matrix for multiclass classification with application to glaucoma diagnosis[J]. Journal of Medical Systems，2016，40（4）：78.

24. Gu H，Guo Y，Gu L，et al. Deep learning for identifying corneal diseases from ocular surface slit-lamp photographs[J]. Scientific Reports，2020，10（1）：17851.

25. Spanhol FA，Oliveira LS，Cavalin PR，et al. Deep features for breast cancer histopathological image classification[C]//2017 IEEE International Conference on Systems，Man，and Cybernetics （SMC）. IEEE，2017：1868-1873.

26. 肖焕辉，袁程朗，冯仕庭，等. 基于深度学习的癌症计算机辅助分类诊断研究进展 [J]. 国际医学放射学杂志，2019，42（1）：22-25，58.

27. Hatamizadeh A，Tang Y，Nath V，et al. UNETR：transformers for 3D medical image segmentation[A]//2022 IEEE/CVF Winter Conference on Applications of Computer Vision. WACV 2022，2022：1748-1758.

28. Havaei M，Davy A，Warde-Farley D，et al. Brain tumor segmentation with deep neural Networks[J]. Medical Image Analysis，2017，35：18-31.

29. Menze BH，Jakab A，Bauer S，et al. The multimodal brain tumor image segmentation

benchmark（BRATS）[J]. IEEE Transactions on Medical Imaging，2015，34（10）：1993-2024.

30. Baur C，Wiestler B，Albarqouni S，et al. Deep autoencoding models for unsupervised anomaly segmentation in brain MR images[J]. Lecture Notes in Computer Science，2019，11383：161-169.

31. 方俊华，Li Qiubai，余成新，等. 人工智能深度学习对前列腺多序列 MR 图像分类的可行性研究[J]. 中华放射学杂志，2019，53（10）：839-843.

32. Su Y，Li D，Chen X. Lung nodule detection based on faster R-CNN framework[J]. Computer Methods and Programs in Biomedicine，2020，200：105866.

33. 孙华聪，彭延军，郭燕飞，等. 3D 多尺度深度卷积神经网络肺结节检测 [J]. 中国图象图形学报，2021，26（7）：1716-1725.

34. Cao H，Liu H，Song E，et al. A two-stage convolutional neural networks for lung nodule detection[J]. IEEE Journal of Biomedical and Health Informatics，2020，24（7）：2006-2015.

35. Zhou Y，Chen H，Li Y，et al. Multi-task learning for segmentation and classification of tumors in 3D automated breast ultrasound images[J]. Medical Image Analysis，2021，70：101918.

36. Wang Y，Wang N，Xu M，et al. Deeply-supervised networks with threshold loss for cancer detection in automated breast ultrasound[J]. IEEE Transactions on Medical Imaging，2020，39（4）：866-876.

37. Kikinis R，Pieper SD，Vosburgh KG. 3D slicer：a platform for subject-specific image analysis，visualization，and clinical support[J]. Intraoperative Imaging and Image-Guided Therapy，2013，3（19）：277-289.

38. Yushkevich PA，Piven J，Hazlett HC，et al. User-guided 3D active contour segmentation of anatomical structures：significantly improved efficiency and reliability[J]. Neuroimage，2006，31（3）：1116-1128.

39. van Griethuysen，Joost JM，Fedorov A，et al. Computational radiomics system to decode the radiographic phenotype[J]. Cancer Research，2017，77（21）：e104-e107.

40. Mu W，Chen Z，Liang Y，et al. Staging of cervical cancer based on tumor heterogeneity characterized by texture features on ^{18}F-FDG PET images[J]. Physics in Medicine & Biology，2015，60（13）：5123-5139.

41. Huang Y，Liang C，He L，et al. Development and validation of a radiomics nomogram for preoperative prediction of lymph node metastasis in colorectal cancer[J]. Journal of Clinical Oncology，2016，34（18）：2157-2164.

42. Cho HH，Lee HY，Kim E，et al. Radiomics-guided deep neural networks stratify lung

adenocarcinoma prognosis from CT scans[J]. Communications Biology，2021，4（1）：1286.

43. Yang G，Cambias J，Cleary K，et al. Medical robotics—regulatory，ethical，and legal considerations for increasing levels of autonomy[J]. Science Robotics，2017，2（4）：8638.

44. Hill AV. The heat of shortening and the dynamic constants of muscle[J]. Proceedings of the Royal Society B：Biological Sciences，1938，126：136-195.

45. Lerner ZF，DeMers MS，Delp SL，et al. How tibiofemoral alignment and contact locations affect predictions of medial and lateral tibiofemoral contact forces[J]. Journal of Biomechanics，2015，48（4）：644-650.

46. Veerkamp K，Kainz H，Killen BA，et al. Torsion tool：an automated tool for personalising femoral and tibial geometries in OpenSim musculoskeletal models[J]. Journal of Biomechanics，2021，125：110589.

47. Modenese L，Kohout J. Automated generation of three-dimensional complex muscle geometries for use in personalised musculoskeletal models[J]. Annals of Biomedical Engineering，2020，48（6）：1793-1804.

48. Delp SL，Anderson FC，Arnold AS，et al. OpenSim：open-source software to create and analyze dynamic simulations of movement[J]. IEEE Transactions on Biomedical Engineering，2007，54（11）：1940-1950.

49. Kumar D，Manal KT，Rudolph KS. Knee joint loading during gait in healthy controls and individuals with knee osteoarthritis[J]. Osteoarthritis and Cartilage，2013，21（2）：298-305.

50. Miyazaki T，Wada M，Kawahara H，et al. Dynamic load at baseline can predict radiographic disease progression in medial compartment knee osteoarthritis[J]. Annals of the Rheumatic Diseases，2002，61（7）：617-622.

51. Naili JE，Broström EW，Clausen B，et al. Measures of knee and gait function and radiographic severity of knee osteoarthritis – A cross-sectional study[J]. Gait & Posture，2019，74：20-26.

52. Cheung RTH，Ho KKW，Au IPH，et al. Immediate and short-term effects of gait retraining on the knee joint moments and symptoms in patients with early tibiofemoral joint osteoarthritis：a randomized controlled trial[J]. Osteoarthritis and Cartilage，2018，26（11）：1479-1486.

53. Arnold AS，Liu MQ，Schwartz MH，et al. The role of estimating muscle-tendon lengths and velocities of the hamstrings in the evaluation and treatment of crouch gait[J]. Gait & Posture，2006，23（3）：273-281.

54. Nie Y，Huang Z，Xu B，et al. Evidence and mechanism by which upper partial fibulectomy improves knee biomechanics and decreases knee pain of osteoarthritis[J]. Journal of Orthopaedic

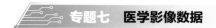

Research，2018，36（8）：2099-2108.

55．Zhang Q，Chen Z，Jin Z，et al，Patient-specific musculoskeletal models as a framework for comparing ACL function in unicompartmental versus bicruciate retaining arthroplasty[J]. Journal of Engineering in Medicine，2021，235（8）：861-872.

56．Loi I，Stanev D，Moustakas K. Total knee replacement：subject-specific modeling，finite element analysis，and evaluation of dynamic activities[J]. Frontiers in Bioengineering and Biotechnology，2021，9：648356.

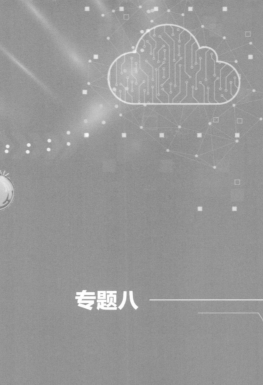

专题八

临床数据
决策支持

08

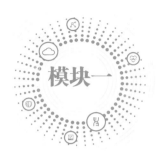

模块一 背景和临床数据的内涵

一、背景

健康长寿是人们的普遍愿望。《"健康中国 2030"规划纲要》把"共建共享、全民健康"列为战略主题，要求发展组学技术、精准医学、智慧医疗等前沿和关键技术，增强重大疾病防治和健康产业发展的科技支撑能力。当今，精准医学早已突破狭义的"精准肿瘤诊疗"范畴，扩展到大健康领域，其根据患者特征进行疾病预防和诊疗的功能早已在业界达成共识。*The New England Journal of Medicine* 的一篇观点文章提到，应整合分子、基因、临床、行为、生物、环境等数据，在疾病风险评估、疾病机制解析和最佳治疗方案确定等方面实现精准决策。

当今大数据时代，多维度、多模态的数据均可融入健康医疗的研究或应用。从数据层面来看，数据来源不断扩展。基因组学、蛋白质组学等以往只能在实验室开展的尖端研究，已进入产前诊断、疾病分型等临床应用。据 2021 年美国 FDA 公布信息，影像大数据是人工智能医学设备获批最多的领域。此外，世界多地纷纷布局基于人群队列的生物样本库，比如英国的 UK Biobank、中国慢性疾病前瞻性研究和泰州队列等，融合环境、生活方式、医学、组学、影像等数据，助力精准医学计划。

二、临床数据的内涵

不同学者对于临床数据范畴的理解可能存在差异。有学者认为，临床数据特指医疗机构的诊疗数据，如电子病历记录等；也有学者认为，除了诊疗数据，还应包括疾病登记系统数据、临床试验数据、卫生行政数据、医疗收费／医保数据、健康调查数据等。

在笔者看来，"临床数据"即为诊疗、处置、管理患者和疾病过程中产生的相关数据。医学和科技的进步对不同时期临床数据的定义和内涵产生影响。在下一模块，笔者将结合 2015 年 *Nature* 上发表的文章中阐述的乳腺癌诊疗发展史展示不同时代的技术进步，扩宽可用于决策的临床数据的路径，以及介绍这些数据如何改变乳腺癌的诊断和治疗方式。

（曾筱茜　王俊人）

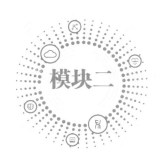

临床数据推动疾病诊疗决策案例

模块二

以下节选几个相关的时间点。

Edwin Smith 草纸上记载的古埃及医生对于乳腺癌的临床观察记录："在胸部的肿块，大、扩展且质地硬，摸起来像一团绷带……无药可医。"中国古代中医也有类似记载，"疽者，上之皮夭以坚，上如牛领之皮"，病机"邪之所凑，其气必虚"。

大约公元 1000 年，中世纪阿拉伯外科医生 al'Zahrawi 综合当时外科学的基本知识和自身的临床经验，提出"完整地切除肿瘤是可能的，尤其是早期肿瘤小的阶段。但如果是晚期且肿瘤变大，就不要管它了"，这和我们现代的手术治疗理念不谋而合。

1894 年，William Halsted 提出可以使用根治性乳房切除术治疗晚期乳腺癌。在 William Halsted 当年发表的文章中，以文字和表格形式详细记录了 50 例患者的临床数据，包括年龄、性别、婚姻和生育史、病史、查体、手术及时间、随访情况、肿瘤转移情况、生存情况等。结果表明，和欧洲其他患者 50% ～ 80% 的局部复发率比较，接受根治性乳房切除术的 50 例患者中仅有 3 名复发。这些都展示了 100 多年前的临床数据和循证医学证据。

20 世纪 70 年代，化疗药物在乳腺癌治疗中得到推广。1975 年 *The New England Journal of Medicine* 上发表的一篇文章采用生存分析方法分析临床试验数据，结果表明，手术后使用苯丁酸氮芥治疗乳腺癌组的存活率明显高于安慰剂组。可以看到，新的循证医学证据的产生不仅仅基于临床数据，亦有赖于科学的数据挖掘方法。类似地，1977 年，非固醇类抗雌激素药物他莫昔芬，以临床试验数据为基础，获得美国 FDA 批准用于治疗晚期转移性乳腺癌。

1990 年，科学家们通过遗传连锁分析方法识别了一个位于 17 号染色体上与家族性乳腺癌／卵巢癌密切相关的易感基因（Breast Cancer Susceptibility Gene 1，*BRCA*1）。1994 年，位于 13 号染色体的另一个增加乳腺癌发病风险的抑癌基因突变（Breast Cancer Susceptibility Gene 2，*BRCA*2）被发现。

遗传数据开始进入临床乳腺癌风险评估。现在有些女性因检测到自身携带风险基因，选择预防性乳腺切除术，以降低肿瘤发病风险。此外，亦有临床研究验证了其预防效果。

2000 年，Perou 团队在 *Nature* 发表文章，提出了乳腺癌分子分型。他们发现，可以基于肿瘤细胞 DNA 分子特征将乳腺癌分为不同临床亚型，而不同亚型对于治疗的反应存在差异。比如，雌激素受体、孕激素受体、人表皮生长因子受体 2 均阴性的"三阴性"乳腺癌治疗反应不佳。

2002 年，临床数据提示：小型肿瘤切除术联合放疗，与根治性乳房切除术生存期相似。

此后，乳腺癌的诊疗持续发展，新辅助化疗、靶向药物等新方法不断出现，疗效获得验证。

在国家卫生健康委发布的《乳腺癌诊疗指南（2022 年版）》中，前述乳腺癌分型、手术、放化疗等领域的最新临床证据，已被写进临床实践规范。

2020 年，*Nature* 上有学术论文报道，鉴于钼靶筛查乳腺癌的高假阳性率和假阴性率，研究人员基于临床数据，结合人工智能对乳腺癌进行筛查和预测，准确率优于或者不劣于临床医生。

通过上面的例子，我们了解到基于临床数据的挖掘和实践验证，可以给疾病临床诊疗和患者健康管理方式带来变革。当今大数据时代，健康医疗大数据同样具备人们常提到的大数据 4 个"V"的特点。《中国卫生信息管理杂志》上发表的一篇文章对健康医疗大数据的特点进行了解析。从数据规模（Volume）来说，一个 CT 图像约为 150MB，一个基因组测序文件约为 750MB，中国千万人口城市 50 年积累的医疗数据量将达 10PB 级别。从数据种类（Variety）来说，健康医疗大数据包含文本、影像、检查检验、组学等多类数据，而且非结构化数据占比高。从增长速度（Velocity）来说，数据量以每年 48% 速度增长，其是增长量最快的行业之一。从数据价值（Value）来说，有创造绝大经济价值和社会价值的潜力，但可能价值密度低，需要特殊的挖掘技术或工具来发现和实现数据价值。

对于数据价值，如果数据不加以挖掘利用，冷冰冰地躺在机房里、纸张上，并不能产生价值，必须利用适宜的大数据分析方法挖掘处理，提取有效信息。近年来，人工智能在健康医疗大数据中的应用引人瞩目。在中国《人工智能标准化白皮书》中，人工智能被定义为：利用数字计算机或者由数字计算机控制的机器，模拟、延伸和扩展人类的智能，感知环境、获取知识并使用知识获得最佳结果的理论、方法、技术和应用系统。2018 年发表于 *Nature Biomedical Engineering* 的一篇重磅评论文章 *Artificial Intelligence in Healthcare* 指出，人工智能在医学领域可以支撑的场景包括基础研究（如自动化实验、自动化数据采集、基因功能注释、转录因子结合位点预测、分子动力学模拟、文献挖掘等）、转化研究（如生物标志物发现、药物靶点优化、药物发现、药物重定位、化学毒性预测、基因变异注释等）和临床实践（如疾病诊断、患者基因组解析、治疗选择、患者监测、疾病风险预测和分级等）等。

近年来，OpenAI 发布了系列生成型预训练变换（Generative Pre-trained Transformer，GPT）大语言模型，尤其是 GPT-4，引起全球热议。OpenAI 在其官网主页介绍，优化的模型使用了基于人类反馈的增强学习（Reinforcement Learning from Human Feedback），在构建初始模型时引入监督式微调（Supervised Fine-tuning），引入人类人工智能训练员对人工智能聊天系统的对话质量进行评分，创立增强学习的奖励模型。这些模型用作人机对话工具，展示了强大的能力。有业界人士指出，尽管现阶段 GPT-4 尚不够完美，但未来有望应用于获取医学知识、临床医患对话中的医疗文书记录、医疗咨询、用药辅助推荐、临床排班、医疗收费编码、临床试验、医学培训等领域，将辅助医务人员提供更好的医疗服务。

已有研究团队基于电子健康记录中的非结构化临床记录实现临床场景的大语言模型（NYUTron）训练，随后在广泛的临床预测任务中对其进行微调，并在五类临床决策场景中进行验证：30 天全因再入院预测、住院死亡率预测、合并症指数预测、住院时间预测和医保拒保预测。该模型在这五类场景中均取得了优于传统模型的效果，*AUC-ROC* 为 0.787 ～ 0.949。

（曾筱茜　王俊人）

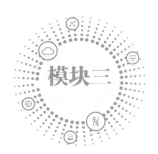

模块三 临床数据决策支持的研究案例

一、疾病诊断与筛查

在疾病诊断方面，人工智能技术或大数据分析技术可以通过多来源的医学数据，如电子病历数据、文本病历数据、实验室检查数据、基因数据、医学影像数据等，帮助医生更准确地诊断疾病，尤其是可以实现对疾病早期状态的识别和检测。

结构化数据在临床数据决策中起到了至关重要的作用。有研究团队基于结构化的诊断信息、实验室检查数据和治疗药物数据，利用深度学习算法，获得了较高的精确率、召回率曲线下面积（The Area under Precision-recall Curve，AUPRC），实现了对阿尔茨海默病准确的早期预测，这对于临床试验患者的识别具有重要意义，也有助于阿尔茨海默病的新药物的发现。Iain S. Forrest 等人针对冠状动脉疾病二元诊断（有或无）无法量化其严重程度的难题，利用 95935 例电子病历数据，整合疾病多基因风险评分，开发了定量预测诊断冠状动脉疾病的模型。该模型的输出为预测的严重程度评分，范围在 $0 \sim 1$，0 代表严重程度最低，1 代表严重程度最高。该模型对于冠状动脉疾病是否发生的预测最高 $AUC\text{-}ROC$ 可达 0.95。定量预测结果表明，随着严重程度的增加，冠状动脉狭窄的程度也越来越高，阻塞性冠状动脉疾病、多支冠状动脉疾病和主要冠状动脉狭窄的发病风险也随之增加。与预测评分位于第一个十分位数区间的患者（发病率为 0.2%）相比，预测评分位于第六个十分位数区间的患者的冠状动脉疾病的发病风险将增加 100%（发病率为 3.1%），说明该模型可用于患者冠状动脉疾病严重程度的评估与预测，可指导临床医生对病情严重的患者进行早期的干预与治疗，提升患者健康水平。

除了预测疾病，Iain S. Forrest 等围绕系统性自身免疫性风湿病（Systemic Autoimmune Rheumatic Diseases，SARDs），基于电子病历数据中的疾病诊断代码、药物、实验室检查等数据，开发了机器学习模型来识别既有就诊人群中应该进一步接受风湿专科医生评估的人群。SARDs 是一类自身免疫系统失调造成的疾病，具有较强的异质性，如不及时治疗，将造成不可逆的损害。但是 SARDs 患者往往要经历漫长的过程才能得到诊断和治疗。该研究利用来自两家医疗机构的 25062 例纵向电子病历记录数据作为训练集、136522 例电子病历记录数据作为测试集，将电子病历数据中的疾病诊断代码、药物、实验室检查结果等指标作为输入，构建机器学习模型。当以是否需要风湿专科医生的介入作为结局时，在包含 35901 名患者的验证集中，该模型预测的准确率在 85% ~ 93%，*AUPRC* 在 0.92 ~ 0.94；当以是否需要自身抗体检测作为结局时，该模型预测的准确率在 86% ~ 89%，*AUPRC* 在 0.91 ~ 0.93。该项研究结果表明，可以利用大规模电子病历数据训练的人工智能系统地识别需要 SARDs 评估的患者，有助于早期识别可能的 SARDs 患者，提升诊断的准确率。

非结构化的文本病历是医疗领域的重要数据来源，包含大量医疗行为信息。通过自然语言处理技术，可提取文本病历中的有效信息，用于疾病的诊断。我国广州妇女儿童医疗中心牵头的一项研究，使用非结构化的文本病历进行儿童疾病的智能诊断。对文本病历的处理是本研究的重要步骤。研究人员结合临床指南和共识数据库中提取的知识，首先，采用深度学习和自然语言识别技术处理 136 万多份门诊记录，建立症状、体征和病史库、实验室检查库和 PACS 影像报告库，实现文本结构化，使得医生记录的文本病历能以数千个结构化变量来表征，供数据分析工具使用。接下来，对结构化数据采用分级（先到系统，再到细分疾病）多分类 Logistic 回归模型来构建疾病分类器。最后，使用 *AUC-ROC* 验证和交叉验证，并在增城妇女儿童医院进行外部验证。结果显示，以 *F1* 度量作为模型的评估指标，此人工智能系统的诊断表现尽管不如高年资医生，但优于低年资医生。

医学影像数据由于其无创的特点，近年来被广泛用于疾病诊断相关研究。胰腺导管腺癌（Pancreatic Ductal Adenocarcinoma，PDAC）是一种恶性肿瘤，CT 成像是 PDAC 常用的无创检查方法，但是基于平扫图像在视觉上诊断 PDAC 可能并不容易，且造影剂增强的 CT 成像具有一定的缺陷（比如可能引起肾脏毒性和过敏反应，诊断具有一定的主观性，对经验不足的医生来说比较困难，而且欠发达地区的医疗机构在一些常规检查中还是使用平扫 CT 图像等）。我国有研究人员根据纹理特征分析法中多尺度分析方法与统计分析方法的特点，提取分析 PDAC 与胰腺组织的一些组织病理学特性（如胰腺是富血供组织而 PDAC 乏血供，PDAC 包含基质细胞、纤维结缔组织甚至液化坏死组织等），基于提取的影像组学特征，利用线性支持向量机模型，实现了 PDAC 的精准诊断（具体流程见图 8-4-1）。国外学者也开展了基于深度学习算法预测乳腺癌病理分级的研究。该研究纳入了 4 个独立的数据集，并将其拆分为训练集、测试集和外部验证集，通过堆叠 20 个卷积神经网络模型，进一步优化了模型效果，最终发现所提出的基于模型的乳腺肿瘤患者风险评估具有较强的临床意义，并且相比于如今用于临床实践中补充治疗决策的基因表达谱分析，所需的成本和时间也大大减少。

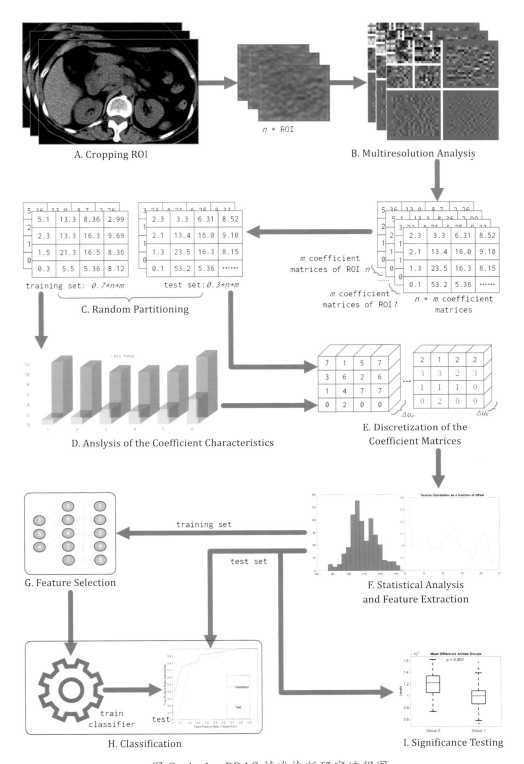

图 8-4-1　PDAC 精准诊断研究流程图

资料来源：Qiu JJ, Yin J, Qian W, et al. A novel multiresolution-statistical texture analysis architecture: radiomics-aided diagnosis of PDAC based on plain CT images[J]. IEEE Transactions on Medical Imaging, 2020, 40(1): 12-25.

注：Cropping，裁剪；ROI, 感兴趣区；Multiresolution Analysis，多尺度分析；Training set，训练集；Test set, 测试集；Coefficient matrices of ROI, 感兴趣区的系数矩阵；Anslysis of the Coefficient Characteristics, 系数特征分析；Discretization of the Coefficient Matrices: 系数矩阵的离散化；Feature Selection，特征选择；Statistical Analysis and Feature Extraction, 统计分析和特征提取；Classification，分类；Significance Testing, 显著性检验。

此外，也有研究人员基于自然图像进行心血管疾病的筛查。一项中国医学科学院阜外医院牵头的多中心横断面研究，把"相面"的方法用于冠状动脉疾病的筛查。这个研究纳入了进行血管造影的患者，建模的数据包括人口学和社会经济学指标、生活方式、临床病史、危险因素、实验室检查数据、家族史和用药等，并采集了患者面部照片。采用不同策略构建筛查冠状动脉疾病的模型：用深度卷积神经网络模型提炼面部照片特征并建模；采用人口学和社会经济学指标、临床病史、危险因素和实验室检查数据建模；整合面部照片和临床数据建模。结果显示，随着面部阳性区域数量的增加，冠状动脉疾病、单支/双支病变和三支/左主干病变的患病率呈上升趋势。存在≤3个、4～6个、7～9个阳性脸面部特征者，冠心病患病率分别为27.5%、40.3%、84.0%，单支/双支病变患病率分别为17.6%、27.3%、42.4%，三支/左主干病变的患病率则分别为9.8%、13.0%、41.6%。无论是在验证测试集，还是外部验证集，整合了人口学指标、临床数据和面部照片信息的模型预测性能均最佳。还有研究探索使用大型语言模型GPT-4，基于影像数据进行鉴别诊断的可行性。该研究发现，GPT-4与专家共识的一致性达到了68.8%（55/80），并且GPT-4提出的鉴别诊断中93.8%（75/80）被认为是可接受的替代方案。综上，研究结果表明，GPT-4在确定成像模式的鉴别诊断方面具有高一致性率，并提出了可接受的替代诊断方案。

多组学数据亦得到越来越多的应用，可以与电子病历数据整合，构建人工智能模型辅助疾病诊断。例如，有研究人员针对阿尔茨海默病的诊断，利用传统的危险因素，包括年龄、收入、听力评估情况、BMI、受教育程度、上一年跌倒次数、母亲患阿尔茨海默病的情况、收缩压、合并其他疾病情况（高血压、泌尿系统感染、糖尿病、抑郁症、晕厥与跌倒、胸痛、方向感的迷失、异常的体重减轻等）、多基因风险评分，构建了预测模型。对于40岁及以上的患者，预测是否发生阿尔茨海默病模型预测最高 *AUC-ROC* 可达0.88。同时，发现对于65岁及以上的患者，多基因风险评分是主要的预测因素。笔者利用多组学信息数据（主要为RNA表达情况）和患者临床信息（主要为年龄、生理生化检测指标、生存时间等），构建了终末期肾脏病、胃癌和胰腺癌的诊断预测模型，预测 *AUC-ROC* 可达0.8以上。

二、危险因素识别和患者风险分层

在疾病预防中，通过对患者多维指标的监测、分析，可以实现对患者当前生理状态的评估，进行实时分析，帮助医生进行患者风险分层，及早发现高风险群体，以及疾病恶化和并发症发生的风险，提供个性化的健康管理和预防方案，从而降低慢性疾病的发生率和改善疾病的严重程度。

笔者曾使用结构化临床数据评估疾病相关的不良结局发生风险。在KDIGO（Kidney Disease: Improving Global Outcome）协作组的急性肾损伤临床实践指南发表时，项目组依据48小时或7天内的血清肌酐水平变化来确定发生急性肾损伤的患者，在多元回归模型中校正年龄、性别等混杂因素，发现急性肾损伤是院内死亡、住院天数延长和医疗费用升高的独立危险因素，证实了KDIGO指南中急性肾损伤定义的临床适用性。此外，笔者参与了我国一项大型多中心糖尿病患者前瞻性队列研究，该研究纳入 2011—2019 年在门诊就诊的 2397 例 2 型糖尿病成人患者作为研究对象，基于逻辑回归模型估计研究对象发生肾小球滤过率（Estimated Glomerular Filtration Rate，eGFR）下降的风险，并利用混合效应模型比较了不同糖化血红蛋白（Haemoglobin A1c，HbA1c）的 HVS（HbA1c Variability Score）的平均 eGFR 斜率差异，发现患有 2 型糖尿病且 HVS>60% 的中国成年人可能会经历更快的 eGFR 下降。这些信息对于帮助临床医生识别肾病进展高风险的患者至关重要，有助于密切关注高危人群并制定干预策略。

再者，灵活使用患者诊断信息，包括结构化的诊断编码，亦有助于刻画患者特征、预测临床结局。发表在 Lancet 的一项研究使用电子病历数据建立和验证急性照护机构老年患者的衰弱风险评分。第一步，作者巧妙地使用患者诊断、总住院时间和住院费用三个维度进行聚类分析，即不预设因变量而对数据样本进行分类的无监督学习，然后概括各个聚类特征，评估能否根据 ICD-10 和资源消耗把具有衰弱特征的老年患者识别出来。结果显示，纳入患者可以聚类为六个簇，其中一个簇的患者衰弱相关诊断比例、衰弱症状、死亡率明显升高。第二步，作者以前述聚类结果为基础，把衰弱组和非衰弱组作为二分类因变量，把 ICD-10 诊断作为自变量，采用逻辑回归构建模型，并按模型得分把患者分为衰弱低风险、中风险、高风险。第三步，作者在模型验证阶段发现，以低风险组作为参照，高风险组患者的 30 天死亡率、长住院时间和 30 天再入院的风险均显著升高。这个研究的优势在于，使用国际标准化的疾病编码（ICD-10）构建了医院适用的老年衰弱评价方法，具有较好的推广性。

妊娠期糖尿病（Gestational Diabetes Mellitus，GDM）会增加母亲和后代出现短期和长期并发症的风险。GDM 通常在妊娠 24 ～ 28 周时诊断，但对其实现早期风险预测是可行的，这也可以预防或大大降低不良妊娠结局的风险。以色列的一个研究团队首先利用机器学习方法基于 588622 例回顾性电子健康记录来预测 GDM，该模型可在妊娠开始时即实现对 GDM 的高精度预测（AUC-ROC 为 0.854）。此外，该研究将模型在前瞻性验证集和耶路撒冷的外部验证集上进行了验证，均取得了较好的结果（AUC-ROC 分别为 0.875 和 0.863）。最后，研究人员设计了一个更简单的模型，仅基于患者可以回答的九个问题，准确性仅略有下降（AUC-ROC 为 0.800）。总之，该研究团队构建了一种具有成本—效益的机器学习筛查方法，可以对 GDM 高风险女性进行早期干预，通过识别低风险女性来避免进行葡萄糖耐量测试。

可通过传统的临床流行病学研究设计，实现对患者生理指标监测频率的探索性分析。既往研究发现糖尿病患者造影后急性肾损伤的发生率远高于一般人群，而血清肌酐可用于评估造影后急性肾损伤的发生风险，但目前对于在糖尿病患者中使用造影剂前后血清肌酐的监测频率并未达成共识。因此，四川大学华西医院的研究团队纳入 2010—2020 年在该机构使用造影剂的糖尿病患者，并根据以下三种不同血清肌酐监测方案进行分组：方案 1，使用造影剂之前和使用后 72 小时内监测血清肌酐；方案 2，使用造影剂前 24 小时内和使用后 24 ～ 72 小时监测血清肌酐；方案 3，使用造影剂前 24 小时内和使用后 0 ～ 24 小时、24 ～ 48 小时和 48 ～ 72 小时内监测血清肌酐。该研究发现，方案 3 发现的糖尿病患者造影后急性肾损伤发生率（22.22%）远高于方案 1（6.19%）和方案 2（7.71%），提示在未来的诊疗中要加强对于血清肌酐的监测。

此外，基于深度学习的算法可实现对疾病风险的实时预警。笔者和合作者曾使用临床数据开发急性胰腺炎患者发生器官衰竭的实时预测模型。该研究纳入了 13645 例急性胰腺炎患者，利用早期在普通病房采集的超过 190 万条纵向数据，包括人口学指标（年龄、性别），以及具有时序特点且间歇不规则的 1018 项实验室检测指标和 34 项生命体征指标，构建一种可解释的器官衰竭实时预测模型，即"Multi-task and Time-aware Gated Recurrent Unit RNN"模型，可实现对呼吸衰竭、循环衰竭、急性肾损伤等不良事件的实时预测，并实现实时重要特征展示。该模型的 *AUC-ROC* 和 *AUPRC* 分别为 0.911 和 0.744，表现良好，其准确性均优于逻辑回归、支持向量机、随机森林等模型，有望为器官衰竭风险早期预警提供支撑。当前应用于临床的针对 ICU 患者急性危重疾病发生风险的评估主要基于专家共识的早期预警评分（Early Warning Scores，EWSs），包括改良的早期预警评分（Modified EWSs，MEWSs）和序贯器官衰竭评估评分（Sequential Organ Failure Assessment Scores，SOFAs）。这类评分的预测性能需要在灵敏度和特异度之间进行权衡，可能会给患者带来负面结果，而人工智能有望在急性危重疾病的早期实时预测方面实现高水平的预测性能。因此，有研究团队基于 163050 例住院患者的电子病历数据，开发了一种可解释的人工智能早期预警评分（Explainable AI Early Warning Score，*x*AI-EWS）系统，用于早期识别急性危重疾病的发生风险。研究发现 *x*AI-EWS 系统在识别脓毒症、急性肾损伤和急性肺损伤这三种急性危重疾病早期发生的风险方面均具有较好表现，*AUC-ROC* 和 *AUPRC* 均高于 EWSs 和 SOFAs，表明可解释的实时风险评估系统在患者动态监测中具有广泛应用前景。

一篇研究通过对 CT 血管造影影像进行三维重建，测量其形态学参数，实现了主动脉瘤破裂的精准预测。该研究是一项单中心、年龄性别匹配的病例对照研究，纳入 2013—2017 年于四川大学华西医院血管外科入院诊断为肾下腹主动脉瘤的患者，然后根据是否有腹痛症状及 CT 血管造影影像结果，将纳入患者分为破裂或先兆破裂组和未破裂组两组。研究团队收集纳入患者的 CT 血管造影影像结果进行三维重建，测量形态学参数，并计算壁面剪切力、瘤体压降、流态等血流动力学参数，使用多因素回归分析来确定独立的破裂危险因素，并进一步构建主动脉瘤破裂风险预测模型。相较于传统的方法，该方法取得了更好的预测性能。

三、治疗决策

在治疗决策方面，数据驱动的应用帮助临床医生根据患者的个体特征和病情推荐最佳治疗方案。这不仅可以提高治疗成功率，还可以减少患者的不良反应。

我国糖尿病带来的疾病负担极重，厦门大学的一个研究团队开发了标准化的临床决策支持系统（Clinical Decision Support System，CDSS），用于在社区卫生服务中心标准化地管理糖尿病患者的血糖、血压和血脂，以降低心血管疾病发生风险。该团队前瞻性地招募了来自 38 家社区卫生服务中心的 11132 名参与者，随机地将参与者划分到 CDSS 团队护理组（5475 名参与者）和普通团队护理组（5657

名参与者），然后评估 18 个月内检查指标的变化情况。研究发现，相比普通团队护理，CDSS 团队护理显著降低了参与者的心血管疾病危险因素，CDSS 团队护理组中参与者糖化血红蛋白、低密度脂蛋白胆固醇和收缩压得到控制的比例为 16.9%。

临床路径定义了针对明确患者群体的标准化护理流程，旨在改善患者预后并促进患者安全。然而，对医务人员来说，从零开始构建新路径是一项耗时的任务，因为这涉及许多因素，包括对象、多学科协作、顺序设计和结果测量。有研究团队提出了一种从电子病历中提取典型治疗过程的自动方法。该方法包括四个关键步骤。第一，该研究团队提出一种新颖的相似性方法用于评估两个治疗记录的相似性。第二，采用聚类算法对治疗记录进行聚类，获得多个治疗集群。第三，提出一个提取每个治疗集群描述的框架。第四，通过将治疗集群与结局信息（如疗效、住院时间和治疗成本）进行匹配，实现对提取的典型治疗过程的评估。该研究团队进一步对 8287 例脑梗死患者的电子病历进行探索性试验，发现他们提出的方法能有效地从治疗记录中提取典型的治疗过程，而且还能针对不同病情的患者提出个性化的治疗过程建议，从而有效地改善治疗效果。

有研究团队利用机器学习算法，对感染性坏死性胰腺炎患者 4 周内或 4 周后的手术时机进行分类。该研究纳入了四川大学华西医院接受手术治疗的 223 例感染性坏死性胰腺炎患者，使用逻辑回归、支持向量机和随机森林对患者 4 周内或 4 周后的手术干预进行分类，发现白细胞介素-6、感染性坏死、发热和 C 反应蛋白是确定患者手术干预时机（＜4 周或≥4 周）的重要因素，并且所有模型均取得了较高的精度，表明机器学习算法可用于有效预测手术干预时机，并确定患者手术时机和术后生存相关的关键因素。此外，可通过整合来源于临床、病理、放射组学和基因组学的多来源、多模态数据，利用人工智能算法，对疾病临床治疗决策进行探索性分析。一项发表于 *Nature Cancer* 的研究前瞻性地纳入了 247 例肺小细胞癌患者，收集了临床、病理、CT 影像和基因组数据，通过影像组学特征提取、基因组分析、病理组织分析等技术提取了不同模态数据所包含的信息，构建了多模态注意力模型，用于预测患者免疫治疗反应，并取得了 *AUC-ROC* 为 0.80 的预测性能，远高于传统免疫组化评分的 0.73，有助于治疗方案的精准决策。

四、患者预后判断

近年来，随着临床诊疗问题复杂度的增加，传统统计方法有时已难以实现对疾病的预后判断，大量研究人员开始基于电子病历等，利用人工智能方法开展预后判断。

有研究团队回顾性地收集我国某大型医院 2014 年 1 月 1 日至 2018 年 7 月 31 日期间接受手术（心脏手术除外）的 135442 例成年患者的数据，基于从电子病历中获取的人口学特征、合并症信息、手术特征和术前实验室检查结果等结构化数据，探索利用多种现有机器学习算法来构建术后入 ICU 的预测模型，包括逻辑回归、随机森林、自适应提升和梯度提升算法等，并将模型预测结果与美国麻醉医师协会身体状况评分进行比较，发现最优的机器学习模型，即梯度提升算法，取得了高达 0.90 的 *AUC-ROC*，远远高于美国麻醉医师协会身体状况评分的 0.68。该研究表明机器学习算法可用于改善选择性非心脏手术患者术后区分度并确定是否需要入住 ICU，这有助于管理手术风险。

恶性间皮瘤（Malignant Mesothelioma，MM）是一种高度复杂且异质的侵袭性癌症，其诊断和组织学分型十分困难，并导致当前临床对恶性间皮瘤患者治疗方式的决策十分不理想。法国的一个研究团队收集了来自多家医疗机构的 2981 例恶性间皮瘤患者的病理图像数据，并将其随机分为训练集（2300 例）和完全独立的测试集（681 例），考虑到临床应用中可解释性的重要性，提出了一种具有可解释性的深度学习算法——MesoNet，用于预测患者治疗预后。在训练集中用 5 折交叉验证获得最优模型，再在全部训练集数据中重新训练最优模型，后续在测试集和外部验证集中均取得了较高的性能表现。该模型仅根据大型胸腔镜检查或小尺寸穿刺活检的病理图像，即可有效预测患者生存时间和治疗反应，同时还发现浸润的巨噬细胞／淋巴细胞比例是重要的预后因素，为恶性间皮瘤的临床治疗决策提供了重要的科学证据。

整合多模态数据对疾病预后进行预测也是目前研究的一个热点领域。一项研究收集了涵盖 14 种肿瘤类型的 5720 例患者的病理诊断影像和分子谱特征（主要包括突变状态、拷贝数变异、RNA 测序表达等），构建了人工智能模型，可以预测 14 种肿瘤的预后，且整合影像和分子谱特征数据的模型，相较于单独的基于影像学或组学数据的预测模型，预测性能有所提升。利用该模型，也可以帮助发现一些潜在的影响肿瘤预后的生物标志物。另一项研究收集了 168 例术前接受或不接受人表皮生长因子受体 2（HER2）靶向治疗的乳腺癌化疗患者的临床、数字病理学、基因组和转录组学资料（主要包括肿瘤突变和拷贝数、肿瘤增殖、免疫浸润和 T 细胞功能障碍及排斥等情况），通过整合上述信息构建了机器学习预测模型，以病理完全缓解作为预测终点，构建了机器学习算法，模型预测 *AUC-ROC* 可达 0.87。

除了疾病诊疗的预后，利用机器学习算法对出院后的再入院进行预测，也是研究热点之一。四川大学华西医院一个研究团队回顾性收集了 2009—2018 年出院的 13177 例重度抑郁症患者的电子病历数据，预测首次重度抑郁症住院后 30 天、60 天、90 天、180 天和 365 天内精神科再入院情况。该模型预测 30 天内再入院的精度最高，*AUC-ROC* 达到了 0.814（图 8-4-2）。同时，该研究通过事后可解释的算法，发现抑郁症严重程度、症状的复发、关键症状的组合、核心症状和身体症状的数量，以及年龄、性别、合并症、治疗模式、脉搏、收缩压等生命体征，都会影响再入院的风险。这一发现表明，使用这样的决策支持模型可以为临床医生提供有关患者精神科再入院风险的动态信息及导致再入院的具体特征，有助于患者出院前再入院风险评估，从而为临床治疗决策提供科学证据。

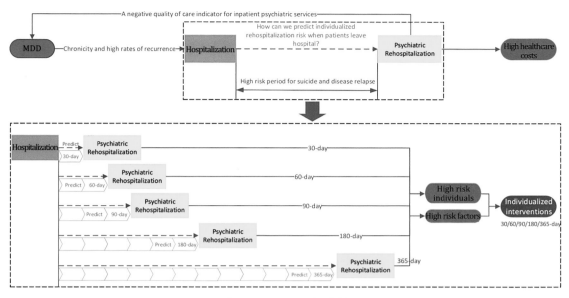

图 8-4-2　研究设计

资料来源：Zhu T, Jiang J, Hu Y, et al. Individualized prediction of psychiatric readmissions for patients with major depressive disorder: a 10-year retrospective cohort study[J]. Translational Psychiatry, 2022, 12(1): 170.

注：A negative quality of care indicator for inpatient psychiatric services，精神科住院患者服务的负面质量指标。MDD，重度抑郁症。Chronicity and high rates of recurrence，慢性疾病和高复发率。Hospitalization，再入院。How can we predict individualized rehospitalization risk when patients leave hospital？如何预测患者出院后的个性化再入院风险？Psychiatric Rehospitalization，精神病患者再入院。High healthcare Hospitalization costs，高昂的住院医疗费用。High risk period for suicide and disease relapse，自杀和疾病复发的高风险期。High risk individuals，高危人群。High risk factors，高危因素。Individualized interventions，个性化干预。

笔者收集了 2014 年中国西南某大型城市 515123 例 65 岁以上患者的医疗保险数据，发现这些患者中入院原因由高至低分别是慢性阻塞性肺疾病、高血压、脑卒中、糖尿病和缺血性心脏病。对于首次住院被诊断为慢性阻塞性肺疾病的患者，38.12% 的患者由于疾病复发而再入院，8.09% 的患者由于同时发生了慢性阻塞性肺疾病和肺源性心脏病而再入院。进一步对再入院时间进行分析，发现首次入院诊断为糖尿病和恶性肿瘤的患者发生再入院的时间最短。对于慢性阻塞性肺疾病、糖尿病和缺血性心脏病，男性及年龄 ≥ 75 岁的患者发生 50% 再入院的时间更短。笔者和合作者利用中国西南某大型城市的医疗保险数据，预测高花费慢性阻塞性肺疾病患者，最高预测 *AUC-ROC* 可达 0.842。该预测模型可以协助政策制定者、保险公司和医疗保健计划人员等识别潜在的高花费患者，提高医疗保险基金使用效率。另一项研究构建了一个基于互联网搜索索引和其他外部数据（如环境、天气、既往病情等信息）的监测系统，预测哮喘的入院情况，模型的最高预测 *AUC-ROC* 为 0.832。该模型可以帮助早期发现哮喘患者，并提前应对该病的卫生保健资源短缺问题。

五、自动化手术

临床数据支撑的自主手术机器人系统使得手术更加精准和安全。通过结合人工智能，医生可以进行远程手术，并利用虚拟现实技术来实时观察手术过程。同时，与当前的遥控机器人辅助手术（Remote Robot-assisted Surgery，RRAS）相比，自主手术机器人系统具有显著提高效率、安全性和一致性的潜力，其目的在于提供独立于个人经验和日常性能变化的标准手术解决方案。目前其应用于实际临床的案例较少，仍处于前沿探索阶段。

2017 年 10 月 30 日，美国 THINK Surgical 公司发布了一款主动自主、基于图像的机器人系统，能够通过基于图像的术前规划系统实现精确的全自动植入物放置。该系统允许外科医生以虚拟现实方式创建、查看和分析手术结果。

2022 年 2 月 8 日，THINK Surgical 宣布，哈肯萨克大学医学中心使用最新 TSolution One 机器人在东海岸完成了首例全膝关节置换术。TSolution One 全膝关节应用结合了两项独家创新，以推进全膝关节置换手术。该系统由一个 3D 术前计划工作站和一个主动机器人组成。术前计划工作站允许外科医生在虚拟环境中设计和准备患者独特的关节置换方案，在备选库中选择合适的植入物，并自动适配。在关节置换手术期间，该机器人根据外科医生的计划准备关节，提供植入物的精确放置。

2022 年 1 月 26 日，约翰·霍普金斯大学的一个研究团队设计的智能组织自动机器人（Smart Tissue Autonomous Robot，STAR）在猪的软组织上开展了首例无人指导下的腹腔镜手术，其手术结果显著优于进行相同操作的临床医生，相关研究以 *"Autonomous Robotic Laparoscopic Surgery for Intestinal Anastomosis"* 为题发表在 *Science Robotics* 上。在腹腔镜手术期间，猪的呼吸和其他组织运动会导致手术目标组织的运动，给手术增加很大困难。为此，研究人员开发了一种基于 CNN 和近红外摄像机反馈的机器学习算法来跟踪手术期间目标组织的运动。约翰·霍普金斯大学 Axel Krieger 表示，STAR 是一个新颖的控制系统，可以像外科医生一样实时调整手术计划。STAR 的特别之处在于，它是首个在软组织中自主规划、调整和执行手术计划的手术机器人系统，手术过程中人工干预最少。

六、基因组注释

高通量测序方法可为基因组研究生成 TB 级的数据。对这些数据的准确临床解释是理解个体差异的关键，同时可为精准临床决策支持铺平道路。然而，有关人类基因组的知识还在不断发展，仅通过传统方法很难将患者的基因组与已知病例和对照进行系统比较。

在研究基因组数据时，为了识别致病变异而注释遗传变异，特别是非编码变异十分重要。组合注释相关缺失（Combined Annotation Dependent Depletion，CADD）是一种设计用于注释编码变体和非编码变体的算法，并且已被证明优于其他注释算法。CADD 训练线性核支持向量机，以区分进化衍生的、可能良性的等位基因和模拟的、可能有害的变体。然而，支持向量机无法捕获特征之间的非线性关系，这会限制其性能。为解决这个问题，有研究团队基于深度神经网络，使用与 CADD 相同的特征集和训练数据来训练深度神经网络，其在注释致病性遗传变异上的性能远高于传统的 CADD。此外，Google 研究团队基于神经网络的方法将基因组变异调用任务转换为图像分类任务，开发出 DeepVariant 这一遗传变异识别工具，其性能优于当时最先进的工具。

（曾筱茜　王俊人　李春漾　孙雅婧）

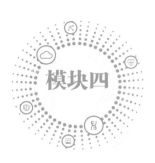

模块四　发展与展望

在本专题前三个模块中，我们深入探讨了临床数据决策支持的背景、临床数据的内涵、临床数据推动疾病诊疗决策及相关研究的案例，概述了临床数据决策支持领域的研究，同时也揭示了该领域的巨大潜力和挑战。下面，我们将就临床数据决策支持的未来发展方向，探讨未来可能的发展趋势，并提出一些关键科学问题和技术挑战，旨在引发读者的思考和讨论。

一、基于多模态数据整合的技术创新

随着信息化技术的进步与发展，可以预见临床数据决策支持将更加注重多模态数据的整合和智能化分析。人工智能、大模型、向量数据库等新兴技术可以更好地利用多模态数据进行数据挖掘，帮助临床医生更好地理解和利用海量的临床数据。同时，数据的跨平台整合和标准化也是关键，有助于实现不同数据源的互操作性和无缝集成。

二、个性化医疗和精准决策

临床数据决策支持的目标是为每个患者提供个性化的精准诊疗决策建议。基于临床大数据的分析，可以个性化地实现对患者的疾病风险预警、治疗方案推荐、健康促进建议等。

三、数据隐私保护

随着临床数据的广泛应用，数据隐私和安全保护成为不可忽视的问题。在未来的发展中，需要制定更加严格的数据隐私政策和安全标准，确保患者的个人隐私得到充分的保护。个人隐私的保护应不再局限于个人身份信息，而是要扩展到面部、声纹、指纹等生物层面上的隐私数据。

四、临床数据驱动临床决策带来的临床决策文化变革

临床数据驱动临床决策的广泛应用将对临床实践产生深远影响。临床医生需要适应数据驱动的临床决策模式，学会从数据中获取有用的信息并将其应用于实际临床决策中。此外，数据驱动算法也应朝着可解释性方向发展，加强临床数据驱动临床决策的可操作性。

五、医学伦理和社会问题

临床数据决策支持涉及许多医学伦理和社会问题，如数据所有权、数据使用的透明度和公平性等。在推动临床数据决策支持的发展过程中，需要考虑这些问题并加强相关法律法规的制定和完善，确保临床数据和基于数据开发的决策模型的合法使用和公正分配，并积极引导公众和医务工作者提高对其的认知，从而实现健康资源公平。

综上，临床数据通常在医务工作者指导和操作下采集，和其他数据类型相比，从聚焦疾病诊疗的角度来衡量，相对专业、客观，是健康医疗大数据价值挖掘的宝贵资源。基于临床大数据，打开多源数据融合的全新视角，将有助于健康医学领域的知识发现，提高辅助决策质效。

（曾筱茜　王俊人）

参考文献

1. Collins FS, Varmus H. A new initiative on precision medicine[J]. The New England Journal of Medicine, 2015, 372（9）: 793-795.

2. Ginsberg J, Mohebbi MH, Patel RS, et al. Detecting influenza epidemics using search engine query data [J]. Nature, 2009, 457（7232）: 1012-1014.

3. Artificial intelligence and machine learning (AI/ML)-enabled medical devices[EB/OL]. https://www.fda.gov/medical-devices/software-medical-device-samd/artificial-intelligence-and-machine-learning-aiml-enabled-medical-devices.

4. The role of clinical data and clinical data science[EB/OL]. https://www.propharmagroup.com/blog/clinical-data-and-clinical-data-science/.

5. Data resources in the health sciences[EB/OL]. https://guides.lib.uw.edu/hsl/data/findclin.

6. Tauxe W. A tumour through time[J]. Nature, 2015, 527（7578）: S102-S103.

7. 董青，董雪燕，李忠，等. 基于中医古籍探索乳腺癌认知源流 [J]. 北京中医药, 2019, 38（4）: 355-359.

8. Halsted WI. The results of operations for the cure of cancer of the breast performed at the Johns Hopkins Hospital from June, 1889, to January, 1894[J]. Annals of Surgery, 1894, 20（5）: 497-555.

9. Fisher B, Carbone P, Economou SG, et al. L-Phenylalanine mustard（L-PAM）in the management of primary breast cancer: a report of early findings[J]. The New England Journal of Medicine, 1975, 292（3）: 117-122.

10. Cole MP, Jones CTA, Todd IDH. A new anti-oestrogenic agent in late breast cancer: an early clinical appraisal of ICI46474[J]. British Journal of Cancer, 1971, 25（2）: 270-275.

11. Ward HWC. Anti-oestrogen therapy for breast cancer: a trial of tamoxifen at two dose levels[J]. British Medical Journal, 1973, 1（5844）: 13-14.

12. Hall JM, Lee MK, Newman B, et al. Linkage of early-onset familial breast cancer to chromosome 17q21[J]. Science, 1990, 250（4988）: 1684-1689.

13. Wooster R, Neuhausen SL, Mangion J, et al. Localization of a breast cancer susceptibility gene, BRCA2, to chromosome 13q12-13[J]. Science, 1994, 265（5181）: 2088-2090.

14. Perou CM, Sørlie T, Eisen MB, et al. Molecular portraits of human breast tumours[J]. Nature, 2000, 406（6797）: 747-752.

15. Fisher B, Jeong JH, Anderson S, et al. Twenty-five-year follow-up of a randomized trial comparing radical mastectomy, total mastectomy, and total mastectomy followed by irradiation[J]. The New England Journal of Medicine, 2002, 347（8）：567-575.

16. 国家卫生健康委员会. 乳腺癌诊疗指南（2022年版）[EB/OL]. [2023-06-13]. http://www.nhc. gov.cn/yzygj/s2911/202204/a0e67177df1f439898683e1333957c74/files/c001a73dfefc4ace889a1ea 6e0230865.pdf.

17. McKinney SM, Sieniek M, Godbole V, et al. International evaluation of an AI system for breast cancer screening[J]. Nature, 2020, 577（7788）：89-94.

18. 孟群，毕丹，张一鸣，等. 健康医疗大数据的发展现状与应用模式研究[J]. 中国卫生信息管理杂志，2016，13（6）：547-552.

19. Yu KH, Beam AL, Kohane IS. Artificial intelligence in healthcare[J]. Nature Biomedical Engineering, 2018, 2（10）：719-731.

20. Howard A, Hope W, Gerada A. ChatGPT and antimicrobial advice：the end of the consulting infection doctor？ [J]. The Lancet Infectious Diseases, 2023, 23（4）：405-406.

21. Sharma P, Parasa S. ChatGPT and large language models in gastroenterology[J]. Nature Reviews Gastroenterology & Hepatology, 2023, 20（8）：481-482.

22. Lee P, Bubeck S, Petro J. Benefits, limits, and risks of GPT-4 as an AI chatbot for medicine[J]. The New England Journal of Medicine, 2023, 388（13）：1233-1239.

23. Jiang LY, Liu XC, Nejatian NP, et al. Health system-scale language models are all-purpose prediction engines[J]. Nature, 2023, 619（7969）：357-362.

24. Ljubic B, Roychoudhury S, Cao XH, et al. Influence of medical domain knowledge on deep learning for Alzheimer's disease prediction[J]. Computer Methods and Programs in Biomedicine, 2020, 197：105765.

25. Liang H, Tsui BY, Ni H, et al. Evaluation and accurate diagnoses of pediatric diseases using artificial intelligence[J]. Nature Medicine, 2019, 25（3）：433-438.

26. Qiu JJ, Yin J, Qian W, et al. A novel multiresolution-statistical texture analysis architecture：radiomics-aided diagnosis of PDAC based on plain CT images[J]. IEEE Transactions on Medical Imaging, 2020, 40（1）：12-25.

27. Wang Y, Acs B, Robertson S, et al. Improved breast cancer histological grading using deep learning[J]. Annals of Oncology, 2022, 33（1）：89-98.

28. Lin S, Li Z, Fu B, et al. Feasibility of using deep learning to detect coronary artery disease based on facial photo[J]. European Heart Journal, 2020, 41（46）：4400-4411.

29. Kottlors J，Bratke G，Rauen P，et al. Feasibility of differential diagnosis based on imaging patterns using a large language model[J]. Radiology，2023，308（1）：e231167.

30. Zeng X，McMahon GM，Brunelli SM，et al. Incidence，outcomes，and comparisons across definitions of AKI in hospitalized individuals[J]. Clinical Journal of the American Society of Nephrology，2014，9（1）：12-20.

31. Zhou Y，Huang H，Yan X，et al. Glycated haemoglobin A1c variability score elicits kidney function decline in Chinese people living with type 2 diabetes[J]. Journal of Clinical Medicine，2022，11（22）：6692.

32. Gilbert T，Neuburger J，Kraindler J，et al. Development and validation of a hospital frailty risk score focusing on older people in acute care settings using electronic hospital records：an observational study[J]. The Lancet，2018，391（10132）：1775-1782.

33. Artzi NS，Shilo S，Hadar E，et al. Prediction of gestational diabetes based on nationwide electronic health records[J]. Nature Medicine，2020，26（1）：71-76.

34. Ying J，Wang J，Ying Z，et al. Exploring the relationship between post-contrast acute kidney injury and different baseline creatinine standards：a retrospective cohort study[J]. Frontiers in Endocrinology，2023，13：1042312.

35. Luo J，Lan L，Huang S，et al. Real-time prediction of organ failures in patients with acute pancreatitis using longitudinal irregular data[J]. Journal of Biomedical Informatics，2023，139：104310.

36. Lauritsen SM，Kristensen M，Olsen MV，et al. Explainable artificial intelligence model to predict acute critical illness from electronic health records[J]. Nature Communications，2020，11（1）：3852.

37. Qiu Y，Wang J，Zhao J，et al. Association between blood flow pattern and rupture risk of abdominal aortic aneurysm based on computational fluid dynamics[J]. European Journal of Vascular and Endovascular Surgery，2022，64（2-3）：155-164.

38. Shi X，He J，Lin M，et al. Comparative effectiveness of team-based care with and without a clinical decision support system for diabetes management：a cluster randomized trial[J]. Annals of Internal Medicine，2023，176（1）：49-58.

39. Chen J，Sun L，Guo C，et al. A data-driven framework of typical treatment process extraction and evaluation[J]. Journal of Biomedical Informatics，2018，83：178-195.

40. Lan L，Guo Q，Zhang Z，et al. Classification of infected necrotizing pancreatitis for surgery within or beyond 4 weeks using machine learning[J]. Frontiers in Bioengineering and Biotechnology，

2020，8：541.

41. Vanguri RS, Luo J, Aukerman AT, et al. Multimodal integration of radiology, pathology and genomics for prediction of response to PD-（L）1 blockade in patients with non-small cell lung cancer[J]. Nature Cancer, 2022, 3（10）：1151-1164.

42. Zhu T, Jiang J, Hu Y, et al. Individualized prediction of psychiatric readmissions for patients with major depressive disorder：a 10-year retrospective cohort study[J]. Translational Psychiatry, 2022, 12（1）：170.

43. Lan L, Chen F, Luo J, et al. Prediction of intensive care unit admission（>24h）after surgery in elective noncardiac surgical patients using machine learning algorithms[J]. Digital Health, 2022, 8：20552076221110543.

44. Courtiol P, Maussion C, Moarii M, et al. Deep learning-based classification of mesothelioma improves prediction of patient outcome[J]. Nature Medicine, 2019, 25（10）：1519-1525.

45. Liow MHL, Chin PL, Pang HN, et al. THINK surgical TSolution-One®（Robodoc）total knee arthroplasty[J]. Sicot-J, 2017, 3：63.

46. Saeidi H, Opfermann JD, Kam M, et al. Autonomous robotic laparoscopic surgery for intestinal anastomosis[J]. Science Robotics, 2022, 7（62）：eabj2908.

47. Yu KH, Snyder M. Omics profiling in precision oncology[J]. Molecular & Cellular Proteomics, 2016, 15（8）：2525-2536.

48. Quang D, Chen Y, Xie X. DANN：a deep learning approach for annotating the pathogenicity of genetic variants[J]. Bioinformatics, 2014, 31（5）：761-763.

49. Poplin R, Chang PC, Alexander D, et al. A universal SNP and small-indel variant caller using deep neural networks[J]. Nature Biotechnology, 2018, 36（10）：983-987.

50. Forrest IS, Petrazzini BO, Duffy Á, et al. A machine learning model identifies patients in need of autoimmune disease testing using electronic health records[J]. Nature Communication, 2023, 14（1）：2385.

51. Forrest IS, Petrazzini BO, Duffy Á, et al. Machine learning-based marker for coronary artery disease：derivation and validation in two longitudinal cohorts[J]. Lancet, 2023, 401（10372）：215-225.

52. Gao XR, Chiariglione M, Qin K, et al. Explainable machine learning aggregates polygenic risk scores and electronic health records for Alzheimer's disease prediction[J]. Scitific Reports, 2023, 13（1）：450.

53. Li CY, Yu HP, Sun YJ, et al. Identification of the hub genes in gastric cancer through weighted

gene co-expression network analysis[J]. Peer J, 2021, 9: e10682.

54. Zeng XX, Li CY, Li Y, et al. A network-based variable selection approach for identification of modules and biomarker genes associated with end-stage kidney disease[J]. Nephrology（Carlton）, 2020, 25（10）: 775-784.

55. Li CY, Zeng XX, Yu HP, et al. Identification of hub genes with diagnostic values in pancreatic cancer by bioinformatics analyses and supervised learning methods[J]. World Journal of Surgical Oncology, 2018, 16（1）: 223.

56. Li CY, Hong HG, Ying ZY, et al. Comorbid conditions related to readmissions of Chinese older patients[J]. Chinese Medical Journal（English）, 2022, 135（6）: 741-743.

57. Luo L, Li JL, Lian SH, et al. Using machine learning approaches to predict high-cost chronic obstructive pulmonary disease patients in China[J]. Health Informatics Journal, 2020, 26（3）: 1577-1598.

58. Luo L, Liao CC, Zhang FY, et al. Applicability of internet search index for asthma admission forecast using machine learning [J]. International Journal of Health Planning and Management, 2018 , 33（3）: 723-732.

59. Chen RJ, Lu MY, Williamson DFK, et al. Pan-cancer integrative histology-genomic analysis via multimodal deep learning[J]. Cancer Cell, 2022, 40（8）: 865-878.

60. Sammut SJ, Crispin-Ortuzar M, Chin SF, et al. Multi-omic machine learning predictor of breast cancer therapy response[J]. Nature, 2022, 601（7894）: 623-629.

61. Meijers-Heijboer H, van Geel B, van Putten WLJ, et al. Breast cancer after prophylactic bilateral mastectomy in women with a BRCA1 or BRCA2 mutation[J]. The New England Journal of Medicine, 2001, 345（3）: 159-164.

62. McKinney SM, Sieniek M, Godbole V, et al. International evaluation of an AI system for breast cancer screening[J]. Nature, 2020, 577（7788）: 89-94.

专题九

多源时空
健康大数据

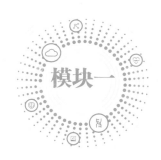

模块一 多源时空健康大数据的定义与分类

多源时空健康大数据是近几年随着数字浪潮和信息现代化而出现的新名词，其涵盖范围广泛，可贯穿人的整个生命周期。广义上讲，多源时空健康大数据既包括个体健康数据，又涉及医药服务、疾病防控、健康保障和食品安全、环境地理测量等多方面数据。狭义上讲，多源时空健康大数据则主要指医疗健康大数据，即医疗卫生体系下的各级医疗机构、卫生服务机构、医疗监管机构、医疗卫生服务人员、医疗卫生服务对象等产生和存储的大数据。这些数据经过信息技术的整合，最终被用于提高健康服务等。我国以提高健康服务等为目的的医疗健康大数据的发展可以追溯至 2009 年，当时，新一轮医改政策的推动促使电子病历系统等医药卫生信息化工具开始在医疗领域广泛应用。这些信息化工具的引入，成为改善医患矛盾、提高医疗服务效率及助力患者自我健康管理的重要途径。

多源时空健康大数据除了具有大数据的共有特征（海量、多样、快速等），还具有医疗领域的独有特征，如多源性时序性、高度隐私性和不完整性。多源时空健康大数据的多源性体现在，医疗行业所产生的信息除了传统的结构化数据，还包括大量的传统非结构化数据，如医务人员手写的便条、笔记，费用登记记录，纸质处方，超声、X 线、CT、MRI 等图像资料，以及新生的非结构化数据，如基因数据、社交媒体记录等。此外，一些本身与健康无关但可能影响健康的其他数据，如人口管理数据、运营商位置数据、空气污染数据、地理数据等，也在实践过程中成为健康相关研究的重要数据源。多源时空健康大数据往往具有时序特点，包含患者的历史健康记录和治疗过程，通过对时序数据的分析，可以揭示疾病的发展变化趋势，预测患者未来的健康状态，为医疗决策提供更加准确的依据。电子病历、电子健康档案包含患者的多项信息，这些信息的泄露会对患者的生活造成严重的影响，特别是一些敏感性疾病、患者的基因测序信息等，因此多源时空健康大数据具有高度隐私性。多源时空健康大数据的重要价值在于对不同来源的数据进行整合和专业化处理、再利用，解决单个数据源中信息缺失和维度缺失（即不完整性）的问题，实现数据孤岛的连接。多源时空健康大数据的整合再利用对于身体状况监测、疾病预防和健康趋势分析都具有积极的意义。

此外，需要特别强调的是，由于疾病的发生发展是一个连续的过程，能反映时序性（即各事件／特征发生的前后顺序）的数据资源在医疗健康相关研究中发挥了重要作用。因此，在进行多源数据整理、再利用的过程中，对数据库记录事件进行尽可能精确的时间标注，是形成高质量数据资源的核心内容之一。

二、多源时空健康大数据的分类

根据不同的来源，多源时空健康大数据主要分为以下几类，见表 9-1-1。

表 9-1-1　多源时空健康大数据分类

种　类	获取来源	实　例
临床大数据	病历资料	电子病历系统（HER/EMR）等
	影像学资料	MRI 图像、PET 图像等
	医学检验资料	血尿生化检测、肿瘤标志物检测等
	医院管理档案	住院统计年报等
生物大数据	实验室	基因组学、转录组学等生物组学数据
	公共生物医学数据库	GenBank、EBI、Uni-Prot 等
政府机构数据	医保系统	全球医疗保险数据库（GHED）
	死亡登记系统	国家健康支出数据库（NHEA）
	基本公共卫生服务系统	中国传染病网络直报系统
运营大数据	商业医疗保险机构的理赔数据	United Health Group
	药企的研发数据	医保信用研究数据库（HCUP）
	药店的销售数据	维塔尔综合数据资源库
可穿戴设备采集的健康数据	生命体征数据	Apple HealthKit、Fitbit、Garmin Connect、Samsung Health
	运动量及运动轨迹数据	
	睡眠情况数据	
环境数据	气象数据	美国国家海洋和大气管理局（NOAA）数据
	空气质量数据	美国环境保护局（EPA）数据
	水质数据	欧洲环境局（EEA）数据
	地理数据	中国气象局数据
	生态数据	世界银行数据
	土壤数据	

（一）临床大数据

目前临床大数据仍是多源时空健康大数据的主要来源。经过多年的信息化建设，各级医院基本实现了医疗信息化，配置了医院信息系统，其中包括电子病历系统、实验室信息系统、医学影像存档与通信系统、放射信息管理系统、临床决策支持系统等，收集了大量疾病相关信息。

（二）生物大数据

生物大数据指从生物医学实验室、临床领域和公共卫生领域获得的基因组学、转录组学、实验胚胎学、代谢组学等研究数据。这些数据对于理解遗传标记与疾病之间的因果关系非常有价值，同时也为推动精准医学的发展提供了重要支持。

（三）政府机构数据

政府机构数据包括由国家及地方各级卫生健康行政部门收集管控的医保系统、死亡登记系统，以及由疾病预防控制机构、城市社区卫生服务中心、乡镇卫生院等基本医疗卫生机构共同构成的基本公共卫生服务系统所收集的信息，如中国传染病网络直报系统收集的信息。

（四）运营大数据

运营大数据指各类医疗机构、社保中心、商业医疗保险机构、药企、药店等在运营过程中产生的数据，包括不同病种治疗成本与报销数据，成本核算数据，医药、耗材、器械采购与管理数据，药品研发数据，产品流通数据等。

（五）可穿戴设备采集的健康数据

随着移动互联网的飞速发展和可穿戴设备的普及，各种健康设备通过云端的方式收集用户的生命体征信息，如心电数据、血氧浓度、呼吸数据、血压、体温、脉搏、运动量等。

（六）环境数据

环境数据包括气象数据和地理数据等，能够为研究健康与环境之间的关系提供更全面的视角。气象数据涉及温度、湿度、降雨量、风速等气候和天气情况信息，可帮助我们了解气候对疾病传播、季节性疾病和健康状况的影响；而地理数据则包括地理位置和地理特征的数据，通过结合健康数据进行分析，能够揭示地理区域与健康状况之间的关联。

　　除此之外，有关健康的网络搜索数据、网络分享数据也都是多源时空健康大数据的来源。

（宋欢　侯璨　张健）

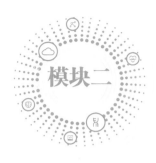

模块二 多源时空健康大数据挖掘的方法学简介

一、多源时空健康大数据的挖掘方法

多源时空健康大数据的挖掘指从大量不完整的、随机且包含噪声的不同类型的多源时空健康大数据中提取隐藏的、不易发现的，但又有价值的信息的探索过程，挖掘出的信息具有未知、有效和实用的特点。与传统的医疗数据挖掘类似，按照目的划分，多源时空健康大数据的挖掘同样可以分为描述性挖掘和预测性挖掘两大类，下面将分别对它们的概念及涉及的主要方法进行简单的介绍。

（一）描述性挖掘

描述性挖掘是对现有数据进行"描述"的过程，通过构建交叉表、计算频率和相关系数、聚类分析等方式将原始数据转化为人类可解释的信息形式。这些方法可以挖掘出数据的规律性并揭示数据内在的模式，从而将原始数据总结并转化为用于报告和监测的数据格式。在描述性挖掘中，常用的方法包括相关性分析和聚类分析两大类。相关性分析用于研究变量之间的相关性，通过传统统计学方法如 Pearson 相关、Spearman 秩相关、卡方检验、逻辑回归、生存分析等来探索变量间的关联性。此外，关联规则学习算法如 Apriori、FP-Growth 和 Eclat 等也越来越多地应用于多源时空健康大数据的描述性挖掘中，用于挖掘数据中的频繁项集和关联规则。而聚类分析则着重于将相似的对象分成不同子集，以寻找样本中共同特征为目标。K 均值算法是聚类算法中最为经典和具代表性的算法，被广泛应用于基于健康大数据的疾病亚型挖掘等领域。此外，其他聚类算法如 DBSCAN、近邻传播、层次聚类等也在健康大数据的描述性挖掘中有着广泛的应用。

（二）预测性挖掘

预测性挖掘是基于现有数据中的变量构建模型，以预测未来事件或多个数据，或者数据在未来时间点上可能呈现的趋势。在多源时空健康大数据的预测性挖掘中，常用的方法包括回归、分类，以及时序建模。回归是一种预测连续型变量的方法，它通过建立变量之间的数学关系来预测未来的数值。分类则是预测分类变量的方法，用于将数据分为不同的类别。时序建模专注于对时序数据的预测，如预测未来的趋势、周期性或季节性。

在多源时空健康大数据的预测性挖掘中，机器学习算法中的监督学习得到广泛应用，然而，由于多源时空健康大数据具有超大规模性、多样性、冗余性等特点，部分传统监督学习（如支持向量机、逻辑回归等）可能不再适用，或处理复杂结构数据时面临较大的困难。为此，集成学习和深度学习等新兴算法因其高效、灵活、适用范围广等特性，逐渐成为多源时空健康大数据预测性挖掘的主流算法。

集成学习是训练多个学习器，并通过一定的方法将它们结合起来的一种机器学习算法。随机森林与XGBoost是集成学习的代表，可以用于分类和回归任务。随机森林使用多个分类决策树作为弱分类器，而XGBoost在构建每个决策树时则通过对之前所有树的预测结果与标签值之间的残差进行拟合，使每个决策树相互关联。

深度学习是机器学习领域的新研究方向，其特点是引入更多神经元和复杂的连接层，并使用更强大的计算能力学习样本数据的内在规律和表示层次。深度学习在高维度复杂数据（如图像、文字、语音等）的处理和建模上取得了显著的效果。与传统机器学习不同，深度学习可以实现对多模态数据的端到端学习。例如，基于临床信息、影像学数据和电子医疗记录构建预测模型时，如使用传统机器学习算法，则需要使用多种算法模块分别对三种类型的数据进行独立建模，并以各个模型的预测值作为输入训练元模型，得到最终的预测值。而在深度学习中，则可以分别采用DNN、CNN和RNN对上述数据进行降维或特征提取，并最终基于提取的特征进行预测。以上步骤在深度学习中可以在一个模型内实现，预测值与真实值的误差会在模型中的每一层传递，并根据误差值调整每一层网络中的参数值，直至模型达到预期的效果。

二、多源时空健康大数据挖掘中常用的医学研究设计与研究中常见的偏倚因素

想要从海量的多源时空健康大数据中挖掘出有价值的信息，除了依赖灵活运用各类算法和统计学方法，更需要根据多源时空健康大数据的来源和研究目的制定合理且严谨的医学研究设计方案。

（一）常用的医学研究设计

常用于多源时空健康大数据挖掘的医学研究设计主要包括描述性研究、病例对照研究和队列研究三大类。

1. 描述性研究

描述性研究的主要目的是描述和揭示现象或事件的特征、分布、频率、趋势等情况，而不是探索其背后的原因或建立因果关系。这类研究通常聚焦对观察对象进行系统性的描述，以获取有关特定现象的全面和准确的信息。描述性研究主要用于探索研究问题，并提供对现象或事件的概括和了解。

描述性研究可以采用多种方法进行数据收集，如问卷调查、观察、访谈、文献分析等。常见的描述性研究包括人口统计学研究（如人口普查）、流行病学调查（描述疾病在特定人群中的分布和频率）、社会调查（描述特定人群的态度、信念和行为）、市场调查（描述产品或服务的受众和需求）等。描述性研究的结果通常以数量和质性数据的形式呈现，通过统计分析和图表展示现象或事件的特点和分布等。这样的研究为制定健康政策、规划和决策提供了重要的参考依据，并为其他类型的研究提供了基础数据。然而，由于描述性研究没有深入探索原因和建立因果关系，其结论的解释性有限，不能用于直接指导干预措施。因此，在实施研究时，研究者需要根据具体问题的需要，选择适合的研究设计，以获取最有用的信息。

2. 病例对照研究

病例对照研究是一种回顾性研究方法，用于比较患有某病的病例组与未患病的对照组之间所研究因素暴露比例的差异，以分析所研究因素是否与该病存在关联。病例对照研究可分为非匹配病例对照研究和匹配病例对照研究。此外，还有其他衍生类型，如巢式病例对照研究、病例－队列研究、病例－病例研究及病例交叉研究等。研究的基本原理是以已经确诊患有某特定疾病的一组病例作为病例组，以未患有该病的一组人群作为对照组，搜集研究对象的既往病史、实验室检查、可能的暴露因素等数据，然后通过统计学检验，比较病例组与对照组各因素暴露比例的差异是否有统计学意义，从而判断某个或某些暴露因素是否为该病的危险因素或保护因素。

病例对照研究在医学和流行病学领域广泛应用，特别适用于罕见病或长潜伏期疾病的研究。通过这种研究方法，可以探索潜在的危险因素，帮助揭示疾病发生的机制，并为预防和治疗提供重要的科学依据。然而，病例对照研究也有其局限性，如回顾性数据的局限性和可能的回忆偏倚等，因此在设计和实施研究时需要仔细考虑，并结合其他研究方法来验证研究结果。

3. 队列研究

队列研究是一种观察性研究方法，用于研究是否暴露于某危险因素或不同暴露程度的个体或群体，在结局频率上是否存在差异，并进一步判断暴露因素与结局之间的关联性和关联性的大小。在队列研究中，暴露指研究对象接触过某种待研究的物质、具有某种研究的特征或行为，是研究需要探讨的因素。这种暴露因素可以是有害的，也可以是有益的。例如，在研究吸烟是否增加患肺癌风险的队列研究中，吸烟是暴露因素；而在研究吃蔬菜是否降低患心血管疾病风险的队列研究中，吃蔬菜是暴露因素。

队列研究还可以进一步分为多种类型，如根据不同特定条件分为出生队列研究和暴露队列研究。出生队列包括在某特定时期出生的一群人，研究者从他们的出生开始进行观察，随着时间的推移，收集他们暴露和结局的信息，基于暴露情况进行分组并进一步分析。而暴露队列则包括可能具有某种共同暴露因素或特征的一群人，研究者选择这群人并对其进行长期的观察，基于是否暴露将其分为两组（暴露组和非暴露组），以研究暴露因素与结局之间的关联。此外，根据研究对象进入队列和终止观察时间的不同，队列研究还分为前瞻性队列研究、历史性队列研究和双向性队列研究，如图 9-2-1 所示。

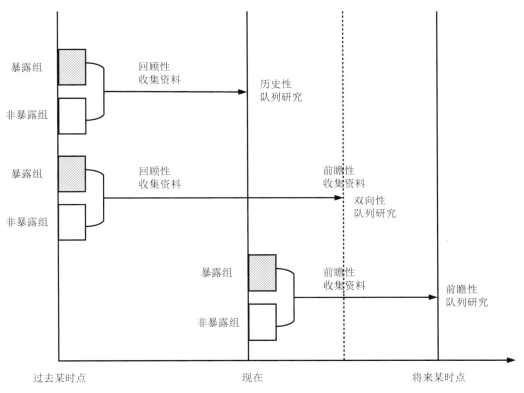

图 9-2-1　队列研究类型示意图

前瞻性队列研究：研究对象在研究开始时没有患病或未发生结局，研究者对其进行长期观察，记录暴露和结局的发生情况。历史性队列研究：研究者回顾性收集历史上已存在的暴露和结局信息，观察先有暴露后有结局发生的情况，这种类型只是在研究开始时已收集到暴露和结局的信息，所以称为"历史性"，但从其观察结局发生的方向看，仍是前瞻性的。双向性队列研究则结合前瞻性队列研究和历史性队列研究的方法，对研究对象进行长期观察，并收集过去的暴露和未来的结局信息。

队列研究的优势在于可以检测暴露因素与结局之间的时序关系，并且允许评估因果关系。然而，队列研究也面临着较长时间的观察期和高成本的挑战，需要精心设计和有效管理。通过正确选择队列类型和合理控制偏倚，队列研究可以提供有价值的流行病学信息和临床证据，为健康政策制定和疾病预防控制提供科学支持。

以上是多源时空健康大数据挖掘中常用的医学研究设计方法。在实际运用中，研究者需要根据研究目的、人群特点、数据来源等因素，选择最合适的研究设计，使用合理的统计分析方法和数据挖掘算法，并对分析结果进行展示与解释，得出相关结论。

（二）研究中常见的偏倚因素

研究中会不可避免地受到有关偏倚（或称偏差）的影响，并且这些偏倚会在研究的不同阶段和环节出现，从而影响研究结果的真实性。为了确保研究结果的高质量和高水平，减少偏倚的影响，研究者需要认识和了解可能导致偏倚的因素，并采取相应的措施来防止偏倚的产生。

1. 偏倚的定义

偏倚指在研究中可能导致结果不准确或失真的系统性误差。这种误差可能在研究设计、数据收集、分析和解释过程中产生，导致研究结果偏离真实情况。偏倚可能影响研究的内部有效性（即研究结果在研究人群内的适用性和准确性）和外部有效性（即研究结果在其他群体或环境中的适用性和推广性）。

2. 产生偏倚的原因和类型

偏倚可由很多原因引起，也可以出现在研究的各个阶段，可由研究者或研究对象的主观原因所致，也可由某些尚未了解而未予以重视的因素引起。偏倚按其在临床科研过程中出现的阶段，可归纳为三种主要类型：选择偏倚（Selection Bias），主要发生在研究样本招募的初始阶段；测量偏倚（Measurement Bias），发生在研究样本观察过程中；混杂偏倚（Confounding Bias），存在于研究的所有阶段，是研究设计与结果分析需要主要考量和解决的问题之一。

（1）选择偏倚是一种常见的偏倚类型，指研究中样本选择的不随机性或不代表性导致的偏倚。当样本的选择方式与总体或群体的特征不一致时，研究结果可能无法准确地反映总体情况，从而导致对研究结论的错误推断。选择偏倚可能发生在研究的样本招募过程中，可分为组成成员偏倚和诊断信息偏倚。如果样本的选择不是随机的，或者样本是基于某种特定标准而选择的，这些样本可能不能代表总体的多样性，导致结果的真实性受到影响。举例来说，假设一项研究旨在调查某种药物对特定疾病的治疗效果，而研究者只选择了病情轻的患者来参与研究，在这种情况下，由于样本不包括病情较为严重的患者，研究结果可能无法准确反映药物在所有患者群体中的疗效，而只能得出对轻度病情患者是否有效的结论。

为了尽量避免选择偏倚，研究者在样本选择时应该采用随机抽样的方法，以确保样本的代表性。此外，研究者还可以采取其他控制措施，如配对设计或使用随机分组的方法，来降低选择偏倚的可能性，从而保证研究结果的准确性和推广性。

（2）测量偏倚指在研究中由于测量工具或方法的问题导致研究结果与实际情况存在偏差的情况。测量偏倚可能发生在研究样本的数据收集过程，可能是由于测量工具的不准确性、主观性或不全面性，或者由于研究者测量操作的不一致性，或者由于测量过程中其他影响，如问卷调查中受访者的主观回答、医学观察中对疾病症状的判断、实验中测量仪器未校准导致的偏倚等。测量偏倚包括疑诊偏倚和沾染性偏倚。疑诊偏倚指在诊断或评估过程中由于对疾病存在的怀疑而导致的偏倚。例如，在临床诊断中，如果医生对患者有特定的疾病怀疑，可能会倾向于更多地进行相关测试，从而导致疾病的诊断率提高，出现疑诊偏倚。沾染性偏倚则指在研究过程中，干预组和对照组之间存在信息交流或共享的情况，从而影响了干预效果的评估。

为了减少测量偏倚的影响，研究者需要选择准确可靠的测量工具，并对测量者进行严格的标准化操作训练，以确保数据的准确性。此外，还可以采用多种测量方法相互印证，或进行灵敏度分析来评估测量偏倚的可能影响，并进行相应的修正和调整，以确保研究结果的可信度和有效性。

（3）混杂偏倚简称混杂，指在研究中未考虑到其他未被关注的因素，导致研究结果与主要研究因素之间的关系受到其他未被关注因素的干扰，从而产生了错误的结论。混杂因素的特征是可同时影响主要研究因素与研究结果的发生，因此使得研究结果无法准确地反映主要研究因素对研究结果的影响。举例来说，假设有一项研究旨在探讨某种药物对心血管疾病的疗效，研究者将患者随机分成接受该药物治疗和接受安慰剂治疗两组，并进行了一段时间的观察。然而，在观察期间，研究者未考虑患者的饮食习惯和生活方式对心血管健康的影响，这些因素可能同时与药物治疗和心血管疾病的结果相关。如果某组患者恰好有更健康的饮食习惯和生活方式，导致心血管疾病的发展较少，那么研究结果可能会错误地认为该药物治疗有效，而实际上这种效果可能是由混杂因素——饮食习惯和生活方式引起的。在这个例子中，未考虑饮食习惯和生活方式这两个混杂因素可能导致的混杂偏倚，使得药物治疗的效果被错误地估计，从而影响了对药物治疗的准确评估。

为了避免混杂偏倚的影响，研究者需要在研究设计和数据分析中充分考虑和控制可能的混杂因素，以确保研究结果的可靠性和有效性。

3. 防控偏倚的策略

偏倚可能在研究的全过程中产生，如果不加以防控，可能导致整个研究结果偏离真实情况，从而影响其应用价值。因此，应充分认识各类偏倚的特点，并采取针对性的防控措施，以将其对研究结果的影响最小化，力求最终结果的真实可靠。

在研究设计阶段，选择合适的设计方案非常重要，确保组成具有良好可比性的观察组和对照组，是防控偏倚的关键步骤。例如，队列研究可以通过严格的纳入标准和配对队列组成等方式增加可比性。而回顾性的病例对照研究则需要合理选择对象和进行配对，确保数据收集完整可靠，并采用正确的统计分析方法，从而限制偏倚因素的影响，或通过分析将混杂因素显示出来。

严格限制的纳入标准也是一种常用的防控偏倚的方法。将纳入研究的对象明确地限制在某一特定范围内，特别要注意对最终结果影响较大的一些重要因素，如年龄、性别、病程、病情、文化程度等。这样的限制可以明显减少观察组和对照组之间的差异，限制和消除偏倚的影响。然而，需要注意的是，这种严格限制可能使观察的结果只能代表某一特定人群，而不能反映不同病情患者的整体情况。

在数据收集和结果评估过程中，盲法是最有效的防控偏倚的方法。通过单盲或双盲设计，确保研究者和被观察调查者对观察组和对照组的信息不知晓，可以减少主观偏倚的影响。匹配是病例对照研究和队列研究中最常用的方法。按照某些相关因素，如性别、年龄、病情等，选择具有相同特点的观察组和对照组，可以减少混杂因素的影响。分层抽样和分层分析也是控制偏倚的重要手段：在研究初期，采用分层随机化可以使观察组和对照组的组成更加相似，有效防止选择偏倚；在统计分析阶段，分层分析则可以显示不同临床特点对象的真实效果，同时发现重要的混杂因素。标准化法则指在数据分析阶段，通过平衡比较组之间的重要因素（如年龄、性别）分布，对观察值进行调整以达到组间可比状态的方法。

通过采取以上防控偏倚的方法，研究者可以尽可能减少外部因素对研究结果的影响，确保研究结果的可靠性和有效性。同时，在数据分析和结论阐述时，也要明确提及是否采取了相应的防控措施，增加研究的透明度和可信度。

（宋欢　侯璨　张健）

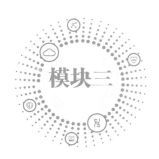

模块三　多源时空健康大数据挖掘在医疗健康领域的应用

近年来，医学信息化和人工智能技术的飞速发展使得多源时空健康大数据挖掘在医疗健康领域的应用不断深化，特别是在解决临床问题，如临床辅助决策、精准医学、全程健康管理及流行病学监测等方面。

一、临床辅助决策

临床辅助决策是利用多源时空健康大数据和人工智能技术构建的 CDSS，对医生在临床诊疗过程中的决策行为进行辅助。20 世纪 70 年代中期，世界上第一个 CDSS 由美国斯坦福大学初步开发完成。其在我国的发展相对滞后，仅有针对少数单病种的临床诊断决策系统和单纯的合理用药系统、处方点评系统等。迄今为止，国内外已报道的 CDSS 常见的应用功能集中在辅助诊断、影像识别与解释、治疗方案规划与评估、医嘱输入与电子处方等方面。其中，针对单病种的辅助诊断系统包括基于"医疗大数据 + 人工智能"技术构建的 CDSS+ 多学科诊疗（Multi-disciplinary Team，MDT）联合平台——肝胆肿瘤智能化诊疗平台、川崎病辅助决策系统、偏头痛和紧张型头痛临床决策支持系统等。影像识别与解释系统是基于患者影像数据，识别病灶并进行可能的疾病预测，可辅助影像科医生进行影像分析，从而提高工作效率，如基于深度学习技术的新型冠状病毒感染预警系统和基于超声的妊娠早期诊断智能扫描辅助系统。

CDSS 目前接入的医疗数据还不全面，针对医疗数据安全性的保障措施还需要进一步加强，未来仍需从临床使用、系统技术和医疗数据三个关键的方面来优化 CDSS，使其决策方案在真实世界中的实用性更高，为临床诊疗提供有理论和数据支撑的建议，辅助临床医生提高综合能力，进而实现高质量和安全的临床诊疗。

二、精准医学

精准医学已成为医学科学的发展趋势，代表着临床实践的未来方向，融合了生命科学、临床医学和信息技术，是现代医学的前沿领域之一，已被我国科技部列为"十三五"健康保障发展问题研究的重大专项之一。美国国立卫生研究院将"精准医学"定义为一种建立在了解个体基因、环境及生活方式基础上的新兴疾病治疗和预防方法。我国精准医学战略专家组詹启敏院士将其概念进一步细化为应用现代遗传技术、分子影像技术、生物信息分析技术，结合患者生活环境和临床数据，实现精准的疾病分类和诊断，制定个性化的预防治疗方案。

多源时空健康大数据驱动下的精准医学的价值主要体现在对疾病的精准预测和预防、精准诊疗和精准预后评估。健康大数据和人工智能技术的深度学习算法在传染病、恶性肿瘤和慢性疾病诊治等方面发挥着重要作用，可以实现对患病风险、治疗效果和预后的精准预测和预防。结合个体健康和疾病信息，精准医学能够筛选出高特异度的疾病标志物，实现分子层面的精准诊断。早在 2005 年，美国就启动肿瘤全基因组图谱项目，针对覆盖 33 种最常见肿瘤的 11000 多个样本进行基因测序后，综合分析肿瘤基因组学、蛋白质组学、表观遗传、临床数据，找到 300 余种致癌基因，并根据分子特征绘制出泛癌症图谱，其被称为"人类癌症研究的谷歌地图"。随后精准治疗也从以往对疾病的对症治疗模式转向对因治疗，但诊疗靶点的探测与验证仍是精准医学的瓶颈。通过整合临床诊疗记录、医学影像和基因信息等多维数据，多源时空健康大数据平台能够全面快速地进行数据分析和挖掘，实现精准的预后预测。

三、全程健康管理

对健康的认识在医疗领域发生了转变，从关注患病后的治疗逐渐转向强调全程健康管理。疾病预防成为重要的健康目标，旨在消除和减轻疾病对生活质量的影响，而传统的疾病预防受限于样本和数据，无法全面探索潜在的危险因素。然而，随着健康大数据的快速发展，多源时空健康大数据的积累为疾病预防、管理提供了新的前景。

多源时空健康大数据的发展使得对疾病危险因素的研究在广度和深度上取得了显著进展。通过整合空气质量监测数据、传统的健康数据（如电子病历和纸质病历）和移动健康技术的动态监测数据（个体的生命体征、饮食、睡眠、锻炼习惯、生活方式等信息）等多源时空数据，研究者可以更全面、广泛地探索疾病危险因素，有助于高危群体的识别和进一步防控，实现更精准的疾病预防。新型可穿戴设备可实时监测人体的重要生理信号和活动，有助于个体化地监测早期疾病的发生发展，如 Apple Watch 的移动脉率心房颤动提示软件，可通过分析脉搏率数据来识别不规则心律的发作并告知用户可能患有心房颤动。英国生物银行是由英国政府建立的世界上最大的队列样本库，总计招募超过 50 万名志愿者，并通过与多个英国国家卫生数据库的链接，实现对志愿者健康状况的长期跟踪随访，为研究者提供了丰富且宝贵的研究数据和样本，有助于对人类疾病病因的理解、提高人类生活质量。四川大学某研究团队基于该数据库，利用疾病轨迹分析的研究方法，全面评估了罹患抑郁症个体的近期、远期不良健康结局。该研究最终发现了三个与抑郁症相关的主要疾病集群，并揭示抑郁症导致的心血管与代谢系统改变、慢性炎症状态和烟草滥用可能是引起抑郁症患者整体健康状况下降的关键通路，针对这些关键通路采取相应的干预措施，可能会提高抑郁症患者的生活质量并降低相应的死亡风险。

四、流行病学监测

流行病学监测又称疾病监测，是长期、连续地收集、核对、分析疾病的动态分布和影响因素，并及时上报和反馈信息，及时采取干预措施以预防和控制疾病流行的一种手段。从 20 世纪 40 年代末开始，美国疾病预防控制中心就开展了系统的疾病监测工作，随后全球范围内的疾病监测逐步展开。

多源时空健康大数据的发展，则进一步推动和完善了疾病监测体系。以突发传染病为例，在全球大流行的新型冠状病毒感染疫情防控中，多源时空健康大数据在常态化疫情监测、预警处置、趋势预测研判、追本溯源、资源调配和防控救治等方面都起到了至关重要的作用。除传统的医疗数据外，疫情传播往往还受到气候、温度、湿度、地质、交通、社会行为、城市卫生等多维度因素影响，利用多源时空健康大数据可实现涵盖上万量级影响因子的模型构建，极大地丰富了疫情发展模型的分析维度，有助于科学地预测疫情发展，如兰州大学建设的"新冠肺炎疫情全球预测系统"。国外多个研究团队也利用全人群多源时空健康大数据，发现新型冠状病毒感染患者组后续发生多种躯体疾病的风险显著高于季节性流感患者组。这些研究证据为新型冠状病毒感染大流行期间人群的疾病重点监测和重点护理提供了科学依据。

此外，智能驱动的数据收集、人工智能算法等大健康技术的发展也极大地推动了慢性疾病的监测。例如，由美国华盛顿大学健康测量评估中心开展的全球疾病负担研究，通过采集疾病监测系统、死亡监测系统等结构化数据，加上卫星遥感、社会经济调查等非结构化数据，利用云计算的大数据技术优势，针对世界 195 个国家或地区 359 种疾病和伤害、3228 种后遗症和 84 种危险因素的疾病负担数据进行了报道，产生了大量权威的疾病负担数据，为政府决策与科学研究提供了依据，对世界各国健康政策产生了深远的影响。

对海量的多源时空健康大数据的分析与挖掘，给临床诊疗、公共卫生等核心领域带来了革命性变革和深远的影响。但多源时空健康大数据的应用仍然面临数据安全责任待具体明确、数据共享困难及缺少复合型人才队伍等顶层设计困境，临床数据应用体系及标准化临床诊疗路径亦亟待建设。良好的多源时空健康大数据应用生态体系还需政、产、学、研界的协同创新和推进。

（宋欢　侯璨　张健）

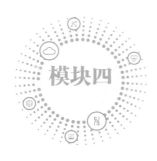

多源时空健康大数据应用
面临的机遇与挑战

随着时代的发展进步，国民医疗服务的需求方式不断发生着变化，新时期，我国面临着人口老龄化、慢性疾病患者增加、医疗服务需求增加等迫切问题，依靠传统的医疗模式已无法很好地解决。由卫生信息化建设进程不断加快、医疗数据类型和规模高速增长所催生的多源时空健康大数据的应用，无疑为我们提供了新的解决方案。2016年6月，国务院办公厅印发了《国务院办公厅关于促进和规范健康医疗大数据应用发展的指导意见》，明确提出将健康医疗大数据纳入国家大数据战略布局。而多源时空健康大数据的出现和应用，给医疗卫生事业带来机遇的同时，也带来了诸多挑战。

在医疗卫生领域，医院信息系统、实验室信息系统、医学检验系统、医学影像系统等长期以来积累了海量数据，挖掘和分析这些数据在卫生服务、行政管理、疾病防治研究、健康管理与教育等多个方面具有重要的意义。在信息学、流行病学、临床医学、生命科学等学科的共同参与下，多源时空健康大数据有助于推动医学科学的创新发展、提高疾病防治水平，支撑医疗卫生体系建设，提升全生命周期的生活质量，促进健康发展和健康行为，实现医疗公平，减少疾病负担。多源时空健康大数据的应用提高了医院的管理能力和诊疗效率，亦将被广泛应用于生物医学研究、医疗卫生管理与决策等方面。

多源时空健康大数据应用面临的机遇很大，同样挑战也很多。目前主要面临着数据安全与隐私保护不完善、数据整合困难、专业人才匮乏等方面的问题。

第一，多源时空健康大数据的收集、储存、挖掘、共享中的数据安全与隐私保护问题日益突出。例如，精准医学数据库中包含了患者大量的生物学监测数据，可穿戴设备的普及和远程医疗的发展带来便利的同时也增加了安全隐患，远程收集健康数据和监控可能会收集患者/用户的位置等多余信息，造成患者隐私的暴露。目前国外在数据共享方面已经积累了很多成功的经验，建立了数据开放平台。我国很多数据仅供内部使用，没有进行数据共享，主要原因是健康大数据具有较强的隐私性，特别是涉及个人基因数据，一旦发生泄漏，会严重损害患者的人格和尊严。为此，亟需制定相关政策法规并进一步严格管理监督等措施，以确保健康大数据时代的卫生信息安全。

第二，我国人口众多，医疗健康体系复杂，不同的医疗机构间并没有相应的数据联系，依然存在着"信息孤岛"问题。现阶段，尚无针对健康大数据的统一的整合标准，虽然我国卫生健康管理部门已经制定了多项有关的卫生信息标准，但是仍然很难实现有效整合。由此，标准化发展滞后及集成实施的难度高、工作量大依然是限制我国医院信息化发展的重要问题。实现医疗卫生领域数据信息的标准化、建立科学有序的数据管理方式，是促进医疗卫生领域多源时空健康大数据更好应用的必要条件。

第三，专业人才匮乏。多源时空健康大数据具有较强的复杂性和专业性，所以对于专业人才的能力和素养要求相对较高，需要由一个强大的团队支撑。在专业人才需求方面，不仅需要技术型人才，如统计人才、数据库人才、图像处理人才，还需要专业医疗人才。目前，国内大数据专业人才极度匮乏，据权威专家估算，我国未来 5 年大数据专业人才缺口将高达 130 万左右，大数据平台运维与开发、数据分析、数据安全等专业人才供求矛盾十分突出，既有扎实理论基础又有业务实践经验的大数据专业人才奇缺。

第四，随着人工智能技术的快速发展，基于大语言模型的人工智能 ChatGPT 在医疗健康领域中展现出巨大潜力，但也有挑战。在应用方面，ChatGPT 可以用于患者咨询与支持，提供医疗建议和信息，解释医学术语，减轻医疗人员的负担，同时为患者提供及时便捷的健康咨询；用作医学知识获取工具，检索和整合医学文献和研究成果，为医生和研究者提供最新的医学知识和研究成果，支持临床决策和研究工作；用于医学教育和培训，提供课程资料，解答学生问题，模拟临床案例，促进学生的学习和实践。然而，在医疗健康领域，ChatGPT 也面临一些挑战。一是可靠性和准确性的问题，由于医疗领域的复杂性和不断更新的知识，ChatGPT 可能会提供不准确或过时的信息。二是缺乏足够的训练数据，医疗健康领域的标记数据相对较少且难以获取。三是数据隐私和安全，多源时空健康大数据涉及个人的敏感信息，需要遵守相关的法律法规和伦理准则来确保数据的隐私和安全。四是解释性，其对于医疗健康领域也至关重要，医生和患者需要理解 ChatGPT 的推理过程及其背后的依据。因此，ChatGPT 的出现为医疗健康领域带来了新的机遇和可能性，预示着人工智能在医疗领域的前景将更加广阔，但也需要应对诸多挑战。

综上，多源时空健康大数据应用前景广泛，尽管目前还面临着很多挑战，但是随着技术的发展，机遇将会大于挑战，需要结合医疗科技的不断发展和变化，科学合理地应用多源时空健康大数据，加快医疗卫生信息化建设，提升相关医务人员的技能素养，从而使医疗与时俱进，更好地为人群服务，促进社会发展。

（宋欢　侯璨　张健）

参考文献

1. 戴明锋，孟群 . 医疗健康大数据挖掘和分析面临的机遇与挑战 [J]. 中国卫生信息管理杂志，2017，14（2）：126-130.

2. 于广军，杨佳泓 . 医疗大数据 [M]. 上海：上海科学技术出版社，2015.

3. Porta A，Faes L，Masé M，et al. An integrated approach based on uniform quantization for the evaluation of complexity of short-term heart period variability：application to 24 h Holter recordings in healthy and heart failure humans[J].Chaos，2007，17（1）：220-223.

4. 秦文哲，陈进，董力 . 大数据背景下医学数据挖掘的研究进展及应用 [J]. 中国胸心血管外科临床杂志，2016，23（1）：55-60.

5. Liang H，Cao L，Gao Y，et al. Research on frequent itemset mining of imaging genetics GWAS in Alzheimer's disease[J]. Genes（Basel），2022，13（2）：176.

6. Zou X，Zhou X，Zhu Z，et al. Novel subgroups of patients with adult-onset diabetes in Chinese and US populations[J]. Lancet Diabetes Endocrinoloy，2019，7（1）：9-11.

7. Yin J，Yang J，Guo Q. Evaluating the feasibility of an agglomerative hierarchy clustering algorithm for the automatic detection of the arterial input function using DSC-MRI[J]. PLoS One，2014，9（6）：e100308.

8. Brusco MJ，Steinley D，Stevens J，et al. Affinity propagation：an exemplar-based tool for clustering in psychological research[J]. British Journal of Mathematical & Statistical Psychology，2019，72（1）：155-182.

9. Bengio Y，Delalleau O，Simard C. Decision trees do not generalize to new variations[J]. Computational Intelligence，2010，26（4）：449-467.

10. Chen T，Guestrin C. Xgboost：a scalable tree boosting system[C]//Proceedings of the 22nd ACM sigkdd international conference on knowledge discovery and data mining. 2016.

11. Esteva A，Robicquet A，Ramsundar B，et al. A guide to deep learning in healthcare[J].Nature Medicine，2019，25（1）：24-29.

12. Murdoch TB，Detsky ASJJ. The inevitable application of big data to health care[J].Journal of the American Medical Association，2013，309（13）：1351-1352.

13. 王晓云，李林峰，郭佺，等 . 肝胆肿瘤疾病智能化诊疗模式的发展及启示 [J]. 临床肝胆病杂志，2019，35（10）：2360-2364.

14. 蒋蓓，黄敏，陈明，等 . 川崎病辅助决策系统的建立和临床应用 [J]. 计算机应用与软件，2018，

35（9）：119-122.

15. Yin Z, Dong Z, Lu X, et al. A clinical decision support system for the diagnosis of probable migraine and probable tension-type headache based on case-based reasoning[J].Journal of Head and Pain, 2015, 16（1）：1-9.

16. 张凯，刘秀民，陈玉环，等．基于人工智能的新型冠状病毒肺炎放射科预警系统研究 [J]. 中国医疗设备，2020，35（6）：63-66.

17. Dhombres F, Maurice P, Guilbaud L, et al. A novel intelligent scan assistant system for early pregnancy diagnosis by ultrasound：clinical decision support system evaluation study[J].Journal of Medical Internet Research, 2019, 21（7）：e14286.

18. Psaty BM, Dekkers OM, Cooper RSJJ. Comparison of 2 treatment models：precision medicine and preventive medicine[J].Journal of the American Medical Association, 2018, 320（8）：751-752.

19. 张华，詹启敏．引领全球精准医学发展推动健康中国 2030 建设 [J]. 中华骨与关节外科杂志，2017，10（6）：474-481.

20. Kruger RJC. Charting a course to a cure[J]. Cell, 2018, 173（2）：277.

21. Yarden Y, Pines G. The ERBB network：at last, cancer therapy meets systems biology[J]. Nature Reviews Cancer, 2012, 12（8）：553-563.

22. Perez MV, Mahaffey KW, Hedlin H, et al. Large-scale assessment of a smartwatch to identify atrial fibrillation[J]. The New England Journal of Medicine, 2019, 381（20）：1909-1917.

23. Han X, Hou C, Yang H, et al. Disease trajectories and mortality among individuals diagnosed with depression：a community-based cohort study in UK Biobank[J]. Molecula Psychiatry, 2021, 26（11）：6736-6746.

24. Huang J, Zhang L, Liu X, et al. Global prediction system for COVID-19 pandemic[J].Science Bulletin, 2020, 65（22）：1884-1887.

25. Cohen K, Ren S, Heath K .Risk of persistent and new clinical sequelae among adults aged 65 years and older during the post-acute phase of SARS-CoV-2 infection[J]. British Medical Journal, 2022, 376：e068414.

26. Taquet M, Geddes JR, Husain M, et al. 6-month neurological and psychiatric outcomes in 236 379 survivors of COVID-19：a retrospective cohort study using electronic health records[J].Lancet Psychiatry, 2021, 8（5）：416-427.

27. Magnusson K, Skyrud KD, Suren P, et al. Healthcare use in 700 000 children and adolescents for six months after COVID-19：before and after register based cohort study[J].British Medical

Journal，2022，376：e066809.

28. Murray CJ，Abbafati C，Abbas KM，et al. Five insights from the global burden of disease study 2019[J].Lancet，2020，396（10258）：1135-1159.

29. 戴明锋，孟群，薛明，等. 大数据落地的困境分析 [J]. 中国卫生信息管理杂志，2015，12（5）：503-507.

30. 宋菁，胡永华. 流行病学展望：医学大数据与精准医疗 [J]. 中华流行病学杂志，2016，37（8）：1164-1168.

31. 王家良. 临床流行病学：临床科研设计、测量与评价 [M]. 4 版. 上海：上海科学技术出版社，2014.

32. 詹思延. 流行病学 [M]. 8 版. 北京：人民卫生出版社，2017.

33. Sajjad M，Saleem R.Evolution of healthcare with ChatGPT：a word of caution[J].Annals of Biomedical Engineering，2023，51（8）：1663-1664.

34. 孟润堂，罗艺，宇传华，等. 健康大数据在公共卫生领域中的应用与挑战 [J]. 中国全科医学，2015，18（35）：4388-4392.

35. 孟群. 大健康大数据大融合大发展 [J]. 中国卫生信息管理杂志，2017，14（3）：379.

36. 傅琪，毛琛. 健康医疗大数据驱动下的流行病学研究：机遇与挑战 [J]. 中华疾病控制杂志，2023，27（2）：125-126，237.

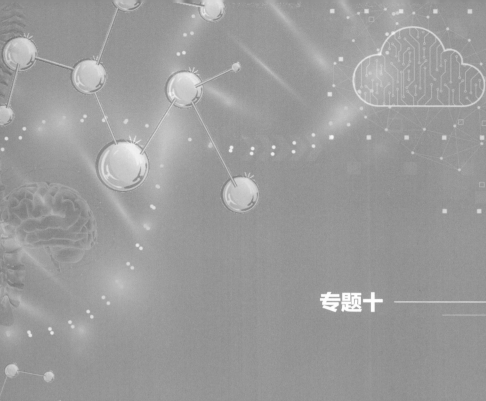

专题十

医疗机器人

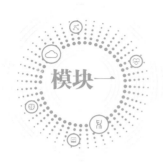

模块一 医学数据与医疗机器人

医疗机器人是一种创新性的医疗器械，可以作为医务人员的辅助装备，其目的在于帮助医务人员更好、更高效、更安全地完成医疗服务。纵观医疗机器人的发展历史，从 1985 年人类首次将工业机器人应用在神经外科手术，到 1992 年人工髋关节置换机器人 ROBODOC 首次获得美国 FDA 批准，到达芬奇手术机器人系统问世，再到现如今康复机器人、导诊机器人、陪伴机器人等各类医疗细分领域医疗机器人遍地开花，医疗机器人融合了临床医学、光学、材料学、工程学、人工智能、机器人等多学科多领域，已经成为医工交叉的代表性领域之一，具有广阔的发展空间和巨大的应用潜力。在医疗机器人的技术革新过程中，医学数据起到了非常重要的导向作用。

一、数据驱动的算法训练和优化

医学数据可以为医疗机器人提供大量的实时数据和历史数据，如电子病历、医学影像（CT、MRI、超声）、生理信号等。这些数据可用于创建三维重建模型，方便医生观察，也可用于训练和优化机器学习算法来辅助医生进行术前规划和模拟、康复训练计划制订等。通过分析医学数据，医疗机器人可以学习并提升自己的决策和执行能力，提高诊断和治疗的准确性和效果。

二、病例分析和知识库建设

医学数据可以用于病例分析和知识库建设。医疗机器人可以通过分析大量的病例数据，发现疾病的规律和特征，提供更准确的诊断和治疗建议。同时，医疗机器人还可以将医学数据建设成知识库，为医务人员提供参考和学习的资源。

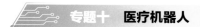

三、实时监测和预警系统建设

医学数据可以用于实时监测和预警系统建设。医疗机器人可以通过收集和分析患者的生命体征数据，及时发现异常情况并提醒医务人员采取相应的措施。这有助于提高患者的安全性和治疗效果。

四、远程医疗和远程协助

医学数据可以用于远程医疗和远程协助。通过传输医学数据，医务人员可以远程监控和操作医疗机器人，为远程患者提供及时的医疗服务，这对于偏远地区和行动不便的患者来说，具有重要的意义。

（李祥云　黄智恒）

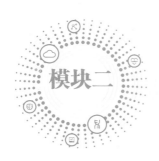

模块二　医疗机器人典型应用场景

医疗机器人集多种交叉领域于一身，在提升医院服务、医疗手术、康复护理等的质量方面有着深远的影响。其分类也随着临床应用中功能的完善而逐渐清晰，根据实际应用场景和具体功能，医疗机器人可以分为三类：手术机器人、康复机器人及辅助机器人。

一、手术机器人

手术机器人是一种能够辅助医生进行精确且安全的手术操作的先进医疗设备。它可以减少手术中的人为因素，提供更精确的操作和更小的切口，减少手术风险和患者痛苦。同时医生可以通过手术机器人系统远程参与手术并提供指导，为偏远地区的患者提供更好的医疗服务。手术机器人结合了机器人技术、图像处理和人工智能等领域的创新，为医疗行业带来了革命性的变革。术前，CT、MRI及超声图像等医学影像数据可以为手术机器人提供患者解剖结构的详细信息，可以用于检测和定位肿瘤、血管病变等异常区域，并创建患者特定的解剖模型，帮助医生进行手术规划和模拟。术中，手术区域的三维重建模型和病灶靶点位置等信息可以为手术机器人提供定位和导航，实时的超声图像或生理信号可以反映手术区域状态和患者生理参数，帮助医生做出决策并调整手术策略。术后，医学数据可以用于构建数据库和知识库，用于医疗机器人系统的学习和决策支持。

（一）手术机器人的分类

1. 穿刺定位手术机器人

穿刺定位手术机器人是一种专门用于辅助穿刺定位的手术机器人系统，通常由机械臂、图像处理系统和导航系统组成。其工作流程一般遵循"感知、推理、操作"三原则，包括建模、规划和执行三个阶段。其中建模阶段穿刺定位手术机器人通过图像采集设备采集患者病灶区域图像数据（包括 CT、MRI 等），并通过图像处理和重建技术进行虚拟三维重建，以立体图像的形式呈现给医生；规划阶段通过使用空间定位系统将穿刺定位手术机器人、医学影像和患者联系起来，帮助医生进行术前手术规划和模拟；执行阶段则是借助穿刺定位手术机器人按规划实施手术操作。

穿刺定位手术机器人具有较高的临床价值：与传统在 CT 室盲穿的做法不同，穿刺定位手术机器人通过医学影像重建为医生提供了更直观、更准确的视野，能够提升病灶靶点定位精度，提高术前规划水平。术中，穿刺定位手术机器人操作具有高度的精确性和稳定性，能够提高手术的安全性，解决呼吸引起的脏器漂移误差问题，避免损伤血管、器官和神经，并且有效提高手术效率，减少患者和医生受到的 X 线辐射量。因此穿刺定位手术机器人在神经外科手术、介入放射学等多方向有着广泛应用。

穿刺定位手术机器人代表产品包括 Medtronic 公司的 Stealth Station 机器人和 Mazor X 机器人等。

2. 腹腔镜手术机器人

腹腔镜手术机器人是一种专门用于胸腹部手术的手术机器人系统，一般由多个机械臂组成，每个机械臂都配备了高精度的工具和摄像头。术前，腹腔镜手术机器人可以预加载患者的解剖模型，制订相应的手术计划和具体规划。术中，腹腔镜手术机器人可控制手术器械穿过患者胸腹部表面的切口，通过先进的视觉系统引导医生或自动完成手术路径的导航、定位，使用手术器械对患者组织和器官等进行切割、缝合和吻合等操作。同时腹腔镜手术机器人还可通过实时图像、生理信号等数据为医生提供及时的状态反馈。

相较于人工腹腔镜手术，腹腔镜手术机器人可以通过高分辨率三维图像处理设备将内镜图像放大到原来的 5～10 倍，从而扩展了医生的视野。手术机械臂具有多个自由度，可以提供比人类手臂更多的自由操作空间，同时通过主从方式或自动方式控制远端手术器械可以滤除人手的自然颤动，提高操作精确度和腹腔镜手术质量。借助腹腔镜手术机器人，医生可以在工作台前以坐姿工作，有利于完成长时间和复杂程度高的手术，过程中更加节省和集中医生的体力和精力，减少人体疲劳所带来的失误可能性。此外，与传统人工腹腔镜手术效果相比，使用腹腔镜手术机器人可以减少手术创伤，缩短恢复时间，提高手术成功率和患者的生活质量。腹腔镜手术机器人在普外科、消化科、胸外科和妇科等科室具有极高的临床价值。

腹腔镜手术机器人代表产品是 Computer Motion 公司的 ZEUS 机器人、Intuitive Surgical 公司的达芬奇手术机器人和术锐公司的术锐单孔腔镜机器人。

3. 神经介入手术机器人

神经介入手术机器人是一种通过手术机器人将导管或导丝等介入器械伸入血管或组织内部，从而进行神经系统相关疾病治疗或诊断的手术机器人系统，应用于颅内肿瘤、出血灶、癫痫灶及帕金森灶的精准定位和手术通路建立。它可以通过实时的医学图影显示、生理信号监测和手术路径规划等功能帮助医生精确定位手术目标，监测手术进程，并及时调整手术策略。它还可以通过精确的机械臂运动和导航系统实现高精度手术操作，帮助医生在微小的颅内血管或组织内进行精细的操作，减少对患者血管和神经的损伤，在癫痫灶等复杂定位手术中有效提高手术效率。

神经介入手术机器人代表产品有 NeuroArm 机器人、Integrated Surgical System（ISS）公司的 NeuroMate 机器人、Remebot 机器人等。

4. 骨科手术机器人

骨科手术机器人是一种用于辅助骨科手术的机器人系统，主要用于脊柱、关节或骨组织的准确打孔、对位和成形等。它能够为医生提供三维重建的患者骨骼模型、详细的解剖图像和相关数据，帮助医生完成骨切割、植入物选择和手术路径设计等手术规划工作，提升手术准确性和安全性。从结果来看，骨科手术机器人的手术效果、术后力曲线评价、影像学测量等都明显优于传统人工手术。此外，骨科手术机器人配备了导航系统，可准确定位手术目标，并且具有精确的机械臂和切割工具，可以根据手术规划和导航系统的指引精确控制切割深度和角度，减少手术损伤和并发症，提高植入物匹配度。

已经上市的骨科手术机器人系统包括 ROBODOC（现改名为 TSolution One）、MAKOplasty、SpineAssist、ROSA Spine，以及天智航公司的天玑骨科手术机器人等。

5. 血管介入手术机器人

血管介入手术机器人主要用于诊断和治疗血管狭窄、血栓形成等病症。传统血管介入手术通过 DSA 透视和造影剂来提升成像质量，并且使用 X 线成像等提供的二维图像引导，分辨率低、辐射量大，对患者和医生的身体都有一定危害。血管介入手术机器人通过辅助血管介入能够有效减少操作者在辐射中的暴露时间；通过三维图像对血管精确定位，操作准确稳定，从而减少器械与血管壁接触。

血管介入手术机器人代表产品包括 Stereotaxis 公司的 Niobe 磁导航系统、Hansen 公司的 Sensei X 系统和 Magellan 机器人系统、Corindus 公司的 CorPath 机器人系统等。

（二）手术机器人的发展趋势及展望

如今，手术机器人正从遥控机器人辅助手术向自主机器人手术方向发展，在保证手术质量的前提下人工干预量减小，提供独立于个人经验和日常性能变化的标准手术解决方案，可以提升手术的效率、安全性和一致性。为此，手术机器人还需要通过优化结构和控制算法来提升其操作精度和稳定性，适应狭小的手术空间。通过引入人工智能和机器学习技术对海量的医学数据进行分析、研究、学习，有助于适应不同的手术场景，给出更合理方案和决策；注重多学科整合多模态医学数据，如融合超声、CT、MRI、磁定位等多种图像模态，结合心电、血压、呼吸等多种传感器信号模态，多种医疗设备和系统无缝链接，实现多模态医学数据的信息共享和高效分析使用。在医学数据处理过程中，要解决不同模态医学图像的配准融合中可能存在的分辨率不匹配、伪影和变形问题，解决手术过程中人体组织的变异性和呼吸引起的脏器漂移等因素造成的定位误差问题，为医生或手术机器人本身提供更全面和更准确的术中定位和导航信息。

除科技因素外，国外的手术机器人行业起步较早，先行企业已经投入大量资源进行专利布局，如达芬奇手术机器人持有的自主及独家发明类专利截至 2020 年已经超过 2700 余项、待批专利超过 1900 项，导致其他企业在研发新型手术机器人时受到了极大的技术限制。对于医院而言，手术机器人购置成本仍较高，单台腹腔镜手术机器人的采购价格最高可达千万元人民币，关键零部件的更换和校准等也增加了使用成本。解决这些知识产权和成本上的限制问题有助于手术机器人的推广，促进医工交叉领域的发展，从而为患者提供更优质的医疗服务。

二、康复机器人

康复机器人是一种专门设计用于辅助性治疗的机器人，面向具有肢体运动功能障碍的患者，帮助他们进行康复训练以恢复肢体运动能力、增强肌力和灵活性、减轻疼痛，提高日常生活质量。这类机器人将运动神经康复治疗技术与机器人技术、大数据进行融合，提高临床康复效果。利用机电交互、智能控制及人机交互等技术，康复机器人能够在医学数据的支持下集成更完善的功能，包括康复评估系统和治疗反馈系统等。患者在计算机虚拟环境中完成多关节或单关节康复训练。康复机器人可以提供更加个性化的康复方案，根据患者实时状态制订治疗计划，纠正错误动作，加速康复进程。康复机器人在日常生活中也能起到辅助作用，可以实现对功能障碍患者的行走辅助、饮食辅助和个人卫生护理等功能，具有巨大发展潜力。

（一）康复机器人的分类

截至 2023 年，国际标准还没有对康复机器人进行具体分类。在我国，2021 年 6 月 1 日实施的《机器人分类》（GB/T 39405—2020）国家标准中也不包含康复机器人子类，许多学者对康复机器人的分类也具有不同的论述。本文按照《康复机器人的分类探讨》一文中的分类，将康复机器人按功能用途分为两个大类：功能治疗类康复机器人和生活辅助类康复机器人。

1. 功能治疗类康复机器人

功能治疗类康复机器人作为医疗用康复机器人的主要类型，可以帮助功能障碍患者通过主动、被动的康复训练模式完成各项运动功能的康复训练，如上肢康复机器人、下肢康复机器人等。此类康复机器人通常还附加了训练数据采集、分析和评估系统，可以实时地向患者和医生反馈相关信息。根据不同康复阶段，功能治疗类康复机器人可以细分为功能恢复型康复机器人和功能增强型康复机器人。

功能恢复型康复机器人又可以称为康复训练机器人，基于康复学理论知识，使用特定的机械结构和运动方式，通过牵引和支撑等方式帮助具有功能障碍的患者进行康复训练。在此过程中康复训练机器人可以辅助医生制订康复训练计划，根据患者的身体状况为患者提供不同程度的减重支撑，带动患者肢体进行主动、被动训练，记录患者肢体运动轨迹、运动力 / 力矩，以及心电、肌电、血压等生理信号，从而对康复训练效果进行评估分析并给予反馈，让治疗过程更加准确有效，且人性化、个性化。康复训练机器人代表产品有 Hocoma 公司的 Armeo Boom 系统、Lokomat 机器人，Motorika 公司的 AutoAmbulator，布法罗公司的 AIDER 下肢步行外骨骼机器人，傅利叶公司的 ArmMotus™EMU 上肢康复机器人等。

功能增强型康复机器人通常为移动穿戴式，是一种不仅可以帮助患者进行康复训练以恢复肢体功能，而且还具有功能辅助作用的复合型康复机器人。根据工作方式及工作部位，功能增强型康复机器人可以分为助行机器人、上肢外骨骼康复机器人和下肢外骨骼康复机器人。其中助行机器人具有稳定的底座和可调节的支撑装置，可以提供平衡和稳定性，帮助患者恢复步行能力；上肢外骨骼康复机器人通常为可穿戴设备，通过引导患肢关节做周期性运动加速关节软骨及周围韧带和肌腱的愈合和再生；下肢外骨骼康复机器人主要帮助患者进行康复训练，包括膝关节、踝关节和髋关节的功能恢复和步态训练等，不仅可为患者提供稳定支撑，还具有主动的力量输出。功能增强型康复机器人代表产品有 Rex Bionics 公司的 REX 机器人和 ReWalk 公司的 Re-Walk 外骨骼机器人等。

2. 生活辅助类康复机器人

生活辅助类康复机器人通过补偿老年人或残疾人弱化的身体功能来为其提供生活上的帮助。一些生活辅助类康复机器人还兼具生理信息监测及反馈技术，能够储存关键医学数据，在数据异常时进行预警等，为用户的健康检查和身体状态跟踪提供便利。其根据辅助程度的差异可以分为功能代偿型康复机器人和功能辅助型康复机器人。

功能代偿型康复机器人可以在一定程度上替代患者残缺肢体，以最大限度地补偿患者弱化或缺失的身体功能，如智能假肢、智能轮椅、智能辅助机械臂等。代表产品有 Ottobock 公司的智能仿生肌电手 Michelangelo、Fujitsu 公司的智能轮椅 TAO Aicle、Exact Dynamics 公司的 Manus 机械臂等。

功能辅助型康复机器人通过部分补偿身体功能来增强老年人或残疾人弱化的身体功能，从而帮助完成日常活动，包括导盲机器人、辅助上下楼梯机器人、助力外骨骼等。代表产品有 NSK 公司的机器导盲犬、Rysen Robotics 公司的 RYSEN 机器人、Ekso Bionics 公司的 Ekso GT 机器人外骨骼等。

（二）康复机器人的发展趋势及展望

随着人工智能技术的不断进步，康复机器人将会越来越智能化，逐渐向智能人机交互技术、环境智能感知技术、自适应智能控制技术等多方向发展。在康复过程中将积累大量的患者康复记录和治疗效果数据，通过分析这些数据，可以发现康复治疗中的优势和不足，也可以根据这些数据进行康复方案的优化。此外，医学数据分析结果还有助于研发团队提升康复机器人的关键技术水平，针对康复过程中的痛点问题修改康复机器人的设计缺陷，从而改善康复机器人的设计和性能。通过机器学习或深度学习对医学数据进行自主学习，康复机器人可以逐渐建立康复知识库和模型，对患者的康复需求有更好的理解，逐渐适应患者的不同特点，针对不同疾病类型或治疗阶段提供定制化的康复计划和治疗方式。在康复治疗过程中，康复机器人将能够更加智能地感知人体的运动意图，并根据健康监测设备反馈的患者实时运动数据（包括运动范围、力矩、耐力等）和生理信号反映的生理状态数据来进行实时决策，对训练治疗强度和目标进行调整，提升治疗的安全性和有效性。最后，通过对治疗结果数据的统计和分析可以验证方案的可行性，评估康复机器人的治疗效果和安全性，为其在临床实践中的应用提供科学依据。

三、辅助机器人

除手术机器人和康复机器人外，还有许多医疗机器人能够帮助患者和医务人员提升日常生活、工作质量，本书将其统称为辅助机器人。

（一）辅助机器人的分类

辅助机器人种类繁多，覆盖应用范围广，包括护理机器人、陪伴机器人、导诊机器人、清洁和消毒机器人等。

1.护理机器人

护理机器人主要用于协助医务人员进行患者的日常护理工作，如协助患者转移、进食、保持个人卫生等。通过结合机械臂、传感器、智能控制系统和人工智能技术，护理机器人为患者提供各种形式的支持和帮助，改善患者的护理体验，减轻医务人员工作负担。护理机器人包括移位机器人、护理床机器人、个人卫生机器人、喂食机器人等。代表产品有 RI-MAN 护理机器人、ArjoHuntleigh 公司的 Enterprise9000 智能护理床、SENCOM 公司的助餐机器人 My Spoon 等。

2.陪伴机器人

陪伴机器人是一类专门设计为用户提供情感支持和陪伴的机器人，能够实现与用户的语音交流、识别用户情感状态、提供互动游戏和娱乐、提供日常提醒服务、帮助用户完成社交活动，从而帮助用户放松心情、感受关怀，缓解孤独、焦虑和压力。代表产品有弗劳恩霍夫研究所的 Care-O-Bot 服务机器人、软银机器人公司的 Pepper 机器人、AIST 公司的 PARO 海豹机器人等。

3. 导诊机器人

导诊机器人能够通过人工智能和机器学习技术，为就诊患者提供医疗导诊和健康咨询。它的主要功能包括症状收集、初步诊断、就医路线指引、预约挂号和 24 小时在线医疗咨询等。患者可以通过导诊机器人学习预防保健知识，或初步定位自身病情，从而选择合适的医院、科室等医疗资源，得到更便捷和人性化的医疗指导服务。医务人员可以利用导诊机器人进行初步分诊和病情数据收集，减轻医疗压力、提高医疗效率。代表产品有 Aethon 公司的 TUG 机器人、旗瀚科技的 Sanbot Elf 机器人等。

4. 清洁和消毒机器人

医院是人员密集的公共场所，设备集中、人流量大、病菌传播概率高，需要高效、高质量和全面无死角的消毒措施。人工消毒需要手动控制消毒喷头，耗时耗力，且消毒工作者长期直接暴露在污染环境中，存在安全风险。而清洁和消毒机器人可以通过远程控制或自动控制的方式执行清洁和消毒任务，通过自主导航系统实现定位、路径规划、移动和避障，记录分析清洁消毒数据，自动调整清洁力度和消毒剂使用量，进一步提升管理效率和消毒质量，比人工更高效、更全面、更安全。代表产品有 Xenex Disinfection Services 公司的 LightStrike 机器人、蓝海公司的 UVD 机器人、Tru-D 公司的 SmartUVC 机器人等。

（二）辅助机器人的发展趋势及展望

"多而杂"是辅助机器人领域的特点，相较于手术机器人和康复机器人，辅助机器人产品的范围更广、技术门槛更低，导致企业能够在现有成熟技术的基础上快速集成研发全新产品、模仿相似产品。这一现象使得辅助机器人技术在性能上得不到显著提升和突破，但辅助机器人仍大有可为。它可以通过人工智能技术对自身应用场景、用户体验等数据进行分析和学习，提升自身的感知、决策和执行能力；可以越来越多地具备多功能和模块化设计，以适应不同医疗任务和环境需求；可以更注重医患人机协作、交互性能和体验上的提升；可以通过网络和通信技术为偏远地区传播预防保健知识，提供医疗咨询服务；可以通过收集和分析大量医疗数据为医务人员提供更专业、更准确的诊断和治疗建议。

（李祥云　黄智恒）

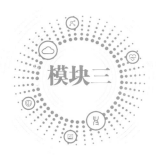

模块三　展望

　　世界医疗机器人市场主要分布在北美、欧洲和亚洲三个大的区域范围内，这也是当前全球经济最为活跃的区域。美国是目前医疗机器人主要的销售市场，美国政府对医疗机器人研发的扶持政策起到了非常大的作用，其通过加大这一领域的科研投入，促进了医疗机器人创新技术和产品的不断迭代。成熟的医疗保险支付体系促进了医疗机器人的临床应用和普及。欧洲的医疗机器人发展归功于其优厚的社会医疗保险福利，其市场规模仅次于北美和亚洲。欧洲的医疗机器人具有先进的卫生技术评估体系，能够衡量新医疗技术的附加值，增加市场含金量。亚洲医疗机器人市场尚未充分开发，增长潜力巨大。其中日本基础扎实，在精密减速器和力传感器等机器人关键零部件方面有优势。我国经济的飞速发展也同样推动着医疗机器人领域的发展，2014 年开始出现医疗机器人热潮，随着政策利好、老龄化加剧、消费群体增加和产业化发展提速，我国的医疗机器人市场规模逐年增大。

　　自 2014 年以来，我国多个地方政府陆续推出了医疗机器人产业扶持政策。《中国制造 2025》是国务院于 2015 年印发的文件，其中明确提出了十大重点领域，包括高档数控机床和机器人、航空航天装备、生物医药及高性能医疗器械等。后续的《中华人民共和国国民经济和社会发展第十三个五年规划纲要》等指导文件也强调了发展高性能诊疗设备，特别是机器人等设备，并积极推动国内医疗器械的创新，提高整个医疗器械产业的水平。2016 年工业和信息化部、发展改革委和财政部联合印发了《机器人产业发展规划（2016—2020 年）》，其中明确提出了突破手术机器人、智能护理机器人等十大标志性产品，并在工业领域及救灾救援、医疗康复等服务领域开展了细分行业的推广应用。2021 年印发的《"十四五"医疗装备产业发展规划》是我国首个医疗装备领域国家级产业规划，针对提升老龄化社会医疗健康服务保障能力做出了重点部署，指出了机器人产业主要任务。这些举措旨在推动我国机器人产业的发展，提升技术水平，并为医疗领域提供更先进的设备和服务。

　　顶尖高校是医疗机器人领域的技术源头，高校之间的合作是医疗机器人技术创新的重要推手。由于医疗机器人技术门槛较高，此领域具有非常明显的产学研结合发展的特征，领域内龙头企业多为高校科研成果转化发展而来。高校配合医院积极开展医疗机器人研究，结合地方政府政策设立研究院，形成产业园，进一步孵化医疗机器人科技公司研发机器人产品。未来的医学科学将伴随医学与工程技术的结合（即医工结合）而向前发展。

医疗机器人的未来发展充满了无限可能。随着对医学数据的不断积累和分析，医疗机器人能够通过患者病历、基因组学数据、生理参数等个体化信息为每个患者提供量身定制的诊断和治疗方案，提高治疗效果和患者满意度。在对患者的生理参数、生活习惯等数据进行长期监测后，医疗机器人有助于疾病的早期迹象识别和风险评估，从而为患者提供更早期的诊断和干预，为用户提供相应的预防措施和定期检查建议，减少疾病发生，限制疾病发展。通过对医学数据的整合和挖掘，医疗机器人可以帮助研究人员发现新的疾病关联、药物作用机制等医学知识，并为新药研制、治疗策略改进等提供支持，促进医疗领域的整体进步，推动相关技术的创新和产业的发展，为人们的健康和福祉做出更大贡献。医学数据积累了丰富的医疗知识和经验，为医疗机器人提供了多种多样的疾病诊断和治疗模式，有助于提高其临床诊断决策准确性，促进其不断进步和创新。

医疗机器人产品种类日益丰富，已经形成产业雏形，有着日益广阔的市场发展空间。但我们需要清醒地意识到，医疗机器人的不断突破与发展是为了提供更好的医疗服务，只有始终以临床需求为导向，并伴随多产业与大环境的不断成熟与细分，才能形成一个生机盎然的医疗机器人创新产业生态。

（李祥云　黄智恒）

参考文献

1. 倪自强，王田苗，刘达. 医疗机器人技术发展综述 [J]. 机械工程学报，2015，51（13）：45-52.

2. 王豫，樊瑜波. 医疗机器人：产业未来新革命 [M]. 北京：机械工业出版社，2020.

3. Lang JE, Mannava S, Floyd AJ, et al. Robotic systems in orthopaedic surgery[J]. Journal of Bone and Joint Surgery, 2011, 93（10）：1296-1299.

4. 景扶苇，王伯华. 医用手术机器人 [J]. 机器人技术与应用，2001（4）：17-20.

5. Rosen J, Hannaford B, Satava RM. Surgical robotics：systems, applications and visions[M]. Boston：Springer, 2011.

6. Shen Y, Guo DJ, Long F, et al. Robots under COVID-19 pandemic：a comprehensive survey[J]. IEEE Access, 2021, 9：1590-1615.

7. Haidegger T, Speidel S, Stoyanov D, et al. Robot-assisted minimally invasive surgery-surgical robotics in the data age[J]. Proceedings of the IEEE, 2022, 110（7）：835-846.

8. 张飞，喻洪流，王露露，等. 康复机器人的分类探讨 [J]. 中华物理医学与康复杂志，2017，39（8）：633-636.

9. Pinto-Fenandez D, Torricelli D, Sanchez-Villamañan MC, et al. Performance evaluation of lower limb exoskeletons：a systematic review[J]. IEEE Transactions on Neural Systems and Rehabilitation Engineering, 2020, 28（7）：1573-1583.

10. Rodríguez-Tapia B, Soto I, Marinez DM, et al. Myoelectric interfaces and related applications：current state of EMG signal processing-A systematic review[J]. IEEE Access, 2020, 8：7792-7805.

11. Xiloyannis M, Alicea R, Georgrakis AM, et al. Soft robotic suits：state of the art, core technologies, and open challenges[J]. IEEE Transactions on Robotics, 2022, 38（3）：1343-1362.

12. Asif M, Tiwana MI, Khan US, et al. Advancements, trends and future prospects of lower limb prosthesis[J]. IEEE Access, 2021, 9：85956-85977.

13. Rahman S, Sarker S, Haque KMN, et al. AI-driven stroke rehabilitation systems and assessment：a systematic review[J]. IEEE Transactions on Nerual Systems and Rehabilitation Engineering, 2023, 31：192-207.

14. Sarajchi M, AI-Hares MK, Sirlantzis K. Wearable lower-limb exoskeleton for children with cerebral palsy：a systematic review of mechanical design, actuation type, control strategy, and clinical evaluation[J]. IEEE Transactions on Neural Systems and Rehabilitation Engineering, 2021,

29：2695-2720.

15. Alves FJ，Carvalho D，Aguilar LL，et al. Applied behavior analysis for the treatment of autism：a systematic review of assistive technologies[J]. IEEE Access，2020，8：118664-118672.

16. Yang G，Pang ZB，Deen MJ，et al. Homecare robotic systems for healthcare 4.0：vision and enabling technologies[J]. IEEE Journal of Biomedical and Health Informatics，2020，24（9）：2535-2549.

17. Nasr M，Islam MM，Shehata S，et al. Smart healthcare in the age of AI：recent advances，challenges，and future prospects[J]. IEEE Access，2021，9：145248-145270.

18. Fikry A，Shafie SM，Yusof YL，et al. When contactless service matters：the use of robotic services in the healthcare sector[J]. IEEE Engineering Management Review，2023，51（2）：26-34.

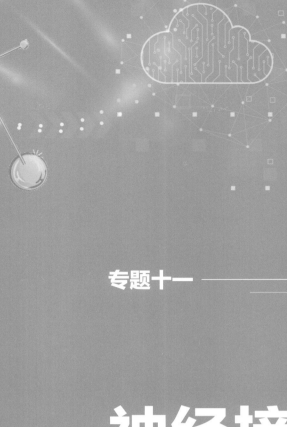

专题十一

神经接口工程

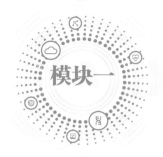

模块一　神经接口的基本概念

一、什么是神经接口

　　神经接口（Neural Interface，NI）指植入身体或佩戴在人体外部的设备，它能在生物神经系统与外部设备（如计算机或其他电子设备等）之间建立直接信息连接通道，实现神经系统与外部设备之间的双向信息传输、通信和控制。通过这种通道，神经接口可以直接与中枢神经系统或外周神经系统相互作用，记录或刺激大脑和周围神经系统的活动。生物体可以直接通过大脑思想来表达想法或操纵设备，而不需要语言或动作，从而实现神经疾病或创伤引起的大脑功能损伤的恢复，或增强残疾人的运动功能或认知功能。神经接口中连接大脑的技术称为脑机接口（Brain-computer Interface，BCI）或脑器接口（Brain-machine Interface，BMI），它是目前神经接口技术的重要研究领域。图 11-1-1 所示为一种闭环神经接口系统。

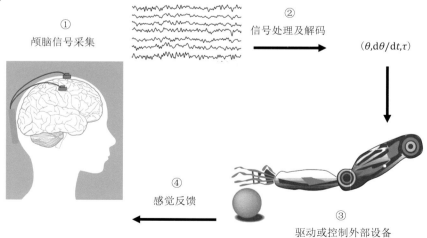

图 11-1-1　闭环神经接口系统

　　注：①提取皮层神经信号；②通过解码算法将神经信号转化为控制命令，如确定机械臂关节的转动角度、角速度等参数；③通过控制命令驱动或控制外部设备；④通过视觉或其他感觉方式，甚至对大脑相应脑区进行直接刺激，将控制效果反馈给用户。

二、神经接口的主要研究内容

神经接口是一门典型的交叉学科，它通过测量生物神经系统的神经活动并将其转换为一系列人工数字化命令，从而利用外部设备实现对神经系统输出的替代、恢复、补充或增强，相关技术涵盖神经科学、临床医学、信息科学、传感技术等多个学科领域。因此，神经接口的研究内容涉及大脑高级功能与神经编解码机制，神经信号采集、反馈与调控，神经信息处理与人工智能、临床与康复医学等。目前，神经接口受到越来越多的重视。多个国家将神经接口纳入国家重点研究项目，研究内容涉及假肢、外骨骼技术，以及汽车行驶控制、智能家居等领域。

从技术层面，神经接口主要研究生物神经系统（如感观和执行体等）与现代电子信息系统（如计算机、电子设备、机械系统等）之间的接口。

（1）输入型神经接口：传感检测信息的神经输入，主要用于向大脑传入感觉信号，通常利用电子设备产生特定电信号，刺激大脑组织，向大脑传送某种感觉信号（如视觉、听觉或触觉等）或是模拟特定的神经学功能，如用于控制帕金森病的深部脑刺激器。

（2）输出型神经接口：主要是从生物神经系统活动（如脑电信号或神经元电信号）中提取出控制信号，用于控制计算机、假肢或其他电子设备，实现生物神经系统输出的控制、执行功能。其最大的特点是不依赖于人体的正常输出通路（外周神经或肌肉），直接实现大脑对外部环境的交流与控制。

（3）输入－输出型或闭环型神经接口：在无需人体正常的输入和输出通路的情况下，实现大脑与外界世界的双向的信息传递。

（江宁　郭志伟）

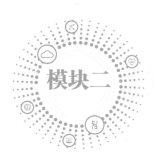

模块二 神经接口的生理基础

一、神经电活动

神经系统信号的传递是通过电信号或化学信号实现的，其中电信号对于信息的快速和长距离传播具有非常重要的意义，也是神经接口工程的基础。所有电信号（受体电位、突触电位、动作电位）都是通过细胞膜两侧的离子浓度变化产生的，离子进入或流出细胞导致细胞偏离其静息状态，导致细胞膜两侧出现电位差，从而产生电信号。

神经元由神经细胞胞体、轴突和树突组成。静息状态下细胞内外离子分布的不平衡，以及细胞膜上离子通道关闭或开放时对离子不同的通透性，导致神经元未受刺激时，细胞膜内外两侧也会存在电位差，从而形成静息电位。静息状态下，细胞内以钾离子（K^+）和有机负离子为主，细胞外以钠离子（Na^+）、钙离子（Ca^{2+}）和氯离子（Cl^-）为主，维持静息电位在 $-90 \sim -70mV$（细胞膜内负电压、膜外正电压）。细胞膜上具有离子通道，可实现离子在细胞膜内外的流动。

动作电位的产生是当细胞膜受到电刺激时产生去极化，细胞膜对 Na^+、K^+ 通透性发生变化。首先，Na^+ 通透性增大，加速细胞膜去极化，发生超射，构成动作电位上升支；接着，Na^+ 通道失活，而 K^+ 通道活化，K^+ 外流，复极化，构成动作电位下降支。由于钾电导的变化没有失活现象，只是在膜电位的恢复过程中逐渐降低，延时较长，产生正后电位；之后依靠细胞膜上 Na^+ 泵完成排 Na^+ 摄 K^+，维持膜内外离子浓度差，恢复静息水平，如图 11-2-1 所示。

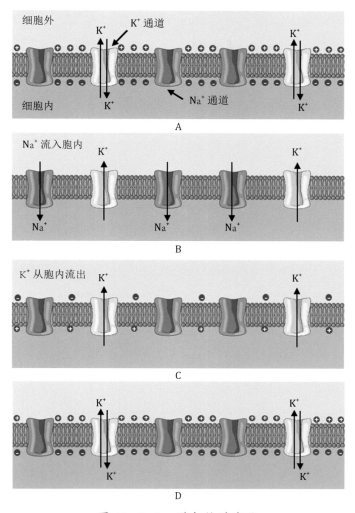

图 11-2-1　膜电位的变化

A. 理想细胞膜首先只对 K^+ 通透，膜电位为 $-80mV$；B. 假设细胞膜也对 Na^+ 通透，由于膜电位是负的，那么 Na^+ 将会被迅速吸引进入胞内，膜电位向 $62mV$ 升高；C. 将 Na^+ 通道关闭后，由于膜电位是正的，巨大的电场力将 K^+ 推出细胞外；D. 静息膜电位为 $-80mV$

上述膜电位动态变化的描述是定性的，而霍奇金（A. L. Hodgkin）和赫胥黎（A. F. Huxley）在他们 1952 年的经典论文中提出了膜电位动态变化的数学模型——霍奇金－赫胥黎（Hudgkin-Huxley）模型，简称 HH 模型。该模型是一个微分方程系，描述了膜电位、膜电流和三个门变量（Gating Variable）之间的动态关系：

$$\begin{cases} I = C_M \dfrac{dV}{dt} + \overline{g_K} n^4 (V - V_K) + \overline{g_{Na}} m^3 h (V - V_{Na}) + \overline{g_l} (V - V_l) \\ \dfrac{dn}{dt} = \dfrac{1}{\tau_n (n_\infty - n)} \\ \dfrac{dm}{dt} = \dfrac{1}{\tau_m (m_\infty - m)} \\ \dfrac{dh}{dt} = \dfrac{1}{\tau_h (h_\infty - h)} \end{cases}$$

其中，I 表示单位面积的总膜电流，C_M 表示膜电容，g_K、g_{Na} 和 g_l 分别表示 K^+、Na^+ 和泄漏离子通道的电导率，V_K，V_{Na} 分别为 K^+、Na^+ 的反转电位。在上述方程系中，V 是随时间变化的膜电位。第一个方程描述了跨膜电流 I 由四部分组成：容性电流 $C_M \dfrac{dV}{dt}$ 和三个门变量，即 n、m 和 h，控制的电流，分别代表不同离子通道（Na^+ 和 K^+）的"开放"和"关闭"特性，以及一个漏电流。这三个门变量的值也是随时间变化的，其动态特性可以分别用三个微分方程描述。限于篇幅，这里只对 n 方程具体展开：

$$n_\infty = \frac{\alpha_n}{\alpha_n + \beta_n}, \quad \tau_n = \frac{1}{\alpha_n + \beta_n},$$

$$\alpha_n = \frac{\varphi[0.1 - 0.01(V_n - V_{rest})]}{e^{1-0.1(V_m - V_{rest})} - 1}, \quad \beta_n = 0.125\varphi e^{-(V_m - V_{rest})/80}$$

其中，φ 是一个温度相关常数（T 为温度，单位为摄氏度）：$\varphi = 3^{(T-6.3)/10}$。

另外两个门变量的特性与 n 非常类似，描述它们的具体方程可参见霍奇金和赫胥黎 1952 年发表的论文。霍奇金和赫胥黎的这一研究成果开创了计算神经学这一崭新的研究学科，他们在 1963 年获得了诺贝尔生理学或医学奖。

二、神经电生理在医学中的应用

神经电活动现象可以通过电生理仪器、微电极、电压钳及膜片钳，如脑电图仪、肌电图仪等技术设备测定。目前，神经电活动及神经电生理技术已被广泛应用于神经科、康复科、骨科、运动医学及儿科等多个医学领域，在临床疾病的检测、诊断、治疗中发挥着至关重要的作用，如大脑电信号的检测用于评估脑功能活动的强弱、异常放电、病变情况，视觉诱发电位用于评估视觉通路的传导功能和视网膜感光细胞功能，体感诱发电位用于评估意识性本体觉通路传导功能和感觉运动皮层功能，电、磁刺激运动诱发电位用于评估锥体束通路传导功能、皮质脊髓束兴奋性、运动皮层兴奋性、神经功能的完整性等。

（江宁　郭志伟）

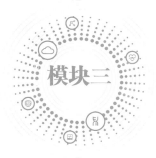

模块三　无创神经接口

一、无创神经接口的特点

　　根据信号采集方式及与神经系统连接方式，神经接口可分为无创神经接口和有创神经接口。无创神经接口将信号采集电极置于组织外部，对组织无创伤或仅有较小创伤。无创神经接口不能与神经系统直接连接，采集电极与神经元距离较远，检测到的信号噪声较大，对后期信号处理要求较高，但是通常具有操作简单、易用、便携、价格低等优点。常见的无创神经接口包括头皮脑电图（Scalp Electroencephalogram，sEEG）、表面肌电图（Surface Electromyography，sEMG）、心电图（Electrocardiogram，ECG）、脑磁图（Magnetoencephalography，MEG）及功能磁共振成像（Functional Magnetic Resonance Imaging，fMRI）等。由于具有避免手术、无创的特点，无创神经接口仍然是目前实践中优先选择的方式。

二、表面肌电信号

　　当人体做出动作反应时，脊髓神经产生控制信号，利用神经肌肉接头作为媒介传递到肌纤维，肌纤维细胞经去极化、复极化操作在神经肌肉接头处产生动作电位，之后动作电位沿神经元轴突传导到末梢神经和肌肉接点。一旦运动神经接触到肌肉，那么它的轴突将会分支到多个肌肉纤维上，每个分支终止在肌纤维上形成运动突出的过程称为运动终板。传导到轴突末梢的动作电位使神经与肌肉的接点释放化学物质乙酰胆碱，它使得运动终板的离子通透性发生变化产生终板电位，随后该终板电位使肌细胞膜达到去极化阈值电位，并产生肌纤维的动作电位，这个动作电位沿着肌纤维向两个肌腱端传播，引起了肌纤维内的一系列变化，导致肌纤维的收缩，大量肌纤维收缩产生肌肉力，并在其周围组织中产生细胞外电场。该电场通过肌肉周围组织时会产生变化，等效于一个滤波操作。图 **11-3-1** 所示为肌电信号的产生和记录。表面电极或针电极检测到该电场在人体软组织两个不同位置呈现出的电位差随时间变化，称为肌电图（Electromyography，EMG），即所谓的肌电信号。

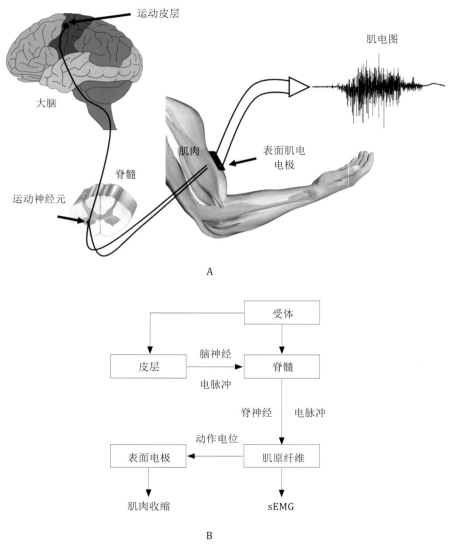

图 11-3-1　肌电图信号的产生原理
A. 神经肌肉系统的结构；B. 肌电图在神经和肌肉系统中的信号转换示意图

　　sEMG 是浅层肌电信号和神经电活动在皮肤表面的综合效应，信号源于大脑运动皮层控制下的脊髓 α 运动神经元的生物电活动，其是众多外周运动单位电位在时间和空间上的总和，是神经肌肉系统在进行随意性和非随意性活动时的生物电变化经表面电极引导、放大、显示和记录所获得的一维电压时序信号。sEMG 的振幅为 0 ～ 500μV、频率为 30 ～ 350Hz，它能在一定程度上反映神经肌肉的活动。sEMG 的信号振幅和频率特征的变化取决于不同肌肉活动水平和功能状态下运动单位活动的同步性、肌纤维募集和肌纤维兴奋传导速度等生理因素，以及探测电极的位置、皮肤温度、肌肉长度和肌肉收缩方式等测量性因素的共同作用。

sEMG 在测量上具有非侵入性、无创性、操作简单等优点，同时可以直观、快速地反馈和表现肌肉运动时的发力特征、疲劳程度等。所以，sEMG 在临床医学、康复医学及运动科学研究中具有重要的实用价值，也是无创神经接口技术中进行无创神经采集的重要方法。

三、脑电信号

脑电信号是大脑在自发或受外界刺激引起神经元群共同兴奋、抑制活动时产生的电位变化。自发脑电信号是大脑皮层在没有外界刺激，不参与任何认知活动，大脑相对稳定的状态下，神经元产生的自发持续电信号。大脑受到视觉、听觉等其他外界刺激后引起的神经元产生的持续电信号称为诱发脑电信号。通过头皮或颅内电极采集记录到的局部神经元电活动的总和称为脑电图（Electroencephalogram，EEG）。根据信号采集电极放置位置，脑电信号可以分为三类：头皮脑电信号、皮层脑电信号（Electrocorticogram，ECoG）和深部脑电信号。

头皮脑电信号主要由皮层椎体细胞群活动产生，这类位于灰质皮层的神经元细胞群及其树突相互平行，且在大脑皮层的垂直皮层表面排列，有利于脑电活动在大脑空间内的整合和时间上的叠加。其中，持续时间较长的突触后电位是头皮脑电信号产生的基础，而轴突短时动作电位由于其持续时间过短（约 1ms），一般不能被头皮电极所记录。因此，当大量椎体神经元细胞同步兴奋时，将产生相应的电生理信号，然后经硬脑膜、颅骨、头皮等头部容积导体传递至头表，最终被电极所记录。sEEG 受记录电极大小的限制，只能清晰记录脑回表面皮层 $6 \sim 10cm^2$ 的神经元活动，空间分辨率有限。对于面积较小的区域，只有神经元活动的电信号幅度足够大时才能被头表电极有效记录，而且对于大脑深部核团，由于其具有典型的封闭电场结构，其电活动总和接近零，电信号也不能被头表电极所记录。但是，由于电信号的瞬时传播扩散特点，sEEG 具有很高的时间分辨率（毫秒级），且能够直接反映神经元电活动。

频域空间上，脑电信号可以分为多个频段波形信号，且不同频段的脑电信号与不同的大脑功能活动密切相关。因此，目前 EEG 已成为评价脑功能状态的重要工具和指标，已被广泛应用于多种神经、精神疾病的诊断和研究，以及心理、认知科学的研究领域。而且，通过计算和分析不同运动、感觉及认知功能的脑电特征，可以实现利用脑电活动控制外部设备的功能，所以，EEG 在脑机接口技术中也发挥着关键作用。

临床脑电信号分析的频率范围在 $0.1 \sim 100.0Hz$，通常按频率波段可将其划分为 α、β、δ、θ 四个重要频段。不同频段的频率、幅度皆有所不同，所反映的生理状况、脑功能机制也有所不同。

1. δ 波

δ 波的频率为 $0.5 \sim 3.5Hz$；常出现在额叶，通常在健康人睡眠、麻醉、缺氧或昏迷状态下可检测到，在大脑相关受损区域，如器质性病变区域也能检测到。但是，健康人清醒状态下检测不到 δ 波。

2. θ 波

θ 波的频率为 4 ～ 7Hz；常出现在额叶、中央区及顶叶，通常受情绪状态控制，在出现情绪变化或精神异常，如高兴、抑郁等时可检测到明显 θ 波。θ 波是少年期（10 ～ 17 岁）才出现的波形。

3. α 波

α 波的频率为 8 ～ 13Hz；在大脑各个区域都能检测到，但是主要出现在大脑后部，尤其在顶叶、枕叶区域较为显著，是具有标志性节律的脑电信号。α 波是一种在相对稳定、平静的清醒状态下能被检测到的信号，在外界刺激或集中精力思考的情况下就会消失。此外，它与视觉活动关系密切，在闭眼静息时十分显著，当睁眼感受光刺激时即消失。

4. β 波

β 波的频率为 14 ～ 30Hz；在额叶、中央区及颞叶前回、中回均可检测到，且在额叶区域最为活跃。β 波通常在大脑活跃状态时产生，属于快速运动的波形，如人处于惊慌、恐惧或运动刺激时能检测到。

四、心电信号

心电信号是临床医学中常用的生物电信号，它记录了每次心动周期产生的电位变化。每个正常的心动周期根据时间先后顺序依次由 P 波、QRS 波群、ST 波段、T 波构成，如图 11-3-2 所示，各波具有不同的频率特征。相比其他生物电信号，心电信号具有较直观的规律性，比其他生物电信号更易于检测。心电信号的 P 波、QRS 波群、T 波及 PR 间期、ST 间期、QT 间期可以不同程度地反映心脏功能的变化，因此，可以根据采集的心电信号，通过算法实现对心脏功能的自动分析。

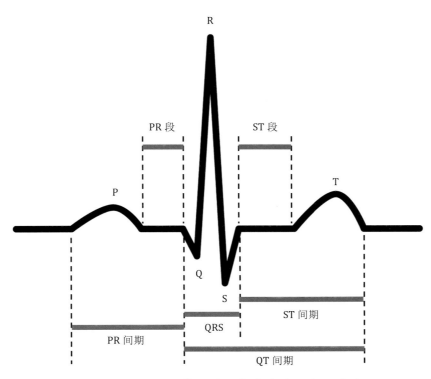

图 11-3-2　一次正常心动周期产生的心电信号波形

ECG 也是一种体表生物电信号记录方法，它可以根据体表电极采集每个心动周期所产生的电活动变化信息，记录心脏活动电压随时间变化的曲线，用于对心律失常、心室心房肥大、心肌梗死、心肌缺血等疾病的检查，反映心脏的基本功能和病理学变化，在临床诊断和研究中具有非常重要的参考价值。

临床诊断和研究中通常根据 ECG 各波段的表现特征反映心脏的功能情况。P 波代表心房的激动，前半部代表右心房激动，后半部代表左心房激动。P 波时限为 0.12s，高度为 0.25mv。当心房扩大，两房间传导出现异常时，P 波可表现为高尖或双峰的 P 波。PR 间期通常在 0.12～0.20s。当心房到心室的传导出现阻滞时，则表现为 PR 间期的延长或 P 波之后心室波消失。QRS 波群代表左右两心室的除极过程，正常成年人的 QRS 波群时间为 0.06～0.10s、儿童为 0.04～0.08s。QRS 波群变形或波群时间或室壁激动时间延长，提示可能存在心室肥大、增厚或心室内传导阻滞等情况。ST 段是心室肌全部除极完成、复极尚未开始的一段时间，此时各部位的心室肌都处于除极状态，细胞之间并没有电位差。因此，正常情况下 ST 段应处于等电位线。当某部位的心肌出现缺血或坏死的表现时，心室在除极完毕后仍存在电位差，此时表现为 ECG 上 ST 段发生偏移。T 波代表心室的复极，T 波改变受多种因素的影响，如心肌缺血时可表现为 T 波低平倒置。T 波高耸可见于高血钾、急性心肌梗死的超急期等。QT 间期代表心室从除极到复极的时间，正常为 0.44s，QT 间期的延长往往与恶性心律失常的发生相关。

五、无创电刺激技术

原理上，电刺激通过对神经细胞或肌肉细胞的刺激，使之爆发动作电位，从而将外部刺激信号传递给相应的组织，实现肌肉收缩、感觉等宏观效应。如经颅直流电刺激（Transcranial Direct Current Stimulation，tDCS）是脑刺激技术中应用最广泛的电刺激治疗形式，它通过两个或多个电极向头皮输送微弱的直流电，电流经头皮、颅骨等传输到大脑皮层，从而改变大脑皮层的兴奋性。研究表明，tDCS 可以改变神经元的静息电位，当直流电电极阴极刺激神经细胞胞体或树突时，静息电位升高，神经元放电减弱，产生超极化，从而抑制细胞活性；反之，发生去极化，激活细胞活性。所以，tDCS 阳极刺激可以提高皮层神经元兴奋性，而阴极刺激可降低皮层神经元兴奋性。tDCS 不仅可以调节单个神经元的活动，而且能够影响多个神经元和神经元群的整体活动，从而调节脑功能活动，影响突触连接功能，改变突触可塑性，发挥治疗作用。电刺激设备工作流程如图 11-3-3 所示。

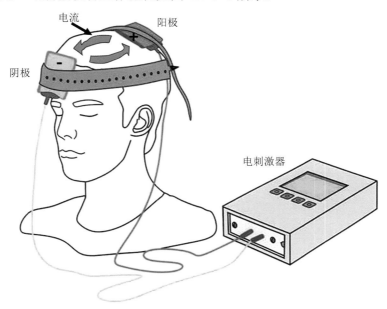

图 11-3-3　电刺激设备工作流程图

注：通过电池驱动在刺激器的阴、阳两个电极之间传输 0～1mA 或 2mA 的电流。刺激电极通常是大小为 20～35cm^2 的导电橡胶片。电流通过头皮，穿过表皮层到达皮层，从而调节皮层神经元细胞膜的极性。

电刺激与神经接口的结合在康复领域有极大的应用前景，如对于脊髓高位完全损伤的患者，可以通过运用脑机接口技术提取脑部信号，直接对目标肢体肌肉实施刺激，从而实现站立、行走等功能。这些应用中，脑机接口实现了对刺激信号本身的控制。它可以根据大脑信号实现对电刺激的精准控制实施。

无创电刺激（Electrical Stimulation，ES）又称体表电刺激，是一种无创、非侵入性的神经刺激、治疗技术。它通过电极将特定的低强度电流作用于目标脑区、肌肉对应的体表皮肤表面，达到调节神经活动，进而康复、治疗的目的。它包括使用放置在皮肤上的电极进行的各种表面刺激。根据其刺激部位及应用电流方式，无创电刺激有多种类型，可分为肌肉电刺激、神经电刺激、神经肌肉电刺激（Neuromuscular Electrical Stimulation，NMES），如 tDCS、经颅交流电刺激（Transcranial Alternating Current Stimulation，tACS）、经皮神经电刺激（Transcutaneous Electrical Nerve Stimulation，TENS）、脉冲电刺激（Pulsed Electrical Stimulation，PES）、无创交互神经刺激（Noninvasive Interactive Neurostimulation，NIN）等。根据无创电刺激与患者之间的交互特征，无创电刺激又可分为功能性电刺激、治疗性电刺激及神经调控刺激。功能性电刺激可以精确控制肌肉收缩，从而完成特定运动任务；治疗性电刺激主要通过训练使患者肌肉或中枢神经系统在训练后产生治疗效果；神经调控刺激直接给予预定刺激，实现功能调控，而没有来自患者的控制和反馈。无创电刺激因无创、易操作及治疗有效性等特点，目前已被广泛应用于多个领域，如临床治疗、康复和训练等。

六、无创神经接口的发展趋势

无创神经接口的主要优点就是无损伤、安全性高、成本低、可接受度高，因此必将成为未来发展和消费应用市场的主流方向。但是，因其采集到的是体表信号，存在信号强度弱、信号质量差、信号分辨率低等问题，很难确定发出信号的脑区或相关放电的单个神经元。因此，如何提高神经接口的信息传输率以降低误差率，如何更有效地剔除噪声，获取清晰的生物信号和寻求有效的信息特征，将是未来需要解决的问题。

（江宁　郭志伟）

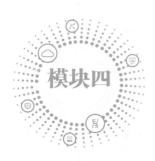

模块四 有创神经接口

一、有创神经接口的特点

　　有创神经接口指将信号采集电极通过手术直接植入神经系统（如大脑灰质），接口直接接触神经元细胞。因此，相比无创神经接口，有创神经接口的优点为能够获得高质量的神经信号。但有创神经接口也存在一定的缺点，例如，手术容易引发免疫反应和组织创伤；随着植入时间的增加，容易出现瘢痕组织，从而导致采集信号质量下降或消失，影响后续信号的接收；灵活性差，接口一旦植入，就不能移动用于测量其他部位；价格昂贵。所以，有创神经接口主要用于功能损伤严重患者的特殊感觉重建及瘫痪患者运动功能的恢复。

二、侵入式肌电信号

　　与躯体其他活组织一样，肌肉在其静息状态下和活动时都存在有规律的电信号，肌肉兴奋时候产生的生物电活动称为肌肉动作电位或动作电流。除了可以通过前面介绍的表面电极作为引导电极检测得到sEMG，还可以通过针电极（插入肌肉）有创的方式采集肌电信号，此时称为针肌电图。该方法是一种侵入式的肌电检测方法，检测过程中有一定的痛觉及损伤。侵入式的肌电检测方法可以记录肌肉静止或收缩的电信号，同时可应用电刺激检查神经、肌肉兴奋及传导的功能。通过此方法可以确定周围神经、神经元、神经肌肉接头及肌肉本身的功能状态。相比之下，sEMG是从皮肤表面通过电极引导、放大、显示和记录的神经肌肉系统活动时的电信号。侵入式的肌电检测方法获得的肌肉电信号更能准确、真实地反映目标肌肉的活动情况和特征，临床上多用于以肌肉异常活动为特征的肌肉疾病、神经源性疾病、肌源性疾病、神经根与神经丛疾病、神经肌肉接头传递障碍等疾病的诊断和鉴别诊断。

三、皮层脑电信号

皮层脑电信号是将记录电极放置于灰质皮层表面记录到的神经元电信号，一般通过植入脑内的微电极获得。相比头皮脑电，皮层脑电由于不受头皮肌肉活动等的影响，具有较好的位置稳定性；电极直接放置于灰质皮层，获取的脑电信号幅度更强，信噪比更高。从大脑皮层记录到的脑电活动电位为 $500 \sim 1500\mu V$，但是通过颅骨、皮下组织及头皮的层层衰减，头皮记录到的电位只有皮层的 $1/10 \sim 1/5$，电位仅为十到数百微伏（成年人一般为 $10 \sim 50\mu V$），所以皮层脑电记录到的脑电信号质量更高、幅度更强，但是，由于需要植入脑内，对生物体具有一定的创伤性。

四、深部脑刺激

深部脑刺激（Deep Brain Stimulation，DBS）是 1987 年由 Benabid 提出的一种将电极通过立体定位的方法精准植入大脑内特定区域并通过一个植入式的脉冲发生器慢性发送电刺激的手术方法。电极通过植入皮下的导线连接到一个植入胸腔皮下（通常在锁骨下方胸部皮下）的脉冲发生器。脉冲发生器类似于起搏器，可以向刺激电极发送 $100 \sim 200Hz$ 的高频刺激信号，刺激颅内深部目标脑区以纠正异常的神经行为。深部脑刺激俗称"脑起搏器"，可以直接测量病理性脑活动，并可以提供可调节的刺激，具有微创、可调节、可逆性等优点。其电极及脉冲发生器等的植入位置如图 11-4-1 所示。

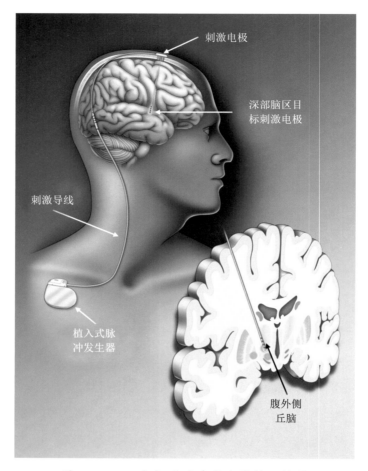

刺激电极

深部脑区目标刺激电极

刺激导线

植入式脉冲发生器

腹外侧丘脑

图 11-4-1 电极及脉冲发生器植入位置

患者在植入脉冲发生器及电极后，临床医生可以通过电脑与脉冲发生器通信进行刺激参数的设置，包括刺激靶点、强度、频率及脉冲宽度。这些刺激参数在不同疾病的深部脑刺激治疗中均发挥着至关重要的作用，尤其是刺激靶点，如深部脑刺激治疗帕金森病的靶点包括丘脑底核（Subthalamic Nucleus，STN）、苍白球内侧核（Globus Pallidus Internus，GPi）及脚桥核（Pedunculopontine Nucleus，PPN），其中常用的靶点为 STN 和 GPi；治疗抑郁症主要以舌下扣带皮层中的 Brodmann 25 区相邻的白质、内囊前肢、腹侧尾状核等为靶点；治疗强迫症主要以伏隔核或腹侧内囊／腹侧纹状体为靶点；而治疗癫痫疾病的靶点主要位于丘脑核和海马。靶点的差异性与不同疾病的病理机制有关。

目前，深部脑刺激已成功用于治疗颤抖、缓慢、僵硬等运动功能障碍，而且近年来其在癫痫、疼痛、强迫症、抑郁症、双相情感障碍等多种神经、精神疾病方面也取得了良好的治疗效果。美国 FDA 已批准深部脑刺激治疗帕金森病患者运动症状、原发性震颤、肌张力障碍及强迫症。

深部脑刺激的作用机制目前尚未完全明确，早期关于深部脑刺激机制的研究提出，高频刺激可抑制神经元并减少刺激部位的电输出。根据此抑制作用可推测，深部脑刺激可将突触前抑制激活并传入刺激部位。然而，尚未有研究记录到深部脑刺激作用后下游核团的神经元兴奋。有研究对猴帕金森病模型的 STN 进行深部脑刺激作用，发现其内侧和外侧苍白球均记录到兴奋增加，且可接收到来自 STN 的谷氨酸能兴奋传入。除刺激靶点本身外，其临近区域神经纤维的激活也可能是深部脑刺激的作用机制之一。Johnson 等研究表明，STN 的深部脑刺激作用可激活黑质－纹状体、苍白球－丘脑、小脑－丘脑和苍白球－黑质的神经纤维，这些都参与深部脑刺激的治疗机制。因此，深部脑刺激虽然靶点固定，但其作用不局限于某一核团，它可以增加刺激核团的信号输出，同时激活周围纤维旁路，通过刺激这一核团发挥对全脑广泛神经网络的调节作用，如对帕金森病患者整个基底节－丘脑－皮层环路的调节，从而纠正异常的神经网络连接，抑制整个神经网络中病理性信号的投射，减轻疾病症状。

　　目前，基于临床学、神经生理学、计算机科学等多学科研究的推动，深部脑刺激取得了很大的成功。但该领域仍然存在着重要机遇和未能满足的需求，包括重点提升效率和耐受性方面的技术创新及与成像技术和其他模式的融合。

五、神经袖电极周围神经电刺激

　　神经袖电极（Nerve Cuff Electrode，NCE）是一种像袖带一样环绕在外周神经，用于刺激并记录神经电生理活动的微型电极。它由具有一定柔软性能的导电硅膜固定在神经束上，可有效防止肌肉运动时电极位置的不稳定问题，降低机械形变和导线断开的可能性，适合作为永久性的植入电极长期使用。同时，它作为记录电极，能够持续记录并获得较高的信号幅值，减少噪声，特别是肌肉带来的噪声；而作为刺激电极，它能将电刺激直接作用于外周神经，降低引起神经动作所需的刺激强度，从而使电化学过程所附带的损伤危险最小化，并减少刺激系统的能量消耗。从功能角度看，电极的应用能引起分级运动单元恢复和肌肉拉紧，并使有选择性的神经肌束刺激成为可能，从而可以平衡运动、避免肌肉疲劳。

　　NCE 由袖带和嵌入其中的电极片构成，如图 11-4-2 所示。袖带由硅树脂管制作，绝缘多股导线由铂铱合金或不锈钢外裹聚四氯乙烯制作，从袖带壁中缝过，能覆盖几乎全部袖带内壁表面。但是需要留一个纵向开口空间，将袖带环绕在神经上，只要简单缝合袖带就可得到闭合形状。目前，为进一步消除外部噪声对袖带的干扰，在袖带中点、两个端点分别嵌入多个电极，作为有短路接触的三电极结构。通常噪声的消除归因于两个端点的短路接触，它通过减少袖带两端电位差，阻止电流流过袖带。

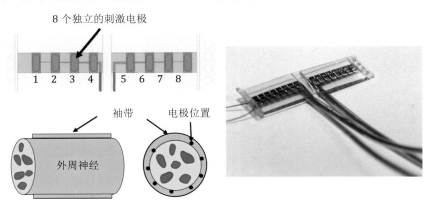

图 11-4-2　NCE 平面示意图及植入情况（可见 8 个独立的刺激电极及灵活柔软的边缘）

NCE 通常用于刺激和记录周围神经系统的不同部位，它为实施神经刺激疗法提供了一个很好的方法。作为一种研究较广泛的神经接口技术之一，NCE 已成功应用于多种神经电刺激，而且相比其他电刺激方式，NCE 具有足够的接触密度，可以更加可靠地激活不同群体的神经束，从而实现对同一神经束激活的不同运动功能的独立控制。目前 NCE 已被证明对脊髓损伤、脑卒中或多发性硬化症引起的下肢瘫痪、膀胱功能障碍、抑郁、癫痫、呼吸系统疾病及上下肢运动障碍等多种疾病的功能恢复有效，同时还可以用于迷走神经刺激、骶骨神经刺激，以治疗阻塞性呼吸睡眠障碍、大小便失禁等。

（江宁　郭志伟）

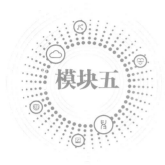

模块五 展望

神经接口工程提供了大脑、肢体状态监测，人机信息交互与控制的全新途径，在医疗、教育、航天、安全、军事等领域有着广泛的应用前景。目前其在技术及应用方面均已取得了不少令人鼓舞的成果，但是仍存在大量有待解决的问题，如缺乏神经接口芯片、难以同时记录高通量大脑信号、植入型接口对大脑有损伤、长期生物相容性不良、读取输入信息的准确性不高、信息处理和存储方式的基础机制不清等。

从技术层面来看，未来神经接口或许将向脑-机、脑-器、脑-脑，以及脑机融合、脑器融合等几个方向发展，从信息传输方向、大脑信息的实时编码、大脑之间的网络通信及大脑与机器的互相适应和协同、生物脑和机器的信息感知和信息处理等多层面融合发展。首先，技术难点上，神经接口的输入、输出都需要整合和解析大量的数据信息，只有记录足量、细节的大脑数据，才能更加精准地了解神经生理信号与运动、情绪、语言等的对应关系，实现精准控制。因此，如何拓宽大脑通道，获取更多的神经数据是未来首先需要解决的问题，如微米量级探针、可注射电子网。其次，在能保证同时记录到大量数据的情况下，快速、高效地实现数据分析和解码才能实现及时输出，达到令人满意的效率和准确率，因此开发针对性的神经接口芯片或许也是未来需要解决的难题。最后，如何实现神经接口工程的有效推广，尤其是在普通家庭的推广也是未来需要解决的难题。这涉及设备成本、便携性及总体应用效果的考虑，光学阵列输入的神经接口技术、无线可植入的"微型脑电刺激装置"等或许在未来有很大的发展和应用前景。

不同类型神经接口的发展趋势也将出现更大的差异。无创神经接口有望颠覆人机交互方式，如通过眼部、手势，甚至没有显性动作的意识实现对电子设备的控制；有创神经接口因其对大脑各部位信号的精准捕捉，能够帮助更多的伤残人士恢复感知，如可能会出现像《阿凡达》《X战警》等科幻电影中那样通过脑机接口实现和机器人的结合，打造超级人类。此外，无线可植入的"微型脑电刺激装置"或许可以在减少大脑损伤的情况下实现长期、可控、无线输入的治疗模式，也是未来发展和研究的方向。

从应用层面来看，目前神经接口更多地应用于生物医疗领域，未来神经接口的应用领域将逐渐扩大，从代替现有的部分功能转变为增强人类的各种感知能力，用于教育、娱乐、军事和智能生活等方面，实现疾病治疗、脑增强和脑交流等功能。随着神经科学、生物兼容材料、传感器技术和嵌入式计算等的不断发展，神经接口与人工智能、半导体芯片、生命科学的结合将更为紧密，相关理论和技术创新将不断涌现，应用场景将加快落地并不断丰富。同时，神经接口及相关智能技术正在重塑未来科技和社会格局，将成为全球新一轮科技革命和产业革命的重要组成部分。

（江宁　郭志伟）

参考文献

1. Hatsopoulos NG，Donoghue JP. The science of neural interface systems[J]. Annual Review of Neuroscience，2009，32：249-266.

2. 蒲江波，余云涛，蔺芳，等 . 脑机接口标准化进展 [J]. 生命科学仪器，2021，19（6）：4-13.

3. 中国人工智能产业发展联盟 . 脑机接口技术在医疗健康领域应用白皮书（2021 年）[Z]. 2021.

4. 中国电子技术标准化研究院 . 脑机接口标准化白皮书（2021 版）[R/OL].（2021-06）.

5. 张建新，乔仁铭 . "脑控汽车"在南开大学"开跑"[J]. 农家参谋，2015，8：25.

6. Wang XY，Jin J，Zhang Y，et al. Brain control：human-computer integration control based on brain-computer interface approach[J]. Acta Automatica Sinica，2013，39（3）：208-221.

7. Bear MF，Connors BW，Paradiso MA. Neuroscience：exploring the brain [M]. 4th ed. Philadelphia：Lippincott Williams & Wilkins，2015.

8. Fang C，He B，Wang Y，et al. EMG-centered multisensory based technologies for pattern recognition in rehabilitation：state of the art and challenges[J]. Biosensors，2020，10（8）：85.

9. Zeng C，Li H，Yang T，et al. Electrical stimulation for pain relief in knee osteoarthritis：systematic review and network meta-analysis[J]. Osteoarthritis Cartilage，2015，23（2）：189-202.

10. 顾正，林家瑞，原芸，等 . 电刺激技术在运动康复中的应用研究 [J]. 中国临床康复，2002，6（19）：2827-2828，2841.

11. Hodgkin AL，Huxley AF. A quantitative description of membrane current and its application to conduction and excitation in nerve[J]. Journal of Physiology，1952，117（4）：500-544.

12. Nitsche MA，Paulus W. Excitability changes induced in the human motor cortex by weak transcranial direct current stimulation[J]. Journal of Physiology，2000，527（3）：633-639.

13. Utz KS，Dimova V，Oppenl & Auml K，et al. Electrified minds：transcranial direct current stimulation（tDCS）and galvanic vestibular stimulation（GVS）as methods of non-invasive brain stimulation in neuropsychology—a review of current data and future implications[J]. Neuropsychologia，2010，48（10）：2789-2810.

14. Fertonani A，Miniussi C. Transcranial electrical stimulation：what we know and do not know about mechanisms[J]. Neuroscientist，2017，23（2）：109-123.

15. Okun MS. Deep-brain stimulation for Parkinson's disease[J]. The New England Journal of Medicine，2013，368（5）：483-484.

16. Lozano AM，Lipsman N，Bergman H，et al. Deep brain stimulation：current challenges and

future directions[J]. Nature Review Neurology, 2019, 15（3）: 148-160.

17. Dougherty DD. Deep brain stimulation: clinical applications[J]. Psychiatric Clinic of North America, 2018, 41（3）: 385-394.

18. Kolaya E, Firestein BL. Deep brain stimulation: challenges at the tissue-electrode interface and current solutions[J]. Biotechnology Progress, 2021, 37（5）: e3179.

19. Peralta M, Jannin P, Baxter JSH. Machine learning in deep brain stimulation: a systematic review[J]. Artificial Intelligence in Medicine, 2021, 122: 102198.

20. 王燕, 刘嘉霖, 张鹏, 等. 脑深部电刺激术治疗帕金森病作用机制的研究现状 [J]. 中西医结合心脑血管病杂志, 2021, 19（4）: 604-606.

21. 李乐, 曹军, 邵时云, 等. 神经袖带电极的发展与应用 [C] // 中国生物医学工程进展——2007 中国生物医学工程联合学术年会论文集（上册）. 2007.

22. Delianides C, Tyler D, Pinault G, et al. Implanted high density cuff electrodes functionally activate human tibial and peroneal motor units without chronic detriment to peripheral nerve health[J]. Neuromodulation, 2020, 23（6）: 754-762.

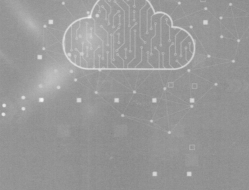

专题十二

临床诊疗
经济学决策

临床诊疗决策具有复杂性，受到诸多因素的影响，包括疾病类型、患者的一般情况、治疗方案预期的有效率和潜在的毒性反应、患者的意愿等。因此，临床医生需要充分考虑各方面因素，做出科学的临床诊疗决策。随着对医疗资源配置和利用效率优化的重视，临床卫生经济学逐渐成为临床决策的重要组成部分。与此同时，基于大数据的医疗决策，有助于临床医生做出更准确、更全面的诊疗决策，提高医疗质量、效率和安全性。

大数据在临床合理用药中的重要性

模块一

任何诊疗方式都存在一定的风险或潜在的副作用，其核心正是危险—效益比，即给予患者的治疗方案会给其带来多大的好处和潜在的风险。本模块将以抗肿瘤药物为例，阐述大数据在临床合理用药中的重要性。

一、大数据指导下的临床安全用药

抗肿瘤药物在改善患者生活质量的同时，对正常细胞也有一定的毒性，可产生以下副作用。

（一）骨髓抑制

多数抗肿瘤药物能引起不同程度的骨髓抑制，如白细胞计数降低、血小板减少、贫血等。严重的骨髓抑制可导致感染、败血症、内脏出血等。

（二）胃肠道反应

抗肿瘤药物可引起不同程度的胃肠道反应，如恶心、呕吐、腹泻、便秘等，反应程度因人而异。频繁的胃肠道反应可导致患者脱水、电解质紊乱、食欲不佳，降低患者对抗肿瘤治疗的耐受力和信心。

（三）肝肾功能损害

肝脏和肾脏是许多抗肿瘤药物代谢和排泄的途径，所以这些器官在抗肿瘤治疗中容易发生损害。如铂类、伊立替康类药物容易引起不同程度的肝功能损害，可表现为肝窦损伤、脂肪性肝炎等；顺铂、甲氨蝶呤类药物可引起少尿、肾实质损害等。

（四）心脏毒性

抗肿瘤药物，如阿霉素、紫杉醇、赫赛汀等，可引起心脏毒性。近年来，随着免疫治疗广泛应用而引起的心脏毒性，如心肌炎等，也受到广泛关注，致死率高达 30% ～ 50%。

（五）肺毒性

引起肺毒性的抗肿瘤药物很多，如博来霉素、丝裂霉素等，长期使用可引起肺纤维化；靶向药物，如吉非替尼（易瑞沙）等，可引起间质性肺炎；免疫治疗可导致不同程度的免疫性肺炎。

（六）神经毒性

铂类、紫杉醇等可引起神经毒性，表现为不同程度的手脚麻木、刺痛、感觉迟钝等，这些症状可影响患者生活质量。

（七）其他

抗肿瘤药物还可引起不同程度的过敏反应、色素沉着、脱发、静脉炎等。有些抗肿瘤药物还可增加患第二肿瘤的风险。

此外，有些抗肿瘤药物可抑制精子和卵巢的功能，导致生育能力下降。

因此，建立不良反应数据库，收集药品副作用情况，及时发现新的、严重的药品不良反应，可以在一定程度上做到有效防范，避免同种药物不良反应重复发生，保障用药安全，为医务人员与监管者提供决策支持。

二、大数据指导下的精准医学

随着对恶性肿瘤认识的不断深入，抗肿瘤药物的研发取得突破性进展，从传统化疗，逐步发展到靶向治疗、免疫治疗等。但其应用也面临困境，即整体有效率较低。

（一）化疗

作为传统治疗方式之一，化疗是治疗恶性肿瘤的重要手段。但化疗的整体有效率较低，为30%～50%，且大部分患者化疗后可产生耐药。

（二）靶向治疗

靶向治疗指在细胞分子水平上，药物针对性地与致癌靶点结合，通过干扰肿瘤细胞的发生、发展使其特异性死亡，实现肿瘤的精准治疗。目前的靶向药物主要针对驱动基因，如用于治疗表皮生长因子受体（Epidermal Growth Factor Receptor，EGFR）突变、间变性淋巴瘤激酶（Anaplastic Lymphoma Kinase，ALK）融合突变，以及抗人表皮生长因子受体（Human Epidermal Growth Factor Receptor 2，HER-2）过表达等。此外，肿瘤的发生、发展过程涉及多个因素，多靶点抑制剂通过作用于不同靶点，抑制血管生成的同时，阻断部分肿瘤驱动信号通路，直接抑制肿瘤细胞增殖，具有双重抗肿瘤作用，是肿瘤治疗和药物开发的新方向。目前，阿帕替尼、索拉非尼、瑞戈非尼、仑伐替尼、卡博替尼等多靶点抑制剂已广泛用于恶性肿瘤的治疗。尽管靶向治疗在一定程度上实现了精准医学，但能获得有效治疗患者的比例仅为 1.5% 左右。

（三）免疫治疗

免疫治疗是通过主动或被动方式使机体产生特异性免疫应答，发挥抑制、杀伤肿瘤的功能。然而，随着免疫治疗的推广，其不足逐渐显露，主要瓶颈是个体疗效差异大。在霍奇金淋巴瘤的治疗中，纳武利尤单抗和帕博利珠单抗的客观反应率（Objective Response Rate，ORR）高达 60% 以上。但在多数实体瘤中，免疫检查点抑制剂的 ORR 较低，如非小细胞肺癌、头颈部肿瘤、肝细胞癌等，ORR 从 10% 到 30% 不等。

综上，如何提高抗肿瘤药物的有效性，仍面临着巨大挑战。伴随着精准医学大数据的收集、分析，人类逐步迈向精准医学时代。利用基因组测序，可协助疾病诊断及治疗。不同的基因突变位点适用不同的抗肿瘤药物。例如，一线 EGFR 酪氨酸激酶抑制剂（Tyrosine Kinase Inhibitors，TKIs）治疗期间病情进展的晚期非小细胞肺癌患者如出现 *T790M* 突变，可从第三代 EGFR-TKIs 奥希替尼的治疗中获益。而具有 *KRAS* 突变的结直肠癌患者则不适用于西妥昔单抗治疗。此外，大数据研究发现，某些标志物可预测免疫治疗的疗效，如患者 PD-L1 表达越高、肿瘤突变负荷越高，似乎更能从免疫治疗中获益。由此可见，在大数据指导下，患者可能得到更为精准的个性化治疗。

三、大数据指导下的临床合理用药

正确合理地应用抗肿瘤药物，是提高生存率和改善生活质量、降低死亡率和药物不良反应的重要保障。随着新药不断问世，患者有了更多的治疗选择。然而，在临床实践中，这也是一把"双刃剑"。2003—2013 年，美国 FDA 和欧洲药品管理局（European Medicines Agency，EMA）陆续批准了 62 种新型抗肿瘤药物。国外多家机构对其中 53 种进行了临床获益评估。结果显示，在这些药物中，43% 为患者延长了 3 个月或更长的总生存期（Overall Survival，OS）；11% 增加了不到 3 个月的 *OS*；而 30% 的药物，与最佳替代治疗相比，并没有延长患者的 *OS*。此外，虽然 42% 的新药能改善患者生活质量，但 45% 的药物为患者带来了更严重的副作用。我国于 2018 年启动全国抗肿瘤药物临床应用监测，大数据结果显示，临床中存在诸多药物应用不合理现象，尤其在新药尚未积累足够临床应用经验的情况下，不合理现象更甚。为加强抗肿瘤药物的临床使用管理，提高合理用药水平，我国相继出台了《抗肿瘤药物临床应用管理办法（试行）》《抗肿瘤药物临床合理应用管理指标（2021 年版）》，以此来规范抗肿瘤药物的临床应用。

（周科汛　李秋）

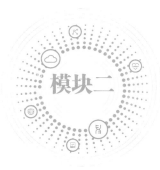

模块二 精准药物经济学

尽管 2021 年 12 月国家医保药品目录进行了调整，抗肿瘤药物平均降价 61.71%，但对大部分家庭而言，该费用仍是一笔不小的负担。此前针对常见肿瘤患者的横断面研究结果显示，肿瘤患者的家庭年均收入约为 8607 美元，但人均就诊支出共计 9739 美元，77.6% 的患者认为患病给家庭带来的经济负担难以承受。发达国家肿瘤诊治费用也让人不堪重负，Mariotto AB 等人的研究结果显示，2010 年美国肿瘤诊治费用为 1200 亿美元，而在 2020 年，相关费用涨至 1580 亿美元。由此可见，抗肿瘤药物高额的费用，无论是对整个社会还是对每个家庭，都是沉重的负担。

作为交叉学科方法体系，药物经济学运用经济学的基本原理和方法来系统、科学地比较不同治疗方案的性价比，进而对有限医疗资源进行优化配置。与此同时，随着医学大数据和精准医学的发展，以真实世界数据为背景的精准药物经济学应运而生。2016 年，《精确卫生经济学和结果研究支持精准医疗：大数据在创建价值之路上可满足各种患者的需求》报告中首次提出"精准药物经济学"理论。该理论指出，精准药物经济学是利用从大数据中提取、推算出的各种干预措施及治疗路径成本和结果的组合，给患者个体或高度特异性患者群体量身定制适合他们的诊疗手段和支付水平。精准药物经济学可应用于制定干预政策、临床指南、医患共同决策、报销决策等，通过提供更有效的医疗资源分配方案，不仅能让患者享受个体化的最优医疗服务，还能在现有花费下实现总体社会医疗资源配置最佳结果。

一、药物经济学研究方法

药物经济学研究方法主要有四种：最小成本分析、成本-效果分析、成本-效用分析和成本-效益分析。其中，成本包括直接成本、间接成本和隐性成本。直接成本指因药物或其他治疗所花的代价或资源的消耗，包括疾病的医疗成本（医生的时间、工资、医院、药物和其他保健成本）和患者的旅差费、伙食费等。间接成本指疾病、伤残或死亡造成的收入损失，包括休学、休工、过早死亡所造成的工资损失等。而隐性成本则指难以用货币单位确切表达的成本，一般指疾病、预防或诊断措施等引起的疼痛、恐惧等精神上的痛苦和不适，以及生活与行动的不便等。

（一）最小成本分析

最小成本分析指在临床效果完全相同的情况下，比较何种治疗方案成本最少，这一方法的应用范围较局限。

（二）成本-效果分析

成本-效果分析是对两个或多个备选方案的成本和效果进行比较的一种方法。其结果通常采用增量成本/效果比（Incremental Cost/Effectiveness Ratio，ICER）来呈现。增量成本/效果比越低，表明与对照组相比，测评方案越有性价比，值得推广。

（三）成本-效用分析

成本-效用分析是成本-效果分析的发展，两者有许多相似之处，不同的是，效用分析是综合性的，注重患者对生活质量的要求，采用的是生命质量调整年（Quality-adjusted Life Year，QALY），即用生命质量来调整期望寿命或生存年数而得到的一个新指标。其是用生命质量评价方法得出各种功能状态或不健康状态的效用值（0 表示死亡，1 表示完全健康）作为权重，再计算各种状态下的生存年数。

（四）成本-效益分析

成本-效益分析是将成本与获益均转换为货币单位来计算净得失。该方法的优点在于可对疗效不同的药物进行经济学评价，通常从全社会利益的角度出发。

二、药物经济学评价模型

在药物经济学评价中，可通过建立不同的数学模型，整合医疗资源投入与健康产出数据，对不同疾病干预方案的经济性进行比较，从而为决策者提供依据。常用的模型有决策树模型、马尔可夫模型、状态转移模型和离散事件仿真模型等。不同模型有不同的适用范围。例如，决策树模型适用于急性疾病的药物经济学评价；马尔可夫模型可根据健康状态来建立模型，模拟终身状态，并重复发生相关事件，近年来被广泛用于慢性疾病研究。

在此，我们以晚期恶性肿瘤的马尔可夫模型为例，介绍药物经济学评价中的参数。

（一）马尔可夫（健康）状态

马尔可夫（健康）状态可理解为疾病进展过程中的各个阶段，根据研究目的来设立具体的马尔可夫（健康）状态。晚期恶性肿瘤模型中，马尔可夫（健康）状态通常设置为无疾病进展期（Progression-free Survival，PFS）、疾病进展（Progression Disease，PD）和死亡，其中无疾病进展期是初始状态，死亡是吸收状态，如图 12-2-1 所示。

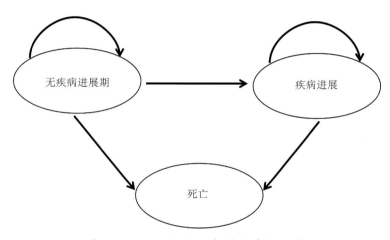

图 12-2-1　马尔可夫（健康）状态

（二）初始概率

初始概率用于描述模型运行之初队列人群在各个健康状态的分布。

（三）循环周期

循环周期代表一个有临床意义的时间间隔，反映疾病的生物学过程，通常根据临床定义确定。

（四）转换概率

转换概率指在一个循环周期内，研究对象从一个状态转换到另一个状态的可能性大小，指一个时间段内的累计转换概率。一个时间段等于马尔可夫周期，可以是一年、一个月、一周，而在某个周期下，各状态的转换概率之和是 1.0。

三、药物经济学评价应用案例

肺癌是常见的癌症之一。近年来，免疫治疗的兴起开启了肺癌治疗的新时代。但以帕博利珠单抗和纳武利尤单抗为代表的进口 PD-1 抑制剂，因高额的医疗费用使很多患者望而却步。随着药物研发的加速，多款我国自主研发的免疫检查点抑制剂在晚期肺癌中疗效显著，其亲民的价格也极大改善了药物可及性。

CHOICE-01 是一项多中心Ⅲ期临床研究，旨在评估国产 PD-1 抑制剂特瑞普利单抗 + 化疗、安慰剂 + 化疗治疗一线治疗无 EGFR/ALK 突变晚期非小细胞肺癌患者的有效性和安全性。结果显示，与安慰剂 + 化疗相比，特瑞普利单抗 + 化疗显著延长了该类患者的 *PFS* 和 *OS*。基于 CHOICE-01 研究数据，四川大学华西医院李秋教授团队构建马尔可夫模型来模拟晚期非小细胞肺癌的疾病进程，并根据四川大学华西医院的药品价格，计算相关医疗费用，进行两种治疗方案的成本 - 效果分析。结果显示，与标准化疗相比，在意向治疗（Intention-to-treat，ITT）分析人群中，联合治疗组的增量成本 / 效果比为 21563 美元 /QALY；在鳞状非小细胞肺癌和非鳞状非小细胞肺癌患者中，联合治疗组的增量成本 / 效果比分别为 18369 美元 /QALY 和 24754 美元 /QALY。根据设定的支付意愿阈值，相比于标准化疗，联合治疗在驱动基因阴性的晚期非小细胞肺癌患者中具有更高的性价比。

（周科汛　李秋）

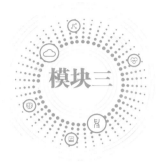

模块三 　精准药物评价方法

如何对药物的临床价值进行精准评价，一直是医务人员思考的问题。根据 Kazdin AE 的定义，临床价值指干预措施的实际应用价值或重要性，即干预措施是否对患者及其社会关系的日常生活产生影响。

以抗肿瘤药物为例，有效性是其临床价值的主要评价指标，主要以患者用药后的实际疗效为依据，优先选取能够反映患者长期获益，以及用药后整个生命进程的相关临床指标为主要临床结局，其他可准确测量的临床指标作为次要临床结局。此外，健康相关生命质量（Health-related Quality of Life，HRQOL）也逐渐被纳入临床价值的考察指标。HRQOL 用于评估患者在治疗过程中对疾病和健康状况多个维度的主观感知，即在病伤、医疗干预、老化和社会环境改变的影响下，个人的健康状态，以及与其经济、文化背景和价值取向相联系的主观满意度。而药物疗效与成本之间的平衡，也是评价临床价值不可忽视的内容。

目前，全球已有多个抗肿瘤药物临床价值评估工具，主要包括美国临床肿瘤学会（American Society of Clinical Oncology，ASCO）颁布的价值框架（ASCO Value Framework，ASCO-VF）、欧洲临床肿瘤学会（European Society for Medical Oncology，ESMO）推出的临床获益量表（ESMO Magnitude of Clinical Benefit Scale，ESMO-MCBS）、美国国家综合癌症网络（National Comprehensive Cancer Network，NCCN）颁布的证据块（NCCN Evidence Blocks，NCCN-EB）、美国临床和经济评论研究所（Institute for Clinical and Economic Review，ICER）颁布的证据评级矩阵（ICER Evidence Rating Matrix，ICER-ERM）等。

一、ASCO-VF

为帮助医生和患者充分评估可供选择的治疗方案的临床获益和相关费用，ASCO 提出了一种价值框架，旨在对抗肿瘤药物进行详细的定量评价。

2015 年，ASCO 颁布了第一版价值框架，使用来自随机试验的数据，将新的治疗方案与现行的标准治疗方案进行比较。该框架主要从临床获益、毒性和成本等方面考量，希望能提供一种标准化方法，帮助医生和患者评估抗肿瘤药物的临床价值。

（一）ASCO-VF 量表

该框架有两个量表，一个用于姑息治疗方案评价，另一个用于辅助治疗方案评价。在两个量表中，临床获益和毒性都分别增加或减少相应的分数。

1. 用于姑息治疗方案评价量表

该量表包括临床获益、毒性和附加分三个方面。与临床试验中的对照组相比，如某治疗方案在缓解症状和（或）延长无治疗间期方面表现出显著优势，则可获得加分，三个方面的分数加起来，得到净健康效益（Net Health Benefit，NHB）分数，然后将其与治疗的直接成本并列，进行汇总评估。以转移性非小细胞肺癌的一线治疗为例，将四种治疗方案（试验组）的临床效益、毒性、NHB 和成本与对照组进行比较：（A）贝伐单抗 + 紫杉醇 + 卡铂 vs 卡铂 + 紫杉醇；（B）顺铂 + 培美曲塞 vs 顺铂 + 吉西他滨；（C）多西他赛 + 吉西他滨 vs 多西他赛 + 顺铂；（D）在 EGFR 突变的晚期非小细胞肺癌患者中，厄洛替尼 vs 顺铂 + 多西他赛或顺铂 + 吉西他滨。结果显示：（A）试验组的 *OS* 为 12.3 个月，对照组为 10.3 个月；试验组 3 ～ 5 级毒性为 15 分，对照组为 22 分；试验组 NHB 为 16 分；试验组每月成本为 11907.87 美元，对照组为 182.09 美元。（B）试验组的 *OS* 为 10.3 个月，对照组为 10.3 个月；试验组和对照组的 3 ～ 5 级毒性均为 10 分；试验组 NHB 为 0 分；试验组每月成本为 9193.07 美元，对照组为 811.72 美元。（C）试验组的 *OS* 为 9.5 个月，对照组为 10.0 个月；试验组 3 ～ 5 级毒性为 13 分，对照组为 15 分；试验组 NHB 为 0 分；试验组每月成本为 2184.18 美元，对照组为 2019.80 美元。（D）试验组的 *PFS* 为 9.7 个月，对照组为 5.2 个月；试验组 8 个患者发生 3 ～ 5 级毒性，对照组为 12 个；试验组 NHB 为 0 分；试验组每月成本为 4607.63 美元，顺铂 + 多西他赛组（对照组）为 1686.99 美元，顺铂 + 吉西他滨组（对照组）为 903.31 美元。

2. 用于辅助治疗方案评价量表

该量表包括临床获益和毒性两个方面的评分，并将其与治疗的直接成本并列，进行汇总评估。以该量表评估两种 HER-2 阳性乳腺癌患者的辅助治疗为例，将两种治疗方案（试验组）的临床获益、毒性、NHB 和成本与对照组进行比较：（A）曲妥珠单抗 + 辅助化疗 vs 辅助化疗；（B）曲妥珠单抗 + 非蒽环类辅助化疗（多西他赛和卡铂）vs 辅助化疗。结果显示：（A）与对照组相比，试验组的死亡风险降低了 39%；两组 3 ～ 5 级毒性均为 3 分；试验组 NHB 为 48 分；试验组总成本为 73165.62 美元，对照组为 3405.02 美元。（B）试验组的死亡风险降低了 23%；两组 3 ~ 5 级毒性均为 20 分；试验组 NHB 为 32 分；试验组总成本为 65707.59 美元，对照组为 7052.94 美元。

（二）ASCO-VF 的更新

ASCO-VF 一经颁布，产生了很大的反响。基于反馈意见，工作组又更新了一些算法，并于 2016 年夏天颁布了修订版，主要更新点如下：

1.NHB 分数

NHB 分数主要是通过 *OS*、*PFS*、有效率（Response Rate，RR）、症状缓解、治疗时间、生活质量和治疗方案的毒性等来计算。一些读者认为，NHB 分数并不直观。据此，工作组对量表进行调整，允许患者对其偏好进行加权。例如，患者通常对生存期最为在意，因此，在新的版本中工作组保留了 *OS* 的首位重要性。此外，若患者的生活质量得到改善，评分也相应提高。修订后的版本不再只关注严重毒性，而是纳入所有不良反应，并根据其等级，对毒性发生的频率进行不同的评分。

2. 药物成本

根据反馈意见，工作组意识到抗肿瘤药物及其辅助治疗药物的费用仅占癌症治疗总支出的一小部分，高额的间接成本，如急诊、住院和就诊等费用，并没有纳入考量。因此，工作组建议，通过与患者讨论几种替代方案，使患者充分了解不同方案的临床获益和各方面的成本，以便制订合理、个性化的治疗方案。

3. 生活质量和患者报告结局（Patient Reported Outcomes，PRO）

无治疗间期、生活质量或症状改善的治疗方案能增加 NHB 分数，而评估和报告这些变量很重要，因此，工作组希望 PRO 未来能被纳入临床试验中。

4. 治疗方案的比较

工作组认为交叉试验是比较不合理的，因为这种比较有可能由于偏见或不可比的患者群体而导致不适当的结论。因此，只有在临床试验中进行了头对头比较的治疗方案才能在评价体系中使用，这严重限制了其作为辅助决策工具的应用。在新的版本中，工作组设想了一个框架工具，该框架工具将预先填充数据，包括临床获益、毒性和 NHB，帮助患者衡量可供选择的治疗方案。

5. 目的

有人指出，该评价工具除帮助肿瘤医生与患者对治疗方案进行评价外，是否意图推动有关药物定价的公共政策？工作组认为，通过对评价工具的调整，赋予 NHB 分数中不同元素有差异的权重，可以生成由该评价工具支持的价值评价，用于制定医疗保健政策。而这种调整，需要与医生、卫生经济学家和关键利益相关群体（如患者、制药行业人员等）进一步讨论。

6. 实用性

有评论指出，该评价工具的效用尚不确定，必须进行测试。工作组认同该观点，认为一个概念模型需要转换为一个简单易操作的应用软件，不断测试和完善，以便更好地在临床中应用。

二、ESMO-MCBS

ESMO 于 2015 年颁布了第一版 MCBS。该量表中工作组首先考虑研究中风险比（Hazard Ratio，HR）的可变性，将 HR 的 95% 置信区间下限与指定阈值进行比较；其次，将观察到的治疗结果绝对差异与认为有益的最小生存绝对增益进行比较。通过模拟，工作组研究了 HR、生存绝对增益、无疾病生存期（Disease Free Survival，DFS）和 PFS 的不同候选阈值并进行调整，尽可能准确地代表肿瘤专家的意见。该量表仅针对实体瘤制定，将辅助治疗方案分为 A、B、C 三级，而姑息治疗方案分为 1 级、2 级、3 级、4 级、5 级。

（一）辅助治疗方案

量表适用于治愈性目的或新的潜在治愈性疗法，A 级和 B 级代表高水平的临床获益，具体见表 12-3-1（参见专题十二附表 1）。

表 12-3-1 适用于治愈性目的或新的潜在治愈性疗法的量表

分级	内容		
A 级	经至少 3 年随访，OS 率提升＞ 5%		
	OS 未成熟，DFS（作为主要终点）有提升，$HR < 0.65$		
B 级	经至少 3 年随访，OS 率提升 3%～ 5%		
	OS 未成熟，DFS（作为主要终点）有提升，HR 0.65～ 0.80		
	OS 或 DFS 非劣效，减低毒性或提高生活质量		
	OS 或 DFS 非劣效，减少治疗费用作为报告研究结果（结果和风险相同）		
C 级	经至少 3 年随访，OS 率提升＜ 3%		
	OS 未成熟，DFS（作为主要终点）有提升，$HR > 0.80$		
最终临床获益等级	A 级	B 级	C 级

（二）姑息治疗方案

量表适用于姑息治疗方案评价，4 级和 5 级代表了高水平的临床获益，具体分为 3 个表。

（1）适用于以 *OS* 为主要终点的研究的量表：以标准治疗 *OS* ≤ 1 年和 >1 年进行分层。初步分级考虑 *HR*、中位 *OS* 增益及晚期生存优势，疗效初步分为 1～4 级。可调整为依据毒性评估和生存质量获益升级，因此最高为 5 级，具体见表 12-3-2（参见专题十二附表 2）。

表 12-3-2　姑息治疗方案分级（以 *OS* 为主要终点）

分级	标准治疗 *OS* ≤ 1 年		标准治疗 *OS* > 1 年	
4 级	*HR* ≤ 0.65 且 *OS* 提升 ≥ 3 个月		*HR* ≤ 0.70 且 *OS* 提升 ≥ 5 个月	
	2 年 *OS* 率提升 ≥ 10%		3 年 *OS* 率提升 ≥ 10%	
3 级	*HR* ≤ 0.65 且 *OS* 提升 2.5～2.9 个月		*HR* ≤ 0.70 且 *OS* 提升 3.0～4.9 个月	
	2 年 *OS* 率提升 5%～10%		3 年 *OS* 率提升 5%～10%	
2 级	*HR* 0.65～0.70，或 *OS* 提升 1.5～2.4 个月		*HR* 0.70～0.75，或 *OS* 提升 1.5～2.9 个月	
	2 年 *OS* 率提升 3%～5%		3 年 *OS* 率提升 3%～5%	
1 级	*HR* > 0.70 或 *OS* 提升 < 1.5 个月		*HR* > 0.75 或 *OS* 提升 < 1.5 个月	
	2 年 *OS* 率提升 < 3%		3 年 *OS* 率提升 < 3%	
调整	如果生活质量改善和（或）3～4 级毒性更低，则升一级			
最终临床获益等级	5 级	4 级	3 级	2 级	1 级

（2）适用于以 *PFS* 或疾病进展时间（Time to Progression，TTP）为主要观察终点的治疗的量表：以标准治疗 *PFS* ≤ 6 个月和 >6 个月进行分层。疗效初步分为 1～3 级，调整需依据生活质量、毒性及生存获益，可升级或降级，因此最高为 4 级。具体量表见表 12-3-3（参见专题十二附表 3）。如果研究中以 *OS* 为次要观察终点，应用表 12-3-2 评估。

表 12-3-3　姑息治疗方案分级（以 *PFS* 为主要终点）

分级	标准治疗 *PFS* ≤ 6 个月		标准治疗 *PFS* > 6 个月	
3 级	*HR* ≤ 0.65 且 *PFS* 提升 ≥ 1.5 个月		*HR* ≤ 0.65 且 *PFS* 提升 ≥ 3 个月	
2 级	*HR* ≤ 0.65 但 *PFS* 提升 < 1.5 个月		*HR* ≤ 0.65 但 *PFS* 提升 < 3 个月	
1 级	*HR* > 0.65		*HR* > 0.65	
调整	增加一种或多种以下毒性，则降一级：增加毒性死亡 > 2%，心血管缺血 > 2%，因毒性住院 > 10%，严重心力衰竭发生率 > 4%，3 级神经毒性 > 10%，严重其他不可逆或长期毒性 > 2%			
	如果生活质量有所改善或 3～4 级毒性较低，则升一级			
	当 *OS* 作为次要终点有所改善时，应参考表 12-3-2 评分			
	如果仅改善 *PFS*，但生活质量无改善，则降一级			
最终临床获益等级	4 级	3 级	2 级	1 级

（3）适用于以生活质量、毒性或 *RR* 为主要结果的研究，以及非劣效研究的量表：具体见表

12-3-4（参见专题十二附表 4）。

表 12-3-4　姑息治疗方案分级（主要终点不是 *OS* 或 *PFS*，或非劣效研究）

分级	内容			
4 级	毒性减低或生活质量提高，且 *PFS*、*OS* 达到统计学非劣效或优效			
3 级	某些症状有所改善，但没有证据表明整体生活质量有所改善			
2 级	*RR* 增加 ≥ 20%，但毒性、生活质量、*PFS*、*OS* 没有改善			
1 级	*RR* 增加 < 20%，毒性、生活质量、*PFS*、*OS* 没有改善			
最终临床获益等级	4 级	3 级	2 级	1 级

　　临床获益量表已广泛应用于多种实体瘤评估，如肺癌、乳腺癌、前列腺癌、结直肠癌、卵巢癌等。以肺癌为例，在大型Ⅲ期 OPTIMAL、CTONG-0802 试验中，研究人员比较了厄洛替尼与标准化疗一线治疗 EGFR 突变的晚期非小细胞肺癌患者的疗效和耐受性。研究结果显示，厄洛替尼治疗组的中位 *PFS* 显著优于标准化疗组（13.1 个月 vs 4.6 个月，*P* < 0.0001），且其 ≥ 3 级的毒性反应低于标准化疗组。当采用 ESMO-MCBS 对两种方案进行评估时，厄洛替尼组延长了 8.5 个月的 *PFS*（*HR*=0.16，95%*CI*：0.10 ~ 0.26），评定结果为 4 级，代表了高水平的临床获益。

三、ICER-ERM

　　2015 年，ICER 发布了 ERM，用于评估治疗的相对获益和风险。该方法用横轴代表治疗药物与对照药物在 "*NHB*" 方面的差异程度，即临床获益与风险和（或）不良反应之间的平衡性，用纵轴代表对 *NHB* 最佳点评估的准确性，具体见表 12-3-5（参见专题十二附表 5）。

表 12-3-5　*NHB* 比较

高确定性	D	C	B	A
中确定性			B+	
		C+		
		P/I		
	I			
低确定性		I		
	较差	具有可比性	增益	优越

　　注：根据对 *NHB* 最佳点评估的准确性，表 12-3-5 中各字母代表的评级如下。

　　（1）高确定性：A. 优越；B. 增益；C. 具有可比性；D. 较差。

　　A 评级表示有价值的相对 *NHB* 的高度确定性。随着相对 *NHB* 的幅度降低，评级相应地降为 B 级（增益）、C 级（具有可比性），最后是 D 级，表明相对于对照组，治疗药物的相对 *NHB* 较差。

（2）中确定性：B+.增益或更好；C+.具有可比性或更好；P/I.有希望但确定性尚不肯定；I.确定性尚不能肯定。这些评级适用于非劣效研究，或涉及依从性或安全性更好的新药研究。

（3）低确定性：I 表示确定性尚不能肯定。当缺乏较好的头对头数据时，该评级将是评价两种药物相对 NHB 的常见结果。这一评级通常也可用于评价超适应证药物的相对 NHB。

四、NCCN-EB

NCCN 于 2015 年推出了证据块评价工具，该体系纳入了五项评估指标：疗效、安全性、证据级别、证据一致性、经济可负担性。每项评估指标的评分从 1 分（最差）到 5 分（最好）。简单直观的图形展示，能让临床医生和患者快速了解治疗方案，具体如图 12-3-1 所示。

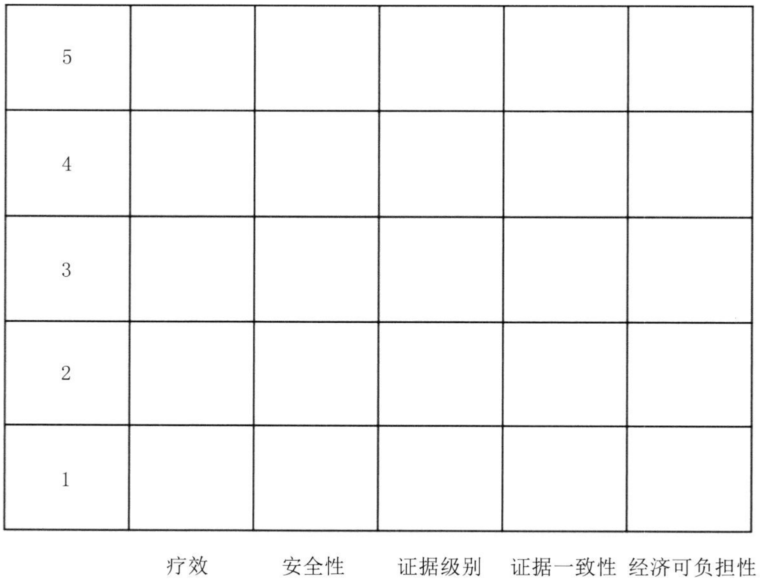

图 12-3-1　NCCN-EB

五、不同评估工具的比较

尽管精准药物临床价值评估工具有着共同的目标，即把临床获益程度放到核心位置，但尚不清楚它们是否真正提供了有效和可靠的价值衡量。Bentley TGK 等人利用这些评估工具对五种晚期肺癌药物进行了价值评估。研究人员采用肯德尔 W 系数（Kendall's W Coefficient）评估上述四个评估工具之间的聚合效度（Convergent Validity），采用组内相关系数（Intraclass Correlation Coefficient，ICC）衡量 ASCO、ESMO 和 ICER 工具间的可靠性，同时也进行了灵敏度分析。

结果提示，测评药物的排名在四个评估工具中相似。两两比较时，肯德尔 W 系数在 ESMO-ICER（$W=0.974$，$P=0.007$）和 ASCO-NCCN（$W=0.944$，$P=0.022$）中最高，在 ICER-NCCN（$W=0.647$，

P=0.315）和 ESMO-NCCN（W=0.611，P=0.360）中最低。ASCO、ESMO 和 ICER 体系的组内相关系数 分 别 为 0.786（95%CI：0.517 ~ 0.970）、0.804（95%CI：0.545 ~ 0.973）和 0.281（95%CI：0.055 ~ 0.799）。该结果证明了四个评估工具的聚合效度。其中，ASCO 体系的可靠性很高，而 ICER 体系的可靠性较差。值得注意的是，这些评估工具也有一些共同缺点。

其一，缺乏 PRO：PRO 指直接来自患者、未经医生或其他人员解释或干涉的有关患者健康状况和治疗效果的报告，是患者最切实的直观感受。正如 ASCO-VF 工作组指出的，PRO 很重要，应被纳入未来的临床试验中。

其二，缺乏跨研究比较的工具：目前只有在临床试验中进行头对头比较的治疗方案时，才能使用这些评估工具进行评估，严重限制了作为辅助决策工具的效用。所以，如何开发新的评估工具，增加适用范围，是亟待解决的问题。

其三，没有成本效用比较：抗肿瘤药物的经济性评价主要通过分析成本与临床疗效来比较不同治疗方案。其中成本-效果分析和成本-效用分析是抗肿瘤药物在药物经济学评价中较有影响力的指标。但遗憾的是，该指标尚未纳入评估工具。

其四，缺乏容易操作的软件：ASCO-VF 第一版发布后，收到的反馈之一就是有学者认为该评估工具的效用尚不确定。工作组也认同，认为一个概念模型需要转换为一个简单易操作的应用软件，并不断测试和完善，不仅有利于临床医生更快更好地做出决策，也能使患者更简单明了地了解可供选择的治疗方案，同时可以提高患者治疗过程中的依从性。

虽然我国尚无抗肿瘤药物临床价值评估工具，但 2021 年 11 月，国家药监局药审中心正式发布并施行《以临床价值为导向的抗肿瘤药物临床研发指导原则》，从患者需求的角度出发，对抗肿瘤药物的临床研发提出建议，为促进抗肿瘤药物科学有序开发、提高精准化治疗水平提供参考。同年 12 月，我国发布了《抗肿瘤药品临床综合评价技术指南（2021 年版）》，并于 2022 年发布并实施《抗肿瘤药品临床综合评价技术指南（2022 年版试行）》。该指南结合国内外成熟经验，从安全性、有效性、经济性、创新性、适宜性、可及性等维度，对抗肿瘤药物进行综合评估，为临床合理用药提供科学依据。我们有理由相信，在大数据支持下，通过不断更新完善，我们能够建立适合我国国情的抗肿瘤药物评估工具。

附表 1　Form 1: for new approaches to adjuvant therapy or new potentially curative therapies

Name of study:			
Study drug:		Indication:	
First author:		Year:	Journal:
Name of evaluator:			
Grade A		**Mark with X if relevant**	
＞ 5% improvement of survival at ≥ 3 years follow-up			
Improvements in DFS alone（primary endpoint）（HR＜0.65）in studies without mature survival data			
Grade B			
≥ 3% but ≤ 5% improvement at ≥ 3 years follow-up			
Improvement in DFS alone（primary endpoint）（HR 0.65-0.8）without mature survival data			
Non inferior OS or DFS with reduced treatment toxicity or improved Quality of Life（with validated scales）			
Non inferior OS or DFS with reduced treatment cost as reported study outcome（with equivalent outcomes and risks）			
Grade C			
＜ 3% improvement of survival at ≥ 3 years follow-up			
Improvement in DFS alone（primary endpoint）（HR ＞ 0.8）in studies without mature survival data			
Magnitude of clinical benefit grade（highest grade scored）			
A	B	C	

DFS: disease-free survival;HR: hazard ratio;OS: overall survival.

资料来源：Cherny NI，Sullivan R，Dafni U，et al. A standardised，generic，validated approach to stratify the magnitude of clinical benefit that can be anticipated from anti-cancer therapies: the European Society for Medical Oncology Magnitude of Clinical Benefit Scale (ESMO-MCBS)[J]. Annals of Oncology，2015，26（8）：1547-1573.

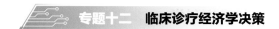

附表 2　Form 2a: for therapies that are not likely to be curative with primary endpoint of OS

Name of study:		
Study drug:	Indication:	
First author:	Year:	Journal:
Name of evaluator:		

IF median OS with the standard treatment is ≤ 1 year	
Grade 4	**Mark with X if relevant**
HR ≤ 0.65 AND Gain ≥ 3 months	
Increase in 2 year survival alone ≥ 10%	
Grade 3	
HR ≤ 0.65 AND Gain 2.5-2.9 months	
Increase in 2 year survival alone 5- < 10%	
Grade 2	
HR > 0.65-0.70 OR Gain 1.5-2.4 months	
Increase in 2 year survival alone 3- < 5%	
Grade 1	
HR > 0.70 OR Gain < 1.5 months	
Increase in 2 year survival alone < 3%	

Preliminary magnitude of clinical benefit grade（highest grade scored）			
4	3	2	1

Quality of Life assessment /grade 3-4 toxicities assessment*	
Does secondary endpoint quality of life show improvement	
Are there statistically significantly less grade 3-4 toxicities impacting on daily well-being*	
Adjustments	
Upgrade 1 level if improved quality of life and/or less grade 3-4 toxicities impacting daily well-being are shown	

Final adjusted magnitude of clinical benefit grade				
5	4	3	2	1

IF median OS with the standard treatment >1 year

Grade 4	Mark with X if relevant
HR ≤ 0.70 AND Gain ≥ 5 months	
Increase in 3 year survival alone ≥ 10%	

Grade 3	
HR ≤ 0.70 AND Gain 3-4.9 months	
Increase in 3 year survival alone 5- < 10%	

Grade 2	
HR > 0.70-0.75 OR Gain 1.5-2.9 months	
Increase in 3 year survival alone 3- < 5%	

Grade 1	
HR > 0.75 OR Gain < 1.5 months	
Increase in 3 year survival alone < 3%	

Preliminary magnitude of clinical benefit grade（highest grade scored）			
4	3	2	1

Quality of Life assessment /grade 3-4 toxicities assessment*

Does secondary endpoint quality of life show improvement	
Are there statistically significantly less grade 3-4 toxicities impacting on daily well-being*	

Adjustments

Upgrade 1 level if improved quality of life and/or less grade 3-4 toxicities impacting daily well-being are shown

Final adjusted magnitude of clinical benefit grade				
5	4	3	2	1

*This does not include alopecia, myelosuppression, but rather chronic nausea, diarrhoea,fatigue, etc.
HR: hazard ratio;OS: overall survival.

资料来源：Cherny NI，Sullivan R，Dafni U，et al. A standardised，generic，validated approach to stratify the magnitude of clinical benefit that can be anticipated from anti-cancer therapies: the European Society for Medical Oncology Magnitude of Clinical Benefit Scale (ESMO-MCBS)[J]. Annals of Oncology，2015，26（8）：1547-1573.

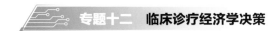

附表 3　Form 2b: for therapies that are not likely to be curative with primary endpoint PFS

Name of study:	
Study drug:	**Indication:**
First author:	**Year:**　　　**Journal:**
Name of evaluator:	

IF with median PFS with standard treatment ≤ 6 months	
Grade 3	**Mark with X if relevant**
HR ≤ 0.65 AND Gain ≥ 1.5 months	
Grade 2	
HR ≤ 0.65 BUT Gain < 1.5 months	
Grade 1	
HR > 0.65	

Preliminary magnitude of clinical benefit grade（highest grade scored）		
3	2	1

Toxicity assessment	
Is the new treatment associated with a statistically significant incremental rate of:	**Mark with X if relevant**
<toxic> death > 2%	
cardiovascular Ischemia > 2%	
hospitalization for <toxicity>10%	
excess rate of severe CHF > 4%	
grade 3 neurotoxicity > 10%	
severe other irreversible or long lasting toxicity＞2% please specify:	
（Incremental rate refers to the comparison versus standard therapy in the control arm）	
Quality of life/ grade 3-4 toxicities assessment	
Was quality of life（QoL）evaluated as secondary outcome?	
Does secondary endpoint quality of life show improvement	
Are there statistically significantly less grade 3-4 toxicities impacting on daily well-being*	

Adjustments

a）Downgrade 1 level if there is one or more of the above incremental toxicities associated with the new drug

b）Upgrade 1 level if improved quality of life or if less grade 3-4 toxicities that bother patients are demonstrated

c）When OS as secondary endpoint shows improvement, it will prevail and the new scoring will be done according to form 2a

d）Downgrade 1 level if the drug ONLY leads to improved PFS and QoL assessment does not demonstrate improved QoL

Final, toxicity and QoL adjusted, magnitude clinical benefit grade

4	3	2	1

Highest magnitude clinic benefit grade that can be achieved Grade 4.

IF median PFS with standard treatment > 6 months

	Mark with X if relevant
Grade 3	
HR ≤ 0.65 AND Gain ≥ 3 months	
Grade 2	
HR ≤ 0.65 BUT Gain < 3 months	
Grade 1	
HR > 0.65	

Preliminary magnitude of clinical benefit grade （highest grade scored）

3	2	1

Toxicity assessment

Is the new treatment associated with a statistically significant incremental

rate of:

<toxic> death > 2%

cardiovascular ischemia > 2%

hospitalization for <toxicity>10%

excess rate of severe CHF > 4%

grade 3 neurotoxicity > 10%

severe other irreversible or long lasting toxicity＞2% please specify:

（Incremental rate refers to the comparison versus standard therapy in the control arm）

Quality of life/ grade 3-4 toxicities assessment	
Was quality of life （QoL） evaluated as secondary outcome?	
Does secondary endpoint quality of life show improvement	
Are there statistically significantly less grade 3-4 toxicities impacting on daily well-being*	

Adjustments

a）Downgrade 1 level if there is one or more of the above incremental toxicities associated with the new drug

b）Upgrade 1 level if improved quality of life or if less grade 3-4 toxicities that bother patients are demonstrated

c）When OS as secondary endpoint shows improvement, it will prevail and the new scoring will be done according to form 2a

d）Downgrade 1 level if the drug ONLY leads to improved PFS and QoL assessment does not demonstrate improved QoL

Final, toxicity and QoL adjusted, magnitude clinical benefit grade			
4	3	2	1

Highest magnitude clinic benefit grade that can be achieved Grade 4.

*This does not include alopecia, myelosuppression, but rather chronic nausea, diarrhoea, fatigue, etc.

PFS: progression-free survival; HR: hazard ratio;OS: overall survival.

资料来源：Cherny NI，Sullivan R，Dafni U，et al. A standardised，generic，validated approach to stratify the magnitude of clinical benefit that can be anticipated from anti-cancer therapies: the European Society for Medical Oncology Magnitude of Clinical Benefit Scale (ESMO-MCBS)[J]. Annals of Oncology，2015，26（8）：1547-1573.

附表4　Form 2c: for therapies that are not likely to be curative with primary endpoint other than OS or PFS or equivalence studies

Name of study:			
Study drug:		Indication:	
First author:		Year:	Journal:
Name of evaluator:			
Primary outcome is Toxicity or Quality of life （QoL） AND Non-inferiority Studies			
Grade 4		**Mark with X if relevant**	
Reduced toxicity or improved QoL （using validated scale） with evidence for statistical non inferiority or superiority in PFS/OS			
Grade 3			
Improvement in some symptoms （using a validated scale） BUT without evidence of improved overall QoL			
Primary outcome is Response Rate （RR）			
Grade 2			
RR is increased≥20% but no improvement in toxicity/QoL/PFS/OS			
Grade 1			
RR is increased＜20% but no improvement in toxicity/QoL/PFS/OS			
Final magnitude of clinical benefit grade			
4	3	2	1

PFS: progression-free survival;HR: hazard ratio;OS: overall survival;RR: response rate.

资料来源：Cherny NI，Sullivan R，Dafni U，et al. A standardised，generic，validated approach to stratify the magnitude of clinical benefit that can be anticipated from anti-cancer therapies: the European Society for Medical Oncology Magnitude of Clinical Benefit Scale (ESMO-MCBS)[J]. Annals of Oncology，2015，26（8）：1547-1573.

附表 5　Comparative Net Health Benefit

High Certainty	D	C	B	A
Moderate Certainty			B+	
		C+		
		P/I		
	I			
Low Certainty	I			
	Negative Net Benefit	Comparable Net Benefit	Small Net Benefit	Substantial Net Benefit

资料来源：Institute for clinical and economic review. Overview of the ICER assessment framework and update for 2017－2019 [EB/OL]. [2023－01－25]. https://icer－review.org/wp－content/uploads/2017/06/ICER－valueassessment－framework－update－FINAL－062217.pdf.

（周科汛　李秋）

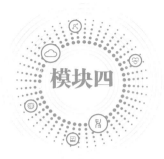

模块四 临床数据与医保支付

一、背景

医保支付机制改革是深化医药卫生体制和医疗保障制度改革的关键部分，而医保支付方式改革则是其中的核心要素。之前我国大部分统筹区施行的按项目付费属于后付制支付方式。后付制指医疗保险机构在费用发生后，按参保人实际发生的医疗费用向医疗机构进行支付，这种付费方式使得医疗机构的收入与提供的服务量直接相关，容易诱导过度医疗，造成医疗资源和医保基金的浪费。为更好地保障参保人权益，提高医疗服务质量，发挥医保基金战略性购买作用，推进医疗保障和医药服务高质量协同发展，我国正着力推行以按病种付费为主的多元复合式医保支付方式改革，逐步减少按项目付费的后付制支付方式，实现按绩效付费的价值医保。代表性的支付方式主要为按疾病诊断相关分组（Diagnosis-related Groups，DRGs）、按病种分值付费（Diagnosis-intervention Packet，DIP）、按床日付费、按人头付费等预付制的支付方式。预付制指在医疗服务提供之前，预先确定每个付费单元的支付标准，并据此向医疗机构付费的方式。

由于预付制使医疗机构的收入与提供的服务量分离，医疗费用低于支付标准将产生结余，从而对医疗机构形成激励，而超过支付标准的医疗费用不再得到补偿，由医疗机构自行承担，形成供方成本分担（Supply-side Cost Sharing）机制，理论上可减少过度医疗行为、降低医疗费用，但是可能导致医疗不足的问题。因此，在支付方式改革的同时，需要建立服务质量和费用控制考核的评价机制，规范医疗行为。患者的诊断、病情严重程度、个体特征、治疗难度及风险等因素与医疗资源消耗（费用、成本）、质量和预后密切相关，在支付方式和支付标准的确定及管理中，必须考虑这些因素。20 世纪 20 年代，病例组合（Case-mix）概念出现，即将特征相似的病例纳入同一个病例组合，从而对其质量和费用进行评价，也可以作为合理医疗费用标准制定的依据。目前我国主推的 DRGs/DIP 就是基于病例组合的预付制支付方式，此类支付方式主要有两个方面的关键工作：一是合理构建病例组合方案，使组内"临床过程相似，资源消耗相近"，以使得组内更具有同质性、组间更具有可比性，其关键在于分组过程中须充分表达和使用与资源消耗相关的疾病特征。这些疾病特征主要包含患者个体特征、疾病种类、疾病严重程度、合并症／并发症及其发生风险、既往治疗效果等与治疗方案和医疗资源消耗高度相关的特征。二是制定合理的支付标准，以引导医疗行为规范化、合理化和医疗资源合理配置，控制不合理医疗费用的增长。其关键在于探索发现合理的医疗服务成本，但由于现实中很难对医疗服务成本进行准确测算，采用预测医疗费用区间更具有可操作性。基于准确的预测医疗费用区间制定合理的支付标准，可避免支付标准过低导致的支付不足及其诱发的医疗不足、推诿重症患者等问题，或支付标准过高导致的医疗过度、医保基金浪费等问题。

但是，当前的预付制支付方式的病例组合方案主要结合专家经验和统计分析，且利用的数据维度有限，没有充分表达疾病特征。此外，绝大多数统筹区的医保支付标准基于历史医疗总费用数据测算，但由于历史数据中混杂了不合理费用、数据质量不高、医疗服务定价不能真实体现医务人员劳动价值等问题，根据历史费用测算的数据存在失真的问题，导致实际应用中医疗保障补偿误差较为明显。如何利用临床数据充分表达疾病特征，并形成合理的分组方案和支付标准，已成为医保支付方式改革中的关键技术问题，也是目前的热点研究方向。

二、多源临床数据与疾病特征表达

近年来，随着获取手段和途径的丰富，医院等机构积累了大量不同类型的多源临床数据。临床数据中包含了大量疾病特征，为合理构建病例组合方案提供了新的维度及依据。多源临床数据来源及其蕴含的疾病特征参见表 12-4-1。

表 12-4-1　多源临床数据来源及其蕴含的疾病特征

来源	数据内容	疾病特征
CIS	患者信息、临床诊断信息、医嘱记录信息	患者个体特征、治疗方式、治疗难度
NIS	护理操作记录信息、生命体征测量记录信息、护理评估量表记录信息	患者个体特征、合并症／并发症及其发生风险
RIS、PACS、超声图文报告系统	临床检查报告记录信息	疾病分期分型、疾病严重程度、病情变化
LIS	临床检验报告记录信息、细菌培养报告记录信息、药敏报告记录信息	疾病分期分型、疾病严重程度、病情变化
病理图文报告系统	病理检查报告记录信息、免疫组化检查报告记录信息	病理学特征、分子特征
基因检测系统	基因检查报告记录信息	基因组学特征

续表

来源	数据内容	疾病特征
手麻系统	麻醉评估记录信息、术中监测记录信息、术后恢复记录信息、术后镇痛记录信息	患者个体特征、合并症／并发症及其发生风险
EMR	患者信息、入院记录信息、病程记录信息、手术记录信息、治疗操作记录信息、会诊记录信息、输血记录信息	以上所有特征
患者随访管理系统	患者随访数据	治疗效果反馈

上述疾病特征中，患者个体特征、病理学特征、疾病分期分型、疾病严重程度、合并症／并发症影响了治疗方案的制订，基因组学特征、分子特征为精准选择治疗方案提供了依据，合并症／并发症发生风险决定了是否需要采取保护和预防措施以防止其产生，病情变化、治疗效果反馈决定了是否需要调整治疗方案。总之，临床数据中蕴含的疾病特征能够更加客观、充分地表达临床过程和资源消耗。但是，复杂多样的临床数据类型使其具有高维稀疏性、时序性及异质性等特点，加大了对其表征学习的难度。同时，专科临床数据蕴含的知识专业性更强，进一步为临床数据的疾病特征提取带来挑战。而有效的临床数据表征方法不仅可以增强数据的表示能力，同时也增加了新知识发现的可能性。可构建临床知识图谱以提取临床数据中蕴含的疾病特征。知识图谱是人工智能的重要分支技术，其本质是结构化的语义知识库，其基本组成单位是"实体－关系－实体"三元组，以及实体及其"属性－值"对。知识图谱可将多源临床数据中的各种实体连接在一起而得到一个关系网络，提供从关系的角度去分析问题的能力，有助于发现关于发病机制、诊断及治疗方案的新知识。

针对多源临床数据提取疾病特征的步骤如下。

（一）搭建多源医疗大数据平台

平台以底层基础设施为支撑，基于 Hadoop 分布式文件系统，依托数据源和数据采集工具，实现对结构化数据、半结构化数据和非结构化数据的抽取、储存、处理和分析。基于数据同步工具（Sqoop、Ogg、Kettle 等），支持多种数据库（Oracle、Mysql、达梦等）进行数据的离线和准实时同步；基于分布式计算引擎和内存计算引擎（Spark、MR 等），支撑对于海量数据的快速计算处理。多源医疗大数据平台总体架构如图 12-4-1 所示。

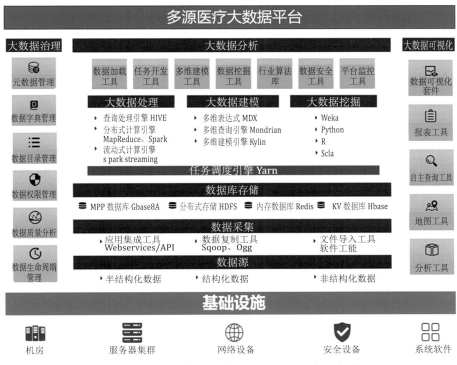

图 12-4-1　多源医疗大数据平台总体架构

（二）数据汇聚与治理

多源医疗大数据平台需要对接多个医疗业务信息系统，抽取多源临床数据并汇聚到平台中，然后进行数据质控、数据清洗（数据标准化、数据去重、数据填充、数据验证）、数据融合等工作。前文已有介绍，此处不再赘述。

（三）疾病特征提取

将多源临床数据汇聚到多源医疗大数据平台后，可通过知识建模、知识抽取、知识融合等步骤构建临床知识图谱（图 12-4-2），进而提取出与病例组合相关的疾病特征。

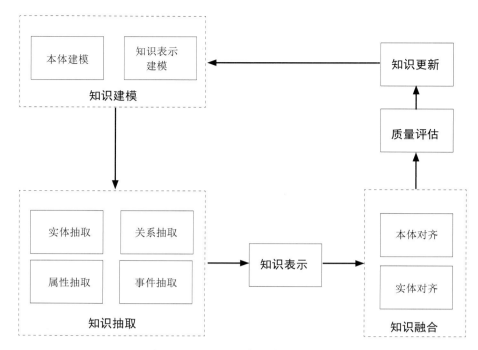

图 12-4-2　构建临床知识图谱

1. 知识建模

逻辑上通常将知识图谱划分为两个层次：数据层和模式层。模式层在数据层之上，是知识图谱的核心，存储经过提炼的知识，通常采用本体库来管理知识图谱的模式层，借助本体库对公理、规则和约束条件的支持能力来规范实体、关系及实体的类型和属性等对象间的联系。数据层存储事实信息，用（实体，关系，实体）或者（实体，属性，属性值）等三元组形式表示。根据二者的建模顺序可分为先定义本体和数据规范，再抽取数据的"自上而下型"，以及先抽取实体数据，再逐层构建本体的"自下而上型"两种模式。由于医疗领域已存在医学主题词表（MeSH）、ICD-10、医学系统命名法-临床术语（SNOMED CT）、一体化医学语言系统（UMLS）、中文一体化医学语言系统（CUMLS）等知识本体或术语集，知识建模可采用"自上而下型"。

2. 知识抽取

1）实体抽取：实体抽取又称命名实体识别（Named Entity Recognition，NER），指从文本数据集中自动识别命名实体。实体抽取的方法主要分为三种。

（1）基于规则与词典的方法：通常需要为目标实体编写规则，然后在原始语料中进行匹配。

（2）基于统计机器学习的方法：主要利用数据来对模型进行训练，然后利用训练好的模型去识别实体。

（3）面对开放域的抽取方法。

2）关系抽取：关系抽取指从文本数据集中抽取出两个或多个实体之间的语义关系。文本语料经过实体抽取，得到的是一系列离散的命名实体，为了得到语义信息，还需要从相关的语料中提取出实体之间的关联关系。通过关联关系将实体（概念）联系起来，才能够形成网状的知识结构。关系抽取方法主要分为三种。

（1）基于模板的关系抽取。

（2）基于监督学习的关系抽取。

（3）基于半监督学习或无监督学习的关系抽取。

3）属性抽取：属性主要是针对实体而言的，可实现对实体的完整描述。由于可以把实体的属性看作实体与属性值之间的一种名词性关系，因此属性抽取任务可以转化为关系抽取任务。

4）事件抽取：事件抽取的目的是从临床数据中抽取出实体之间有价值的事件，比如患者接受治疗后病情的变化。事件抽取主要有四个子任务，即触发词识别、事件类型分类、论元识别、角色分类。事件抽取方法主要分为两种。

（1）基于语法树、正则表达式等规则模板的方法。

（2）基于统计学的机器学习与深度学习的方法。

3.知识表示

知识抽取完毕之后，需要选择合适的方式来表示抽取的各种知识要素，以便将人类所理解的知识转化成计算机能理解的形式。知识图谱通常使用符号或者向量表示。基于符号的表示方式贴近人类的语言，具有较强的可解释性；而基于向量的表示方式会使用向量与矩阵来表示知识，虽然难以解释，但是可以轻松地运用于计算机中，与近年来流行的深度学习相辅相成。以深度学习为代表的表示学习技术取得了重要的进展，可以将实体的语义信息表示为稠密低维实值向量，进而在低维空间中高效计算实体、关系及其间的复杂语义关联，解决基于三元组的知识表示形式在计算效率、数据稀疏性等方面面临的诸多问题，对知识图谱的构建、融合、推理及应用均具有重要的意义。

4.知识融合

知识融合的对齐任务包括概念层的本体对齐任务和数据层的实体对齐任务。本体对齐通过本体概念之间的相似性度量发现异构本体间的对齐关系。实体对齐任务包括实体消歧和共指消解，实体消歧主要解决抽取的同一个命名实体对应多个客观世界中实体对象的问题，如"ACS"可以指"急性冠状动脉综合征""抗网状细胞毒血清"或"美国外科医师学会"；共指消解主要解决抽取的多个命名实体对应客观世界中同一个实体对象的问题，如"阿莫仙""羟氨苄青霉素"都是"阿莫西林"。

知识融合的核心问题在于映射的生成。目前的技术主要有基于自然语言处理进行术语比较、基于本体结构进行匹配、基于实体进行机器学习等。不同的技术在效果、效率及其适用的范围方面有所不同，综合使用多种方法或技术往往能提高映射的质量。

5. 质量评估

质量评估的意义在于对知识的可信度进行量化，通过舍弃可信度较低的知识来保障知识库的质量。

6. 知识更新

知识更新包含对模式层和数据层两个方面的更新。模式层的更新指新增数据后获得了新的概念，需要自动将新的概念添加到知识图谱的模式层中。数据层的更新主要是新增或更新实体、关系、属性值，对数据层进行更新需要考虑数据源的可靠性、数据的一致性等方面的问题，并选择在各数据源中出现频率高的事实和属性加入知识库。

经过以上步骤，可形成临床知识图谱的循环更新迭代机制。基于临床知识图谱，可通过关系抽取、关系推理等方法提取多源临床数据中蕴含的疾病特征。例如，针对乳腺癌可提取到以下相关特征：肿瘤分期、病灶部位、病灶大小、病理组织学类型、组织学分级、肿瘤侵犯情况（脉管、胸壁等）、是否合并原位癌、淋巴结转移情况、远处转移情况、复发风险情况、分子特征（免疫组化指标 ER、PR、HER-2、Ki-67 等）、基因组学特征、主要脏器功能情况、合并症／并发症严重程度、病程进展情况、既往接受治疗情况、是否绝经、年龄等。

三、基于疾病特征的医疗费用预测和病例组合

同一疾病诊断可以有疾病的不同阶段、不同严重程度和复杂性，而不同患者的病情不同、治疗历史不同，其痊愈时间、恢复程度不同，加上个体特异性、治疗方法多样性等因素，共同对个体医疗费用及构成方式造成直接影响。因此，充分利用多源临床数据中提取的疾病特征方可实现患者医疗费用的准确预测。

现行的预测方法主要基于机器学习，如逻辑回归、决策树等，或采用简单的神经网络模型，通过拟合患者信息与总体费用区间的函数关系实现费用预测。此类方法主要针对维度较少、较为简单的患者信息进行计算分析，总体上表达能力较弱，无法面向患者的多源、多维度信息来充分拟合其非线性关系。近年来，深度学习逐渐被应用于医疗数据分析，凭借其特征自动学习和复杂函数关系的非线性拟合能力，在预测任务中往往能够取得超越性表现。而现有的深度学习主要基于单一总体费用预测，往往忽略了各因素对不同费用部分的影响，以及各类子费用同总费用的相关性。因此需要在预测各项费用的基础上，通过刻画各项费用之间的关联性，对总体费用进行更为精确合理的预测。可使用基于多任务学习的医疗费用区间预测框架（图 12-4-3），分两步对医疗费用区间进行预测。首先，结合逻辑回归方法，将疾病特征信息转化为向量数据，输入深度神经网络，并通过多任务学习，得到对不同子费用区间的预测结果。然后，在预测子费用区间的基础上，基于属性向量和子费用预测结果，联合学习并预测总费用。如此能够充分考虑多方面因素对于总费用的影响，以及各类子费用间的构成关系。

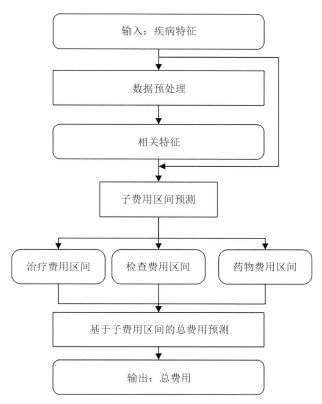

图 12-4-3 基于多任务学习的医疗费用区间预测框架示意图

如将所有疾病特征应用于病例组合分组，可提高管理精细化水平，但可能导致病种组合过多，增加管理难度，影响应用效率。因此需要分析疾病特征对医疗费用影响的重要程度，得到其权重，将权重最高的疾病特征应用于病例组合分组，在精细应用与操作便捷之间寻找一个合适的平衡点。在对于疾病特征权重的决策过程中，应充分考虑费用构成模式、各特征的相互关联等重要因素。可使用基于多费用联合分析的病例组合集成学习框架，先采用回归分类树（Classification and Regression Tree，CART）对各项费用进行单因素分析，再采用梯度提升决策树（Gradient Boosting Decision Tree，GBDT）或极端梯度提升算法（xExtreme Gradient Boosting，XGBoost）对病例组合进行多费用联合分析，最后综合单因素分析和联合分析的结果，得到合理、准确、解释性强的分组特征（图 12-4-4）。例如，针对乳腺癌相关病例组合，经过上述方法分析后可得到年龄、TNM 分期、组织学分型、合并症 / 并发症严重程度和HER-2 检测结果等权重较高的疾病分组特征。

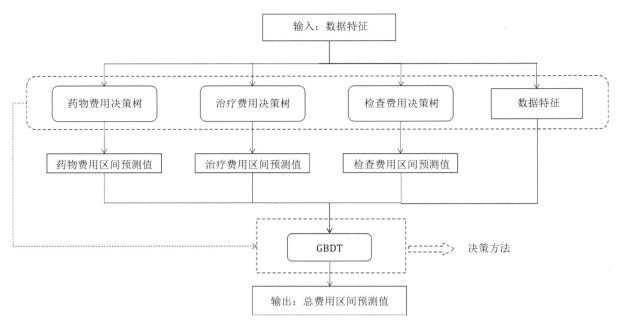

图 12-4-4　基于 GBDT 的病例组合集成学习框架

相关研究人员将基于以上方法进行的病例组合命名为疾病画像分组（Disease Profiled Groups，DPGs）。

四、基于 DPGs 的医保支付管理

基于 DPGs 及其医疗费用区间预测值，梳理、建立质效评价指标体系，从质量和费用两个维度进行综合评价。质量指标分为通用指标（如死亡率、非计划再入院率、治愈好转率、生存时间等）和特有指标（如针对肿瘤相关病例组合，可设置客观缓解率、缓解持续时间、治疗后复发率／转移率等），将所有质量指标去量纲化并设置权重，可得到质量评分。费用指标主要以次均费用、分项费用等作为评价指标。在此基础上，可更加科学、合理地开展以下医保支付管理相关应用。

（一）异常费用分析

在质量评分达标的前提下，针对同一 DPGs 中次均费用或某分项费用明显异常的对象，定位异常医疗行为和费用的线索，并进行合理性分析，如确为不合理行为，则及时对相关医生行为进行纠正、处理，并形成管控规则对类似行为进行全程动态管控。例如，针对某一 DPGs 进行费用结构合理性分析，发现 A 医生的耗材例均费用明显高于本组的预测值，进一步进行项目合理性分析，发现 A 医生"可吸收止血纱"的例均使用数量明显高于本组的预测值。不合理费用的减少，可使医院在医保支付中获得更大竞争力，促进医院可持续发展。

（二）支付政策优化

根据基于多源临床数据的疾病分组预测得到的医疗费用区间预测和疾病分组特征，可更加客观、科学地对医保支付政策提供参考和提出合理化建议。针对分组过粗的医保支付病例组合，可使用对医疗费用产生重要影响的疾病分组特征对医保支付病例组合进行细化，以进一步缩小组内变异，提高分组效能。针对支付不足的病例组合，提高支付标准；针对支付过度的病例组合，降低支付标准，使支付标准更加符合临床实际。不能细化分组或调整支付标准时，可针对具有疑难重症特征的病例适当提高调整系数，如此能够尽量减少医疗保障补偿误差，既可保障医院得到合理收益，又可提高医保基金的使用效率。

（三）治疗方案对比

针对同一 DPGs 的不同治疗方式进行质效评价和对比，找到最优（质量评分最高、费用最低）或性价比最高（质量和费用平衡点最优）的治疗方案，为践行价值医疗和按绩效付费提供真实世界证据。此外，还可根据评价结果提取临床路径，以辅助医疗合理决策。

此外，DPGs 也可作为管理工具用于绩效考核、成本分析等医院管理领域，可为实现医院高质量、可持续发展，增强医保、医疗、医药联动改革的整体性、系统性、协同性，保障群众获得高质量、有效率、能负担的医药服务提供有力支撑。

（孙麟　杨华）

参考文献

1. 郭任重，苏纪平．卫生经济学研究在临床医学中的应用 [J]. 中外健康文摘，2013，44：84-85.

2. Palaskas N，Lopez-Mattei J，Durand JB，et al. Immune checkpoint inhibitor myocarditis: pathophysiological characteristics，diagnosis，and treatment[J]. Journal of the American Heart Association，2020，9（2）：e013757.

3. 刘景丰．大数据在临床药学中的应用 [J]. 中华医学信息导报，2017，32（11）：21.

4. Bukowski K，Kciuk M，Kontek R. Mechanisms of multidrug resistance in cancer chemotherapy [J]. International Journal of Molecular Sciences，2020，21（9）：3233.

5. Korman AJ，Garrett-Thomson SC，Lonberg N. The foundations of immune checkpoint blockade and the ipilimumab approval decennial [J]. Nature Reviews Drug Discovery，2022，21（7）：509-528.

6. Ansell SM，Lesokhin AM，Borrello I，et al. PD-1 blockade with nivolumab in relapsed or refractory Hodgkin's lymphoma [J]. The New England Journal of Medicine，2015，372（4）：311-319.

7. Armand P，Shipp MA，Ribrag V，et al. Programmed death-1 blockade with pembrolizumab in patients with classical Hodgkin lymphoma after brentuximab vedotin failure [J]. Journal of Clinical Oncology，2016，34（31）：3733-3739.

8. Ribas A，Wolchok JD. Cancer immunotherapy using checkpoint blockade [J]. Science，2018，359（6382）：1350-1355.

9. Mok TS，Wu YL，Ahn MJ，et al. Osimertinib or platinum-pemetrexed in EGFR T790M-positive lung cancer [J]. The New England Journal of Medicine，2017，376（7）：629-640.

10. Van Cutsem E，Köhne CH，Hitre E，et al. Cetuximab and chemotherapy as initial treatment for metastatic colorectal cancer[J]. The New England Journal of Medicine，2009，360（14）：1408-1417.

11. Walk EE，Yohe SL，Beckman A，et al. The cancer immunotherapy biomarker testing landscape [J]. Archives of Pathology & Laboratory Medicine，2020，144（6）：706-724.

12. Salas-Vega S，Iliopoulos O，Mossialos E. Assessment of overall survival，quality of life，and safety benefits associated with new cancer medicines[J]. JAMA Oncology，2017，3（3）：382-390.

13. Huang HY，Shi JF，Guo LW，et al. Expenditure and financial burden for common cancers in China：a hospital-based multicentre cross-sectional study [J]. Lancet，2016，388：S10.

14. Mariotto AB, Yabroff KR, Shao Y, et al. Projections of the cost of cancer care in the United States：2010-2020 [J]. Journal of the National Cancer Institute, 2011, 103（2）：117-128.

15. 张顺国, 陈敏玲, 唐跃年, 等. 药物经济学研究方法 [J]. 医药导报, 2000, 19（5）：495-496.

16. 刘美娟, 刘玉聪, 孙利华. Markov 模型在药物经济学中的应用 [J]. 中国药业, 2012, 21（8）：12-14.

17. Li C, Lei S, Ding L, et al. Global burden and trends of lung cancer incidence and mortality [J]. Chinese Medical Journal, 2023, 136（13）：1583-1590.

18. Wang Z, Wu L, Li B, et al. Toripalimab plus chemotherapy for patients with treatment-naive advanced non-small-cell lung cancer：a multicenter randomized phase III tria（CHOICE-01）[J]. Journal of Clinical Oncology, 2023, 41（3）：651-663.

19. Zhou K, Shu P, Zheng H, et al. Cost-effectiveness analysis of toripalimab plus chemotherapy as the first-line treatment in patients with advanced non-small cell lung cancer（NSCLC）without EGFR or ALK driver mutations from the Chinese perspective[J]. Frontiers in Pharmacology, 2023, 14：1133085.

20. Kazdin AE. The meanings and measurement of clinical significance [J]. Journal of Consulting and Clinical Psychology, 1999, 67（3）：332-339.

21. Schnipper LE, Davidson NE, Wollins DS, et al. American Society of Clinical Oncology statement：a conceptual framework to assess the value of cancer treatment options [J]. Journal of Clinical Oncology, 2015, 33（23）：2563-2577.

22. Carlson RW, Jonasch E. NCCN evidence blocks [J]. Journal of the National Comprehensive Cancer Network, 2016, 14（5 Suppl）：616-619.

23. Cherny NI, Sullivan R, Dafni U, et al. A standardised, generic, validated approach to stratify the magnitude of clinical benefit that can be anticipated from anti-cancer therapies：the European Society for Medical Oncology Magnitude of Clinical Benefit Scale（ESMO-MCBS）[J]. Annals of Oncology, 2015, 26（8）：1547-1573.

24. Institute for clinical and economic review. Overview of the ICER assessment framework and update for 2017-2019 [EB/OL]. [2023-01-25]. https://icer-review.org/wp-content/uploads/2017/06/ICER-valueassessment-framework-update-FINAL-062217.pdf.

25. Sandler A, Gray R, Perry MC, et al. Paclitaxel-carboplatin alone or with bevacizumab for non-small-cell lung cancer [J]. The New England Journal of Medicine, 2006, 355（24）：2542-2550.

26. Scagliotti GV, Parikh P, von Pawel J, et al. Phase III study comparing cisplatin plus gemcitabine with cisplatin plus pemetrexed in chemotherapy-naive patients with advanced-stage

non-small-cell lung cancer [J]. Journal of Clinical Oncology, 2008, 26（21）: 3543-3551.

27. Georgoulias V, Papadakis E, Alexopoulos A, et al. Platinum-based and nonplatinum-based chemotherapy in advanced non-small-cell lung cancer: a randomized multicenter trial [J]. Lancet, 2001, 357（3）: 1478-1484.

28. Rosell R, Carcereny E, Gervais R, et al. Erlotinib versus standard chemotherapy as first-line treatment for European patients with advanced EGFR mutation-positive non-small-cell lung cancer（EURTAC）: a multicenter, open-label, randomized phase 3 trial [J]. Lancet Oncology, 2012, 13（3）: 239-246.

29. Romond EH, Perez EA, Bryant J, et al. Trastuzumab plus adjuvant chemotherapy for operable HER2-positive breast cancer[J]. The New England Journal of Medicine, 2005, 353（16）: 1673-1684.

30. Perez EA, Romond EH, Suman VJ, et al. Four-year follow-up of trastuzumab plus adjuvant chemotherapy for operable human epidermal growth factor receptor 2-positive breast cancer: joint analysis of data from NCCTG N9831 and NSABP B-31[J]. Journal of Clinical Oncology, 2011, 29（25）: 3366-3373.

31. Slamon D, Eirmann W, Robert N, et al. Adjuvant trastuzumab in HER2-positive breast cancer[J]. The New England Journal of Medicine, 2011, 365（14）: 1273-1283.

32. Zhou C, Wu YL, Chen G, et al. Erlotinib versus chemotherapy as first-line treatment for patients with advanced EGFR mutation-positive non-small-cell lung cancer（OPTIMAL, CTONG-0802）: a multicentre, open-label, randomised, phase 3 study[J]. Lancet Oncology, 2011, 12（8）: 735-742.

33. Bentley TGK, Cohen JT, Elkin EB, et al. Validity and reliability of value assessment frameworks for new cancer drugs[J]. Value in Health, 2017, 20（2）: 200-205.

34. 国家药监局药审中心. 关于发布《以临床价值为导向的抗肿瘤药物临床研发指导原则》的通告: 2021 年第 46 号 [EB/OL]. [2021-11-04]. https://www.cde.org.cn/main/news/.

35. 胡向阳, 王原, 张修梅. 病例组合概念及其应用 [J]. 中华医院管理杂志, 1994（12）: 736-739.

36. 程亮. 基于本体的疾病数据整合与挖掘方法研究 [D]. 哈尔滨: 哈尔滨工业大学, 2014.

37. 张世奇. 基于多特征增强的实体属性抽取研究 [D]. 苏州: 苏州大学, 2022.

38. 王儒. 基于深度学习的高维数据聚类方法研究 [D]. 济南: 山东师范大学, 2022.

39. 廖藏宣, 闫俊. 我国医保支付方式的改革历程及发展趋势 [J]. 中国人力资源社会保障, 2019（6）: 13-15.

40. 张伶俐. 医保支付方式改革对医疗行为的影响研究 [D]. 沈阳: 沈阳药科大学, 2021.

专题十三

数智化医院管理

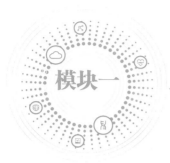

模块一 医院管理的基础概念

一、医院管理的概念

　　法国管理学家亨利·法约尔认为，经营是指导和引导一个组织实现一个目标，它由六种活动组成，即技术、商业、财务、会计、安全、管理。医院是以诊断、治疗疾病和照顾患者为主要目的的组织机构。结合经营的一般定义和医院的工作实际，医院经营的概念可归纳为：在国家发布的相关医疗卫生工作指导方针下，根据医院所处的外部环境和具备的内部条件，面向医疗健康服务市场，以提高医疗服务质量为标准，通过行之有效的管理，最大限度地满足人们对医疗保健服务的需求，开展一系列有组织的经济活动。其中，管理是医院整体综合运行的核心要素。管理是通过有效的计划、组织控制、领导和协调，组织人力、物力和财力，以更好地实现组织既定目标。医院管理（Hospital Management）是按照医院各项工作的客观规律，规划、组织、协调和控制人力、财力、物力、信息、时间等资源，运用现代管理理论和方法，充分调动整体运转能力，以达到综合效益最大化的管理过程。医院管理是一个广义的术语，学者们从不同角度对其进行了定义。狭义的医院管理主要指医院中发生的医疗服务管理，包括对医疗服务全过程中的疾病诊断、治疗和康复的管理，其管理活动以医院内部为中心，例如，医疗服务质量管理、安全管理、护理管理、人力资源管理、运营管理、信息管理、文化管理、后勤管理等。而广义的医院管理不仅关注医院的内部活动（医疗服务），还考虑其与外部（宏观社会环境）的关系，并从组织管理和更广泛的医疗服务体系的角度界定医院管理的内涵与外延。除上述管理内容外，还包括组织管理、预防与健康管理、应急管理。

　　医院管理的目标是创建和管理一个系统，在正确的时间和地点为人群提供正确的专业服务，并以尽可能低的社会成本使个人尽可能长时间地保持健康。当前，世界各国都面临着人口老龄化严重、慢性疾病患者增多、疾病谱改变、环境恶化、公共卫生事件频发等问题，人们对医疗保健的重视程度不断提高，更加追求效果更好的医疗健康产品和服务。随着医学技术的现代化、医学专业的综合化、医院运营的效率化、社会医疗保健的中心化和医院的信息化，以及社会发展的进程和人类健康的要求变化，现代医院逐步形成集医疗、教学、科研、预防、康复及指导基层卫生保健等内容为一体的中心。现代医院管理强调应用系统工程的理论、技术、方法和原理，对医院系统和外部的各个方面进行科学管理。与此同时，医学领域本身正在经历转型，新的支付系统、数字和互联网相关技术等科学突破都将对医疗服务的提供产生巨大的影响。数据的积聚和处理对医院的管理决策具有重要影响。数据信息的辅助分析更具全面性，可以显著提高管理者的洞察力，减少决策的不确定性，促使管理者做出更好的决策，提高工作效率。鉴于这些变化，我们比以往任何时候都更需要来自管理角度的见解和数据驱动的分析，帮助设计新的医疗服务模式，以可负担的成本向社会提供高质量的医疗服务。

二、医院管理的系统构成

从系统构成的角度来看，医院管理包含若干专业管理要素，以医疗服务为中心，各个要素分工协作。1988年，美国亚利桑那州立大学Smith-Daniels等发表综述性文章，提出医院资源可以划分为医院的设施、人力和设备三种类型，并指出医院资源管理是医院管理的核心组成部分。2009年，Jack等在Smith-Daniels等的基础上，从医院需求管理（Demand Management）、产能管理（Capacity Management）和绩效管理（Performance Management）三个方面回顾了1986—2006年的463篇文章。作者认为，需求和产能的匹配对医疗组织的绩效非常重要，提出了一个集需求管理、产能管理和绩效管理于一体的医院管理研究框架。值得注意的是，国外在医院管理领域的研究主要考虑人力、设备和设施资源的需求与供给能力的匹配，以实现医院绩效管理目标。2014年，张鹭鹭和王羽在《医院管理学》一书中指出，医院管理主要包括战略管理、组织管理、人力资源管理、医疗管理、护理管理、医疗质量管理、医院安全管理、医院药事管理、医院文化管理、医患关系管理、医院学科建设、医院运营管理、医院绩效管理、医院经济管理、医院信息管理、医院器械管理、医院后勤管理、医院公共卫生管理、医院循证管理等。

医院管理学是一门围绕医院运营管理中存在的各类现象，研究其规律性的科学。医院管理学隶属于管理科学的一个细分领域，除了医学，也与其他自然科学和社会科学紧密联系在一起，可以归类为应用科学、交叉科学，也可以归类为系统科学。医院管理学是在研究医院系统及其各级管理现象和规律的基础上，结合医院管理的定位，提出医院管理的理论体系、研究对象、学科体系、学科发展历史、医院管理职能、医院管理学方法论和基本原则。此外，在应用管理层面，医院管理学研究了医院管理体系中各种相互关联但又有区别的各要素（即专业），形成医院管理学各论，主要包括人的管理（组织管理）、事的管理（医疗质量管理）、信息管理、物资设备的管理和财的管理（即经济管理，包括财务管理、经济核算、成本核算及各项经济管理制度的实施等）。

三、医院管理演变历程、发展现状与未来趋势

（一）演变历程

医院管理的发展大致可以分为四个阶段。尽管不同阶段的研究内容有所区别，但它们并没有完全分开，每个阶段的内容不仅重叠，而且下一个阶段延续了上一个阶段的内容。

1. 萌芽阶段（19 世纪末至 20 世纪初）

在 20 世纪之前，由宗教团体建立的医疗机构在欧美国家中占主导地位，而政府运营的医疗机构和医生设立的医疗机构只占小部分，医疗机构的投资者和聘用的医生直接担任管理者。在这一时期，管理完全靠管理者的经验进行，缺乏科学和系统的方法。

2. 科学管理阶段（20 世纪初至 20 世纪 60 年代）

20 世纪初，随着科学管理思想的不断发展和成熟，学者主要通过方法研究和时间研究来提高医疗服务的效率。一方面，医疗工作者开始发表文章，建议安排手术以提高手术的效率和质量。另一方面，将科学管理的方法应用于医疗服务业。例如吉尔布雷斯对手术过程拍摄记录并进行动作分析。

3. 管理科学发展阶段（20 世纪 60 年代至 20 世纪 80 年代）

第二次世界大战后，医疗服务的环境发生了很大变化，与此同时，运营管理理论也得到了迅速发展，运筹学和统计学等方法在解决军事和生产企业的管理问题方面发挥了巨大的作用。许多学者已经逐渐将这些理论和方法推广到医疗服务业的管理中，但方法和技术相对简单。医疗服务系统是一个庞大而复杂的系统，因此需要进行更深入的研究。

4. 全面系统发展阶段（20 世纪 80 年代至今）

随着科学技术的快速发展和各种管理理论的深入研究，管理科学和数据科学在医疗服务业的应用已进入快速、全面系统发展的新阶段。不仅原有研究内容得到了深入探究，新的运营管理理论和数据科学方法也相继推出。目前，医院管理的研究内容已经形成了一个相对完整的体系。

（二）发展现状

我国的医院管理始于 20 世纪 20 年代，形成于 20 世纪 60 年代，发展于 20 世纪 80 年代，改革于 21 世纪初。其中 2008 年和 2009 年，国家发展改革委、国务院相继发布了《关于深化医药卫生体制改革的意见（征求意见稿）》《中共中央　国务院关于深化医药卫生体制改革的意见》《2009—2011 年深化医药卫生体制改革实施方案》，之后又出台了《医药卫生体制改革近期重点实施方案（2009—

2011 年）》（又称为"新医改方案"）。至此，我国进入新医改阶段。这一系列政策使得我国医药卫生事业得到了极大的发展，但也存在医疗资源分布不均、配置不合理，医院管理体制和运行机制不健全，医药卫生费用快速上升等问题。

在医院管理方面，比较突出的问题是政府与医院的关系不明晰、管理决策程序和机制不规范、医院管理效率低下、管理队伍职业化程度不高。2016 年，习近平总书记在全国卫生与健康大会上强调，要努力在现代医院管理制度建设上取得突破。2017 年，《国务院办公厅关于建立现代医院管理制度的指导意见》中指出，完善医院管理制度、建立健全医院治理体系，包括制定医院章程、健全医院决策机制、健全民主管理制度、健全医疗质量安全管理制度、健全人力资源管理制度、健全财务资产管理制度、健全绩效考核制度、健全人才培养培训管理制度、健全科研管理制度、健全后勤管理制度、健全信息管理制度、加强医院文化建设、全面开展便民惠民服务等，努力实现社会效益与运行效率的有机统一，实现医院治理体系和管理能力现代化。目前，公立医院收不抵支现象较常见，一定程度上阻碍了其可持续化运营，亟待合理动态配置医疗资源，提高精细化运营管理水平。《国务院办公厅关于加强三级公立医院绩效考核工作的意见》等有关文件提出医院运营效率要体现精细化管理水平。2020 年，国家卫生健康委会同国家中医药局联合印发了《关于加强公立医院运营管理的指导意见》，明确了公立医院运营管理的概念内涵及任务要求，指出"公立医院运营管理是以全面预算管理和业务流程管理为核心，以全成本管理和绩效管理为工具，对医院内部运营各环节的设计、计划、组织、实施、控制和评价等管理活动的总称，是对医院人、财、物、技术等核心资源进行科学配置、精细管理和有效使用的一系列管理手段和方法"。2021 年，《国务院办公厅关于推动公立医院高质量发展的意见》印发，指出加强公立医院主体地位，强化体系创新、技术创新、模式创新、管理创新，为更好提供优质高效医疗卫生服务、防范化解重大疫情和突发公共卫生风险提供有力支撑。这一系列政策的有效落地，都离不开管理理论与科技的进步和发展。

（三）未来趋势

医院管理相关问题一直受到学术界和医疗健康行业的高度关注，并取得了丰富的成果。放眼未来，医院管理还存在着许多机遇和待突破的研究问题，具体而言，可以在以下几个方面进行更深入的研究，并拓展完善。

1. 信息科技的革新开启数智化医院管理新时代

现阶段，"用数据决策、用数据管理、用数据创新"重塑了管理决策的过程和方式。在数字化生活背景下，传统管理已经或正在变成对数据的管理，传统决策已经或正在变成基于数据分析的决策。数据驱动决策指通过对客观数据进行分析得到信息和知识，最终替代决策者的有限理性，提升决策过程的科学性，具有可溯源、讲证据、可验证、可追踪的特点。2018 年，李书宁从决策思维转变上升到"能力"

与"实践应用"三个层次的视角揭示了决策模式已经转向数据驱动，指出数据驱动决策的核心是数据智能分析与预测，数据驱动决策模式已经投入实践并且产生了一定的社会价值。伴随着医院精细化管理和高质量发展的迫切需求，数据驱动决策的理念逐步深入医院管理的各个层面。如何深入挖掘医院管理相关数据的转换规律，实现事实、数据、信息、知识、智能的升华，减少医院管理决策的不确定性，提升医院管理决策的科学性和高效性，同时实现数据价值创造，是当前迫切需要解决的问题。

2009年，IBM公司首次提出了"智慧医疗"的理念。此后，美国、英国等国家纷纷在智慧医疗的建设中投入巨资，我国也在推动智慧医疗发展之列。我国2009年首次对智慧医疗进行概括，2011年在全国试点电子病历，2015年在全国推进健康医疗大数据应用示范。智慧医疗正沿着新医改、公共医疗、医疗体系、医疗物联网、健康信息化、电子病历、预约挂号、远程医疗、移动医疗设备、互联网医疗和大数据的趋势发展，涵盖了对健康医疗系统结构、过程、输入及结果进行分析、决策、控制和评价的管理活动。随着管理的智慧化，智慧医疗健康管理也被越来越多的国内外学者所关注。国内研究的热点问题包括医疗大数据分析与治理在新兴决策管理和健康医疗领域的应用、面向慢性疾病管理及医保大数据的分析治理、多边平台化运营背景下智慧健康医疗服务供需各方的供需匹配机制、基于数据分析的健康医疗服务管理、基于健康医疗需求的资源调度和转诊策略、数据驱动的慢性疾病干预和管理策略等。在医疗资源稀缺的背景下，上述研究通过考虑健康医疗的公平性、安全性、质量、成本、效率、社会影响等维度目标，研究供需匹配机制设计和资源配置，探讨能促进医疗机构高效运营的管理机制和运行机制，以实现健康医疗服务价值最大化，对提升我国健康医疗的整体水平、优化医疗资源配置意义重大。近几年，国外医院管理的研究热点为医疗质量管理、临床常见疾病的风险因素研究与医疗服务提升、疾病结局及预测、医院工作环境与医务人员行为习惯影响评估、医院患者安全文化、医院运营管理等。

由此可见，随着大数据、数据驱动决策、智慧医疗等概念的提出，医院管理也逐步迈向数智化医院管理新时代。

2. 医疗健康管理变革

从只面向入院患者的"治已病"到面向普通群体的"治未病"的转变是医院管理的重要趋势。现有的医疗运营管理仍然集中在面向入院患者的"治已病"阶段。想要实现向"治未病"转变，则需要提出面向公众的健康管理和预防患病的新方法，从源头上解决问题。进一步的研究包括如何通过优化饮食、锻炼时长，并结合个体特征和需求来制订个性化日常计划以预防疾病，如高血压、糖尿病等常见慢性疾病。

为保障医院管理变革后全新模式的顺利运行，医院管理需要逐步从人的经验管理转变到人的知识管理，再上升到开放式智能化管理，注重技术在理论研究上的优化创新和在临床应用上的"升级迭代"，扭转常规技术创新模式的边际效应递减势头，从产能拓展出发，过渡到技术拓展，最终实现质量效益提升的转型。

未来，将在家庭和社区层面落实新型医疗设备的发展应用，探索在细分重点人群生活情景内，如家庭、公共场所等，嵌入各类医疗健康服务感知类设备，进一步设计集预防、诊断、治疗、康复、护理、养于一体的流程，创新医疗健康服务新模式。

3. 运筹学理论与方法的进一步开发与应用

医院在运营优化问题中需要做出满足一定约束条件的最优决策，如手术室预约与安排、医务人员分配和排班、患者就诊流程、救护车调度、床位管理和临床试验设计等方面，可以运用运筹学的理论与方法进行算法创新，求得近似解，为解决这些难题提供支持。

运用运筹学的理论与方法设计模型时，可以结合系统思维和经济理论，通过激励、设计综合护理流程和协调护理生态系统不同层次的资源分配决策，帮助识别和纠正效率低下的问题，如救护车调度、急诊科管理、住院床位管理之间的系统集成研究。现有研究大多数是单独研究这三部分，其实这三部分是紧密相关的，某一部分发生堵塞者会影响其他部分的正常运行，将这三部分同时考虑有助于医疗运营系统的整体平稳运行。

除了运用运筹学的理论与方法开发更好的解决方案，还存在研究开发新模型的空间，这些模型通过整合被忽视的重要现实特征，从更细致入微的角度解决医院运营管理问题等。现有研究针对患者个人最优的治疗决策，不一定是对整体医疗运营系统的最优决策，反之亦然。因此，可针对同时考虑个体治疗决策与医疗运营系统运行效率的双层优化模型展开深入研究，具体而言，如床位分配问题中，个人患者住院时长与整体床位分配的冲突解决方法；手术室安排中，个体患者的手术紧急程度与整体手术室调度的协调方法；器官移植中，权衡考虑器官的匹配度最优与排队时间最短的策略。

4. 多学科、多领域之间的交叉融通

在传统医院管理理论与方法系统基础上，医院管理进一步结合现实运营问题，不断交叉运用经典管理理论、决策理论、创新管理理论、数理管理理论、博弈与信息理论等多领域知识，融合形成面向新模态管理实践的医院管理科学体系，同时转移应用至其他行业领域的质量管理、卫生经济、效率管理等方面。具体而言，与金融和经济管理领域交融，通过改变医院运营中经济运行模块，创新全功能付费方式，实现保险实时自动结算，提供一体化医疗金融保障等经济便民功能。与企业管理领域交融，借助时间成本管理优化运营效益，结合产业创新管理的新理念改善运作流程，最终提升医院整体形象。与系统工程科学交融，为保障医院正常运转，运用高可靠性系统质量和安全管理模型与方法，一方面提升风险管理水准，另一方面为应急医疗服务保驾护航。与运筹学中的博弈理论和决策科学交融，将现实问题决策转化为数理模型求解，在新技术变革中建立以数据为基础、以模型为载体、以人工智能为辅助的决策新机制，实现医院管理的科学化转型。与人文社会科学交融，结合时代背景，探索人文医疗体系、安宁疗护体系的构建，特别是大数据赋能与精准医学驱动下，充分挖掘当代社会学中治理机制存在的机遇与挑战，创新社会、医学与伦理运行的机制，既有医院管理的技术性，也离不开社会学的现实性，实现技术与管理、人文与伦理的协调发展。

随着市场经济和医疗卫生体制改革的深入，医院的经营管理直接关系医院的生存、发展和稳定。基于医院高质量发展新要求，制订完善的经营管理计划，将运营管理转化为价值创造，已成为医院管理者和决策者的必修课。

（罗利　朱婷　王海天　何文博　付颖　冯坤　赵汝鸿　王卓）

模块二 医院管理的主要方法和工具

现代化医院是一个复杂系统，医疗技术的不断进步与运营模式专业化或联合化的发展势必要求医院管理更加科学化和专业化，而这一切如果没有科学的方法和工具是难以进行的。如今在医院管理领域已经应用了许多科学的管理方法并开发了众多分析工具，其中以实证研究方法、运筹学优化方法、系统模拟仿真和数据科学分析方法等的运用最为广泛。下面分别介绍几种管理方法和工具，以期通过对这些方法和工具的理解和应用，更好地计划、组织、协调和控制医院系统。

一、实证研究方法

实证研究（Empirical Research）是一种从现实出发的研究方法，它通过调查和收集数据和资料来总结和归纳具有普遍意义的结论和规律。实证研究是一种以经验为基础的研究方法，它关注客观事实的本质和规律，而不涉及主观价值的评判，具有明显的实践特色。实证研究有广义和狭义之分。狭义的实证研究着重分析事物之间的因果关系，要求研究结果具有普遍性，通常运用计量经济学和统计学等定量分析工具，对现有数据进行数学处理、解读，并通过实验来严格验证经验结论的可靠性。而广义的实证研究则不限于定量分析方法，它涵盖各种经验型研究方法，如调查研究法、实地研究法、案例研究法等。广义的实证研究不强调寻求普遍结论，而是强调具体问题具体分析，其结论只作为经验的积累。

实证研究有一套规范的研究步骤，基本步骤如下。

1. 确定研究问题

确定研究问题包括研究对象的确定，以及分析其构成因素、相互关系及影响因素等。对于医院管理来说，研究问题可以包括评价管理措施对医院绩效的影响、医生工作积极性与绩效的关系、影响医疗服务质量的因素等。

2. 理论推导并提出假设

在确定研究问题后，需要通过理论推导来证明选题的合理性。其中提出的一系列用于解释和预测某些现象背后成因的假设即理论。实证研究离不开清晰的理论或概念框架支撑，否则即使有数据支持也不具有可解释性。通常，实证研究会根据已有理论提出与研究问题相关的具体可被证实或被证伪的假设。假设的内容通常预测两个或多个变量之间的相关或因果关系，并在后续的量化分析中进行检验。例如，在研究在线医疗对线下门诊患者需求影响的问题时，可以根据技术接收理论等理论模型构建相应的变量并提出对应假设。

3. 数据收集与研究设计

根据提出假设所对应的变量，收集相关数据。数据收集方法包括实验法、访谈法、问卷调查法和案例法等。接下来，根据数据结构和研究目的选择适当的量化分析方法，如计量经济学模型、结构方程模型和统计学模型等。在进行研究设计时，应根据变量之间的关系进行考虑，并注意考虑变量内生性等问题。

4. 假设检验分析

根据所选模型进行计算，并将计算结果与预先设定的假设进行对比分析，以检验假设的正确性。在分析检验结果时，应同时关注其现实意义和统计学意义。只有当两者均符合预期时，才能证明研究假设正确与否。如果结果与预期假设不符，应深入探究原因，不能仅选择容易解释或与假设相符的结果进行分析，而忽略难以解释或与假设不符的结果。

5. 得出结论

根据假设检验结果得出对应研究问题的具体结论，可以结合管理实际进行深入分析，也可总结研究存在的局限和未来可能的改进方向。

二、运筹学优化方法

运筹学是以系统为研究对象，运用数学模型对所要研究的问题进行量化分析，以求得最优解。运筹学包括线性规划、非线性规划、整数规划、动态规划、多目标规划等规划论，以及网络分析、排队论、博弈论、决策论、存储论等分支理论与方法。目前，运筹学已广泛应用于医院管理实践。

1. 规划论

规划论指通过在一定的约束条件下寻求总效益的最大化，得到使目标极大化或极小化的最优解或满意解。其中，线性规划可用于解决医疗资源调度、配送及医务人员排班等问题；整数规划可用于解决医疗机构选址、医务人员及医疗设备规划等问题；动态规划则可用于解决医疗资源分配和储备、最优路径及医疗设备更新等问题。

2. 网络分析

网络分析是以图论为基础，将复杂的问题转化成直观的图形，研究各类网络结构和流量的优化分析方法。网络分析中包括最短路径问题、网络规划问题、最小生成树问题、最大流问题、最小费用问题等。在医疗系统中，网络分析具有重要作用，特别是对医疗物资的运输问题，包括选择运输路线、医药配送中心的送货，以及医院内部医疗废弃物的回收等。

3. 排队论

排队论，又称随机服务系统理论，旨在研究系统的排队时长、等待时间和服务能力等参数，以正确设计和高效运行服务系统，缓解排队系统的拥挤现象。在医疗系统设计方面，排队论可用于确定救护车和医务人员数量；在运营方面，可用于医院床位分配、医务人员排班和患者预约等问题；在分析方面，可用于分析系统的等待时间和成本等问题。

4. 博弈论

博弈论是一种研究竞争环境下决策者行为的数学理论和方法。博弈论可用于探究分级诊疗体系中各利益主体之间的博弈关系和行为特征，通过博弈论分析，可以从不同角度提出实施分级诊疗的建议，以加强医疗机构之间的分工协作，合理配置医疗资源，实现不同利益主体的共赢局面。

5. 决策论

决策论是一种能够科学解决带有不确定性和风险性决策问题的系统分析方法。该方法根据系统的状态信息、可能策略及采取这些策略对系统状态所产生的后果，按照一定的衡量准则，对若干备选方案进行抉择，以选出最优策略。在医疗系统中，常使用多阶段决策和多目标决策等理论与方法，对医院运营管理进行综合评价。

6. 存储论

存储论，又称库存论，是一种研究物资库存策略的理论。它主要研究如何确定物资的库存量、进货量和进货时间点，以及系统何时以何种数量和来源补充这些储备，其目的是使库存和补充采购的总费用最小化。在医院运营管理中，针对医用耗材的库存控制研究主要以成本控制为出发点，同时关注周转率等问题。

三、系统模拟仿真

系统模拟仿真指建立一个系统的数字逻辑模型，并在计算机上进行试验处理，以研究系统行为的过程。根据系统状态随时间的变化，可以将系统分为连续系统、离散系统及连续－离散混合系统。连续系统中的状态随时间连续不断地变化，离散系统中的状态仅在离散时间点上产生变动，连续－离散混合系统则并行存在连续性变化和间隔性变化的因素。

系统模拟仿真技术在解决医院资源规划与配置的问题中得到了广泛应用，并且在公共卫生系统、私有诊所等不同场所的应用不尽相同。目前应用于医院运营领域的仿真方法主要有四种类型，分别是离散事件仿真（Discrete Event Simulation，DES）、系统动力学（System Dynamics，SD）、蒙特卡洛模拟（Monte Carlo Simulation，MCS）和基于智能体仿真（Agent-based Simulation，ABS）。

1. 离散事件仿真

离散事件系统可以看作一种动态系统，在不确定的离散时间点上，系统状态会随之发生变化，由事件驱动，并呈现跳跃式变化。离散事件仿真是对某个离散事件系统原型进行分析和建构后，应用计算机软件进行仿真模拟，以实现对系统进行分析、设计和评价的目的。此方法能够模拟现实中复杂动态的医疗系统，通过问题描述，建立医疗系统中医患行为模型，分析仿真实验结果，提出管理启示，最终为医院管理者提供决策支持。离散事件仿真可以用于门诊患者检查排队问题，也被广泛用于研究医院科室服务能力。

2. 系统动力学

系统动力学综合功能、结构和逻辑等维度，通过寻找最优方案来解决问题，其根本目的是填充完善系统功能和搭建系统的最优框架。系统动力学通过模拟系统要素之间的链式反馈行为，对系统的构造和运行能力进行分析，从而为决策提供相应的科学依据。简而言之，系统动力学就是利用计算机仿真技术来研究不同系统的动态行为。医院运营系统包含医疗物品、人力资源、经济资金等多种因素，不仅系统内部关系错综复杂，同时还与外界环境进行着持续不断的信息交换。因此，医院运营系统属于开放的、动态的、庞大的复杂系统。使用系统动力学来研究医院运营发展具有无可比拟的优势。

3. 蒙特卡洛模拟

蒙特卡洛模拟，又称随机模拟方法，通过为描述的现实问题建立一个概率模型或随机过程，令其决策参数等于问题的解，然后求解模型或通过抽样试验计算所求参数的统计量，得到所求解的近似值。在医院运营中，经济的盈亏与服务设施的配置常常会受到许多随机因素的影响，如疾病的流行程度、药品的采购及门诊患者数量对服务设施配置的影响等。这类含有随机因素和动态过程的概率型决策问题无法用确定的数学公式求解，但可以使用蒙特卡洛模拟方法从数量上求解答案，预测其解。

4. 基于智能体仿真

基于智能体仿真技术借助计算机复现现实医疗环境，并在仿真模型中进行措施干预试验以观察其效果。这种方法能够避免承担风险，以最节约成本的方式获取最优解决方案。近年来，由于基于智能体仿真技术能够反映出个体行为复杂性这一特点，该技术在医疗领域得到了广泛应用。

四、数据科学分析方法

大数据背景下现代医院管理也发生了转变，利用数据科学分析方法结合健康医疗大数据，产生了数据驱动的医院管理与决策模式。从应用角度来看，数据科学在医院管理领域主要应用于医疗体系和机构运作两个方面：对医疗体系来说，可以通过区域信息化、远程医疗和制定更优的付费机制等技术手段来提高医药供给的效率和能力；对机构运作来说，可以通过商业智能、优化供应链和患者管理、改善薪酬机制等手段来提高就医体验和工作积极性。总之，大数据和人工智能的高速发展使得医疗健康资源协同管理更加高效、决策更加精准、预警更加超前、评估更加全面。

通过数据驱动进行决策分析主要基于三个基础技术：数据仓库（Data Warehouse，DW）、联机分析（On-Line Analytical Process，OLAP）和数据挖掘。

1. 数据仓库

数据仓库旨在解决一系列复杂的决策支持和知识发现问题，是具有面向主题、稳定、集成等特征的体系结构。数据仓库基本的特点是物理存储数据，其数据源于其他数据库的历史数据。建立数据仓库的目的并非取代数据库，而是在信息应用的基础上建立一个更全面和完善的系统，以支持高层决策分析。在重构的信息环境中，事务处理数据库具有承担日常操作性任务的功能。

数据仓库技术对医疗服务业具有高效和直观的优势，它可以将患者的医疗信息数据汇总并进行分析，为医院管理层提供正确快捷的医疗质量信息和服务水平信息支持。通过提升医院的管理水平和医疗质量，该技术可以显著增强医院的竞争能力，具有重大实际意义。

2. 联机分析

联机分析是一种软件技术，它能够让用户快速、一致地从多个角度访问从原始数据中转化出来的信息。这些信息能够真实反映企业的特性，帮助用户更深入地了解数据。联机分析旨在提供决策支持或满足多维环境特定查询和报表的需求。它的技术核心离不开"维"这个概念，因此联机分析可以看作综合多维数据分析的工具箱。它能够保障数据仓库中大规模数据得以有效利用。决策者通过灵活操作企业信息系统中的各项数据，从多维角度观察企业的运营状态并了解其变化趋势。

联机分析在医院管理中的具体应用有以下几个方面：第一，它可以帮助填写医疗档案中的统计报表；第二，它可以利用统计工具根据患者的异质性特征确定其诊疗模式，并采取相应措施为患者服务；第三，它可以通过研究患者的病情、年龄、治疗方式和病种因素变化，为医疗费用结构的制定和调整提供依据。总而言之，它可以通过收集医务人员的信息需求，建立符合医院实际情况的数据仓库模式，以更好地为医务人员提供服务，最终提高医疗服务质量。

3. 数据挖掘

数据挖掘是数据科学中核心的内容之一。它可以从大量数据中归纳提取出隐藏的、规律性的、对最优选择具有潜在支持的知识和规则，为经营决策、市场策划、金融预测等过程提供相应的科学依据。数据挖掘涉及数据库、机器学习和统计分析等多种技术。事实上，联机分析就是一种广义的、简化的、较浅层次的数据挖掘。

数据挖掘领域主要通过数据创建相关模型，从而做出能够创造价值的决策，在医院管理领域可以具体应用于医疗健康政策层面、医院层面和患者层面，并在临床辅助决策、医疗质量监控、药物不良反应分析、个性化治疗等方面发挥巨大作用。数据挖掘在医院管理中的应用能够优化医务人员、医疗物资和医疗资金的分配，有助于疾病的预防与治疗；可用于疾病诊断，通过分析处理海量的治疗报告数据，得到医院主要病种数据与病因记录。此外，建立机器学习模型可解决大规模线性、二次曲线和混合整数优化等问题。

（罗利　朱婷　王海天　何文博　付颖　冯坤　赵汝鸿　王卓）

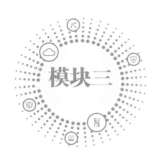

模块三　数智化医院管理的典型应用场景

一、数据驱动的医院绩效管理策略

绩效最早是衡量企业是否达到预期标准的测量工具，伴随着企业形态的出现而出现。在《韦氏词典》中绩效的解释为完成或执行某个任务的行为，通常是有功能性的。随着绩效在不同行业内的迅速应用，其内涵及评判方式也在不断演化发展。绩效管理指在管理部门内部建立一套相应的组织制度，通过科学合理的途径和体系来提升员工的工作质量和工作效率，以实现部门既定目标，并提高员工的综合素质。20世纪80年代，我国卫生行政部门及医院管理者开始接收并学习绩效管理理念，在其后几十年的公立医院发展过程中，绩效管理逐渐成为医院提高组织和员工绩效的重要手段。医院绩效管理指医院根据科学的绩效管理理论和政策方针，制定明确的医院绩效管理战略目标和考核体系，评估医院在一定运营期内的运营绩效，主要反映医院在各种活动中所表现的过程、结果和实现预期目标的能力。绩效管理的目的是引导和激励员工、团队和部门实现和改进业绩以实现机构目标。在进行医院绩效管理时，需要考虑医院的资源投入、医院员工的行为、医疗服务过程和质量等方面。对于医院来说，绩效管理不仅是对医院业务运作的一个总体评价，同时也是医院管理的一个重要手段。通过绩效管理，医院可以优化资源配置，提高医疗服务的效率和质量，进而提高医院的整体竞争力和声誉。

大数据、人工智能等新技术使得科学研究与实践从"假设驱动"转为"数据驱动"。在医院绩效管理改革中，大数据的核心价值在于打破医院间的"信息孤岛"，形成由数据驱动的医院绩效管理新模式。数据驱动的医院绩效管理策略主要聚焦在以下几个方面：第一，医院绩效管理的基础在于制度化建设。数据驱动的医院绩效管理强调目标导向和来自高层领导者的强力支持，是一种典型的绩效领导体制。第二，医院绩效管理的前提在于数字化转型，将大数据分析引入医院信息收集、存储、处理、使用等环节，不断加强院内各项业务系统数据的规范化管理，为绩效考核提供高质量数据支撑。第三，医院绩效管理的关键在于具备大数据分析能力，吸引和培养大数据分析人员，是未来持续推进医院绩效管理转型的关键。通过加强与相关企业或技术人员的合作，可以助力提升全局数据化洞察能力，辅助绩效考核指标策略优化，助力医院更好地达成建设目标，从而推动医院高质量发展。第四，医院绩效管理的核心在于促进患者参与和数据透明性。诊疗过程中积累的海量数据能否通过适当渠道和方式进行公开和可视化，使其服务于医院和部门绩效改进，并使患者、家属、学术机构、医保机构和医药企业等利益相关者共享共用，这是未来应该考虑的重要课题。

二、面向单体医院的医院资源协同管理

资源指参与物质生产的要素，包括自然资源和社会资源两部分。医院资源属于社会资源，由医疗设施、医务人员和医疗设备三个基本要素组成。医院资源反映了社会文明程度和政府对社会公益资源的调配能力，并决定了医疗单位的经济、社会、学术影响力和发展能力。罗利和石应康将医院资源定义为：医疗单位为向医疗顾客提供不同层次的医疗服务所采用的社会资源，这能为医疗顾客和医疗服务机构带来实际收益。广义上，医院资源指人类开展医疗保健活动所使用的社会资源；狭义上，医院资源指在提供医疗服务过程中医疗服务机构占用或消耗的各种生产要素。Smith-Daniels等在对医院资源管理的研究文献进行综述时，将医院资源划分为设施、人力和设备三种类型。从医疗服务流程角度来看，医院资源划分为人力、门诊、医技、手术室、病房、物流及支援保障（如营养膳食、清洁、洗浆等）等类型。其中，人力、门诊、医技、病房和手术室是医院的关键资源。医疗服务业具有需求的不确定性和动态随机性，以及供需信息的不对称性，服务效用的滞后性、高风险性和不易逆转性等基本特点，同时医院资源具有差异性，不确定性，易逝性，信息的综合性、共享性和多维性等特点，因此，医疗服务管理具有很大的难度。

医院是一个复杂的系统，医院内部资源的调度优化相当重要，特别是将医院内部不同医疗服务环节的多种资源加以整合调度并实施协同管理尤为重要。在多数医疗系统中，患者要经历多个阶段的治疗过程，并在多个医疗单元中停留随机的时间。若下游单元产能完全被占用，患者将滞留在上游单元，从而增加在此单元的停留时间，且消耗更多本应用于满足新进入该单元患者需求的资源，甚至导致急诊患者无法及时得到治疗。因此，如何平衡使用各治疗阶段的产能以平滑患者流，受到医院管理者及研究人员的关注。在单一医疗机构资源调度与优化研究中，由于病床与手术安排的关联性极强，通常，考虑手术室排程时都会同时考虑优化病床资源。多阶段系统中的调度方法仍存在挑战，现有研究主要考虑手术室排程对下游病床占用率的影响，以及手术室排程对病床的需求，较少从联合调度与产能计划的角度研究多类型医疗资源的协同管理。医院关键资源具有多维不确定性，传统对医院关键资源管理的研究思路具有一定的局限性。

在数智化医院管理中，针对单体医院内不同部门、不同类型医疗资源之间的协同问题，结合数据分析、

排队论和凸优化方法设计平方根分配规则，提出具有渐进最优性能的嵌套分配策略，能够弥补无法将复杂模型结果转化为医院可使用的简单规则的缺陷。具体而言，以医疗资源使用全程疗效／成本最优为目标，围绕病床资源再分配和医技资源动态分配问题，通过结合大数据分析与运筹优化理论来构建数据驱动的优化模型，解决每当现实需求或资源可用性发生变化时，理论优化模型无法及时更新的问题。运用排队论和动态规划方法，创新提出资源分配的平方根分配规则，使用仿真验证解析解的可行性，这一策略能够将复杂的模型结果转化为医院可使用的简单规则。如从医疗机构关注的各病房之间床位容量的再平衡和不同类型患者之间医疗诊断资源的分配效果入手，在不增加现有医疗资源水平的情况下，通过数据分析，针对病床在科室之间存在占用率差异较大的问题，提出基于平方根分配规则的资源分配策略。针对医技资源患者等待时间长、设备超时等问题，运用马尔科夫决策理论对医技资源在不同优先级患者之间的分配，提出"巢式"分配策略。分析结果表明：

（1）在总床位容量保持现有水平不变的情况下，通过基于平方根分配规则的资源分配策略，急诊患者负荷率保持在 6% ～ 7%，等待时间维持在 0.5 小时。

（2）以"巢式"分配策略对医技资源动态分配后，每日服务率提高 14%，患者延误率减少 33%，设备利用率提高 10%，超时服务率降低 11%。

三、面向全社会的医疗资源协同管理

除了考虑医院内部多类型医疗资源联合调度与协同管理，还应考虑医院内部（医疗服务）和外部（宏观社会环境）的关系。医疗健康服务涉及医疗服务机构、医疗保险机构、各级卫生行政部门、医疗供应商等不同职能、不同层级的医疗卫生相关机构，突破时空限制，延伸医疗服务，提升知识服务能力和资源利用效率，整合跨组织的医生、设备、药品、病床等资源，提高服务的连续性和可及性，是实现医疗资源协同管理的目标。为提高我国医疗资源配置的整体效能和医疗卫生系统运行效率，亟需利用新一代信息技术综合采集和分析跨时空的医疗管理数据资源，实现医联网医院和医联体资源协同管理决策。区域医疗资源协同管理已取得一些实际应用进展，包括预约挂号、双向转诊、建立区域检验中心、建立区域影像中心等。医疗资源协同管理可以助力实现医疗资源在院间的纵向延伸和充分利用。以县乡两级医疗机构协同管理为例，协同管理的模式主要包括技术合作模式、县乡托管模式、医疗集团模式、县乡村三级医疗服务管理一体化模式、县乡两级医疗服务管理一体化模式。

医疗健康服务行业有别于其他行业，其供方、支付方（医疗保障局）和机构方（不同医疗机构）不得不在无限需求下提供大量传统治疗服务和在有限资源下实现较佳治疗效益之间做出艰难抉择。全社会以较低的医疗健康成本，实现较佳的医疗康复效果，体现了以需方为中心的价值最大化和有限社会资源分配的公平化，符合行业科学管理和经济社会发展客观规律。因此，以价值医疗为导向，站位于全社会角度，研究需方、供方、支付方和机构方四方互动关系，协同管理全社会有限医疗资源，以达到效益最大化，对实现"健康中国"重要倡议、保障人民生命健康、健全我国医疗服务体系、增强医疗服务能力、提升医疗服务公平性与可及性等具有重大意义。因此，在数智化医院管理中，以全社会资源管理为主线，构建兼顾竞争与合作的医疗资源需方、供方、支付方和机构方四方生态主体，这四方刻画了全社会医疗资源管理的全体利益相关者，既从多主体性角度延展了全社会背景下的决策主体，又潜在地从协同性角度要求了医疗资源间的约束情形。而后，以医疗健康大数据挖掘技术和智慧医疗健康服务管理前沿理论为驱动，以应对时空复杂性为主，兼顾多主体性、协同性和公平性等多个特殊挑战，逐步凝练出针对全社会医疗资源管理情景的研究内容。其中，针对医疗资源在多个区域不同医疗机构的配置这一实际问题，考虑医疗物资从订购到交付存在提前期的实际情况，构建具有不同补货提前期的多种可替代医疗物资库存管理模型，解决具有任意交货期的库存系统中兼顾补货能力有限性和物资互补性的最优补货和替代策略问题，填补了同时决策动态补货量与替代量且考虑提前期的资源调度理论研究的空白。

四、智慧应急医疗服务管理

数智时代，管理者可整合应急防控过程中产生的多源异构大数据，通过数据质量定轨、数据流交互、深度挖掘和人机共融决策，实现应急防控管理从单类医疗部门数据整合向地理测绘数据、交通运输数据、人口社会学数据、气象学数据跨界融合转变，从个体响应向地域协同转变，提高智慧预警监测能力，提出动态合理的智慧防控策略。智慧应急医疗服务可以实现病史、检验结果和影像实时传输，生命体征等参数和患者音和视频动态呈现，实时掌握患者综合数据。随着重大传染病传播发展的时空变化，智慧应急医疗服务管理能够及时分享患者救治过程中的诊疗方案、相关经验及问题等信息，有效协助其他区域尤其是重点疫区和周边区域做好救治工作，并根据不同类型患者的个性化需求，全方位实时分析患者状况，制定精准化医疗服务内容，动态调整诊疗方案，加强区域协同智慧救治服务能力。数智化技术有助于加强应急医疗资源供需信息的互联互通，为满足应急医疗物资动态需求，进一步增强医疗物资和装备的应急转扩产能力，及时调配医护人力资源提供平台支持，进而在提高重大传染病疫情下应急医疗资源调配决策的时效性、系统性、灵活性，形成防控治一体化医疗资源调配方案，提升应急救治能力等方面发挥重要作用。

例如，基于我国现有常态化分级诊疗体系，以应急分级诊疗系统为研究对象，紧紧围绕重大突发传染病疫情下的医疗资源供给与配置难题，针对关键应急医疗资源的需求预测、供给方式、协同配置和调度等问题开展研究，构建重大突发传染病疫情下基于应急分级诊疗系统的医疗资源协同管理模式。在该协同管理模式平战结合、多方协同的应急管理理念下，针对同时考虑灾前物资储备、灾后不确定性应急物资调配需求和交通状况下应急医疗物资集成调配问题，构建两阶段选址–分配模型，并针对该混合整数非线性规划问题，提出基于广义 Benders 分解算法的有效精确求解策略，获得了最优的应急医疗物资区域储备方案和基于"情景–响应"策略的应急调配预案，解决了现有应急医疗资源配置研究中忽略平战结合和应急医疗资源与交通运输资源协同管理的问题。

五、案例：数据驱动的医疗资源分配

随着社会的发展，医疗服务需求的不断增加，病床在不同科室之间的配置主要通过新病床分配调节。新病床被分配到某科室后一般很难被重新分配，导致在没有新病床增加的情况下，病床在各科室的配置通常保持不变。然而，随着时间的变化，各科室患者对病床数量的实际需求是动态变化的，与固定的病床配置情况形成了供需不匹配。供需不匹配导致患者错误安置的情况时常发生，即当某类疾病对应的主病房没有床位可以使用时，该类疾病的部分患者只能被安置在其他病房，导致他们可能得不到最合适的治疗。这部分被错误安置的患者流称为溢流。溢流可导致多方面的问题，一方面可能降低对患者的护理质量和治疗效果，另一方面也会增加医生和护士的工作量，增加管理成本。与此同时，为等待病床，非急诊患者可能需要等待几周甚至数月，病情恶化的风险大幅增加。

为此，新加坡国立大学附属医院首先将 19 个病房聚合分为 8 个超级病房，前 5 个超级病房分别对应 5 个科室（内科、外科、心脏病科、整形外科和肿瘤科），后 3 个超级病房分别覆盖两个科室——"外科和整形外科""外科和心脏病科"及"外科和内科"。基于超级病房的划分，重新对住院时长、病床占用率和溢流率等数据进行统计分析，构成基本方案。与此同时，为验证病床分配方案的可行性，建立仿真模型，模型在病床分配优先级、患者溢流分配规则和非急诊患者等待时间计算等方面进行了合理设置，通过比较基本方案与仿真结果的病床占用率和溢流率，验证了仿真模型的有效性。在此基础上，为获得病床的重新分配方案，建立凸优化模型，目标为最小化患者最大等待概率。该模型具有解析解，即主要给定病床数量等参数，根据公式即可计算出病床分配方案，称为"等 β"分配方案。

$$\min_{(\beta_i)} \sum_{i=1}^{l} \lambda_i \, \alpha_i \mathrm{e}^{-\beta_i \sqrt{\rho_i} \mu_i w} \; s.t. \sum_{i=1}^{l} \sqrt{\rho_i} \beta_i \leqslant C; \; \beta_i \geqslant 0, \; \forall i$$

上式中，$i = 1, \cdots, I(=8)$ 表示大病房，C 表示病床数，每天的患者到达率为 λ，每位患者的平均住院时间为 $1/\mu$，流量强度 $\rho = \lambda/\mu$，w 表示延迟的给定上限，超过该延迟必须触发溢流。

表 13-3-1 显示了该案例中的床位分配结果。

表 13-3-1 床位分配结果

超级病房	1	2	3	4	5	6	7	8	所有病房
入住量（例）	8097	15329	3572	3640	3982	2705	2142	4608	44075
平均住院时间（小时）	3.96	4.43	6.09	4.41	3.75	5.38	5.64	3.87	4.47

续表

超级病房	1	2	3	4	5	6	7	8	所有病房
床位容量（张）	61	210	60	68	41	74	44	73	631
"等β"分配（张）	101	209	69	53	50	49	41	59	631
最小溢出分配（张）	102	209	70	53	50	48	40	59	631

注：在该分配方案下，新加坡国立大学附属医院的急诊患者负荷率从18.91%降至4.5%；增加择期患者，急诊患者溢流率保持在6%～7%；急诊患者等待时间维持在0.5小时左右。

（罗利　朱婷　王海天　何文博　付颖　冯坤　赵汝鸿　王卓）

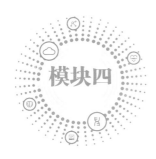

模块四 数智化医院管理展望

互联网、大数据、云计算、区块链和元宇宙等新一代信息技术的快速发展，标志着人类社会正进入一个以数字化和智能化为特征的新时代。这些技术的发展促使医院管理向精细化、平台化和生态化转变。具体来说，通过运用数智化技术，医院在人力、财务、物资、科研和教学等方面的管理水平得到提高，有助于提高医院的质量和效率。通过数据共享和区域医疗系统互联互通，医院内部业务链与外部生态圈的联系日益紧密，从单一的医疗机构内部信息化系统逐步向外部延伸，实现平台化和生态化转变。因此，本模块将分别从个性化慢性疾病健康管理、互联网医院平台、区域医疗背景下的医院管理和突发公共卫生事件下的医院管理四个方面分析数智化时代的新型医院管理。

一、个性化慢性疾病健康管理

随着生活水平的提高，人们越来越重视个人健康，个性化、预防性服务已成为慢性疾病管理的重要需求。例如，人们希望获得精准营养、私人运动指导、健康体检和专家就诊等服务。然而，传统的慢性疾病管理模式主要依赖"诊断、治疗、康复和随访"流程，医院和社区医务人员需要承担预防、保健、医疗、康复和健康教育等多项工作，这种模式难以满足个性化慢性疾病健康管理的需求。

数智化技术的飞速发展使得医院可以通过监测用户生理指标来积累大量数据，并结合专业的慢性疾病评测和风险评估方法生成用户健康画像，以制订个性化的营养、运动、睡眠干预方案。这种方法特别适用于需要依靠健康生活习惯以减轻病症的慢性疾病患者，如高血压和糖尿病患者，能够满足他们多层次的需求。例如，妙健康联手加拿大健康管理中心打造的慢性疾病管理项目，聚合了专业的慢性疾病评测和风险评估，为高血压、糖尿病、癌症、慢性阻塞性肺疾病、肥胖等患者提供个性化干预方案。该项目还加入了"AI 健康管理师"，帮助医生、营养师等专业人员进行不同程度的管理，进一步提高了管理效果。

二、互联网医院平台

互联网医院是一种新型的医疗健康服务模式，它利用互联网平台、5G 网络、大数据、云计算等信息技术，与传统医疗健康服务深度融合。它包括医院信息平台、在线问诊和在线购药等功能。作为传统线下医院的补充，互联网医院打破了地域限制，拓展了优质医疗资源应用的广度，增加了医疗服务可及性和公平性，为提高医疗资源公平性提供了渠道。它构成了一个以互联网医疗平台为纽带的双边市场体系(图 13-4-1)，供需双方可以自由选择，并受到医保支付方对市场费用的管理和支持，这与其他零售市场架构有很大的不同。

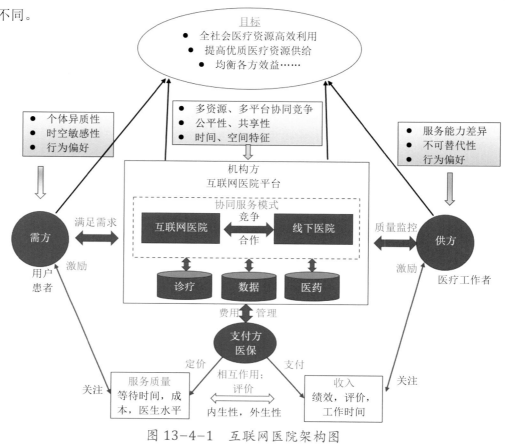

图 13-4-1　互联网医院架构图

三、区域医疗背景下的医院管理

当前，我国公共医疗管理仍面临诸多难题，包括但不限于优质医疗资源总量不足、供需不平衡、结构不均，以及患者无序就诊等。要推进区域医疗改革实践，关键是：优化资源布局结构，实现医疗服务机构主体的联合与分工协作，发挥核心医院的人才、技术和设备优势，促进部分优质医疗资源向下流动，逐渐提升二级和基层医疗机构服务能力，激发基层医疗卫生服务组织活力，形成有序就医格局。

在区域医疗背景下，基层医疗机构与上级医院合作更加紧密，需要承担更多的疾病预防、健康管理等任务，这对医院管理中资源的协同配置提出了更高要求。以四川大学华西医院推广低剂量螺旋 CT 检查进行肺癌早筛为例，基层医疗机构普遍缺乏低剂量螺旋 CT 检查设备，也缺乏高水平的 CT 读片医生，单靠基层医疗机构难以支撑大面积筛查。四川大学华西医院借助数智技术，建立区域医联体医院影像云及 5G 支撑的信息平台，在不同医院做的 CT 检查，都可上传到云端，供各家医院调用查阅，并借助大数据、人工智能等手段减少漏诊或误诊，实现了包括人工智能支撑、智慧随访等的一系列智能全程管理（图 13-4-2）。

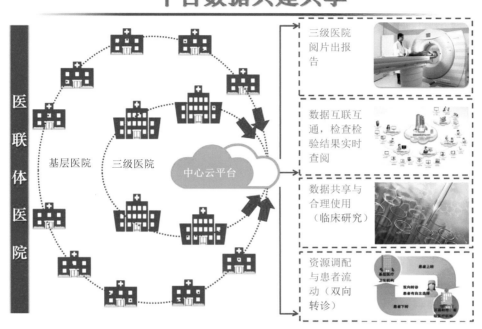

图 13-4-2　区域医联体医院 5G 云平台

四、突发公共卫生事件下的医院管理

突发公共卫生事件发生、发展得突然而迅速，其结果的危害性和后续危害难以预知。医院作为基本医疗卫生公益性体现的有力支撑，在突发公共卫生事件应急过程中发挥重要作用。但目前医院整体危机应对与应急治理能力仍需进一步提升。特别是，大部分医院仅建立应急预案且限于内部事件，难以应对区域范围的突发事件。如何避免形成"信息孤岛"，防止各部门缺乏有效的协作配合机制，提高应急研判的时效性是当前突发公共卫生事件应急管理的关键。

随着大数据、人工智能、云计算等信息技术的不断发展，如何合理地利用这些新一代信息技术来提高医院应急管理能力已成为一个非常重要的议题。这包括提高医院对重大风险的感知和研判能力，以及加强应急响应的及时性等。为此，我们需要不断完善医院的应急管理体系。首先，在战略上，以"平战结合"理念优化医疗救治体系，将突发公共卫生事件应对能力提升为常态化发展策略，以确保在任何时间都能够迅速整合各种资源，保障公众生命安全。其次，在技术手段上，积极探讨应用现代化信息技术，有效利用资源来进行监控、预警等，以提升应急管理能力。

（罗利　朱婷　王海天　何文博　付颖　冯坤　赵汝鸿　王卓）

参考文献

1. 周三多，陈传明，龙静 . 管理学原理 [M]. 南京：南京大学出版社，2020.

2. 刘树茂，文历阳，刘德章 . 中国实用卫生事业管理大全 [M]. 北京：人民卫生出版社，1996.

3. 张鹭鹭，王羽 . 医院管理学 [M]. 2 版 . 北京：人民卫生出版社，2014.

4. 董恒进 . 医院管理学 [M]. 上海：复旦大学出版社，2000.

5. 牟冬梅，杨鑫禹，李茵，等 . 数据驱动医院管理决策的影响因素研究——基于扎根理论分析 [J]. 现代情报，2020，40（8）：89-97.

6. Smith-Daniels VL，Schweikhart SB. Capacity management in health care services：review and future research directions[J]. Decision Sciences，1988，19（4）：889-919.

7. 高妮妮，刘子先 . 运营管理在医疗服务业的发展演变及展望 [J]. 西安电子科技大学学报 (社会科学版)，2013，23（3）：41-50.

8. 李鲁 . 卫生事业管理 [M]. 2 版 . 北京：中国人民大学出版社，2012.

9. Jack EP，Powers TL. A review and synthesis of demand management，capacity management and performance in health-care services[J]. International Journal of Management Reviews，2009，11（2）： 149-174.

10. 石景芬，冯弋，黄薇，等 . 现代医院管理制度内涵及医院的实施路径 [J]. 中国医院管理，2020，40（1）：1-4.

11. 国务院办公厅 . 国务院办公厅关于建立现代医院管理制度的指导意见 [J]. 中华人民共和国国务院公报，2017（23）：17-21.

12. 国务院办公厅 . 国务院办公厅关于加强三级公立医院绩效考核工作的意见 [J]. 中华人民共和国国务院公报，2019（5）：22-30.

13. 国家卫生健康委员会，国家中医药管理局 . 关于加强公立医院运营管理的指导意见 [J]. 中华人民共和国国家卫生健康委员会公报，2020（12）：193-196.

14. 国务院办公厅 . 国务院办公厅关于推动公立医院高质量发展的意见 [J]. 中华人民共和国国务院公报，2021（17）：174-178.

15. 陈国青，曾大军，卫强，等 . 大数据环境下的决策范式转变与使能创新 [J]. 管理世界，2020，36（2）：95-105，220.

16. 李书宁 . 数据驱动的精准化文史学科服务探索与实践——以北京师范大学文史学科服务为例 [J]. 图书情报工作，2018，62（24）：87-92.

17. 牟冬梅，杨鑫禹，李茵，等 . 面向医院管理的数据驱动决策过程模型研究 [J]. 情报科学，2022，

40（4）：26-32.

18. 余玉刚，王耀刚，江志斌，等．智慧健康医疗管理研究热点分析 [J]. 管理科学学报，2021，24（8）：58-66.

19. 谭梦，刘玉秀，王修来，等．国外医院管理的研究热点分析 [J]. 医学研究生学报，2022，35（4）：414-417.

20. 张辛欣．智能医疗装备助力智慧医疗 [N]. 经济参考报，2021-12-30（006）.

21. 杨颖．加强医院财务管理探析 [J]. 中国实用医药，2009，4（27）：247-249.

22. 王淑，王恒山，王云光．面向资源优化配置的区域医疗协同机制及对策研究 [J]. 科技进步与对策，2010，27（20）：38-42.

23. 刘蓉．物流运筹学 [M]. 北京：电子工业出版社，2012.

24. 薛迪．卫生管理运筹学 [M]. 上海：复旦大学出版社，2004.

25. 张潜．物流运筹学 [M]. 北京：北京大学出版社，2009.

26. 陈智民．管理系统仿真、优化及应用 [M]. 北京：中国经济出版社，2005.

27. 邓书晶．计算机离散事件仿真的原理 [J]. 计算机与现代化，2009（6）：74-77.

28. 张红兵．技术联盟组织间知识转移测度研究 [M]. 北京：经济科学出版社，2014.

29. 方前胜．蒙特·卡洛方法在卫生经济预测中的应用 [J]. 中国卫生经济，1995（7）：28-30.

30. 高子寒，杨丽，魏晓．多智能体仿真在护理领域的应用 [J]. 解放军护理杂志，2020，37（12）：71-73，77.

31. 李化祥．数据仓库技术在图书馆信息资源整合中的应用研究 [J]. 硅谷，2010（20）：81-82.

32. 杨善林，倪志伟．机器学习与智能决策支持系统 [M]. 北京：科学出版社，2004.

33. 罗秀梅．数据仓库技术在医疗档案管理中的应用探究 [J]. 云南档案，2015（2）：18-19.

34. 吴勇军，范敏，靳光明，等．基于数据挖掘的投资决策支持系统研究与开发 [J]. 科技资讯，2006（30）：16.

35. 刘彦培，刘恩顺．医学数据挖掘综述 [J]. 光明中医，2018，33（12）：1714-1716.

36. 陈阳．新形势下公立医院绩效管理面临的挑战和应对措施初探 [J]. 中国乡镇企业会计，2021（10）：84-85.

37. 沈晓，夏冕．公立医院绩效管理与薪酬设计 [M]. 武汉：华中科技大学出版社，2020.

38. 李茵．面向医院管理的数据驱动决策研究 [D]. 长春：吉林大学，2021.

39. 马亮．大数据时代的政府绩效管理 [J]. 理论探索，2020（6）：14-22.

40. 罗利，石应康．医疗服务资源调度优化理论、方法及应用 [M]. 北京：科学出版社，2014.

41. 罗利，张伟．大数据驱动的智慧医疗健康全社会资源管理 [M]. 北京：科学出版社，2019.

42. Xie J，Zhuang W，Ang M，et al. Analytics for hospital resource planning—two case studies[J].

Production and Operations Management，2021，30（6）：1863-1885.

43. 杨善林，范先群，丁帅，等 . 医联网与智慧医疗健康管理 [J]. 管理科学，2021，34（6）：71-75.

44. Feng Y，Xu J，Zheng S. Dynamic optimal policy for an inventory system of two substitutable products with positive replenishment lead times[J]. Operations Research，2019，67（4）：1027-1034.

45. Wang Q，Nie X. A stochastic programming model for emergency supply planning considering traffic congestion[J]. IISE Transactions，2019，51（8）：910-920.

46. 孙涛，殷东，张家睿，等 . 我国区域医疗联合体的理论研究现况与实践进程 [J]. 中国全科医学，2019，22（31）：3871-3875.

47. 闵锐，谢婉银，方鹏骞 . 公立医院应对突发公共卫生事件应急管理能力发展思考及路径分析 [J]. 中国医院，2021，25（11）：1-3.